개정3판

신 장 학

수분과 전해질 및 산-염기대사

진단과 치료

의학박사 강경표
의학박사 김수완 공저
의학사박 강성귀

고려의학

개정 3판을 펴내며

의학은 끊임없이 발전하고 있다. 시대와 세대가 그리고 사람이 바뀌어도 우리 모두가 소중히 아끼는 학문의 진리는 때로는 녹은 슬어도 변하지 않는 다는 사실이다. 태고 때부터 지구상의 모든 생물이 지상의 환경 변화에 잘 적응하여 오늘날까지 생존 할 수 있었던 것은 생물의 내적 환경의 항정성을 잘 보장하는 신장이 있었기 때문이라고 할 수 있다. 1953년 뉴욕대학 Homer W. Smith는 "신장의 기능은 소변을 만드는 단순한 장기라고 할 수 있지만, 깊이 생각할수록 철학 그 자체의 소재를 만든다."라고 한 바 있다.

이 책은 수액, 전해질 그리고 산 - 염기대사의 문제점을 해결하기 위한 쉬운 접근법을 제공하기 위해 쉽고 재미있게 기초적인 문제를 다루었다. 또한 자기 평가를 위해 연습문제를, 진단과 치료를 위해 각 장마다 중요한 요소를 간단히 기술하였다.

그리고 병태생리의 세부적인 지식에 얽매이기 보다는 임상적인 문제로 접근하고, 해결하는 방법을 습득하는 것이 더욱 좋다고 느껴 교육적이고 임상적인 가르침을 주고자 하였다.

이 책의 기초는 1984년 뉴욕 주립대학교 유학 시 Hugh J. Carroll 연구실에서 Man Oh교수의 도움으로 설계되었으며, 의과대학생, 각과 전공의, 펠로우들이 환자를 진료하는 데 유용하도록 가다듬었다.

마지막장에는 신세뇨관에 전해질 운반체의 분자 생물학적인 접근방법으로 현재까지 알려진 유전적 질환의 내용을 첨가하였다.

같은 길을 가는 동료 및 선배님들께서 책의 내용에 시정해야 할 곳이 있으면 거리낌 없이 지적하여 주셨으면 한다. 그리고 적극적으로 도움을 주시고 출판에 수고하여 주신 고려의학 최병진 사장님께 감사를 드린다.

2008년 2월

저자 씀

2판 머리말

의학은 끝없이 반복되는 도전의 훈련장이다.

시대가 세대가 그리고 사람의 입이 바뀌어도 우리가 모두 소중히 아끼는 학문의 진리는 때로 녹은 슬어도 변화하지는 않는다.

1996년 11월 5일 영국에서 복제양 “돌리”가 탄생하였다는 사실을 1997년 2월 27일자 “Nature지”에 발표되었다.

“돌리”의 탄생은 암수를 통한 자손 번식이라는 자연의 뜻을 무시하고 세상에 첫발을 내디딘 것이다. 인류가 경악과 혼돈에 휩싸인 것은 당연하며 복제인간의 제조 가능성까지 점치게 되었다. 그리고 2000년 6월 26일 인간 유전자 수수께끼를 풀 수 있는 신의 설계도인 인간의 게놈(genome) 지도가 거의 완성되었다고 발표되어 세계적인 관심을 불러일으키었다.

이런 지식 정보의 혁명의 시대에 살고 있는 우리는 가끔 기본을 잊어버릴 때가 있다. 이 기본을 위해서 1985년에 초판이었던 신장학을 15년 만에 개편하게 된 것은 그간에 많은 새로운 도전에 직면하여 어쩔 수 없이 게으름을 피웠다.

이 책을 저술하는데 뉴욕주립대학교 Hugh J Carroll 교수의 도움으로 기초적인 지식을 이해하기 위해 많은 도표를 제공하였으며, 모든 임상가와 의과대학생 그리고 전공의들이 이 책을 읽고 신장학의 기초를 이해하는데 도움이 되고자 초판과는 다르게 칼슘, 인 및 마그네슘 대사 장애를 각각의 장으로 나누어 기술하였고 마지막장에는 신세뇨관 질환에 유전 및 분자 생물학적인 접근방법으로 현재까지 제시된 것을 기술하였다.

학문의 길은 끝이 없어 보이고 험난하다. 이 험난한 길은 피할 수도 없고 도 피하고도 싶지 않다.

아직도 부족함이 많다. 같은 길의 동료 및 선배 선생님들께서 기탄없는 조언을 부탁드린다. 이 책이 나오기까지 수고하신 주위 많은 분들에게 고마움을 드리고 싶다. 그리고 출판에 적극적으로 도움을 주신 고려의학 최병진 사장님께도 감사를 드린다.

2000년 7월

태풍이 지나간 후

저자 씀

초판 머리말

평소 강단에서 강의할 때 학생들에게 본의 아닌 피해를 주고 있다고 생각한다. 이는 신장학을 강의하는데 충분한 강의시간이 주어지지 않은 여건에서 강의진도를 빠르게 하다보면 학생들이 얼마나 이해를 할까하는 의문이 들었기 때문이다. 그래서 신장학 교재가 있어야겠다는 필요성을 절실히 느끼던 중 1983년 8월부터 1년간 미국에 유학기간 중 본 원고를 정리한 것이다.

이 원고를 정리하는데 실로 많은 시간과 집념, 그리고 고뇌가 있었다. 뉴욕 주립대학 Down state Medical Center 도서관을 피곤한 줄 모르고 드나들었고 Dr. Hugh J. Carroll교수의 헌신적인 격려와 지도를 받았다.

한 가지 어려웠던 점은 의학용어이다. 우리 학생들의 이해를 돕기 위해 원어를 섞어 써야만 했다.

의학은 끝없이 반복되는 숙련이라고 생각한다. 시대가, 세대가 그리고 사람의 입이 바뀌어도 우리가 소중히 아끼는 학문의 진리는 때로는 술어도 변화되지 않는다고 믿고 생각하자.

1983. 10.

저자 씀

차 례

제 1 장 수분과 전해질대사의 기초

제 2 장 산 - 염기 평형의 장애

제 3 장 수분 및 염분의 체내저류

제 4 장 체액 삼투질농도의 장애

제 5 장 칼륨대사의 장애

제 6 장 칼슘 및 인의 대사

제 7 장 마그네슘의 대사 장애

제 8 장 신세뇨관 전해질 운반의 유전적 질환

Chapter 1

수분과 전해질대사의 기초

1. 체액의 분포와 그 조성

인체의 총 체액은 성인 여성 및 남성에서 각각 자기 체중의 45~50% 및 55~60%를 차지하고 있고, 이런 체내 수분의 약 50%는 근육에, 20%는 피부에, 10%는 혈액 내에, 나머지는 기타의 장기에 분포되어 있다.

총 체액은 원소(*deuterium, tritium antipyrine*) 등을 사용한 희석법에 의해서 정확히 측정할 수 있으나, 다음 식에서와 같이 간단한 계산에 의해서도 구할 수 있다. 즉 Watson 공식에 의해 계산이 되는데 남자는 총 체내수분량(리터)=2.45-(0.092×나이)+[0.34×체중(*kg*)]×[0.11×키(*cm*)]이고 여자는 -2.1+[0.25×체중(*kg*)]+[0.11×키(*cm*)]이다. 여자가 남자에 비하여 수분의 양이 적은 것은 체내 지방조직이 많기 때문이다. Antipyrine을 사용한 희석법에 의하여 정확히 측정한 결과 총 체액은 자기 체중의 54%였다. 그래서 총체내수분량(리터)은 만일 체중이 70 *kg*이라면 70×0.54=37.8 리터이다.

총 체내수분량은 계산된 양에서 비만한 사람은 10%를 감소하여서, 또 마른 사람은 10%를 더 증가하여 계산한다. 예를 들면, 74 *kg* 남자가 이상적인 체격이면 필요한 총 체액은 40 리터인데 만일 비만하다면 36 리터로, 지방이 없어 마른 사람이면 44 리터로 계산하여야 한다. 체내 총 체액은 (그림 1-1)에서 보는 바와 같이 세포막에 의하여 세포내액과 세포외액으로 구분되어 있다.

세포외액(20%)은 세포기능을 할 수 있도록 세포의 환경을 조성시킬 수 있는 간질액(15%)과 혈관내에서 순환하는 혈장액(5%)으로 구성되어 있다. 이런 체액들은 말초 혈관벽을 통과하여 서로 균형을 이루고 있다. 또한 적은 부분을 차지하는 세포외액으로는 연골 및 힘줄(*tendon*) 등의 조밀한 결체 조직액과 정상 생리상태에서는 잘 변하지 않는 뼈 기질에 있는 수액이 있고, 또 안방수, 늑막강액, 뇌척수액, 관절강내액, 소화관내의 상피세포에서 분비하는 액 등 세포를 통과하는(*transcellular*) 수분이 있다. 실제로 총 체액량을 계산할 때는 체중의 약 60 %로 계산한다.

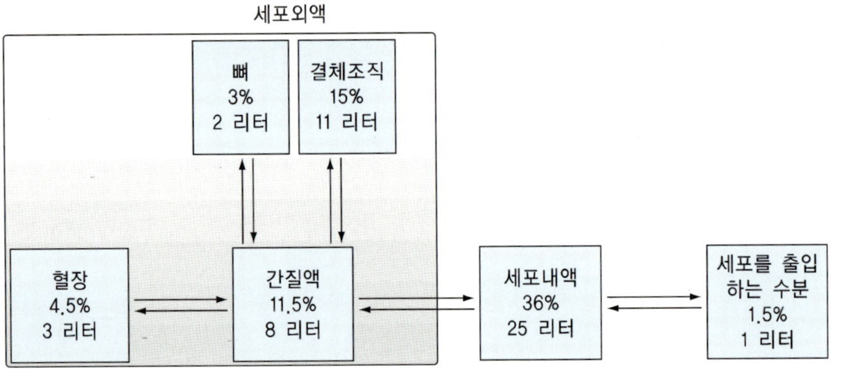

그림 1-1. 평균 70 kg 남자의 총 체내 수분분포

세포외액의 전해질조성

1) 혈장액

세포외액내 Na^+는 양적으로 가장 중요한 양이온이고 또한 Cl^-와 HCO_3^-은 주 음이온으로 되어 있다(표 1-1). 더불어 혈관 내에만 존재하는 혈장 단백은 혈장 음이온의 중요한 분획을 담당하고 있다.

혈장내의 이온들은 *mEq/l*(혈장)로 측정하고 있는데 이는 혈장수분(*plasma water*)의 조성을 정확히 측정한 것이 아니다. 왜냐하면, 혈장 매 리터의 930 *ml*가 수분이기 때문이다. 나머지 70 *ml*는 혈장단백과 소량의 지질이 점하고 있다. 그래서 *mEq/l*(혈장)을 혈장수분 "plasma water *mEq/l*의 생리적 상태로 바꾸어야 한다. 그래서 검사실에서 측정된 농도를 0.93으로 나누어야만 한다. 즉

$$Na^+\ 142\ mEq/L\ (\text{혈장}) \div 0.93 = 153\ mEq/L\ (\text{혈장수분})$$

$$Cl^-\ 104\ mEq/L\ (\text{혈장}) \div 0.93 = 112\ mEq/L\ (\text{혈장수분})$$

이다. 고지질혈증이나 고단백혈증시 혈장액량은 93% 이하가 된다. 즉 검사실에서 측정한 혈장 Na^+농도는 혈장액이 적기 때문에 감소할 것이다.

예를 들면, 혈장수분 내 Na^+농도가 정상이라면 153 *mEq/L* 이나, 혈장에 수분량이 단지 80%라면 이때 측정된 혈장 Na^+농도는 122 *mEq/L* (153 × 0.8)이 될 것이다.

2) 간질액

간질액 내 전해질 농도는 혈장 내 전해질과 다르다. 이는 *Gibbs-Donnan* 평형의 영향 때문이다. (표 1-1)에서 보는 바와 같이 확산할 수 있는 양이온들의 농도는 간질액 내에서 보다도 혈장 수분 내에서 더 높은 치이다. 반면에 확산할 수 있는 음이온들의 농도는 간질액 내에서보다도 혈장에서 더 낮은 치이다. 간질액 내 Ca^{++}, Mg^{++}의 농도는 부분적으로 단백과 결합하기 때문에 낮다. 알부민은 분자량이 적으므로

교질삼투압이 더 높다. 즉 분자량이 작을수록 알맹이 개수가 더욱 많아져 삼투압이 더 큰 것이다. *Gibbs-Donnan* 효과는 혈액 pH 7.4에서 혈장단백이 음전하를 띄므로 알부민 농도가 증가될 경우 Na^+을 붙잡아 두려고 하고, 알부민은 소량의 Cl^-와 결합하므로 추가로 Na^+을 더욱 붙잡아 두게 된다.

표 1-1. 체액분획의 이온조성

	세포외액			세포내액
	혈 장	혈장수분	간질액	
수분(ml/kg)	50		150	400
양이온(mM/L)				
Na^+	142	152.7	145.1	10
K^+	4.3	4.6	4.8	140
Ca^{2+}(이온화)	2.5	2.7	5.5	2
Mg^{2+}(이온화)	1.1	1.2	1.8	15
총	149.9	161.2	157.2	167
음이온(mM/L)				
Cl^-	104	111.9	117.4	6
HCO_3^-	24	25.8	27.1	8
HPO_4^{3-}, H_2PO^{4-}	2	2.2	2.3	
단백	14	15	4.2	
유기음이온	5.9	6.3	6.2	16
총	149.9	161.2	157	
Osmolality(mOsm/kg)	287		287	287
Osmolarity(mOsm/L)	278		278	278

(그림 1-2)에서는 혈장단백 음이온은 모세혈관벽을 투과할 수 없고, 혈장 내 모든 이온들은 투과할 수 있음을 보여준 것인데, 즉 구간(compartment) 1에 9 Na^+, 9 Cl^-가 있고, 구간 2에 9 Na^+, 9 pro^-이 있다고 하면, 이온들은 농도 차 또는 전기력 차이에 따라 세포막을 수동적으로 통과할 수 있다. 따라서 세포막은 Cl^-가 투과하도록 허용하기 때문에 Cl^-는 구간 1에서 농도가 낮은 구간 2로 확산될 것이다. 이때 전기적으로 중화를 유지하기 위해서 Na^+와 함께 통과할 것이므로 구간 2에 Na^+수가 증가할 것이다. 따라서 구간 2에서 Na^+가 되돌아가려는 농도 차이를 만들게 된다. 이렇게 이온들의 균형을 이루려는 것을 *Gibbs-Donnan* 평형 상태라고 한다.

이것을 $[Na^+]_1 \times [Cl^-]_1 = [Na^+]_2 \times [Cl^-]_2$ ……… Ⓐ로 표시할 수 있다.

예를 들어서, Na과 Cl 이온들이 구간 1에서 구간 2로 이동하는 수가 x개로 동일하다고 할 때 $[Na^+]_1 \times [Cl^-]_1 = 9 - x$이고, $[Na]_2 = 9 + x$, 그리고 $[Cl^-]_2 = x$가 될 것이다.

이를 Ⓐ식에 대입하면,

$$(9 - x)(9 - x) = (9 + x)(x) \cdots\cdots \text{Ⓑ가 된다.}$$

즉 $81 - 18x + x^2 = 9x + x^2$, $81 = 27x$로 $x = 3$이 된다.

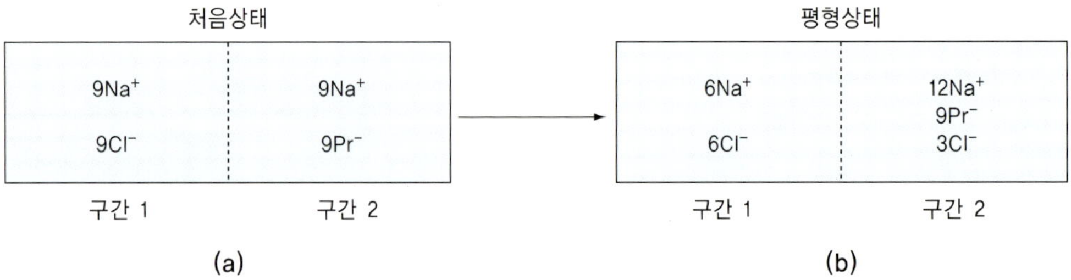

그림 1-2. 세포막을 통해서 확산할 수 있는 이온에 대해서 확산할 수 없는 단백질 음이온(Pr−)의 효과. (b)처럼 평형상태를 이루고 있는 것을 Gibbs-Donnan 평형상태라고 한다.

따라서 구간 1에는 $6Na^+$, $6Cl^-$와 구간 2에는 $12Na^+$, $3Cl^-$, $9pro^-$이 되어야 균형 상태를 유지할 수 있다. 이 균형 상태에서 3가지 중요한 점은 첫째, 구간 1, 2 에 양이온의 수와 음이온의 수가 동일하여야 전기적으로 중화를 유지할 수 있고, 둘째, 구간 2에 확산할 수 없는 음이온들이 있기 때문에 구간 2에 확산되어 오는 양이온의 농도는 보다 많이 투과하게 되고 또 확산되어 오는 양이온 농도는 보다 적게 투과하게 된다. 셋째, 이온들이 확산됨으로써 만들어지는 삼투질 농도(*osmolality*)는 단백질을 가지고 있는 구간보다 단백질이 없는 구간이 항시 낮게 되어 있다.

즉 단백질이 없는 구간 1의 Na^+, Cl^-의 수 (6 + 6)는 적다. 그러므로 삼투질 농도는 단백질을 가지고 있는 구간 2(12 + 3)보다 적다. 이런 실험적 사실은 간질액과 단백질 음이온을 가지고 있는 혈장과 분리하고 있는 말초혈관벽을 통해서 일어나고 있다. 사구체 말초혈관벽을 통과하여 일어난 것도 마찬가지의 원리이다. *Gibbs-Donnan* 평형 상태에서 비교적 단백이 없는 간질액 내 양이온 농도는 혈장수분 내 양이온 농도보다도 낮다. 따라서 간질액 내 양이온 농도는 혈장 내 존재하는 전해질과 단백질 농도가 1인 양이온일 때는 0.95, 이온화 된 2가 양이온일 때는 0.90으로 교정해 주어야 한다. 그러나 간질액 내 음이온 농도는 혈장 내 음이온 보다 더 높다. 그래서 1가인 음이온은 1.05, 2가 음이온 때는 1.10을 보정해 주어야 한다. 즉 간질액 내 $[Na^+]$은 0.95, 혈장수분 $[Na^+]$은 145 *mEq/L* 이고, 간질액 내 $[Cl^-]$는 1.05, 혈장수분 $[Cl^-]$는 117 *mEq/L* 이다.

이온농도의 이런 변화는 혈장수분의 삼투압이 간질액 내의 삼투압보다 높기 때문이다. 이것은 혈장 단백의 삼투압 효과로 혈장 내 이온들의 수가 증가하는 요인 때문이다.

3) **세포분비수분**(*Transcellular water*)

이 세포분비수분은 상피세포에서 분비되는 것이 대부분이다. 세포분비수분 내 이온은 혈장과 간질액 내 이온 조성과는 다르다. (표 1-2)에 나타낸 농도는 평균치로서 개인에 따라 변화가 심하다. 그러나 소량의 수분이 transcellular space 내에 존재한다 하더라도 대량의 수분이 이 transcellular space 내로 매일 분비되고 있다. 특히 위장관 분비는 평균 하루 1~3 리터이고, 이 양은 재흡수되기도 하는데 구토나 설사가 있으면 체내에서 이런 세포분비수분이 상실됨으로써 수액과 전해질 항상성에 심각한 이상을 초래하게 될 것이다.

표 1-2. 정상 혈장내 용질

	혈장농도(mM/l)	혈장수분안의 농도(mM/l)
Na^+	140	151
Cl^-	104	112
HCO_3^-	24	26
K^+	4.5	5
포도당	5	5.5
요소	5	5.5
기타(protein, Ca, SO_4, Mg, PO_4, amino acid)	(12)	(13)
총 합	294.5	318

세포내액의 전해질 조성

전형적인 골격근 세포의 이온 조성은 (표 1-1)에서 보는 바와 같고, 기타 장기세포의 이온 조성은 좀 다르나 기본적인 형태는 비슷하다. 세포와 세포외액 간의 큰 차이점은 세포외액과 비교해 볼 때 세포 내 주 전해질은 K^+, Mg^{2+}, 유기인산(ATP) 및 단백 음이온이라는 것이다. 세포 내 고K^+, 저Na^+ 농도상태는 이런 이온들이 세포막을 투과하지 못함으로써가 아니라 Na^+가 세포 밖으로 또 K^+는 세포 안으로 운반하도록 세포막에 존재하는 활성화 Na^+와 K-pump에 의해서 유지되고 있기 때문이다. 세포 내 전해질 농도를 유지하는 Na^+-K^+-pump는 신장에서 Na^+와 K^+ 조절에 중요한 역할을 하며 세포용적을 조절하지만 세포 내 확산되지 않는 음이온들이 고농도로 존재하면 세포막을 통해서 *Gibbs-Donnan* 평형 상태를 이루기도 한다.

결과적으로 간질액 내부와 세포 내 많은 전해질은 높은 삼투압을 유지하려는 경향이 있게 된다. 이렇게 하여 세포내로 수분을 끌어들이면 세포 팽창이 일어나서 세포 기능이 나빠질 수 있다. 그러나 이때 세포 밖으로 Na^+를 능동적으로 운반함으로써 세포 기능을 되살린다. 만일 활동성펌프가 이상이 있으면 Na^+는 농도차가 낮은 세포내로 들어간다. 이때 전기적으로 중화를 유지하기 위해서 Cl^-는 세포내로 Na^+와 함께 들어가기도 하고 혹은 K^+이 세포 밖으로 나오기도 한다. 들어갈 때는 세포 삼투질 농도가 증가하며 세포부종이 발생한다(그림 1-3). 세포 내 이온농도는 (표 1-1)에서 보는 바와 같고 이는 평균치를 나타낸 것이다.

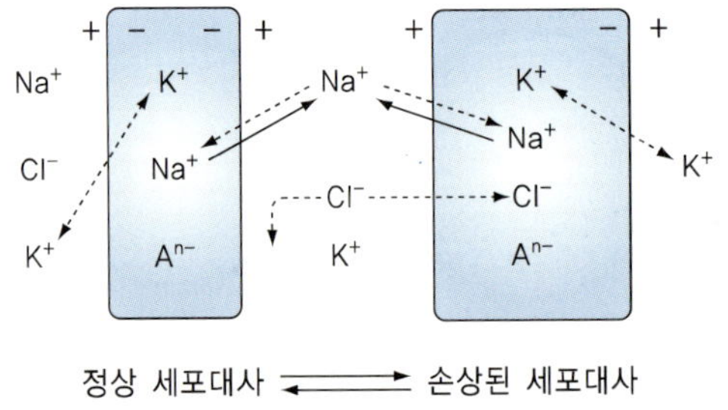

그림 1-3. 왼쪽은 정상세포이고 오른쪽은 에너지 대사가 일시적으로 억제되어 세포부종을 일으킨 상태인데 이런 변화는 가역적이다. A^{n-}은 세포내로 확산할 수 없는 음이온을 나타낸 것이다.

세포내액과 세포외액 간에 수액의 이동

체내의 수분분포의 중요한 역할을 하는 것은 삼투압이다. 수분은 거의 모든 세포막을 자유롭게 통과할 수 있기 때문에 체액에서 세포 내외액의 삼투질 농도가 동일하게 유지됨으로써 삼투질 균형을 이루고 있는 것이다.

세포와 세포외액 간에 일어나는 전체 체액의 분산은 각 구간 내에 삼투압을 나타내는 활성화된 입자들의 수에 의해 결정되어진다. 즉 Na^+염은 근본적으로 세포외액 오스몰(*osmoles*)이며, 세포외액내의 수분을 잡아두려 하고 있고, 반대로 K^+염은 세포 내 오스몰을 거의 전적으로 담당하고 있어 세포내액 수분을 잡아두려 하는 작용을 한다.

Mg^{2+} 대부분은 결합된 형태여서 삼투질적으로 불활성(*osmotically inactive*)을 나타낸다. Na^+와 K^+가 세포막을 투과할 수는 있다지만, 이들 이온들은 유효한 오스몰(*effective osmoles*)로서 작용할 수 있다. 결국 세포내액과 세포외액 용적은 총 체내 수분의 양과 교환될 수 있는 Na^+와 K^+의 비율에 의해서 결정되어진다. 반면에 요소는 유효하지 못한 오스몰(*ineffective osmoles*)로서 수분의 분산에 영향을 미치지 못한다.

세포내외의 어느 한 구간에 삼투질 농도가 변화한다고 하면 삼투압의 재균형을 이루기 위하여 세포막을 통하여 수분의 이동이 일어날 것이다. 이때 어느 정도 수액분포와 용질(solute) 농도에 영향을 미치는가 예를 들어보자.

체액의 정상 삼투질농도를 280 *mosmol/kg*, Na^+ 염을 140 *mEq/L*이라 하고, 세포 내 K^+ 염을 140 *mEq/L*라고 하자. 그리고 Na^+와 K^+염이 양이온과 음이온으로 완전히 해리한다고 하면 (그림 1-4(a))에서 평균 70 *kg*인 남자는 총체액이 42 리터이고 세포내에 25 리터, 세포외액이 17 리터가 있게 된다. 만일 수분없이 420 *mEq*의 NaCl(420 *mosmol*)을 세포외액내에 (그림 1-4(b)) 넣었다고 하면 어떤 현상이 일어나겠는가?

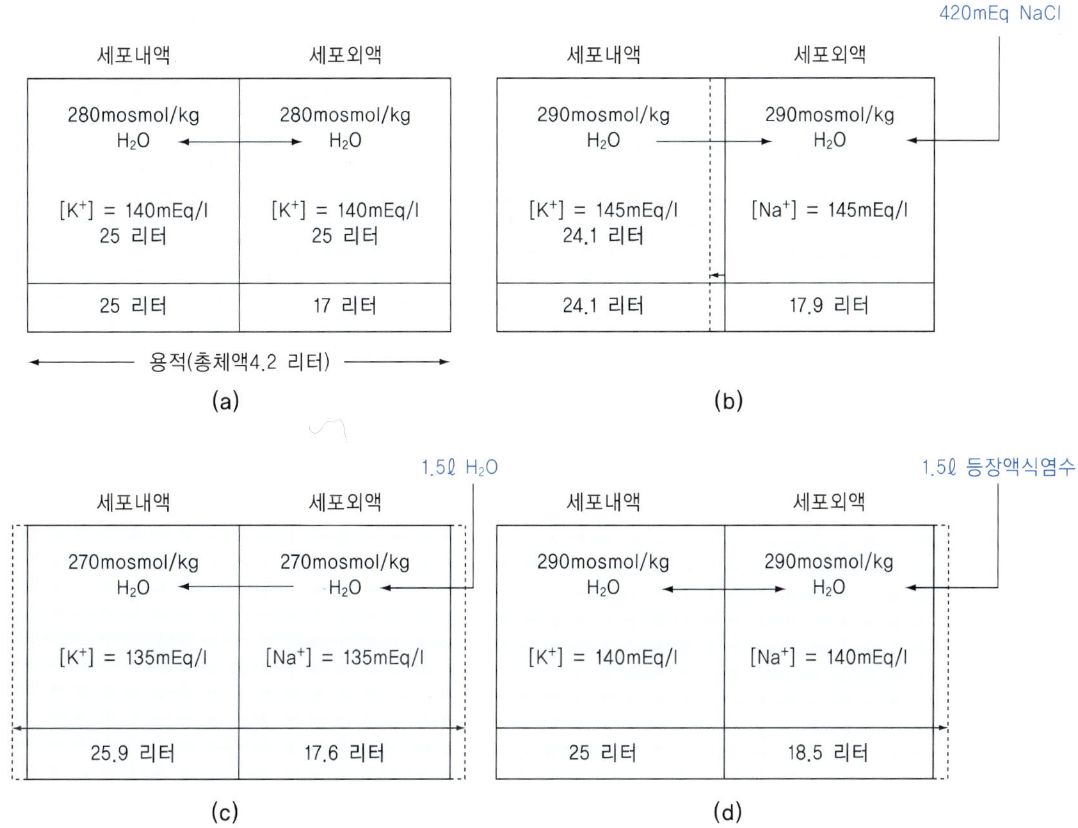

그림 1-4. (a)는 정상상태이고 (b)는 NaCl을 (c)는 수분을 (d)는 등장액 식염수와 수분을 세포외액에 첨가한 경우 세포내외액 간에 총 체액의 분포와 삼투질 농도의 변화를 나타낸 것이다.

NaCl은 세포외액에 남아 있기 때문에 세포외액 삼투질 농도는 증가할 것이고, 세포에서 삼투압차가 낮은 데로 수분의 이동이 일어날 것이다. 즉 다음과 같이 새로운 평형의 상태로 된 것을 계산해 낼 수 있을 것이다.

① 최초의 체내 총 용질은 280 *mosmol/kg* × 42 *kg* = 11,760 *mosmol*이 되고
② 최초의 세포외액내 용질은 280 *mosmol/kg* × 17 *kg* = 4,760 *mosmol*이다.
③ 420 *mEq*을 첨가함으로써 새로 형성된 체내 총 용질은 11,760 + 420 = 12,180 *mosmol*이 된다.
④ 새로 형성된 체액의 삼투질 농도는 12,180 *mosmol* ÷ 42 *kg* = 290 *mosmol/kg*으로써
⑤ 420 *mEq*을 첨가함으로써 새로 형성된 세포외액의 용질은 4,760 + 420 = 5,180 *mosmol*이 된다.
⑥ 새로 형성된 세포외액의 용적 5,180 *mosmol* ÷ 290 *mosmol/kg* = 17.9 *kg*으로써
⑦ 새로 형성된 세포 용적은 42 − 17.9 = 24.1 *kg*이다.

⑧ 새로 형성된 세포외액내 Na 농도는 280 ÷ 2 = 145 *mEq/L* 이다.

이처럼 세포외액에 solute 양을 증가시킴으로써, 세포에서 세포외액으로 900 *ml* 수분의 이동이 일어나는 결과가 된다. 만일 solute가 없는 수분 1.5 리터를 세포외액에 첨가한다면 세포외액의 삼투질 농도는 감소할 것이고, 세포내로 수분이 들어가게 될 것이다(그림 1-4(C)). 새로운 균형 상태를 수식으로 계산해 보면,

① 최초의 체내 총 용질은 280 × 42 = 11,760 *mosmol* 이고,

② 최초의 세포외액내 용질은 280 × 17 = 4,760 *mosmol* 이다.

③ 최초의 세포 내 용질은 11,760 − 4,760 = 7,000 *mosmol* 되며,

④ 새로 형성된 총 체내수분량은 42 + 1.5 = 43.5 *kg* 이다.

⑤ 새로 형성된 체액의 삼투질 농도는 11,760 *mosmol* ÷ 43.5 *kg* = 270 *osmol/kg* 으로써

⑥ 새로 형성된 세포외액량은 4,760 *mosmol* ÷ 270 *mosmol/kg* = 17.6 *kg*이다.

⑦ 새로 형성된 세포 용적은 7,000 *mosmol* ÷ 270 *mosmol/kg* = 25.9 *kg*이다.

⑧ 세포 용적대 총 체내수분의 비는 25.9 ÷ 43.5 = 60%이다.

⑨ 새로 형성된 세포외액내 Na 농도는 270 ÷ 2 = 135 *mEq/L* 이다.

세포내와 세포의 용질의 비율에는 변화가 없기 때문에 총 체내수분의 구간별 조성에도 변화가 없다. 그러나 총 체내 수분이 증가 시는 세포내외액이 희석되고 팽창이 오게 된다. (그림 1-4(d))에서 보는 바와 같이 NaCl과 수분(isotonic NaCl) 1.5 리터를 첨가 시는 삼투질 농도에는 변화가 없고, 세포막에 수분의 이동도 없다. 따라서 NaCl이 세포외액내에 남아 있기 때문에 세포외액량만 1.5 리터 증가하게 된다.

2. Starling forces

세포외액은 혈장액(*plasma water*)과 간질액으로 분포되어 있어서 이 양자 사이에는 끊임없이 수액의 교환이 이루어지고 있다. 즉 혈장액은 모세혈관에서 간질액으로 지나가고 있으며, 동량의 간질액이 혈장액으로 되돌아오고 있다. 그런데 어떤 질환에서는 이런 진행과정 간에 불균형 상태가 발생하여 혈장 용적(*plasma volume*)과 간질액 간의 비율(정상은 약 1 : 4)이 뒤집힐 때가 있다.

1896년 영국 생리학자 Starling은 이런 현상을 *Starling forces* 조절에 의한 것이라고 제시하였다. 즉 Starling forces는 정수압(*hydrostatic pressure*)과 교질삼투압이다. 이 정수압은 모세혈관에서 수액을 밖으로 나가게 하는 힘이고 다른 한편, 녹아 있는 단백의 교질삼투압(*oncotic pressure*)은 순환혈액내로 수액을 돌아오게 하는 힘이다. 모세혈관의 세동맥 측 말단 혈압은 혈장단백의 교질 삼투압을

극복하는 데 아주 높다. 그 결과 혈장액과 혈장 내 미량의 용질(단백을 제외하고)은 간질액 내로 확산해 나가는 힘이 있다.

한편, 모세혈관의 정맥 측 말단에서는 혈압이 아주 낮은 치로 하강한다. 이는 효과가 큰 쪽으로 혈장단백의 삼투작용(*osmotic effect*)을 허용하게 되기 때문이다. 따라서 간질액은 모세혈관으로 들어가는(*inflow*) 결과를 초래한다. 소량의 단백은 정상적으로 간질액 내에 존재하나 이의 삼투성작용은 역시 간질액 내에 존재하는 정수압에 대항하여 보통 균형을 취하고 있다. 이런 관계를 (그림 1-5)에서 나타내고 있는데 여기의 숫자는 모세혈관에서 적용된 것이다.

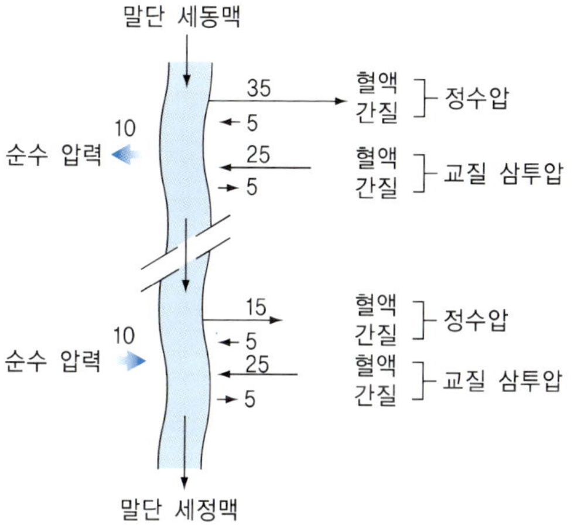

그림 1-5. 근육 모세혈관에서 Starling forces현상, 여기 숫자는 mmHg를 나타낸다.

혈장단백의 농도는 아마도 모세혈관의 동맥 및 정맥 말단 사이에서 거의 동일하다고 본다. 마찬가지 원리로 상황이 다른 타모세혈관 말단에서도 적용될 수 있다 예를 들어 사구체 모세혈관에서는 수액을 충분히 제거할 수 있는데 이는 사구체 모세혈관 내의 단백 농도가 아주 높기 때문이다. 교질 삼투압의 상승은 사구체 여과 및 신세뇨관에서 수액 재흡수에 중대한 영향을 미치고 있다.

Starling forces는 체내 수액균형에 어떤 이상이 확실히 있을 때도 이해에 도움이 될 수 있는데, 혈청 알부민 농도가 낮을 때는 모세혈관내 교질 삼투압이 낮을 것이다. 만일 다른 요소들이 이 낮은 교질 삼투압을 보상해 줄 수 없을 때는 간질조직내로 혈장액이 이동이 되어 부종을 초래하게 될 것이다.

3. 삼투질 농도 (Osmolality)

세포내에서 세포밖으로 또는 세포밖에서 세포내로의 수분 이동은 때로 삼투압에 의해서 좌우되는데 이는 세포 내 또는 세포밖에 있는 용질(solute) 농도에 의해서 결정되어진 것이다.

삼투질 농도(osmolality)는 용매(solvent) 1 *kg* 중에 존재하는 입자(해리된 이온과, 비해리 된 분자를 포함하여)의 총 몰수(mol)로 측정되어 용매 1 *kg* 중 1 *mol* 의 입자를 포함할 때 1 *osmol* 이라고 표시한다. 임상적으로는 미리오스몰(*mOsm*)이 잘 사용되며 이것은 *osm*의 1/1000이다(*osmol/kg* 용매).

어떤 물질의 분자량에 *gram*을 취하면 1 *g*의 분자량이 되며 이를 1 *mole*이라 한다. 삼투질농도(osmolality)는 용질의 분자량과는 관계가 없다. 포도당 분자량은 180이고 포도당(180 *g*) 1 *mol*은 1 *osmol* 이다.

요소의 분자량은 60이고, 요소 1 *mole*은 60 *g*이다. 1 *millimole*은 0.001 *mole(1/1000 osm)*이다. 예를 들면 물 1 *kg* 내에 포도당 180 *g*, 요소 60 *g*을 각각 1 *osmolal* 용액이라고 한다. 그래서 삼투질 농도는 그 물질의 본질에 관계없이 수용액 내에 녹아 있는 분자의 농도의 표현이다. 만일 180 *g* 포도당과 60 *g* 요소가 동일한 수용액(*kg*)에 녹아 있다면 포도당 농도 1 *mole*, 요소 농도 1 *mole*이 녹아 있는 2 *osmolal* 용액이 된다. 한 혼합물이 용액내에 해리될 때 그 삼투질 농도는 각각 분자를 만드는 이온의 수에 따른다. 예를 들면 수용액 1 *kg* 내에 NaCl(58.5g)의 1 *mole*은 2 *osmolal*의 용액이다. 이는 NaCl은 1 *mole*의 Na^+와 1 *mole*의 Cl^-로 완전히 해리되기 때문이다.

혈장의 중요osmolar물질은 Na^+:142 *osm/kg* H_2O, Cl^-:108 *mosm/kg* H_2O, HCO_3^-:24 *mosm/kg* H_2O로 이는 95%을 차지하고 포도당과 요소는 3~5%를 점유하고 있다.

*Osmolarity*는 용액 1 리터 내에 녹아 있는 활성형 미립자(active particle)의 농도로 최종 용액 매리터에 용질의 *mole*(*moles of solute/L*)로 표시한다. Osmolality는 수분 1*kg* 내에 녹아 있는 활성형 미립자의 농도이고 *solute/kg* H_2O의 *mole*로 표시한다.

NaCl의 순수한 용액에서 그 차이는 아주 적기 때문에 이 두 표현은 같은 의미로 쓰인다(그림 1-6, 그림 1-7). 그러나 혈장과 같은 보다 복잡한 용액 내에서는 주어진 혈장액 용적중에서 10%는 단백질, 지질, 요소 및 포도당 등의 고형질이 차지하기 때문에 osmolality와 osmolarity는 엄밀하게 차이를 나타내고 있다. 즉 *osmolality*는 수분량이 보다 적기 때문에 측정치가 *osmolarity*보다 더 많은 것이다. 삼투(압)성 활성은 수분 매 킬로그램(*kg*)의 활성형 입자의 농도에 따라 다르기 때문에 osmolality라는 말을 사용하는 것이 더 정확하다. Osmolarity는 기술상으로 부정확하게 표현된 것이다.

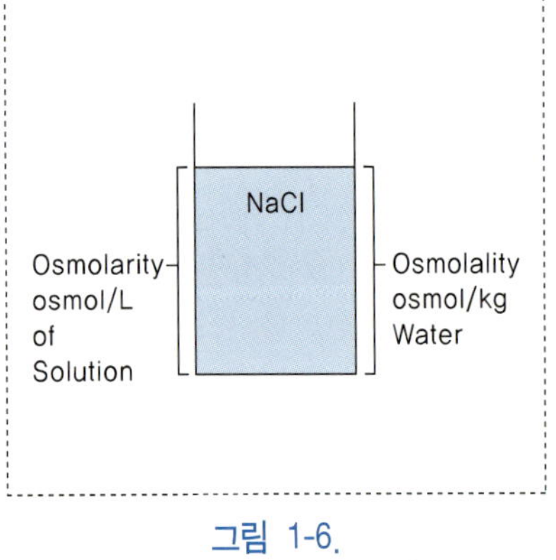

그림 1-6.

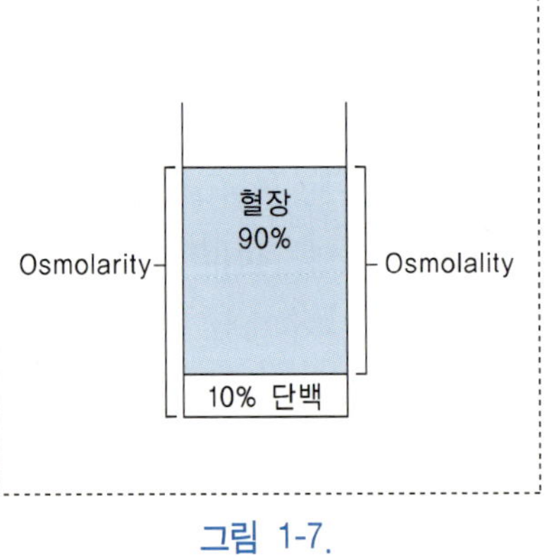

그림 1-7.

(표 1-2)에서 보는 바와 같이 혈장수분 내 모든 용질의 총합은 318 *mosm/l* 인데 실제로 측정한 혈청 삼투질 농도는 289 *mosm/l* 이다. 이와 같은 차이가 생기는 것은 삼투성 계수(osmotic coefficient)가 0.93이므로 혈청 내 Na용질이 실제로 삼투압으로 기여하는 것은 289 × 0.93 = 269 *mosm/L*이 되므로 289 *mosm/L*보다 20 *mosm/L* 나 낮기 때문이다. 혈장 삼투질 농도측정의 임상적 응용은 탈수증 시 혈장이 고삼투질로 나타나고 수분섭취 증가 시는 낮은 삼투질 농도를 나타낸다. 즉 primary polydipsia, psychogenic water dringking, 과도한 정맥수액 공급 시 낮은 삼투질 농도를 나타낸다. 또한 소변과 혈장삼투질 농도를 측정하여 U/P 또는 U/S 비율을 보아 1.2 이하시는 신부전이나 신세뇨관 기능이상을, 1.2 이상 시는 울혈성심부전이나 요붕증의 진단에 응용하기도 한다.

1) 혈장의 삼투질 농도

혈장의 삼투질 농도는 오스모메터(osmometer)로 측정하는데 오스모메터에서는 혈장액이 얼기 때문에 osmolar 농도는 혈장액내에 녹아 있는 Na, 단백질, 포도당, 요소 그리고 모든 다른 물질을 반영하여 기록된다.

실제로 정상인에서 혈장 내 Na^+보다 다른 용질농도가 정상이면 혈장 삼투질 농도는 혈장 Na^+농도에 2배를 한 것과 동일하다. 혈장 Na^+ 농도와 삼투질 농도의 상호관계는 혈장의 삼투질농도와 개개 용질의 삼투질 농도의 총합과 같다. 혈장 osmoles의 대부분이 Na^+이고, 기타 이온들과 포도당 및 요소는 적은 비중을 차지하고 있다. 그래서 혈장 이온의 삼투압 효과는 (2 × 혈장 Na)농도로 계산할 수 있는데 이렇게 대략적으로 계산하는 데는 여러 가지 인자들이 상호작용을 하고 있다. 첫째, NaCl은 대략 1.75 미립자(0.74Na^+, 0.75Cl^- 및 0.25 NaCl)로 해리한다. 그래서 혈장 Na^+농도는 1.75로 곱해야만 한다. 둘째, 혈장 Na^+농도는 생리적으로 혈장액 Na^+농도에 도달하기 위해서 0.93으로 나누어야 하는데 Na^+는 혈장의 수성(aqueous phase)에만 존재하기 때문이다.

$$\text{따라서 } Na^+ \text{ 염의 삼투질 농도는 } \frac{1.75}{0.93} \times \text{혈장 } [Na^+] = 1.88 \times \text{혈장 } [Na^+]\text{이다.}$$

기타 0.12 × 혈장 Na^+농도는 17 *mosmol/kg*(0.12 × 140)과 동일한데, 이는 K^+, Ca^{++}및 Mg^{++} 염에 의해서 만들어지는 삼투압이다. 혈장 삼투질 농도는 관습적으로 혈청 [Na] × 2로 계산한다. 이렇게 한 이유는 ① Na과 균형을 이루는 음이온들은 polyanions이고, ② 정상 혈장에는 nonelectrolyte나 Na염 이외의 다른 이온이 있으며 ③ Na 염의 osmolal로 기여하는 것은 삼투계수(*osmotic coefficient*) 때문에 감소된다. 병적 상태로 증가하는 포도당이나 요소는 혈청 삼투질 농도에 유의하게 변화를 주는데 만일 Na 140 *mEq/L*, 혈당 1,800 *mg/dl*, 요소 140 *mg/dl* 이면, 혈청 총 삼투질 농도는 140 × 2 + 1,800 × 10 / 180 + 140 × 10 /28 − 10 = 420 *mosm /l* 이다. 요소의 농도는 요소 분자량이 60이지만 28로 나누는데, 이는 혈장 내 농도가 요소 분자량보다는 요소질소(urea nitrogen)의 무게로 표현되기 때문이다. 따라서 혈청 총삼투질 농도를 계산하는 방법은 다음과 같다.

혈청 총삼투질 농도(mosm/L) =

$$\text{혈장 } Na^{+}(mEq/L) \times 2 + \frac{\text{포도당}(mg/dl)}{18} + \frac{BUN(mg/dl)}{2.8} - 10 \text{ 이다.}$$

여기서 10은 정상 포도당(100/18=5.6)과 요소(20/2.8=7.1) 농도에 의해서 나타나는 삼투질 농도이다. 체내에 축적되는 용질은 정상적으로 있는 용질이 많아지는 경우 또는 비정상적인 용질이 증가하는 경우가 있는데, 산(acid)의 음이온으로는 *salicylate*, *glycolate*, formate, lactate 및 β-hydroxybutyrate 등이다. 이런 물질들은 혈장 삼투질 농도에 계산되고 있지 않은데, 이는 Na에 의해 균형이 이루어지고 있기 때문이다. 만일 혈청 내 비전해질(nonion)인 용질 즉 에탄올, *ethylene glycol*, 메탄올, 만니톨들이 축적이 된다면, 계산에 의해 나온 삼투질 농도 보다 측정되어진 삼투질 농도가 더 높게 나타난다. 즉 *osmolal gap*이 발생하게 되는 것이다. 이런 *osmolal gap*은 임상적으로 독성물질이 존재한다는 의의를 부여하고 있다. 이는 정상인에서는 약 10mosm/kgH_2O 이하이다. 혈청 *osmolal gap*는 중성(neutral) 산 및 양 이온의 산(cationic acid) 등의 물질의 축적에 의해서도 발생한다.

2) 삼투질 농도와 세포긴장(tonicity)의 관계

삼투압을 발휘하려는 용액 내 입자들의 운동력과 세포막을 통과하는 수분의 투과력은 세포 내외간에 일어나는 입자들의 운동을 제한하려는 세포막의 능력에 좌우된다. 요소는 수분처럼 빠르고 쉽게 세포막을 투과하기 때문에 유효 삼투질 농도를 나타내지 못한다.

총 삼투압 농도는 (그림 1-8)처럼 유효 및 무효 삼투질 농도로 구성되어 있다. 유효 osmoles는 세포막을 자유자재로 왕래할 수 없어 세포내액 아니면 세포외액에 국한되어 있다. 세포내액의 삼투질 농도는 일정하다.

세포외액에 Na^{+}, 포도당, 만니톨 및 글리신 또는 세포내액에 K^{+}, 아미노산, 유기산 등의 유효 osmoles이 국한되면 각 구획으로 수분의 이동이 일어나는 원인이 된다. 따라서 용액의 유효 삼투질 농도는 긴장(*tonicity*) 이라는 말로 표현할 수 있다. 삼투질 농도를 나타내지 못하는 osmoles는 세포막을 자유롭게 통과할 수 있기 때문에 각각의 구획 내액에 수분의 효과적인 이동을 할 수 없게 된다. 즉 요소, 에탄올, 메탄올은 세포막을 자유롭게 통과하는 유효하지 못한 용질(*ineffective solutes*)로서 총 삼투질 농도에는 관여하나 세포에 긴장을 나타내지 못한다. 신부전 환자의 혈장의 요소 농도는 증가하여 고삼투질 농도는 나타내지만, 세포내액 내 요소 농도는 세포외액내 농도와 동일하기 때문에 고장성(*hypertonicity*)은 되지 못한다.

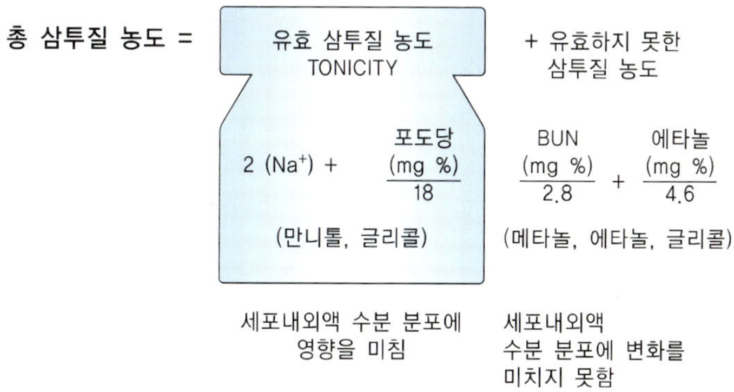

- Hyperosmolality ≠ Hypertonicity (Na^+ 140 + BUN 200)
- Hypo Osmolality = Hypotonicity (Na^+ 130 + 혈당 90)
- Hyponatermia ≠ Hypotonicity (Na^+ 130 + 혈당 100)

그림 1-8. 삼투질 농도와 세포 tonicity의 관계

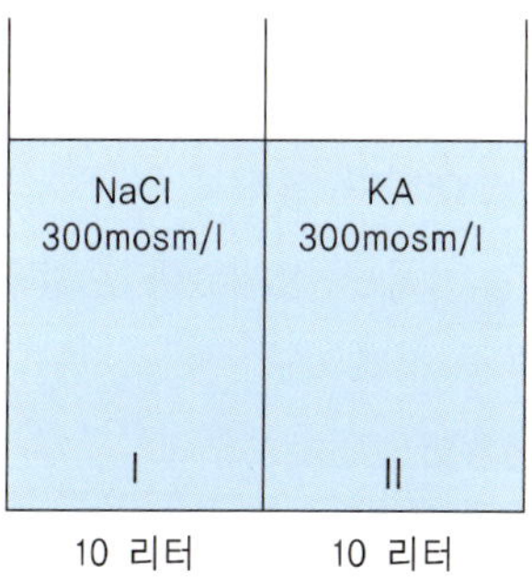

그림 1-9.

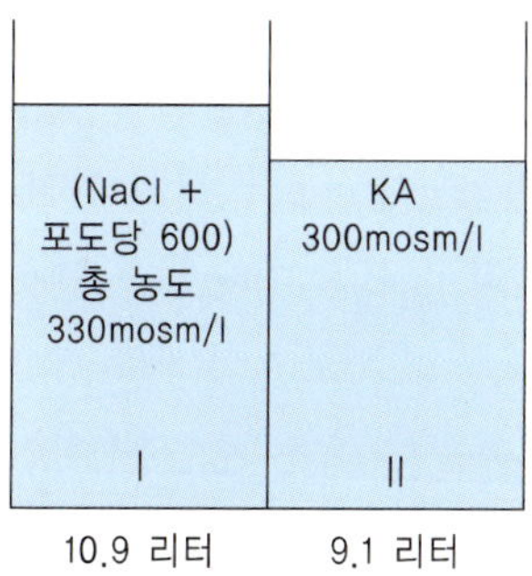

그림 1-10.

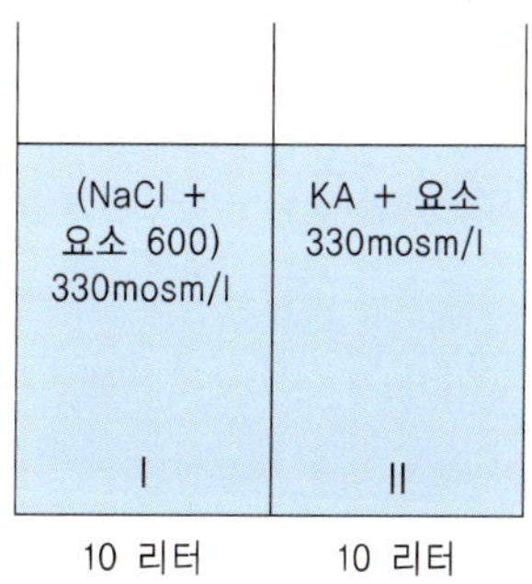

그림 1-11.

요소와 다른 용질과의 차이를 알기 위해 다음과 같은 예를 살펴보자. (그림 1-9)에서처럼 요소를 제외한 모든 용질과 투과할 수 없는 막으로 분리된 2구간에 10리터의 수용액이 있다고 할 때 구간 I에서는 150 *mEq* 의 NaCl(300 *mosm/l*)이 있을 때 구간 II는 300 *mosm/l* 에 KA를 갖게 될 것이다(그림 1-9).

구간 I에 600 *mosm*의 포도당(600 ÷ 18 *mg*)을 첨가하면 구간 I로 수분의 이동이 일어나는 원인이 될 것이다. 그리하여 평행이 이루어지면 2구간은 재분배가 일어날 것이다(그림 1-10).

만일 요소 600 *mosm*을 포도당 대신에 첨가했다면 요소는 구간 2 사이에 균등하게 분포되어 버릴 것이다(그림 1-11). 즉 요소는 osmometer에 총 삼투질 농도를 나타내게 측정될 것이다. 그러나 수분을 이동시키는 능력은 없기 때문에 유효 삼투질 농도는 되지 못한다.

3) 고삼투질 농도와 저Na혈증

구간 I에서는 포도당이 있음으로 해서 Na^+농도에 변화를 초래한다(그림 1-10). 즉, 0.9 리터의 수분이 증가됨으로써 Na^+농도는 150 *mEq/L* 이하로 하강한다. 마찬가지 현상은 구간 I에 만니톨을 첨가 시에도 볼 수 있다.

바로 이 구간을 인체 내에 적용한다면 구간 I은 세포외액이고 구간 II는 세포내액이다. 그래서 포도당, 만니톨이 인체 내에 축적이 되면 혈청 Na 농도가 낮아지는 것이다. 그러나 요소는 체내에 축적되더라도 이런 영향이 없다.

만일 임상적으로 복수와 부종이 있는 간경변증 환자가 핍뇨가 있을 때 만니톨 400 *g* 다량을 이뇨 목적으로 정맥 내 투여하였다고 하자. 이 환자에서 이뇨가 일어나지 않았다고 하면 만니톨은 체내에 남아있게 될 것이다. 그러면 만니톨 분자량은 180이니까 이 환자는 $\frac{400}{180} = 2.65$ moles 즉 2,650 miliosmoles를 주입받은 셈이 된다. 이때 첨가된 용질은 수분을 세포에서 세포외액으로 이동시키므로 혈청 Na^+는 낮아질 것이다. 한편 고혈당증시에도 저Na 혈증의 현상을 볼 수 있다. 일반적으로 혈당이 매 100 *mg/dL* 상승하면 평균 1.5 *mEq/L*의 혈청 Na^+가 하강한다. 정상인의 혈당은 100 *mg/dL*이다. 당뇨환자의 혈당이 1800 *mg/dL*이라면 혈당은 정상의 17배로 상승되어 있어서 혈장 Na^+ 감소는 17 × 1.5 *mEq/L*=25.5 *mEq/L*이다. 따라서 혈장 Na농도가 140*mEq/dL*로 측정되었다면 실제로 이 환자의 혈장 Na농도는 165.5 *mEq/L*(140+25.5)로써 실제로 고Na혈증 상태이다.

임상검사실에서 혈장 Na^+ 측정은 '이온특수전극'을 사용하는 경우와 *flame photometer*을 사용하는 경우가 있다. 이온 특수 전극은 혈장의 수분 내 Na^+ 농도를 측정하고 *flame photometer*는 혈장의 비수분과 수분을 포함한 양에서 Na^+농도를 측정한다. 예를 들면 이온 특수 전극으로 측정한 혈장의 수분 내 Na^+ 농도가 154 *mEq/L* 인 경우, 혈장 비수분(단백, 지질)에서는 Na이 없고, 이는 혈장량의 7%를 차지하고 있으므로 혈장에 녹아 있는 Na^+ 농도는 143 *mEq/L* 이다(93% 수분 × 154 + 7% 비수분 × 0 = 143).

Flame photometer로 Na^+ 농도 측정 시 비수분 부분이 증가하면 Na^+ 농도가 감소한다. (그림 1-12)에서처럼 비수분 부분의 혈장량이 14%로 증가하였다면 *flame photometer* 측정한 Na^+ 농도는 132 *mEq/L* (86 % 수분 × 154 + 7 % 비수분 ×0 = 132)로 나타날 것이다. 즉 혈장 수분내 Na^+ 농도는 정상임에도 불구하고 *flame photometer*에서는 혈장 Na^+ 농도가 낮게 측정 된다. 이를 가짜저Na^+혈증(pseudohyponatremia)라고 한다.

혈장 삼투질 농도를 직접 측정함으로서, 혈장 Na^+ 농도로 계산해서 나온 혈장 삼투질 농도가 낮음에도 불구하고 osmometer로 측정한 혈장 삼투질 농도는 정상임을 확인할 수 있다.

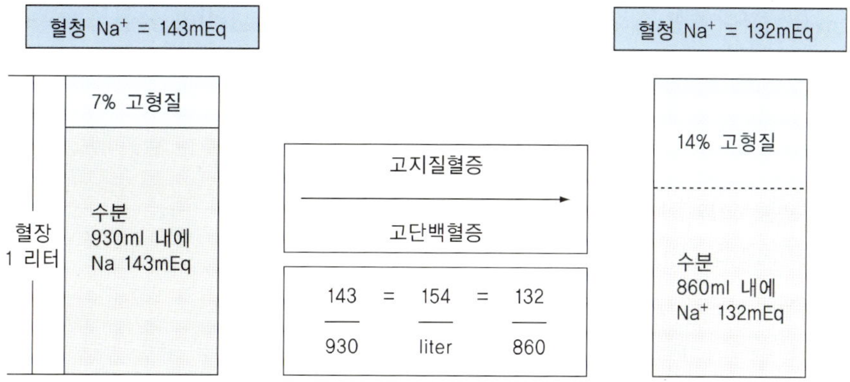

그림 1-12. 고지혈증이나 고단백혈증시 혈장 Na이 낮게 측정되는 기전

4. 이온 펌프(Ion pump)

수분은 인간생명에 필수적인 것이다. 인체는 자기 체중의 절반이상이 수분으로 구성되어 있다. 이 수분에는 많은 이온과 물질이 녹아 있는 용매(solvent)이다. 수분은 생체막에 의해서 정교하게 체내에서 구분이 되어 있으면서 대부분 세포막을 투과할 수 있게 되어있다. 그러면 어떻게 투과할 수 있고, 왜 투과해야만 하는가?

태초에 바다물의 구성은 알칼리금속 K^+가 비교적 높은 농도로, 그리고 Na^+, Ca^{2+}, Mg^{2+}은 적은 농도로 존재했으리라 생각하고 있다. 이는 화석을 통해 볼 수 있는 수백만 년 전 이런 조성이 초기 생명체에서 잘 반영되고 있기 때문이다.

이러한 생명체는 생명의 위험에 적응하기 위해 장기간에 걸쳐 생태학적으로 변화하게 될 것이다. 비록 K^+와 Na^+이 지구상의 육지에 있는 화성암에서 바닷물로 씻겨 들어갔다고는 하지만 결국 K^+는 규산염(*silicate*) 형태로 바다 바닥에 침전되고, 이와는 반대로 많은 Na^+는 바닷물에 녹아 있게 된 것이다. 결과적으로 고농도의 K^+, 저농도의 Na^+ 상태에서 고농도의 Na^+, 저농도의 K^+로 오늘날과 비슷하게 바닷물의 구성 성분이 극적 변화를 초래하게 된 것이다. 그리하여 바다에 존재하는 생물체는 2가지 변화에 직면하게 되었는데 즉 ① 생물체 내부 환경이 바닷물의 조성과 비슷하게 되기 위하여 세포액에 고농도의 Na^+ 및 저농도의 K^+의 상태를 받아들여지도록 계속 변화가 있었는가 하면 ② 생물체내에 원래의 고농도 K^+, 저농도 Na^+를 유지시키려는 변화가 있었을 것이다. 즉 오늘날 생물체에 존재하는 많은 효소들은 고농도 K^+, 또는 저농도 Na^+를 필요로 함으로써 최대의 효소활성을 나타내게 된 것이다. 이 대표적인 것은 *pyruvic phosphoferase, fructokinase, phosphofructokinase* 및 아세테이트활성효소 등이다.

따라서 오늘날까지 계속 살아남은 생물체는 자기체내 이온의 조성을 조절하는 능력을 갖게 되었고 이런 현상에 *ion pump*라는 용어를 사용하게 된 것이다. 이 *ion pump*는 어떤 생체막에서는 어떤 이온을 세포내액에서 끌어내는가 하면, 또 밀어 넣기도 하는 기전이 발생하는데 이를 능동적 이온수송(*active ion transport*)이라고 한다. 오늘날 잘 알려진 대표적인 예가 세포막에 존재하는 *sodium pump*이다.

5. 수소 이온 농도의 개념

체액의 수소 이온 농도(H^+)는 Na^+ 또는 K^+와 같은 이온 농도에 비하면 극히 적다.

세포외액의 H^+농도는 0.00000004 M/l이다. 즉 40 *nanomol(nmol)/L* 이다. 이 농도를 pH라는 표현으로 바꾸어 보자.

pH는 수소 이온 농도의 역수 즉 $pH = \frac{1}{[H^+]}$로 표현한 것이다.

따라서 0.00000004 mol은 4×10^{-8} mol이다. 여기에 logarithm을 취하면, $\log(4 \times 10^{-8}) = \log 4 - 8 = -7.4$ 즉 pH = 7.4이다.

수소 이온 농도를 증가하면 pH는 낮아진다. 그러므로 만일 수소 이온이 60 *nmol*로 증가하면 H^+농도는 6×10^{-8}이므로 $\log 6 - 8 = -7.22$ 즉 pH = 7.22이다.

6. 측정 단위

생체내 용질의 농도 단위는 현재까지 국제 표준 단위로 사용하고 있는데, 가장 흔히 사용되는 농도 단위는 *mg*/100 *mL* 또는 *mg/dL* 와 *mEq/L* 이다. 5% 포도당액 및 10% $CaCl_2$액은 *g*/100 *mL* 를 나타내고 있다.

Equivalent나 milliequivalent 등은 전해질의 농도를 나타낼 때만 사용한다. 어떤 전해질의 1 equivalent는 H^+ 1 *g* 으로써 전기적인 전하(*electrical charge*)의 동일수로 나타낸다(Na^+의 1mol은 1Eq이고 Ca^{++}의 1mol은 2Eq이다). 그리고 어떤 물질 1 *g* 의 원자량 또는 분자량은 1 *g* 의 수소로써 동일한 원자 수 또는 분자 수를 나타낸다.

$$\text{즉 } \frac{\text{원자량 또는 분자량(g)}}{\text{valence}} = 1 \text{ equivalent이다.}$$

비전해질인 포도당, 요소의 농도는 현재도 *mg/dL* 또는 *g/dL* 로 표시하고 있다. Na^+, K^+, HCO_3^-, Cl^-와 같은 *monovalent* 이온들의 농도는 *mEq /L* 로, Ca^{++}, Mg^{++}, PO_4^{--} 같은 *multilvalent* 이온들의 농도는 *mg/dL* 또는 *mEq/L* 로 나타내고 있다. 1 *g* 분자량(moles)은 어떤 다른 물질의 1 *mole* 로써

동일한 수의 분자량을 가지고 있다. *Osmol*은 입자들의 수를 기초로 한 단위이다. 즉 포도당과 같이 해리하지 않은 물질의 1 *mole*은 1 *osmol*과 같다. 그러나 NaCl의 1 *mole*은 2 *osmols*이고, H_2SO_4의 1 *mole*은 3 *osmols*이다. 체액(혈장, 소변 등)의 삼투질 농도(*osmolarity*)는 1리터 용액내 milliosmols의 수를 나타내고, 삼투질 농도는 1 *kg*의 수분 내 milliosmols의 수를 나타낸다.

다음 식의 상호관계를 잘 알아두자.

① $\frac{mg/dl \times 10}{\text{분자(원자)량}}$ 또는 $\frac{mg/dl}{\text{분자량}} = mmo1/L$

② $mosmol/L = mM/L \times$ 해리된 입자의 수

③ $\frac{mEq}{valence} = mM$ 또는 *mosmol*로 예를 들면 $\frac{mEq/l(Na)}{1}$

또는 $\frac{mEq/l\ (Ca^{++})}{2}$ 또는 $\frac{mEq/l\ (PO_4)}{3} = mosm/L$

* Gram atomic weight

Hydrogen(1), Carbon(12), 0xygen(16)

* Gram molecular weight

2 Hydrgen(1) + 1 0xygen(16)=Water(18) : H_2O

* Mol-amount of substance

1 *mol* HCO_3 (61 *g*), 1 *mol* Cl (35 *g*), 1 *mol* Na (32 *g*)이고

1 *mol* Na(23 *g*) + 1 *mol* Cl(35 *g*) = 1 *mol* NaCl(58 *g*)이다.

* millimol(mM)=10^{-3}mol, micromol(μmol)=10^{-6}, nanomol(nmol)=10^{-9}, picomol(10^{-12}mol)

* S.I. Units in Summary

혈장농도	Old	New
Calcium(Ca^{++})	10 *mg/dL*	2.5 *mM/L*
Magnesium(Mg^{++})	1.0 *mEq/L*	0.5 *mM/L*
Sodium(Na^{+})	140 *mEq/L*	140 *mM/L*
Chloride(Cl^{-})	100 *mEq/L*	100 *mM/L*
Urea Nitrogen	10 *mg/dL*	3.6 *mM/L*
Creatinine	1 *mg/dL*	88 *μmol/L*
Glucose	100 *mg/dL*	5.5 *mM/L*

* 어떤 물질의 1 milliequivalent 또는 1 millimoles 내에 milligrams 수 내용

1 *g* NaCl = 1,000 *mg*(23+35.5)*mg* = 17 *mEq* 혹은 17 *mM* of Na

1 *g* Na^{+} = 1,000 *mg*/23 *mg* = 43 *mEq* 혹은 43 *mM* of Na

1 *g* KCl = 1000 *mg*/74.5 *mg* = 14 *mEq* 혹은 14 *mM* of K

1 *g* K^{+} = 1000 *mg*/39 *mg* = 26 *mEq* 혹은 26 *mM* of K

1 *g* $NaHCO_3$ = 1000 *mg*/84 *mg* = 12 *mEq* 혹은 12 *mM* of Na = 12 *mEq* 혹은 12 *mM* of HCO_3

Calcium 정상 혈청치, = 10 *mg/dL* = 100 *mg/L* = 100/20 *mEq/L*, 20 *mg* = 1 *mEq*이므로 5 *mEq/L* = 5/2 *mM*, 2 *mEq* = 1 *mM*이니까 = 2.5 *mM*

* mEq와 mM의 관계

	1 *mEq*	1 *mM*
Na^{+}	23	23
K^{+}	39	39
Ca^{++}	20	40
Mg^{++}	12	24
HCO_3^{-}	61	61
Cl^{-}	35.5	35.5
N(nitrogen)		14
P(phosphorus)		31

연습문제

1 **세포 용적(*Cell volume*)에 대한 설명이 맞으면 ○ 틀리면 × 하라.**

① 혈청 Na^+ 120 *mEq/L* 이고 혈청 포도당 1,200 *mg/dL* 인 당뇨환자에서 증가한다.
② 혈청 Na^+ 130 *mEq/L*, BUN 120 *mg/dL* 시 증가한다.
③ 대퇴골골절 환자가 3일 지난 후 그녀 아파트 마루에서 발견되었던 노인에서는 감소한다.
④ Na^+ 124 *meq/L* 인 심한 복수 환자에서는 증가한다.
⑤ 혈청 Na^+ 140 *meq/L*인 환자가 흉부 튜브를 통해 흉수를 배액하고 있을 때는 감소한다.

설 명 ① × : 유효 삼투질 농도 증가(2 Na + 1200/18 = 307 *mosm/l*)
② ○ : 유효 삼투질 농도 260 *mosm/l*
③ ○ : 수분 섭취가 안되서 탈수(불감수성수분상실 + 소변)로 고 Na혈증
④ ○ : 유효 삼투질 농도 248 *mosm/l*
⑤ × : 유효삼투질 농도가 정상임.

2 **Anorexia nervosa 환자가 대량의 소다를 마시고 구토를 했다. 이 여성은 이뇨제도 남용하였다. 혈청 Na 110 *mEq/L* 이고 언어가 어둔했다. 체중이 60 *kg*이다. 총체액을 20 ℓ, 그리고 세포외액을 6 ℓ로 하여 계산한 뒤 맞으면 ○ 틀리면 ×하라.**

① 만일 Na 농도를 125 *mEq/L* 로 증가시키려고 하였다면 필요한 Na은 90 *mEq/L* 즉 (125 − 110)×6 리터 이다.
② 심한 저Na혈증이기 때문에 등장액 식염수 투여는 절대 안 된다.
③ 말이 어둔한 것은 아마도 심한 저Na혈증 때문이다.
④ 세포외액 용적은 감소되어 있다.
⑤ 세포내액 용적은 감소되어 있다.

설 명 ① × : 총체액 = (125 − 110) × 20 = 300 *mEq/L*
② × : 등장액 식염수로 체액부족을 교정하면 ADH을 억제시킨다. 그래서 저Na혈증을 교정하기 위해 대량 수분이 신장으로 배설되어야 한다.
③ ○ : 저Na혈증 때문에 뇌부종은 정신 혼미기 된다.
④ ○ : 구토와 이뇨제는 총체액의 상실 원인이 된다. 세포 내 용적은 증가하기 때문에 세포외 용적은 감소한다.
⑤ × : 유효 삼투질 농도는 낮아 세포외액 용적은 증가.

3 **혼수상태로 거리에 누워있는 환자를 119대원에 의해 응급실에 운반되어 왔다. 응급실에서 인턴이 진찰상 환자 호흡시 알코올 냄새가 있었다고 한다. Na 135 *mEq/L*, 혈청 삼투질 농도는 370 *mosm/l*, 혈당은 69 *mg/dL*, 그리고 BUN 8 *mg/dL* 이었다. 맞는 것을 골라라.**

① 혼수는 고삼투질 농도 때문이다.
② 세포 내 용적은 현저히 감소되어 있다.
③ 혈청 알코올 농도는 아마도 460 *mg/dL*일 것이다.
④ 알코올이 모두 대사 되었을 때 혈청 Na 농도가 현저히 증가하는 것은 수분이 세포내로 들어갔기 때문에 기대가 된다.

설 명 ① × : 총 삼투질 농도는 높지만 유효 삼투질 농도는 낮다.
② ×
③ ○ : 총삼투질 농도와 유효삼투질 농도 차이가 100 *mosm/l* 의 차이가 있는 것은 알코올 때문이다. 혈청 포도당이나 요소는 정상이다. 알코올 460 *mg/dL* 은 100 *mosm/l* 와 같다.
④ × : 알코올은 세포내액에서처럼 세포외액에서 사라지기 때문에 수분의 이동은 없다.

4 세포 내 용적의 증가는 다음 모든 상태에서 기대가 된다. 예외적인 것은 어느 것인가 ?

① 심한 부종으로 울혈성 심부전 환자, Na 125, 혈장 삼투질 농도 250 *mosm/L*
② 심한 설사로 저혈압 상태에서 환자 혈청 Na 125 *mEq/L*, 혈청 삼투질 농도 250 *mosm/L*
③ 알코올 중독으로 혼수상태인 환자 혈청 알코올 농도 460 *mg/dL*
④ 혈청 Na 125 *mEq/L*, BUN 280 *mg*/dL, 혈청 삼투질 농도 350 *mosm/L*

설 명 ④는 유효 삼투질 농도가 증가한 경우이다.

5 유효 삼투질 농도가 증가하면 (1), 감소하면 (D) 및 정상이면 (N)로 표시하라.

① 혈장 삼투질 농도 350 *mosm/l* ; 혈장 Na 150 *mEq/L* ; BUN 140 *mg/dL* ; 혈당은 정상 ( )
② 혈장 삼투질 농도 400 *mosm/l* ; 혈장 Na 140 *mEq/L* ; 혈당 900 *mg/dL* ; BUN 210 *mg/dL* ( )
③ 혈장 삼투질 농도 350 *mosm/l* ; 혈장 Na 125 *mEq/L* ; 혈당 1800 *mg/dL* ; BUN 정상 ( )
④ 혈장 삼투질 농도 340 *mosm/l* ; 혈장 Na 120 *mEq/L* ; 정상 혈당 ; BUN 280 *mg/dL* ( )
⑤ 혈장 삼투질 농도 240 *mosm/l* ; 혈장 Na 120 *mEq/L* ; 정상 혈당 및 BUN ( )

설 명 ① 1 ② 1 ③ 1 ④ D ⑤ D

6 체내 Na^+의 대부분이 어디에 존재하는가 ?

① 혈장 ② 간질액 ③ 세포내액 ④ 뼈 ⑤ 근육세포

해설 : (표 1-1참고)
혈장내 수분량(50*ml/kg*)×Na 140*mEq/L*=7,000*mEq/kg*
간질액내 수분량(150*ml/kg*)×Na 135*mEq/L* =20,250*mEq/kg*
세포내액내 수분량(400*ml/kg*)×Na 3*mEq/L* =1,2000*mEq/kg*

7 세포외액 Na^+은 총 체내 Na^+의 몇 %인가 ?

① 95% ② 66% ③ 50% ④ 33% ⑤ 25%

8 정상인에게 0.9% 생리적 식염수 1000 *ml*을 정맥주사 시 다음 각 분획에 분포되는 양을 계산하라.

① 세포내액 28 *L*＋1 *L*(변화 없음) ② 간질액 10 *L*＋1 *L*(변화 없음)
③ 세포외액 14 *L*＋1 *L*(15 *L*로 증가) ④ 이상 다 해당한다.

9 100 *mM/L* 의 Na_2SO_4와 100 *mM/L* 의 포도당을 포함하는 용액의 삼투질 농도를 구하라(단 100%해리한다고 가정함).

답 :
1) 100 *mM* 의 Na_2SO_4는 3개의 이온으로 해리하므로 100 *mM* ×3 = 300 *m0sm*
2) 100 *mM* 의 포도당은 해리하지 않으므로 100 *mM* = 100 *mOsm*
3) 총 삼투압농도는 모든 입자의 합계이므로 300 + 100 = 400 *mOsm* = 0.4 *m0sm*.

Chapter 2

산 - 염기 평형의 장애

생체는 생명현상을 유지하기 위한 정상 대사과정에서 계속 H^+을 생성한다. 그러나 인체는 내부환경의 항상성을 유지하기 위해서 체내의 수소이온 농도(pH로 표시)가 일정하게 유지하도록 비교적 좁은 범위(pH7.35~7.45 : H^+45~35 *nmol/l*)로 조정되어야 한다.

체내의 H^+의 조절기구는 ① 세포내외의 화학적 완충계 ② 호흡을 통한 조절 ③ 신장에서의 소변산성화를 통한 배설 등이 있다.

1) 신장에서 체액의 pH조절

생명 현상이 원만하게 이루어지기 위해서는 세포내 여러 가지 생화학적 반응이 적절하게 조절되어야만 한다. 세포내의 생화학적 반응에 영향을 미치는 요인으로는 pH가 있다. 세포내액의 pH는 항상 세포외액의 pH와 밀접한 상관성을 가지고 변하고 있기 때문에 생체는 세포외액의 pH를 조절함으로써 결국 세포내액의 pH를 조절하게 된다.

체액내 pH조절의 가장 중요한 이유는 단백질의 하전상태(net charge)가 pH에 의해 달라지기 때문이다. 대부분 세포외액의 pH가 7.0 이하로 내려가거나 7.8 이상으로 되면 단백질의 conformation에 이상이 와서 생명을 유지할 수 없다. 생명유지에 필요한 H^+농도 범위는 10^{-10}*ng/l*이다. 이런 사실은 H^+농도 변화에 대한 생명체의 반응은 Na^+나 K^+농도 변화에 대한 반응보다 10만~100만 배나 더 예민하다. 체액의 pH유지를 위한 신장의 역할을 살펴보자.

(1) 산(H^+)의 생성

체내 대사작용의 결과 많은 양의 산(H^+)이 만들어지고 있다.

첫째, 음식물(당질과 지방)의 산화결과 CO_2가 생성되는데 그 양은 안정시 성인에서 15,000~20,000 *mM*이 생성되며 이 CO_2는 체액에 녹아 탄산(H_2CO_3)으로 된 후, 다시 수소이온(H^+)과 중탄산 이온(HCO_3^-)으로 해리한다.

즉 $CO_2 + H_20 \Leftrightarrow H_2CO_3 \Leftrightarrow H^+ HCO_3^-$ .... ①

이렇게 만들어진 H^+의 양은 하루에 약 13 *moles*이 되는데, 만일 이를 체외로 배출하지 않으면 체액은 강한 산성으로 된다. 그러나 실제로는 폐에서 ①식의 역방향으로 일어나 H^+가 다시 CO_2로 되어 호흡을 통해서 체외로 배출된다. 이렇게 배출되는 탄산을 휘발성산(volatile acid)이라 한다. 둘째, 비탄산으로 단백질과 인지질(phospholipids)의 대사질과 황산(H_2SO_4) 및 인산(H_3PO_4)과 같은 강산이 생성되는데, 이중 비교적 다량으로 만들어지는 황산은 하루에 약 50~100 *mmoles*이 생산된다. 이는 유황을 포함하는 아미노산(cysteine, cystine, methionine)으로부터 생성되는데, 즉 $2C_5H11NO_2S+15O_2 \rightarrow 2H_2SO_4+CO(NH_{2)2}+7H_2O+9CO_2$ 이다.

대사성 산인 황산이나 인산은 탄산처럼 CO_2의 형태로 폐를 통하여 제거 될 수 없으므로 비휘발성산(nonvolatile acid) 또는 고정산(fixed acid)이라고 하는데 이들은 신장을 통하여 배설된다.

(2) 산-염기의 신세뇨관 조절

사구체에서 여과된 HCO_3^-의 85%이상이 근위세뇨관에서 재흡수되는데 대부분 Na^+-H^+ antiporter(NHE-3)가 중재하고, 근위세뇨관에서 재흡수된 양의 20~30%가 H^+-ATPase에 의해 조정된다. NHE-3는 근위세뇨관 S_1과 S_2분절에난 존재한다.

근위세뇨관 세포에서 만들어진 HCO_3^-는 세뇨관 주변 수액내로 Na^+-$3HCO_3^-$ 상호운반체로, 소위 NBC(sodium bicarbonate cotransporter)에 의해서 유입된다(그림 2-1).

세포내 HCO_3^- 농도가 세뇨관주위 HCO_3^- 농도보다 낮지만 세포막을 통과하는 전위는 세뇨관 주위액으로 HCO_3^-의 확산에 좋은 힘이 된다.

운반체 기능은 Na^+와 짝이 이루어질 때만이 기능을 하게된다. 운반체는 하나의 Na^+에 3개의 HCO_3^-가 짝을 짓게 된다.

세포질내 탄산 탈수효소(carbonic anhydrase; CA)는 CA II이고 apical과 측저막에는 CA IV가 있어 H_2CO_3생산에 관여한다. 막에 결합된 CA IV는 S_1분절에는 적은 양, S_2분절에는 많은 양이 있다. S_3분절에는 CA IV가 없어서 산(H^+)의 불균형 pH(HCO_3와 P_{CO_2}에서 기대한 것보다 세뇨관강 pH가 낮다)을 초래하는데 이는 S_3분절에서 NH_4가 높은 농도를 유지하는데 도움이 된다. CA가 없으면 CO_2에서 H_2CO_3로의 전환이 지연되기 때문에 H^+불균형 pH를 초래한다. 만일 H_2CO_3에서 CO_2로의 전환이 지연되면 계산된 pH보다 측정한 pH가 높다. 그래서 알칼리 불균형 pH가 된다. CA억제재를 투여하면 근위세뇨관내 소변은 산(H^+) 불균형 pH의 원인이 되고, 세포내는 알칼리 불균형 pH의 원인이 된다.

HCO_3^-는 NHE-3에 의해 대부분 헨레고리의 굵음 오름부분에서 재흡수되고, 원위연결세뇨관에서도 재흡수가 일어난다.

체내 많은 HCO_3^-는 연결세뇨관에서 시작되는 α-intercalated세포에서는 H^+을, β-intercalated 세포

에서는 관강막에 있는 Cl^--HCO_3^- 운반체와 측저막에 H^+−ATPase를 이용하여 HCO_3^-를 분비한다.

그리고 음이온 교환체는 Pendrin이고 AE-4이다. 나머지 HCO_3^-가 집합관에서 재흡수된 후 H^+분비는 적정산을 형성하고 NH_3을 NH_4^+로 전환하는데 사용된다.

집합관에서 intercalated 세포는 세뇨관강막에 H^+−K^+ ATPase을 가지고 있는 K^+와 교환하기 위해 H^+를 분비할 수 있다.

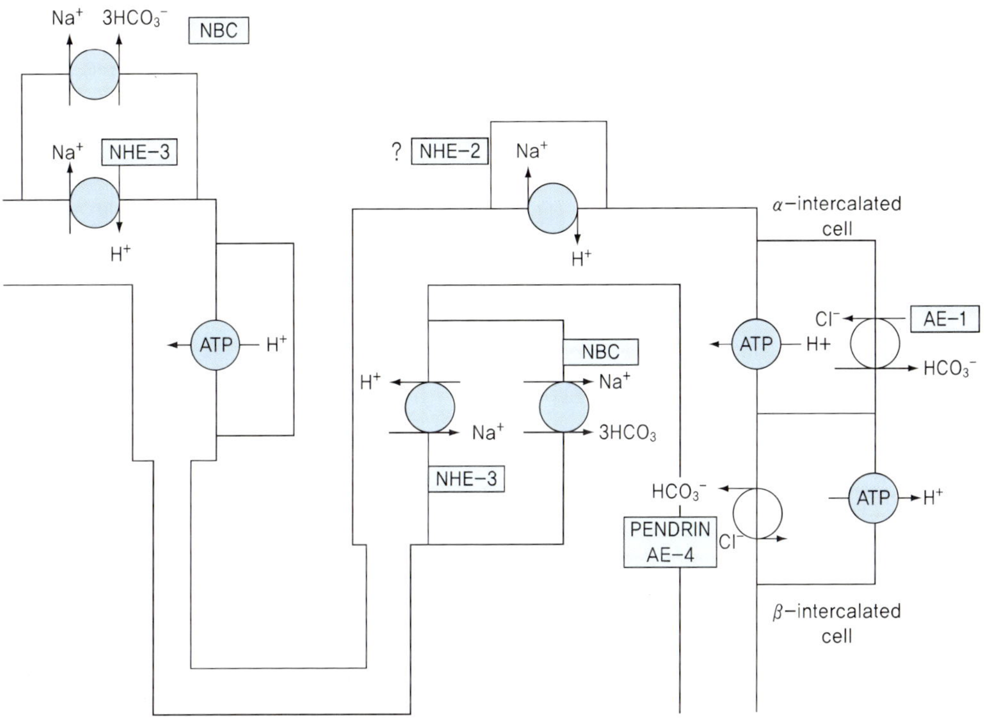

그림 2-1. HCO_3^-재흡수와 H^+의 배설기전. 근위세뇨관과 헨레루프에서 HCO_3^- 재흡수는 주로 세뇨관강막에 NHE-3와 측저막에 NBC을 통해 일어난다. 그리고 H^+-ATPase는 근위직선세뇨관에서 역할을 한다. 원위만곡세뇨관에서는 NHE-2는 NHE-3 대신 존재하는데 NHE는 집합관에는 없다. 따라서 HCO_3^-재흡수와 H^+ 분비는 세뇨관강막 H^+-ATPase와 α-Intercalated 세포의 측저막에 AE-1을 통해 일어난다. HCO_3^-분비는 세뇨관강막에 음이온교환체 및 β-intercalated 세포의 측저막에 H^+-ATPase을 통해서 집합관내에서 일어난다.

2) 산-염기 산혈증 및 알칼리증의 정의

식염은 고체로서는 전기가 통하지 않으나 물에 녹으면 전기가 통한다. 이는 결정을 이루고 있는 식염의 이온을 물에 녹으면 1개씩 따로 갈라지기 때문이다. 식염은 Na과 Cl로 구성되어 있고, Na은 전자가 하나 많고 Cl는 하나가 적다. 그래서 Cl가 Na에서 전자 하나를 빼앗아 안정된 전자 배치를 취하는 것이다. Na은 전자 1개를 빼앗겨서 양전하를 띤 Na^+가 되고 Cl는 전자 하나를 받아 음전하를 띤 Cl^-가 된다. 양전하를 띤 이온을 양이온, 음전하를 띤 이온을 음이온이라고 한다. 산소와 수소로 된 수산화물 이온(OH^-)처럼 이온 중 몇 개의 원자가 모여 전하를 띠고 있는 것을 다원자 이온이라고 한다. 이온이 녹아있는 수용액에 전극을 넣고, 전기를 통하면 양이온은 음극으로 끌리고, 음이온은 양극으로 끌려간다. 수용액에는 전자가 이온에 포함되어 있어 음극에서 양극으로 이동하므로써 전기가 흐르게 된다. 이처럼 수용액에서 전기를 통하게 되는 성질을 **전해질**이라고 한다.

식염은 800.4 ℃로 가열하지 않으면 이온화되지 않으나 물에 넣으면 열을 가하지 않아도 1개씩의 이온으로 갈라지게 된다. 이 물분자는 전체로서는 전기적으로 중성이지만 산소원자 쪽에 전자가 많이 존재하기 때문에 전기적인 변위가 생기게 된다. 그래서 산소 원자는 약한 음, 수소원자는 약한 양의 전기를 띠고 있다. 식염을 물에 넣으면 Na^+와 Cl^-는 따로따로 물분자에 끌려가는 바람에 이온끼리의 결합이 끊어져 나간다. 수용액 중에서는 양이온인 Na^+는 여러 개의 물분자와 산소원자를 결합하고 있다. 한편 음이온인 Cl^-는 여러 개의 물분자와 수소원자를 결합하고 있다. 이 처럼 물에 녹아 이온으로 갈라지는 일을 **이온화** 라고 한다. 이온화 되어있는 물질 중에는 산(acid)이라든가 혹은 염기(base)가 있는데, 산은 신맛이 나고 청색 리트머스 종이를 붉게 하는 성질이 있으며, 금속을 녹이는 공통된 성질이 있다. 염기에는 쓴맛이 나고, 적색 리트머스 종이를 청색으로 변하게 하며 산을 약하게 하는 공통된 성질이 있다.

1838년 독일의 화학자 J. Liebig는 산은 수소화합물인데 그 수소는 금속으로 치환할 수 있다고 정의하였다. 따라서 산을 결정하는 물질은 수소임이 알려졌고, 1884년 스웨덴의 S. A. Arrhenius는 전해질 용액 중에서는 분자가 이온에 해리된다고 하는 이온화설 즉 **전리설**을 발표하였고 1887년에는 더 나아가 산은 수용액 중에서 H^+를 방출하는 물질이고, 염기는 OH^-를 방출하는 물질이라고 정의하였다. 오늘날 산은 해리 시 H^+(proton)을 줄 수 있는 것이고 염기는 H^+을 받을 수 있는 것으로 정의하고 있다. 예를 들면, HCL과 H_2CO_3는 산인데, 이는 해리할 때 H^+를 내놓는다. 그러나 OH^-와 HCO_3^-은 염기인데 H^+를 받을 수 있음으로써 H_2O와 H_2CO_3을 형성할 수 있기 때문이다. 한편 산이기도 하고 염기이기도 한 양성 전해질은 H^+를 내놓을 수도 있고, 수용할 수도 있는 것을 말하는데 예를 들면 $H_2PO_4^-$(*phosphate*)는 산인데, H^+를 내놓아서 HPO_4^-가 되는 것이다.

그러나 염기로서는 H^+를 받아들여 H_3PO_4가 된다. Cl^-는 보통 염기로 고려되지 않는데 이는 H^+를 받아들일 수 없기 때문이며 HCl를 만든다. 그리고 HCl는 완전히 해리할 수 있다. 비록 대부분의 염기는 음이온이라 하지만 암모니아, creatinine은 중성물질이다. 어떤 화학물질은 위에서 말한 대로 산의 정의에 적합하지 않은 것이 있다. 즉 $CaCl_2$는 물에 녹이면 용액의 pH는 7.0 이하로 내려간다. 여기서 Ca^{++}은 정의대로 이야기하자면 산도 염기도 아니다. 그러나 OH^-를 받아 들여 $Ca(OH)_2$이 된다. 그래서 OH^-의 농도가 감소한다. 수용액에서 $[H^+] \times [OH^-]$는 10−14로 인정하기 때문에 Ca^{++}에 의해서 OH^-가 소모되면 H_2O와 $[H^+] \times [OH^-]$ 사이의 균형에 이동이 발생하여 H^+ 쪽이 증가하여 H^+ 농도가 증가한다.

용액의 산성도는 H^+ 농도를 측정하는 것으로서 생체내에는 아주 낮아 *nanomol/l* (10^{-9} *mol*)이다. pH는 *mol/L* 로 표현되는데 H^+농도의 log 역수이다. 즉 생체내 H^+ 농도는 40 *nmol/lL*로 0.00000004의 log는 -7.4로서 이 역수는 7.4이다. 산의 해리정도는 해리 상수로 나타내는데 각각의 산은 고유한 해리 상수를 가지고 있다. 만일 산 HA가 H^+와 A^-로 해리가 된다면 ① $[H^+] \times [A] / HA = K$으로 K은 해리상수이다. 산의 해리가 클수록 K은 크다.

pK는 K의 log의 역수로서 산의 해리 정도를 표현하는 것으로 사용하는데 ① 식을 다시 정리하면 $H^+ = K \times HA / A^{n-}$이다. 이 식 양변에 log의 역수를 취하면 $pH = pK + logA / HA$로 된다. 여기에서 산혈증이란 혈액(실제로는 혈장) pH가 낮은 것이고, 높을 때는 알칼리증이라 한다. 이 때 산혈증(*acidemia*)과 알카리혈증(*alkalemia*)은 혈액 pH의 실제 치를 나타낼 때 사용하는 말이다.

(1) 체내 완충계

세포외액내에서 가장 중요한 완충은 HCO_3^-완충계이고 세포내액에서 무기인산은 HCO_3^-와 단백 다음으로 가장 중요한 완충역할을 한다.

조직 내 대사로 만들어지는 탄산가스는 조직 내 탄산가스 분압(P_{CO_2})이 동맥 혈액 내 탄산가스 분압보다 높기 때문에 혈액으로 운반되어 95%는 적혈구내로 들어가 처리되고 나머지 5%만이 혈장 내에 녹아서 $H_2O + dCO_2 \rightleftarrows H_2CO_3 \rightleftarrows H^+ + HCO_3^-$의 화학반응이 일어난다. 이때 dCO_2 농도와 H_2CO_3 농도의 비는 약 1000 : 1이다. H_2CO_3(*volatile acid*)의 조절은 즉각 혈장 내에 CO_2에서 가스로 변화되어 폐를 통하여 체외로 배출된다. 그리고 혈장의 HCO_3^-농도는 신장을 통해서 조절된다.

한편 적혈구 내에는 HCO_3^-와 헤모글로빈의 2가지 완충계가 있어 혈액의 pH 변화를 주지 않게 된다. 즉 ① *hemoglobin*(Hb)이 조직에 산소를 유리시킬 때 조직 내 CO_2는 헤모글로빈에 직접 결합하여 산화 Hb(HbO_2)는 환원 Hb($HbCO_2$)를 약 30% 형성한다. ② 나머지 65%의 CO_2 처리는 적혈구내에 존재하는 탄산탈수효소에 의해 H^+과 HCO_3^-이 형성된다. 그리하여 H^+는 Hb에 결합하고, HCO_3^-은 세포의 삼투성 균형을 보전하기 위하여 혈장으로 나간다. 그 대신 혈장에서 어떤 음이온이 적혈구내로 들어와야만 한다. 즉 Cl^-가 들어오게 되는데 이를 chloride shift 라고 한다. 기본적으로 조직 내 만들어지는 CO_2의 30%는 Hb에 직접 운반 처리하고, 65%는 HCO_3^- 기전을 통하여 Hb에 의하여 완충된다(그림 2-2).

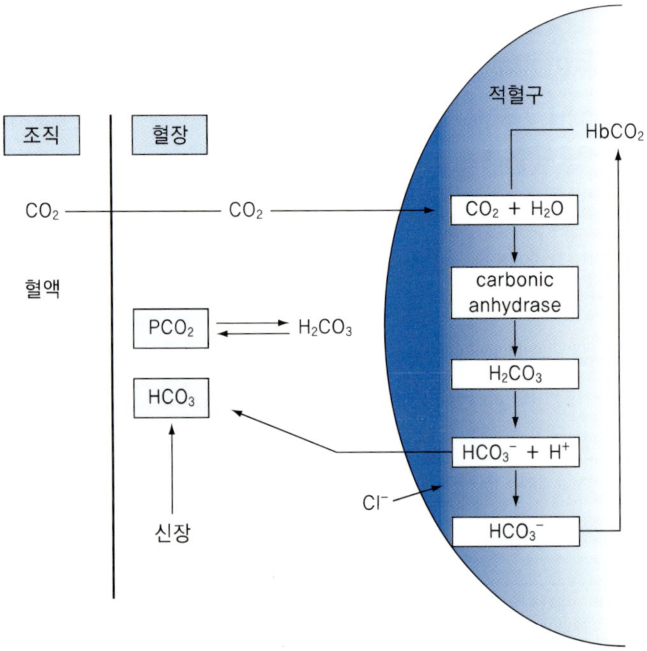

그림 2-2. **혈액 내 CO_2 운반 경로.** 혈액 내 CO_2 운반 가운데 5%는 용해된 상태로, 30%는 hemoglobin에 부착된 상태($HbCO_2$)로, 65%는 HCO_3^- 대사 경로를 통해서 운반된다. Hemoglobin은 조직에 CO_2를 운반시 O_2를 주고, 적혈구내 HCO_3^-는 세포 삼투압 균형을 유지하기 위해 혈장으로 나와야 하며, 신장은 혈장 HCO_3^-를 조절하는 중요한 장소이다.

이처럼 HCO_3^-와 H_2CO_3 완충계의 중요성 때문에 H_2CO_3 농도의 간접적인 측정을 위해서는 HCO_3^-와 P_{CO_2}의 작용으로서 pH(*puissance of hydrogen*)라는 것을 관습상 사용하고 있다. 즉 *Henderson-Hasselbach* 등식은 pH, P_{CO_2}, HCO_3^-간의 상호관계를 나타낸 것으로서 다음과 같이 유도해 낼 수 있다. 즉 $[H_2CO_3] = [H^+][HCO_3^-]$에서 질량법칙에 따라서,

$$K = \frac{[H^+][HCO_3^-]}{[H_2CO_3]} \text{ 따라서 } [H^+] = K\frac{[H_2CO_3]}{[HCO_3^-]} \text{이 성립된다.}$$

이를 Henderson 등식이라고 한다. K은 해리정수이다. 실제 우리는 $[H^+]$ 농도보다는 pH라는 개념을 사용하고 있다. 그런데 $[H^+]$농도와 pH간의 상호관계는, $pH\alpha\frac{1}{[H]}$로 나타낼 수 있으며, 따라서 Henderson 등식은 역수 방정식을 취해야 한다.

$$\text{즉 } \frac{1}{[H]} = \frac{1}{K} \times \frac{HCO_3^-}{[H_2CO_3^-]}$$

H^+농도 보다는 pH를 사용하기 위하여 윗 식의 양변에 logarithm을 취하면,

$$\log\frac{1}{[H^+]} = \log\left(\frac{1}{K}\times\frac{[HCO_3^-]}{[H_2CO_3]}\right)$$ 이다.

따라서 $pH = pK + \log\frac{[HCO_3^-]}{[H_2CO_3]}$ 로 이는 *bicarbonate-carbonic acid*의 완충계 요소에 의한 혈액 pH 조절계로써 *Henderson-Hasselbach* 등식이라고 한다. 정상 상태에서는 pH=7.4일 때 pK = 6.1이다.

이 등식을 $pH = 6.1 + \log\frac{[HCO_3^-]}{pCO_2\times 0.03}$ 로 나타낼 수 있다.

이는 $P_{CO_2}\times 0.03 = CO_2$이고, 여기서 0.03은 CO_2의 용해 계수를 나타낸 것이다. 따라서,

$$pH = 6.1 + \log\frac{[HCO_3^-]}{pCO_2\times 0.03} = 6.1 + \log\frac{[HCO_3^-]}{pCO_2} + \log\frac{1}{0.03}$$

$$= 6.1 + \log\frac{[HCO_3^-]}{pCO_2} + 1.52 = 7.62 + \log\frac{[HCO_3^-]}{PCO_2}$$ 이다.

이것을 $pH = 7.62 - \log\frac{pCO_2}{HCO_3^-}$ 로 간편하게 바꾸어 계산할 수 있다.

한편 **수소이온농도**의 계산은 $[H^+] = 23.9 \times P_{CO_2} / HCO_3^-$에서 구할 수 있다.

(2) 산-염기 장애의 형태

Henderson-Hasselbach 등식에서 나타난 바와 같이 HCO_3^-농도가 변화하면 비례적으로 그에 따른 P_{CO_2}의 변화가 오지 않으면 pH는 변화를 가져온다. 마찬가지로 P_{CO_2}가 상승하거나 또는 하강하면 HCO_3^-를 첨가 또는 제거하지 않는 한 pH에 변화가 올 것이다. 이처럼 인체 내 체액의 pH가 변화하는 원인은 HCO_3^-농도 변화가 아니면 P_{CO_2}의 변화에 기인하는 것이다. HCO_3^-는 호흡성 조절에서라기보다는 대사성 조절 하에 있기 때문에 일차적으로 HCO_3^-농도가 감소할 때 대사성 산혈증이 오고, HCO_3^-가 증가하면 대사성 알칼리혈증이 온다.

체내 탄산가스를 제거하지 못하면 호흡성 산혈증이 오고, 과잉호흡은 호흡성 알칼리혈증의 원인이 된다. 다른 합병증이 없을 때 이 4가지 산-염기 장애의 형태에서 1차적 및 속발성으로 오는 산-염기 장애의 상호관계는 (표 2-1)과 같다.

임상적 산-염기 장애의 형태는 편의상 $CO_2-HCO_3^-$ 완충계의 중요성 때문에 임상적으로 산-염기 장애를 HCO_3^-와 P_{CO_2}치 변화에 따라 대사성산증과 알칼로시스 및 호흡성 산증과 알칼로시스의 4개 형태로 분류한다.

표 2-1. 보상성 변화에 따른 pH, HCO_3^- 및 CO_2의 변화

	pH	HCO_3^-	P_{CO_2}
대사성 산 혈 증	↓	일차적↓	속발성↓
대사성 알카리혈증	↑	일차적↑	속발성↑
호흡성 산 혈 증	↓	속발성↑	일차적↑
호흡성 알카리혈증	↑	속발성↓	일차적↓

대사성 산증

신체내 산-염기상태는 동맥 내 pH가 7.35에서 7.45 사이를, 세포내 pH는 7.00에서 7.30사이를 유지하기 위하여 아주 정교하게 조절한다. 이런 조절은 대사로 인한 산(H^+)의 지속적인 생산이 있기 때문에 일어나는데 폐와 신장에서의 조절기전으로 세포내외 완충과정이 이루어진다. 산-염기 균형을 조절하는 신장의 역할은 첫째, 사구체에서 여과된 HCO_3^-의 세뇨관에서 재이용(재흡수)과 둘째, 순수한 산(H^+)생산으로 인해 소모되는 HCO_3^-의 재생이다. 근위세뇨관은 여과된 HCO_3^-의 대부분을 재흡수 하는 장소로 이는 세뇨관강대로 H^+분비를 통해 이루어진다. 이 두 기전은 능동적으로 H^+분비가 apical 막의 Na^+-H^+antiporter(NHE-3)에서 약 2/3가 일어난다. Na^+-H^+antiporter와 나란히 근위세뇨관에서 HCO_3^-흡수의 1/3을 조절하는 것이 H^+운반체의 이런 두 기전은 세포내에서 만들어 지는데 기저막에서 Na^+-$3HCO_3^-$ 상호운반체(NBC1)가 조정한다. 원위세뇨관에서는 여과된 HCO_3^-의 소량이 재흡수 되는데 이는 근위세뇨관과 두꺼운 상행각에서 흘러나온 것이다.

대사성 산증은 혈액 HCO_3^-농도가 일차적으로 감소함으로써 발생하며 세포외액의 pH가 감소하는 것이 특징이다. 대사성 산증은 세포에서 H^+ 의 이동으로 또는 세포외액의 HCO_3^-농도의 희석(*dilution acidosis*)으로 야기되는 것이지만 대사성 산증은 다음 몇 가지 기전에 의하여 신체의 HCO_3^-농도가 감소함으로써 그 원인이 되는 것이다. 즉 ① 외부에서 산 또는 산의 전구물질을 투여 시 ② 체내에서 산을 많이 만드는 경우(케토산혈증, 젖산산혈증) ③ 체액에서 HCO_3^- 손실(설사, 장내용물 배출) ④ 신장에서 HCO_3^-를 만들지 못하는 경우(신부전 : GFR 감소) 또는 손실(신장성 산증 : 신세뇨관성 산증, 요독성 산증)등으로 구분할 수 있다. 따라서 신장성 산증[요독성 산증, 신세뇨관 산증(I II III IV형)]과 신외성 산증[젖산산증(L 및 D형), 케토산증]의 순으로 기술하고자 한다.

표 2-2. 대사성 산혈증(음이온 gap에 따른)

1. 음이온격차가 증가하는 대사성 산혈증
내인성 ① 케토산증(당뇨병성, 알코올성) ② 젖산산증, d-젖산산증(short bowel) ③ 말기 요독성 산혈증 약물유발성 ④ salicylate, methanol(formic acid), ethylene glycol(glycolic acid), metformin(젖산), acetaminophen(pyroglutamic acidemia) 등 복용한 경우

2. 음이온격차가 정상인 산혈증(hyperchloremic acidosis)
① 신세뇨관 산혈증(I형 및 II형) ② 요독성 산혈증(초기) ③ 호흡성 알칼리증에 따른 산혈증 ④ acetazolamide, cadmium, ifosfamide ⑤ 설사에 따르는 산혈증 ⑥ acidifying(NH_4Cl, lysine-HCl의 복용) ⑦ 비정상적인 음이온의 축적이 없이 오는 모든 형태의 대사성 산혈증 ⑧ 다발성 골수종

표 2-3. 대사성 산증(신장성 및 신장성 이외의 원인에 따른)

1. 신장성 산혈증(renal acidosis)
   1) 신세뇨관성 산혈증(RTA)
      ① 원위성 신세뇨관성 산혈증(제I형)
      ② 근위성 신세뇨관성 산혈증(제II형)
      ③ 알도스테론 부족형(제IV형)
   2) 요독성 산혈증

2. 신외성 산혈증(extrarenal acidosis)
   ① 산을 과량생산 : 케토산증, 젖산산증
   ② 산 또는 산의 전구물질을 투여 시 : 염화암모늄, salicylate, 메탄올 등
   ③ 신장 이외로 HCO_3^-의 배설 : 설사, intestinal drainage

한편 대사성 산증은 보상되는 것과 보상되지 못하는 형태가 있으며, 음이온격차(anion gap) 변화에 따르거나 (표 2-2) 신장 및 신장 이외의 원인에 따라 (표 2-3) 분류하기도 한다.

대사성 산증환자에 대한 일반적인 접근방법은 그림 2-3과 같다.

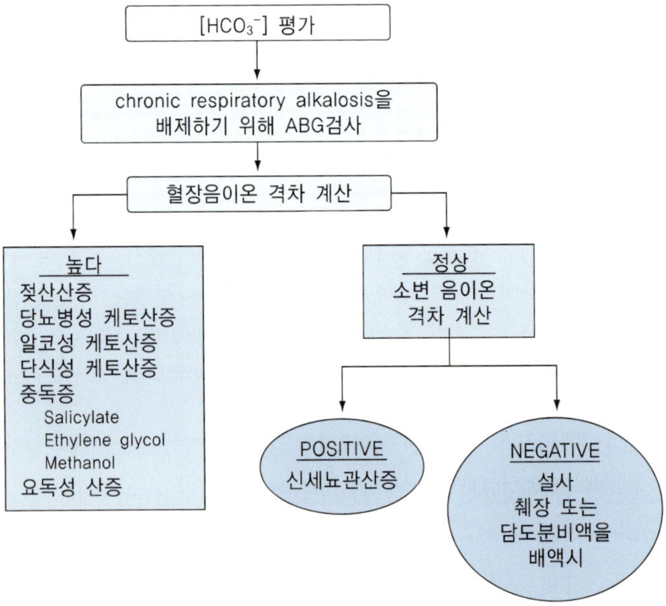

그림 2-3. 대사성 산증시 원인질환 찾아내기 접근방법

1. 신장성 산증

신장에서 정상적인 요산성화의 기전은 혈청 HCO_3^-농도를 조절함으로써 산-염기 균형을 유지할 수 있는데, 이는 사구체에서 여과된 HCO_3^-을 대부분을 다시 이용하게 되기 때문이며, 체내에서 하루 동안 만들어내는 1.0 *mEq/L/kg*의 비휘발성의 산(*nonvolatile acid*)를 배설시킴으로써 가능한 것이다. 즉 HCO_3^-의 재흡수와 산의 배설(H^+를 배설하기 위해 Na^+를 재흡수)을 신세뇨관 세포에서 조절하고 있는 것이다. 분비되는 H^+를 위하여 여과된 Na^+는 재흡수 하는데 Na^+, HCO_3^-은 세뇨관 주위 및 혈액 내로 되돌아온다. 즉 여과된 HCO_3^- 거의 전부를 실제로 되찾는 것이 근위세뇨관의 작용이며, H^+를 배설하기 위한 것은 아니다. 그러므로 세포에서 분비되는 H^+는 세뇨관강에서 CO_2를 만들고, 다시 세포내로 되돌아오기 때문에 가수분해에 의해 많은 H^+를 형성하게 되고 순수한 H^+분비는 없다.

혈청 HCO_3^-농도가 정상 범위이고, 생리적 상태에서 근위세뇨관에서 사구체에의 여과된 HCO_3^-의 85~90%를 재흡수 함으로써 H^+를 배설한 것이다. HCO_3^-는 사구체에서 완전히 여과하기 때문에 24시간 여과된 총 양은 HCO_3^- = GFR × 혈장 HCO_3^- = 180 *l/day* × 24 *mEq*/L = 4,320 *mEq/L* 이다. 즉 세뇨관강 Na^+와 교환되며 분비되는 H^+의 매 mole을 배설하기 위해서는 세포내에서 매 mole HCO_3^-를 만들어내어 다시 혈액으로 되돌아오게 하는 것이다.

세뇨관강 HCO_3^-의 적정(*titration*)에 사용되는 H^+는 산으로서 소변 내에 배설되는 것이 아니고 적정

과정에서 H_2CO_3를 만들어내어 H_2O와 CO_2로 해리되는데 이는 근위세뇨관의 관강면(luminal border)에 존재하는 효소, *carbonic anhydrase*에 의한 촉매작용을 받게 된다. 그래서 세뇨관강 HCO_3^- 농도가 감소됨으로써 H^+분비를 용이하게 한다. 원위 세뇨관에서 H^+ 분비는 사구체에서 여과된 HCO_3^-의 나머지 10-15%로 적정 산(*titrable acid*)은 보통 NaH_2PO_4로써 배설된 H^+의 양이다. 집합관은 H^+분비능력은 적으나 소변 pH를 5 이하로 내려가게 할 수 있는 세뇨관강-세뇨관주위의 기울기(lumen- peritubular gradient)를 만들 수 있는 곳으로 암모늄 및 적정 산을 배설한다. 그 결과 정상인의 순수 산 배설량[titrable acid + 암모늄 − bicarbonate]은 정상혈청 HCO_3^- 농도에서는 신장에서 H^+분비가 3 % 이상이 되지 못하는 것이다. 정상에서 순수 산 배설은 24시간 동안 적정 산의 형태로 20 *mEq*, 암모늄 형태로 40 *mEq*로 배설되며, 따라서 24시간 소변에 HCO_3^-의 배설이 약 1 *mEq*이기 때문에 전체적인 순수 산 배설은 24시간에 59 *mEq*이다.(이때 소변 pH는 6.0) 다시 말하면 혈액내로 HCO_3^-가 59 *mEq* 첨가되었음을 의미한다. 만일 환자가 산혈증 상태라면 24 시간에(소변 pH : 8.0) 적정산은 40 *mEq*, 암모늄은 160 *mEq*로 전체적으로 200 *mEq*의 산이 배설될 것이며, 체내에 HCO_3^-농도가 200 *mEq*의 H^+ 배설을 위해 첨가되었을 것이다. 이때 소변 pH는 4.6이다. 만일 알칼리혈증 상태에 빠졌다면 24시간 동안의 소변에는 적정 산 및 NH_4가 형성되지 않을 것이며, 소변에 HCO_3^-가 80 *mEq* 이상 나온다. 이는 체내에서 체외로 24시간에 HCO_3^- 80 *mEq*을 상실함을 의미한다. 이때 요 pH는 8.0이다.

원위세뇨관의 H^+ 분비능력이 근위세뇨관에 비해 작게 변화하므로, 소변 pH나 순수 산 배설은 크게 변화할 수 있다. 근위세뇨관에서 분비되는 H^+의 분비율은 K^+부족, 동맥 CO_2 증가, 그리고 세포외액 감소 시에는 증가한다. 원위세뇨관에서 H^+이 분비되는 분비율은 세뇨관강 내 음전하(*intraluminal negativity*)가 증가함으로써 증가할 수 있다. 즉 원위세뇨관에서 Na^+재흡수가 증가된 상태나 Na^+가 고갈된 상태, 또는 미네랄코티코이드 투여 시 그리고 잘 재흡수 되지 않은 음이온이 세뇨관강 내에 증가되어 있을 경우이다.

알도스테론 그 자체는 아마도 H^+분비를 조정하는 것 같다. 즉 혈액 내 순환 알도스테론이 없을 때는 요산성화에 장애가 온다. 우리는 H^+ 분비능력을 정상혈청 HCO_3^-농도 이상으로 세뇨관에서 HCO_3^- 재흡수(T_{HCO3})하는 양을 측정함으로써 평가할 수 있다.

소변 pH 6.2 또는 그 이하시는 소변 내 HCO_3^-농도를 무시해도 좋고, 혈청 내 HCO_3^-농도가 정상이면 실제로 신장의 H^+배설되는 비율은 정상이라고 보아야 한다. 정상인에서는 혈청 HCO_3^-농도가 3~4 *mEq/L* 정도로 감소하면 소변 pH는 5.3 이하로 감소하고 적정산은 25 *mEq/min*, 암모늄은 39 *mEq/min*로 증가한다. 순수 산 배설은 신장에서 HCO_3^-가 순수하게 만들어지고 있음을 의미하고 산-염기 균형 상태에서는 순수 산 배설은 신체 내에서 산이 만들어지고 있는 것과 동일하다. 만일 순수 산 배설이 적을 때는 H^+가 만들어지고 있는 것보다 체내에서 HCO_3^-농도가 떨어지고 있기 때문이며, 이때 대사성 산증이 발생하는 것이다. 반대로 대사성 알칼리증은 순수 산 배설의 산이 만들어지는 것보다 HCO_3^-농도가 많을 때 발생하는 것이다. 실제로 정상 성인에서 산 생산이 순수 산 배설보다 많아질 수 있는 경우는 산 생산이 많아서도 올 수도 있고 순수 산 배설이 감소되어서 올 수도 있다. 전자의 경우는 신외성 산증(*extrarenal acidosis*)이고 후자는 신성 산증(renal acidosis)에서 비롯된 것이다. 신성 산증은 요독성 산증(*uremic acidosis*)과 신세뇨관성 산증(*tubular acidosis*)의 두 형태로 분리할 수 있다.

(1) 요독성 산증

산을 배설하는 것이 신장의 가장 탁월한 비축능력(*reserve capacity*)이기 때문에 심한 신장기능 감소만이 요독성 산증을 야기한다. 그러나 요독성 산증 시에는 사구체여과율이 일정치 않으며, 단백섭취, 이뇨제 사용 및 신장질환의 종류에 따른 인자들로 좌우됨으로 일반적으로 GFR이 25 *ml/min* 또는 그 이하 시 요독성 산증이 발생할 수 있다. 이런 상황에서 요독성 산증이 발생하는 것은 총 네프론(*nephron mass*)수 감소로 인하여 신장에서 산성화 과정에 현저한 장애가 발생하기 때문이다. 즉 HCO_3^-재흡수 장애와 암모늄 생성장애를 들 수 있다. 만성 요독성 신부전시 대부분의 환자는 혈청 HCO_3^-농도가 정상 또는 약간 감소하는 경우, 신장에서 HCO_3^-재흡수가 감소되어 있다. 이는 실제로 bicarbonaturia(20~85 *mM/day*)가 있을 때 산혈증을 알카리 치료로 교정된 후에도 소변에 중탄산염이 나타나는데 이는 만성신부전증 환자임을 의미한다.

만성신부전증 시 HCO_3^-재흡수 장애가 오는 원인에 대해서는 확실히 모르고 있으나 Schwartz W. B. 등은 신장의 탄산탈수효소(*carbonic anhydrase*)의 활성이 감소되어 있는 점을 지적하여 신세뇨관의 손상에서 온 것이라고 하였다. 또한 신세뇨관에서 HCO_3^-재흡수 장애는 부갑상선 기능항진증이 관여한다. 즉 순환 혈액 내 부갑상선 호르몬의 증가는 HCO_3^-재흡수를 감소시키는 원인이 된다.

한편 만성신부전 시 소변 암모늄 배설이 현저히 감소하는데 이는 신장의 세뇨관강에서 확산이 안 되어서 일어나기보다는 암모니아 생성이 감소된 것이 원인이 된다. 소변 내 NH_4배설이 감소되는 것은 GFR이 감소하는 것과 비례한다. 즉 네프론 수 감소에 기인하여 암모늄 배설의 장애가 온다는 것을 나타내주고 있다. 만성신부전증의 조기에 발생하는 고Cl혈증성산증(*hyperchloremic acidosis*)은 GFR이 현저히 감소(25~30 *ml/min*)하기 전에 산혈증이 발생하는 형태인데 이런 환자는 사구체에 병변을 동반하지 않은 신질환, 즉 만성신우신염, *phenacetin* 신염, 다낭신(*polycystic kidney*), 간질성 신염인 경우이다. 이런 환자의 산혈증은 고Cl혈증, 고K혈증 그리고 산성뇨를 나타낸다. 고질소혈증이 있으면서 고Cl혈증성 산증 시는 혈청 HCO_3^-농도가 정상이면 신장에서 HCO_3^-재흡수는 정상으로 이때 기능하고 있는 네프론 수는 NH_4 배설이 현저히 제한될 정도로 감소되어 있다. 그래서 산혈증이 발생한 것이다. 그러나 잔존 네프론에 GFR는 충분하여 전체적인 NH_4이 현저히 감소되어 있지 않으므로 음이온이 많이 축적되지는 않는다(anion gap 정상). 고Cl혈증이 오는 것은 산혈증에 반응하여 신장에서 chloride, Na^+ 재흡수가 증가하는 생리학적 보상기전이라 볼 수 있다. 더욱 진행된 신부전증시에 산혈증은 *normochloremia*가 되고, *anion gap*이 증가한다.

(2) 신세뇨관성 산증

신세뇨관산증이란 신세뇨관에서 정상적으로 소변을 산성화시키지 못할 때에 사용하는 용어이고, 이때 비교적 사구체여과율은 정상이다. 그리고 음이온격차가 정상인 대사성 산증을 초래하는 것이 특징이다. 여기에는 일반적으로 4개 형태 즉 근위세뇨관형 산증(제II형)과 원위세뇨관형 산증(제1형), 그리고 제I형과 제II형을 동시에 가지고 있는 혼합형을 제III형 신세뇨관 산혈증(*renal tubular acidosis* RTA)라고 한다. 이 3가지 형태는 저K혈증이 발생한다. 그러나 제I형과 고K혈증 양자를 겸하고 있는 경우, 제IV형 RTA라고 부르는데 이의 가장 흔한 원인은 저레닌 혈증성 저알도스테론증(*hyporeninemic hypoaldosteronism*)인 경우이다.

최근에 신세뇨관산증(RTA)의 검사실적 진단은 그림 2-4와 같다. 소변 음이온격차가 positive 이거나 소변 osmole gap이 100 *mM/L* 이하이면 원위세뇨관에 소변 산성화에 지장이 있는 것을 뒷받침한 소견이다.

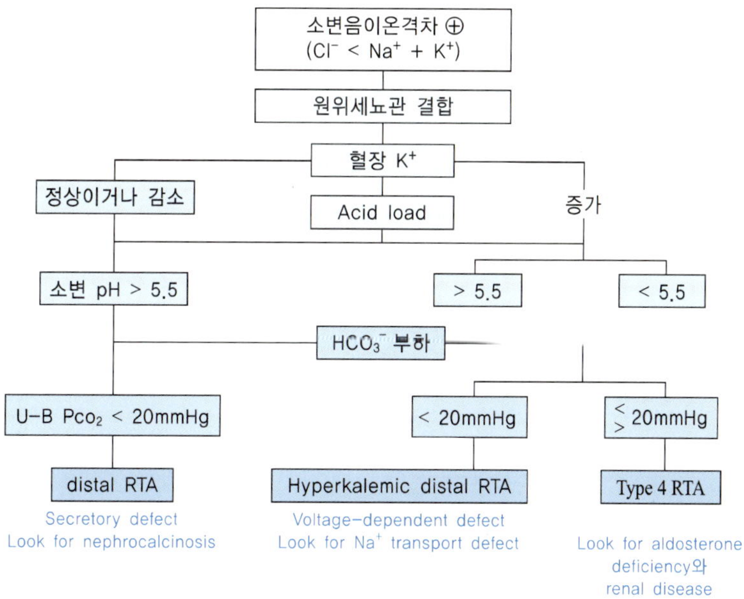

그림 2-4. 원위세뇨관 산증의 평가

① 근위세뇨관 산증(제II형)

근위세뇨관은 HCO_3^- 재흡수(재생산)가 주로 일어나는 곳인데, 제II형 RTA는 HCO_3^-의 재흡수에 한계치(*threshold*)가 감소하여 정상 음이온격차 대사성산증이 발생하는 것이 특징이다. 혈청 HCO_3^- 농도는 신장의 산성화 기능의 여부에 의해 결정된다(그림 2-5).

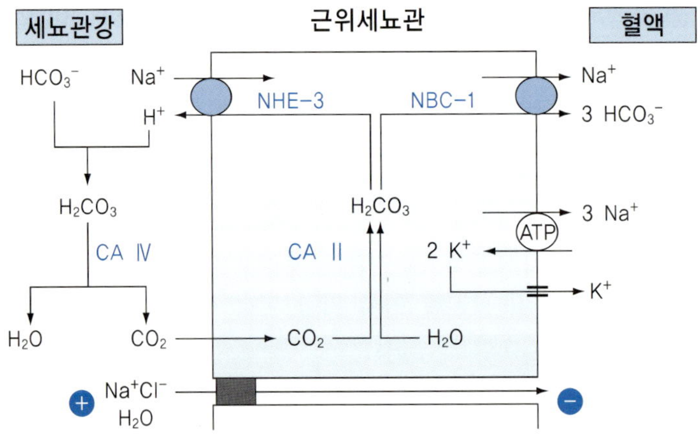

그림 2-5. 근위세뇨관의 수소이온(H^+)운반기전

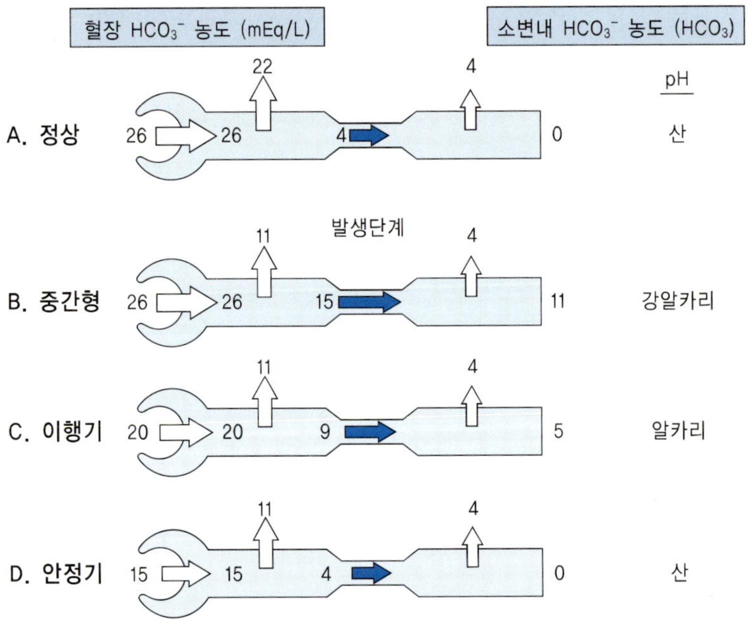

그림 2-6. 근위세뇨관 산증의 발생 단계를 그림으로 나타낸 것. 근위세뇨관 결함이 발생하여 정상적으로 신세뇨관에서 HCO_3^-가 처리되나, 결국 점차 새로운 안정기 상태로 된다.

근위세뇨관성 산증 발생 시 소변 내 HCO_3^-의 대량 손실이 자연적으로 중지하게 되는데, 이는 혈장 내 HCO_3^-농도가 새로운 한계치로 낮아지기 때문이다. 그리고 이때 소변 pH가 산성을 나타내지는 않는다. 이러한 발생기전은 (그림 2-6)에서 보는 바와 같다.

근위세뇨관성 산증 환자 대부분은 HCO_3^-만 단독으로 재흡수를 못하는 것이 아니고 근위세뇨관 수송기전에 전반적인 결함으로써 Fanconi's 증후군을 갖게 된다. 즉 요중에 포도당, 아미노산이 나오고 비전형적인 인산염 및 요산염 등이 나타나는 것이다. 혈청 HCO_3^- 농도가 정상인데도 사구체에서 여과된 HCO_3^-의 15% 이상이 요중으로 상실되는 것은 근위세뇨관에서 HCO_3^-재흡수에 결함이 있다는 것을 시사해 주고 있다. 그런데 근위세뇨관성 산증의 어떤 환자는 혈청 내 정상 HCO_3^-농도 시에도 요중에 경한 HCO_3^-가 나타난다. 이는 불완전한 근위세뇨관성 산증이다. 그래서 근위세뇨관성 산증의 진단에 필수적으로 검사해야 할 것은 소변을 산성화시키는 정상적인 능력으로서, HCO_3^-에 대한 신장의 한계치(threshold)가 낮은 것을 증명하는 길이다. 산을 부하시킴으로써 산증을 초래할 수 있는 원인은 다음 (표 2-4)에서와 같다.

표 2-4. 근위세뇨관성 산혈증 원인

1. Fanconi's 증후군을 동반하지 않을 때 :
   - 원인 불명
   - carbonic anhydrase 억제재 사용(diamox, mafenide acetate(sulfamylon))
   - carbonic anhydrase 부족
2. Fanconi's 증후군을 동반할 때 :
   - 원발적-유전적
   - 이차적(전신적 질환 또는 신장질환)

1) 선천성 대사이상(hereditory fructose intolerance, Wilson's 병, tyrosinosis, Lowe's 증후군, cystinosis, galactosemia, pyruvate carboxylase 부족, glucose-6-phosphatase 부족)
2) 약물 및 독소(outdate tetracycline, 중금속, 6-MP alkylating agent : ifosfamide, pyrimidine유사체 : azacitidine, nucleoside 유사체 : cidovir, CMV감염치료)
3) 단백대사이상(신증후군, amyloidosis, 다발성 골수종, 고감마글로부린혈증, light-chain 신증)
4) 신세뇨관 간질성 질환(Sjögren's 증후군, 루프스신염, 신이식)
5) 부갑상선 기능항진증, 저Ca혈증, 저인산혈증(Vit. D 부족, 흡수장애 증후군)

② 원위세뇨관 산혈증(제1형)

원위 네프론에서는 적정산을 만듦으로써 소변 pH를 6.0까지 내릴 수 있다. 그러나 원위 RTA는 심한 산증임에도 불구하고 소변 pH를 6.0 이하로 산성화시킬 수 없는 것이 특징이다. 소변 pH가 6.0 이하로 내려갈 수 없기 때문에 마지막 소변 내에 배설은 대사되어 나온 산(buffer 형태) 양도 제한된다. 그 결과 원위 네프론에서 재생되는 HCO_3^-량이 감소함으로써 대사성 산증을 초래한다.

한편 요산성화가 안됨으로써 원위세뇨관에서 K^+분비의 결함이 오면 고K^+혈증이 발생한다. 소변 pH를 6.0 이하로 산성화시키지 못하는 기전으로는 다음과 같다(그림 2-7 참조).

첫째로 가장 분명한 사실로서 신세뇨관에서 H^+분비가 단순히 안되어 발생한다. 이를 분비결함(secretory defect)이라 한다(그림 2-7, ①). 이는 원위 RTA의 가장 흔한 원인이 되기도 한다.

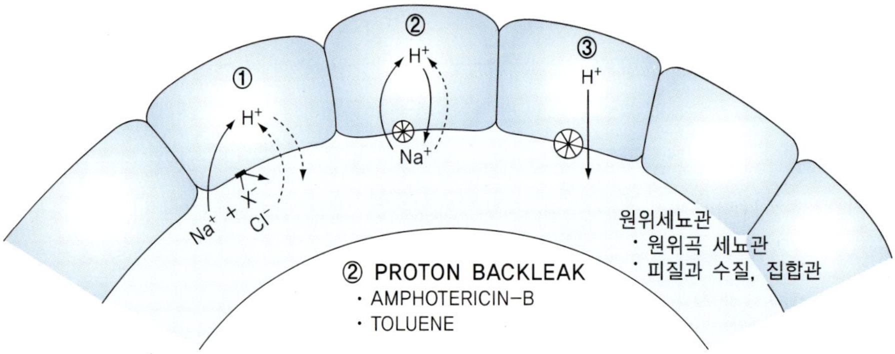

그림 2-7. 원위세뇨관 산혈증을 일으키는 3가지 형태. ① electrogenic Na^+ transport와 계속해서 H^+분비하기 위해서 Cl^-의 투과성을 제한시키고 있는 점, ② proton backleak로 순수한 H^+분비가 얼마나 감소하고 있는지를 나타내고 있으며, ③ 요산성화를 시키기 위하여 H^+의 electrogenic transport가 중요하다는 점을 나타내고 있다.

표 2-5. 원위세뇨관 산혈증 원인

1. 저K혈증성 원위 RTA (제I형 원위세뇨관 산혈증)
   1) *Gradient defect* (amphotericin B, toluene)
   2) *Hydrogen ion secretory defect*
      · 원발적 (유전적 이상)
      · 신세뇨 간질성 질환과 동반하여 발생

2. 고K혈증성 원위 RTA
   1) Na^+ 재흡수 장애
      · 약물(amiloride, lithium)
      · 신장질환(폐쇄성 신증, 신이식 거부반응, 루프스신염)
   2) distal nephron에 Na^+ delivery가 심각하게 감소
      · 간경변증, 심한 탈수증

표 2-6. 제 IV 형 신세뇨관 산증의 원인 (정상적으로 요산성화를 하지만 고칼륨혈증)

1. 알도스테론 부족
   1) 전반적으로 부신피질 부전시
      · Addison's 병
      · 21-hydroxylase 부족
   2) 선택적으로 알도스테론 부족
      · heparin 치료
      · corticosterone-methyloxidase 부족
      · hyporeninemic hypoaldosteronism
2. 알도스테론에 반응하지 않은 경우
   1) 원인불명 : Pseudohypoaldosteronism, 제 II 형 Pseudohypoaldosteronism (*chloride shunt*)
   2) 후천적으로 : Pseudohypoaldosteronism ; *salt-losing nephropathy*
   3) 알도스테론 길항제 ; spironolactone

둘째로 H^+분비능력은 아무런 이상이 없으나, 혈액과 세뇨관강내 소변 사이에 고농도의 H^+ 경사도를 유지시키는 데 있어서 원위세뇨관 상피세포의 능력에 결함이 있다. 이를 농도차 결함(*gradient defect*)이라고 한다. *Amphotericin B*로 치료 받고 있는 환자는 이런 형태의 RTA가 발생한다(그림 2-7, ②). 셋째로 알도스테론이 부족한 경우, 또는 있어도 반응하지 못하는 경우에 원위세뇨관의 산성화에 장애가 온다(그림 2-7, ③). 그 밖에 potential difference-dependent, chloride shunt 및 chloride bicarbonate exchange 등의 학설이 있다. 원위세뇨관 산혈증을 발생시키는 원인은 (표 2-5)에서와 같다.

③ 제 IV 형 신세뇨관 산혈증

제IV형 RTA는 알도스테론 부족 또는 알도스테론이 신세뇨관에서 작용하지 못함으로써 발생하는 것이다. 산혈증 발생기전은 고K혈증으로 인하여 근위세뇨관에서 암모니아 생산이 억제되고 H^+분비가 감소함에도 불구하고 소변 pH는 평균 5.0로 낮은 편이다. 이는 암모니아의 배설이 감소되기 때문이다. 근위세뇨관에서 HCO_3^- 재흡수가 경하게 감소되고, 경한 신부전이 있을 때 흔히 저레닌혈증성 저알도스테론증(*hyporeninemic hypoaldosteronism*)이 있게 된다. Amiloride나 lithium 투여 시 그리고 간질성 신염 시에는 mineralocorticoid을 투여하면 반응하지 않는다(표 2-6).

간질성 신염의 많은 예에서는 mineralocorticoal 투여로 Na 재흡수는 정상이나 K^+ 및 H^+의 배설이 안 되고 소변산성화는 장애가 있다. 그래서 소변-혈액 [P_{CO_2}(U-B)] P_{CO_2}차를 만들 수 없다.

1) 신세뇨관 산혈증의 진단

원위세뇨관산증 기능검사로 소변 음이온격차는 positive이다. NH_4Cl 부하 후 소변 pH을 5.5 이하로 내릴 수 없고, furosemide 나 fludrocortisone 투여 후 소변 pH을 하강시킬 수 없다. $NaHCO_3$ 부하하는 동안에 소변 P_{CO_2}를 정상치로 증가시킬 수 없고 $(U-B)P_{CO_2}$가 25 *mmHg* 이하이다.

주의해야 할 것은 소변 pH에 낮 변동(*diurnal variation*)이 있는 점이다. 즉 정오(12시)에 소변 pH는 가장 높고, 수분이뇨(*water diuresis*)시 소변 흐름이 증가하면 소변 pH는 하강한다.

신세뇨관 산증(RTA)이 의심되면 다음과 같은 신장의 소변 산성화 기전에 대해서 검토를 해야 할 것이다. 그러기위해 그림 2-8의 원위세뇨관에 H^+운반기전을 이해해야 한다.

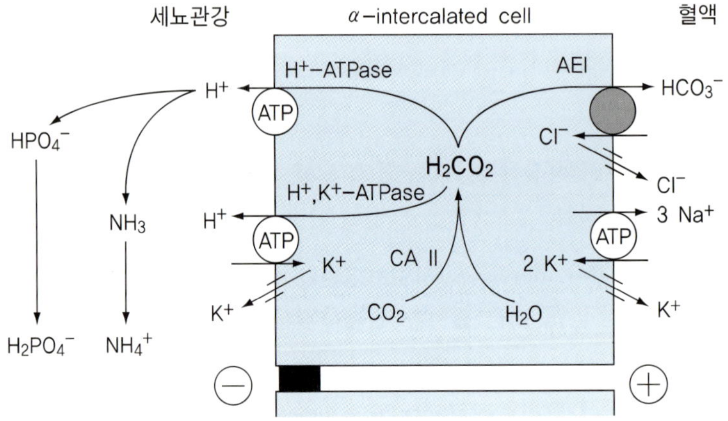

그림 2-8. 피질 집합관세뇨관의 H^+운반기전

① *Ammonium chloride* 부하 실험

대사성 산증 시 장단 기간 NH_4Cl을 투여하여 검사하는 방법으로, 장기간 검사법으로는 NH_4Cl gelatin capsule(0.1 *g/kg*)를 매일 경구로 3일간 투여하고 제3일째부터 소변을 모으고 혈액을 채취하여 투여 전후를 비교 검토하는 것으로, 반드시 정상인의 신장은 소변 pH가 5.5 이하로 내려가야만 한다. 단기간에 검사로는 NH_4Cl(0.1 *g/kg*)를 1시간 결쳐 복용하고, 소변을 2-8시간 동안 매시간 모아서 NH_4Cl 복용 2시간 이후에 모은 소변의 pH는 5.3 이하가 될 것이다. 또한 소변에 암모늄과 적정 산(*titrable acid*) 배설이 증가하게 되어 있다. NH_4Cl 복용에 견디어 내지 못한 환자나, 간경변증 환자에게는 *calcium chloride*($CaCl_2$)을 투여하여 소변 산성화를 검사한다. 이는 소화관에서 HCO_3^-을 배설시키므로써 대사성 산증의 원인이 되기 때문이다. 아무튼 NH_4Cl나 $CaCl_2$를 투여하여 소변 pH가 5.5 이하로 하강한다면 원위세뇨관 산혈증은 아니라고 확신할 수 있다.

② *Sodium sulfate* 주입

정상인에게 *sodium sulfate*(Na_2SO_4)를 투여하면 소변 pH는 하강하고, 소변 내 암모늄 배설량은 증가한다. 만일 Na^+가 신장에서 재흡수를 못하는 환자에게 Na_2SO_4를 투여하면 삼투압이뇨(osmotic diuresis)로 작용하여 소변 pH가 증가하고 HCO_3^-배설도 증가할 것이다.

본 검사를 하기 12시간 전에 염분저류(salt-retaining) 호르몬인 *9α-fluorohydrocortisone* 1 *mg*을 경구 투여하거나, *deoxycorticosterone acetate*(DOCA)을 검사 2~4시간 전에 5 *mg*을 근육주사 한다. 또 검사 수일 전에 저염식을 시키면 보다 이상적인 결과를 얻을 수 있다. 검사방법으로는 4% Na_2SO_4, 1000 *ml*를 40~60분 이상 걸쳐서 주입한다. 그리고 주사 완료 후 2~3시간 계속해서 소변을 모은다.

Na_2SO_4가 산성화되는 기전은 세뇨관강에서 Na^+는 재흡수하고, sulfate는 재흡수가 잘 안 되는 음이온이기 때문에 세뇨관강내에 남아 있으므로 세뇨관강내에 음전위(negative potential)가 증가된다. 그런데 순수 H^+ 배설은 능동적인 H^+ 분비에서 수동적인 H^+ back diffusion을 뺀(net H^+배설 = 능동적인 H^+분비 – 수동적인 H^+ back diffusion)것으로 결정되는 것이기 때문에 Na_2SO_4은 세뇨관강내에 음전하를 증가시킴으로서 순수 H^+배설을 증가시키는 것이므로 Na_2SO_4은 H^+의 *passive back diffusion*을 제한한다고 본다. 따라서 Na_2SO_4 주입으로 정상 소변 산성화 결과를 얻었다면, 소변 산성화가 안 되었던 기전은 H^+ *back diffusion*이 증가되었던 것으로 추론되며, 이때 Cl^-와 HCO_3^-교환이 증가되기 때문에 NaCl으로 재흡수 되어 세뇨관강에서 음전위(negativity)가 만들어지지 못한 것은 *chloride shunt* 때문으로 본다. 만일 H^+ 분비가 안 되었기 때문에 소변산성화 장애가 왔다면 Na_2SO_4 주입에 대하여 반응을 하지 않을 것이다.

③ 소변 내 P_{CO_2} 측정

알칼리 소변에서 높은 P_{CO_2}는 탄산의 탈수분해($H_2CO_3 \overset{CA}{\rightleftarrows} H_2O^+ + CO_2$)를 지연시킨다. 원위세뇨관은 근위세뇨관과는 다르다. 특히 탄산탈수효소(*carbonic anhydrase*)는 원위 네프론의 세뇨관강 상피세포 표면에는 없다. 그래서 세뇨강내 탄산은 탈수분해가 서서히 진행된다. 원위세뇨관에서 생성된 CO_2는 집합뇨관의 여러 곳으로 분산되는데 이곳에서는 소변에서 혈액으로 CO_2의 확산도 잘 일어나지 않는다. 소변 pH 7.0에서는 소변 내 P_{CO_2}가 혈장에 비해서 상당히 높다(이때, 소변 내 *phosphate*가 많다). 이런 경우 원위 네프론에서 분비되는 H^+는 HCO_3^-와 HPO_4에 분배되어 간다. 완충제(buffer)로 제공되는 H_2PO_4는 H^+를 내놓아 하부 소변 내에 HCO_3^-을 적정(titrate) 할 것이고, 소변 내 P_{CO_2}를 증가시킬 것이다. 결국 소변 내의 높은 P_{CO_2}는 원위세뇨관에서 H^+분비를 조장할 것이다. 최대로 알칼리소변을 만들어 소변과 혈액간에 P_{CO_2}(U-B P_{CO_2}) 차이를 만들기 위해서는 $NaHCO_3$을 경구, 또는 정맥 주사하여 혈액 HCO_3^-를 32~35 *mEq/L* 및 소변 pH 7.0~8.0으로 만들어야 한다. 실제로 7.5% $NaHCO_3$을 1~2 *ml/min*로 2시간 동안 주입한다.

경구로는 실험 전날 수분을 제한하고 200 *mEq* $NaHCO_3$을 저녁 때(7시) 분복시키고 익일 아침 소변과 혈액의 P_{CO_2} gradient를 결정한다. 이때에 정상인에서는 소변내 HCO_3^-농도가 150 *mEq/L* 이상이 되는데, 혈액 P_{CO_2}보다 소변 내에 P_{CO_2}가 30 *mmHg* 이상이 증가되어 있다. 이는 원위 네프론에서 새로운 H^+ 분비가 있음을 나타낸다.

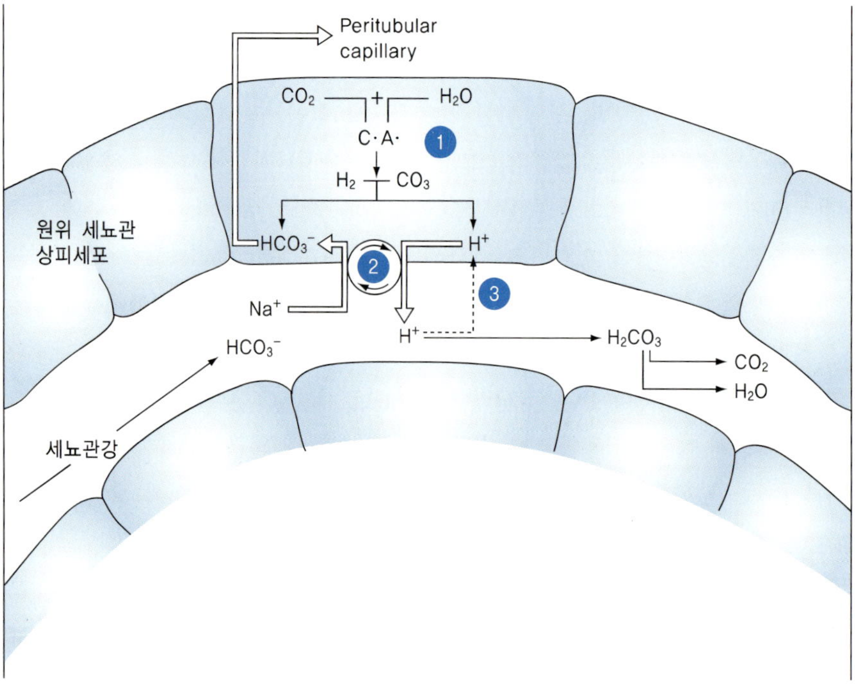

그림 2-9. 원위신세뇨관에서 산의 분비와 원위세뇨관 산혈증의 발생기전을 나타내고 있다. ① CO_2 + H_2O는 carbonic anhydrase에 의해서 탄산이 되고, ② active Na^+ / H^+ 교환 펌프를 나타내며, ③ H^+ back diffusion이 순수 H^+ 분비를 제한시키고 있다. 그래서 세뇨관강내에서 반응은 HCO_3^- 이뇨현상이 일어나고 있는 동안 얼마나 많은 P_{CO_2}가 증가하고 있는가를 나타내주고 있다.

만일 소변과 혈액(U−B) P_{CO_2} 기울기가 15 *mmHg* 이하이면 원위 네프론에서 소변산성화에 장애가 있음을 말해준다. 이 H^+분비 장애에 대한 확실한 기전은 설명되지 못하고 있다.

이상을 요약하면 (그림 2-9)에서와 같이 $NaHCO_3$을 대량 투여하였을 때 근위세뇨관에서의 $NaHCO_3$ 재흡수는 포화상태로 될 것이므로 재흡수하지 못한 알칼리는 원위세뇨관에 범람하게 될 것이다. 따라서 원위세뇨관내가 알칼리성으로 인하여 H^+분비 경사도를 더욱 크게 만들게되고, 여기 HCO_3^-가 많은 세뇨관강 액내로 산(H^+)의 분비가 조장되며, 이 산은 곧 H_2CO_3 를 만들게 된다. 수집관의 내강막에는 CA IV가 없으므로 분비된 H^+가 HCO_3^-와 반응하여 H_2CO_3로 된 후 CO_2로 되지못하고 그대로 소변으로 배설된다. 따라서 소변 내 총 CO_2량은 증가된다. 만약 H^+분비장애가 있다면 소변 내 P_{CO_2}가 낮다. 즉 원위세뇨관 산성화 기전이 이상이 없는 한 알칼리 이뇨가 있을 때는 원위세뇨관에서 CO_2는

25 *mmHg* 이상이 된다.

④ 중탄산염적정(*Bicarbonate titration*)

근위 및 원위 RTA의 산성화 장애를 알아내는 방법으로는 HCO_3^-를 주입하여 혈장 HCO_3^-를 증가시키면서 HCO_3^-가 재흡수 되는 양을 측정한다. 여기서 혈장 HCO_3^-가 낮을 때는 사구체에 여과된 HCO_3^-는 100% 재흡수 되고, 또 혈청 HCO_3^-가 24-26 *mEq/L*가 될 때까지 재흡수는 증가할 것이다.

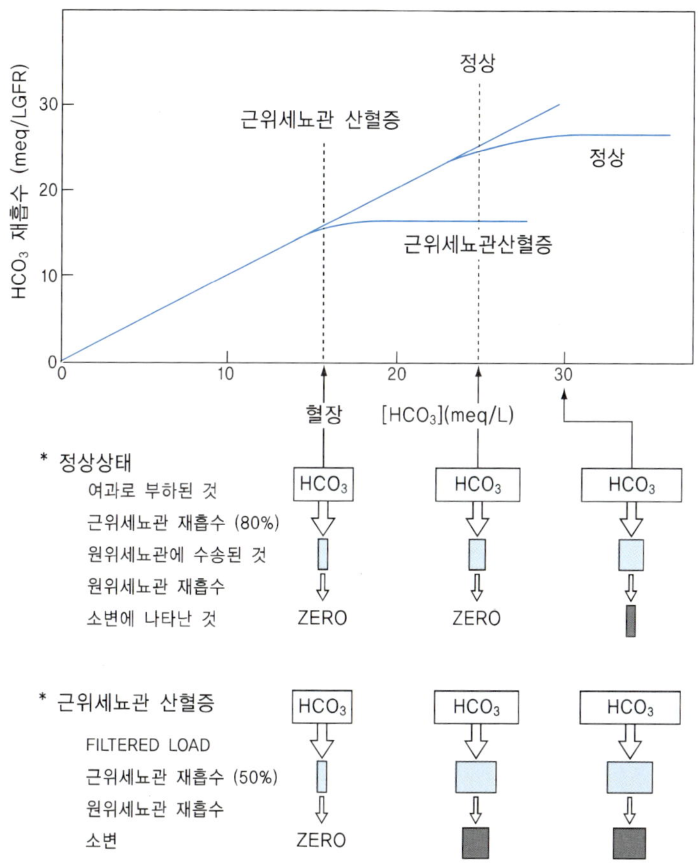

그림 2-10. 정상인과 근위세뇨관 산혈증의 HCO_3^- titration 곡선을 나타내고 있다. 혈장 HCO_3^-농도가 정상시에는 HCO_3^-재흡수는 완벽하여 소변내 HCO_3^-는 없다. 즉 원위세뇨관의 H^+분비능이 근위세뇨관에서 운반되어 온 HCO_3^-을 재흡수함으로써 완전함을 나타내 Fractional proximal HCO_3^-재흡수 능력이 근위세뇨관 산혈증환자에서 감소되어 있음을 시사하고 있다(정상 80%에서 50%로 감소되어 있음).

만일 혈청 HCO_3^-가 28 *mEq/L* 가까이 되면 HCO_3^-의 재흡수는 최대($TmHCO_3^-$)에 달한다. 그런데 원위 RTA에서 HCO_3^-재흡수는 혈장 HCO_3^-가 낮은 치에서도 불완전하며, HCO_3^-의 Tm은 정상이거나 약간 증가되어 있고 근위 RTA는 $TmHCO_3^-$가 감소되어 있다. (그림 2-10) 에서 보는 바와 같이 정상인에게 HCO_3^-를 주입하면 혈장 HCO_3^-농도가 24 *mEq/L* 될 때까지 소변 내 HCO_3^-배설 없이 순수 H^+(net acid)의 배설이 오는데, 이점이 바로 재흡수 문턱(*reabsorptive thereshold*)이다. 적정을 계속하면 재흡수에 고원부(plateau)가 발견되는데 계속 더 많은 양의 HCO_3^-가 주입되면 소변 내 HCO_3^-가 나타난다.

한편 근위세뇨관에서 HCO_3^-재흡수에 결함이 있는 산혈증의 환자에서는 HCO_3^- threshold가 낮아져서 HCO_3^-주입 중 HCO_3^-배설이 시작되고 HCO_3^-재흡수는 낮은 치에서 plateau에 도달된다.

원위 및 근위의 세뇨관산혈증의 임상적 특징으로 특징적인 감별점은 (표 2-7) 에서 볼 수 있다. 신석회증(*nephrocalcinosis*)과 신결석은 원위 RTA에 흔히 발생하는 합병증이나 근위 RTA에서는 드물게 올 수 있다. 이런 차이를 다음과 같이 설명하고 있다.

표 2-7. 제 I 형 RTA와 제 II 형 RTA의 감별

	원위 신세뇨 산혈증 (제 I 형)	근위신세뇨관 산혈증 (제 II 형)	제IV형세뇨관 산혈증
· 최소한 소변pH	요산성화장애(pH 5.5 이하로 내리지 못함)	HCO_3^-의 theshold 감소(pH 〈 5.5)	pH 〈 5.5
· 여과된 HCO_3^- 배설량(%)	10 이하	15 이상	10이하
Fanconi's 증후군	없다	보통있다	없다
저칼륨 혈증	심하다	경하다	고K혈증
치료전 산혈증 상태	심하다 self-limit 안됨	경하고 self-limited	—
HCO_3^- 투여량(하루)	〈 3 *mEq/kg* (체중)	〉 3 *mEq/kg* (체중)	〈4 *mM/kg*
매일 산(H^+)배설	감소	정상	정상
Nephrocalcinosis/신결석	자주 있다	드물다	드물다
골질환	자주 있다	Fanconi's 증후군이 없으면 드물다	드물다

원위 세뇨관성 산혈증에서는 산혈증이 심하기 때문에 항상 요중 배설되는 칼슘이 많다. 알칼리뇨 pH는 HPO_4^{2-}농도가 높다. 이 HPO_4^{2-}는 칼슘과 결합하여 인산칼슘 결정을 형성한 결과 신결석을 동반한다. 그리고 근위세뇨관에서 새로운 HCO_3^-을 생산하기 위한 citrate의 재흡수가 증가되기 때문에 소변내 citrate농도가 감소되어있다. 구연산염은 정상적으로 칼슘 결석의 형성을 억제하는 물질이다. 근위 세뇨관 산혈증에서는 산혈증임에도 불구하고 구연산염 배설이 감소하게 되는데, 이는 근위세뇨관 세포의 이상 때문으로 사료된다. 신장에 칼슘 침착(nehrocalcinosis)이 잘 오는 이유는 소변 내 구연산염이 낮고 알카리 소변이 지속되기 때문이다.

한편 신장에서 K^+배설 때문에 흔히 K^+결핍이 제 I 형 및 제 II 형 RTA시 발생하지만 원위세뇨관산

혈증시 더욱 심하다. 신장으로 K^+배설 증가는 만성 산혈증의 결과로 근위세뇨관에서 Na^+재흡수 장애 때문에 혈액량이 감소되고, 이차적으로 고알도스테론증(hyperaldosteronism)이 발생한 결과로 본다.

알칼리 치료로서 K^+요구량은 흔히 원위 세뇨관 산혈증시는 감소하지만, 근위 세뇨관 산혈증에서는 증가한다. HCO_3^-치료로 K상실이 증가하는 것은 HCO_3^- 배설이 증가하기 때문이다. 즉 HCO_3^- 및 $KHCO_3$의 배설이 증가한다. 만성 산혈증은 소아에서는 성장 장애, 성인에서는 골연화증(*osteomalacia*)의 원인이 된다. 이런 대사성 골질환은 Fanconi's 증후군이 없다면 근위세뇨관 산혈증에서는 드물다.

2) 신세뇨관성 산증 치료

진단이 결정되면 원인 치료 및 특수 치료를 해야 한다. 근위 RTA 시는 근위세뇨관에서 HCO_3^-재흡수가 조장되게 하여야 하는데, 단순한 HCO_3^-의 투여는 무의미하다. 음이온의 운반에 장애될 때 HCO_3^-재흡수는 세포외액량을 감소시키면 조장시킬 수 있다. 그래서 음식의 염분을 하루 1~2 *g* 으로 제한하고, 이뇨제 thiazide(100 *mg/24시간*)를 투여하면 원위세뇨관에서 염분 상실이 증가된다. 그러면 체액이 감소하고 근위세뇨관에서 HCO_3^-재흡수가 자극될 것이다. 이런 치료의 목표는 혈장 HCO_3^-가 18~20 *mEq/L* 로 유지하는 데 있다.

원위 RTA는 HCO_3^- 또는 염분(citrate)을 투여하면 쉽게 치료가 되는데, 이때 대개 HCO_3^-량을 하루 100 *mEq* 이하로 한다. 또한 K-citrate(4 *mEq/kg/24시간*)을 투여하여 소변내 citrate 농도를 증가시키고 Ca-oxalate 결석형성을 감소시킨다.

세 IV 형 고K혈증성 원위 RTA 치료는 부족한 미네랄코티코이드를 보충 투여하는 방법이 가장 좋은 치료가 된다. 만일 이런 치료에 반응이 없으면 칼륨 결합 교환수지와 furosemide 및 thiazide 이뇨제를 투여한다.

2. 신외성 산증

유기산으로 인한 산혈증은 임상적으로 중요하며, 크게 두 종류가 있는데, 젖산 산혈증(*lactic acidosis*)과 케톤 산혈증이다. 유기산이 만들어지면 생체내 완충물질인 알칼리는 주로 중탄산염에 의해서 즉각 적정화된다. 그 결과 혈장 HCO_3^-농도가 감소하여 대사성 산혈증이 발생하는 원인이 된다. 완충작용으로 만들어지는 유기산 음이온 즉 lactate와 케톤의 음이온은 보통 체내에 잔류하게 되어 음이온격차(anion gap)가 증가하는 원인이 된다. 그러나 이때 체내에 잔류하는 양은 신장에서 어느 정도 이런 음이온을 제거하느냐에 달려있다. 실제로 중요한 것은 잔류된 유기 음이온이 산혈증의 원인이 되는 것은 아니다. 문제는 HCO_3^-농도가 감소함으로써 산혈증이 발생하는 것이다.

1) 젖산산증

정상적으로 젖산은 근육에서 생산되며, 하루 750~1500 *mEq(12~30 mEq/kg)*을 생산하여 간장에서 포도당으로 전환된다. 젖산은 보조인자 NADH 존재 하에 LDH의 작용에 의해서 피루빈산(pyruvic acid)으로부터 만들어진다. 즉 pyruvic acid + NADH + H^+ ⇄ lactate + NAD^+이다. 이 반응은 가역적이다. 이 등식을 다시 배열하면,

$\frac{[\text{lactate}]}{[\text{pyruvate}]} = K \times \frac{[\text{NADH}][H^+]}{[\text{NAD}]}$이다. 따라서 젖산 생성이 증가하려면 ① 피루빈산염(*pyruvate*)의 증가, ② $\frac{[\text{NADH}]}{[\text{NAD}^+]}$의 비가 증가 ③ H^+농도 증가(낮은 pH) 등이다. 그렇지만 보통 낮은 pH는 젖산의 생성이 증가되어 오는 결과는 아니다. 왜냐하면 낮은 pH는 포도당 분해를 억제하기 때문이다. 그래서 *pyruvate* 농도와, $\frac{[\text{NADH}]}{[\text{NAD}^+]}$의 비율의 감소가 낮은 pH를 초래한다. 젖산의 이용은 *pyruvate*의 농도가 높을 때, 또는 $\frac{[\text{NADH}]}{[\text{NAD}^+]}$의 비가 높을 때는 감소한다. 이처럼 젖산 생성이 증가되는 조건에서는 역시 젖산의 이용이 장애를 받는다. 젖산산증은 근육세포에서 젖산의 생성이 증가되어서 혹은 간세포에서

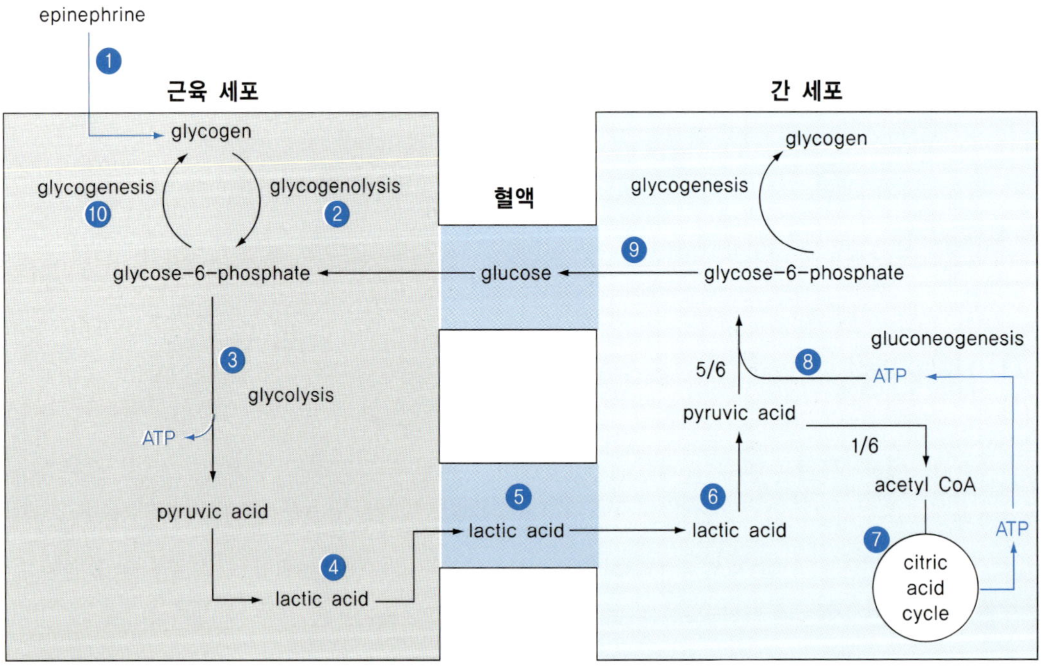

그림 2-11. 젖산산증 발생의 기전(Cori cycle).

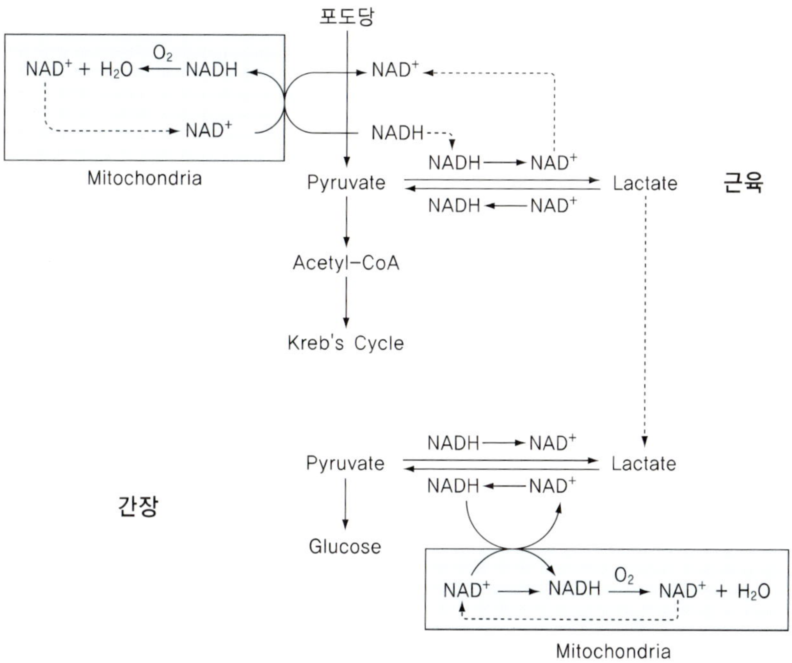

그림 2-12. Lactate 대사. Lactate는 주로 근육에서 만들어져 산(H^+)에서 이용된다. Lactate의 전구물인 pyruvate는 포도당에서 만들어지는데 세포질 내에서 NADH의 동일한 mole이 만들어진다. 이렇게 만들어져야 하는 세포질내 NADH는 mitochondrial oxidative system을 통하여서 또는 pyruvate에서 lactate로 전환될 때 NAD^+로 다시 전환된다. 간에서 lactate가 pyruvat로 다시 전환될 때도 NADH는 만들어지는데 이는 lactate을 계속 이용하기 위해서 mitochondrial oxidative system에서 NAD^+를 되돌려 이용되므로 이루어진다.

젖산의 이용이 감소되어서 오게 된다(그림 2-11, Cori cycle). 그러나 이 양자의 이상은 흔히 있게 마련이다. 임상적으로 젖산산증이 발생하는 가장 흔한 원인은 ① 조직의 저산소증이다. 저산소증은 Kreb's cycle에 이상을 가져오고, 혐기성 포도당분해 과정(anerobic glycolytic pathway) [*Embden-Meyerhof pathway*]를 자극시킨다(그림 2-12).

그래서 *pyruvate*와 NADH를 많이 생성토록 하게 된다. 즉 순환장애, 쇽, 심한 심부전증, 심한 빈혈증, 폐수종, 극심한 근육운동, 일산화탄소 중독증, 시안화물(cyanide) 중독증 등은 조직 저산소증 때문에 젖산산증을 잘 만든다. 그밖에 ② *phenformin*(젖산이 간장에서 이용되는 것이 감소), ③ 심한 간장질환, ④ 에탄올 중독(에탄올 대사에서 NADH의 생성이 증가), ⑤ 백혈병 및 임파선종(생산은 증가되나 젖산 이용이 감소)때도 발생한다.

표 2-8. 젖산산증의 원인

1. 조직 저산소증(A형)
   - 심장성쇽 폐혈증쇽 출혈성쇽
   - 심한 근육운동, 급성 저산소증
   - 대발작
   - 심폐정지
   - 기타 – 급성폐부종, 좌심실부전, 심한빈혈, 일산화탄소 중독증, 갈색종(크롬친화 세포종)

2. 약물 및 독소(조직저산소증과 저혈압이 없는 것,(B형)
   - Biguanides(phenformin, metformin, buformin)
   - 에탄올
   - frutose, sorbitol, xylitol
   - 톡신 – 메탄올, ethylene glycol, stretozotocin, paraverine, paracetamol
   - 약물 – isoniazid, salicylate, nalidixic acid,cyanide
   - Catecholamine

3. 원인불명
   - 당뇨병
   - 신부전
   - 철결핍
   - 종양질환

4. 선천적으로 효소 부족증
   - G-6-phosphatase 결핍(type 1 glycogen storage 병)
   - F-6-biphosphatase 결핍
   - Pyruvate carboxylase 결핍,thiamine 부족증
   - Pyruvate dehydrogenase 결핍

젖산산증의 원인: 젖산산증은 두 가지 형태로 나누는데, A형 젖산산증은 조직의 저산소증이 원인이 되는 것으로 가장 흔히 발생하는 형태이다. 젖산산증을 일으키는 조직의 저산소증의 원인은 (표 2-8)에 나타나있다. 미토콘드리아 내에 ATP 생성이 감소하면 EM pathway를 더욱 자극하게 됨으로써 많은 *pyruvate*을 만들게 된다. 그리고 포도당의 분해가 증가됨으로써 많은 NADH가 만들어진 결과, 그리하여 세포질 내에 $NADH/NAD^+$ 비가 증가하게 된다.

*Phenformin*은 젖산을 간장에서 처리 못하게 하거나 젖산의 형성을 증가시킴으로써 젖산산증을 유발한다. *Phenformin*은 신장으로 배설하기 때문에 신부전증시는 혈장내 증가한다. B형 젖산산증은 조직에 저산소증 없이 혈액 내 젖산 농도가 증가하는 경우로서 전신감염, 탈수증, 기아 시에 잘 나타나며 에탄올 중독증 때도 발생한다. 정상인의 체내에서는 24시간동안 1,300 *mEq* 이상의 젖산이 만들어

지는데 대부분이 간장에 운반되어 대사된다. 따라서 심한 간질환시 젖산산증이 발생하는 것은 놀랄만 한 일이 아니다. Fructose 1,6-diphosphatase처럼 G-6-phosphatase 결핍증도 포도당 생성을 방해하여 젖산산증의 원인이 될 수 있다.

갈색종(*pheochromocytoma*)시 젖산산증은 카테콜아민에 의해 포도당 분해가 자극되어 나타날 수 있고, 심한 혈관 수축으로 조직에 혈액 공급이 장애되어 발생할 수 있다. 그리고 당뇨병시에도 젖산산증이 발생할 수 있다. 당뇨병시 젖산산증이 발생하는 기전은 첫째, 인슐린 부족으로 *pyruvate dehydrogenase* 활성도가 억제된 결과 *pyruvate* 축적이 일어나 *β-oxidation*으로 대사될 때 NADH의 생성이 증가되기 때문이다. 과당, 소르비톨, xylitol은 EM 대사과정에서 빠르고, 조절이 안 되는 대사 때문에 젖산산증의 발생 원인이 되고 있다. 또 백혈병이나 기타 혈액종양시 악성 세포에서 젖산의 생성이 증가되어 젖산산증이 올 수 있다. 원인불명의 젖산산증은 급성췌장염이나 급성 신우신염 때도 관찰되는데 조직의 저산소증의 가능성을 생각할 수 있다.

2) D-젖산산증

D형 젖산산증은 곡물을 많이 먹는 반추동물의 질병으로서 수의사들에게 잘 알려진 병이다. 즉 *d-lactate* 생성은 반추동물 위에서 이루어지는데 반추동물의 위는 염산(HCl)을 분비하지 않기 때문에 세균의 증식이 왕성하다.

젖산하면 L-젖산을 말하고 젖산산증하면 L-젖산산증을 의미한다. lactic dehydrogenase(LDH)는 L-형 젖산만 존재한다. 포유동물에서 LDH에 의해 *pyruvate가* 감소하면 *L-lactate*가 만들어지는데 이는 포유동물의 LDH는 L-isomer가 특이하기 때문이다. 반면에 여러 세균, 특히 *lactobacillus acidopilus*는 d-LDH을 가지고 있어서 *d-lactate*을 만들 수 있는 능력이 있다. 인간의 대장에는 대량의 *d-lactate*을 만들 수 있는 세균군이 제한되어 있다. 인간에서의 D형 젖산산증은 blind intestinal loop나 short bowel 증후군에서 많이 보고되었는데, 이는 정상 소장이 젖산 생성에 필요한 음식의 기질을 모두 흡수하기 때문이다.

포유동물에서 D형 젖산산증은 d-LDH가 없어서 대장에서 발효 세균에 의해 만들어지는 D형 젖산이 흡수되어 체내에서 대사할 수 없으므로 발생한다. 사실 인간은 D형젖산을 자주 섭취하게 되는데 이는 대부분 발효된 식품(pickles, 소금절이 양배추, 요구르트)에서 또 환자 치료에 사용되는 lactate액, 즉 Ringer's액내 lactate, 복막 투석액내 lactate에도 L 및 D형 젖산이 포함되어 있다. 이들이 체내로 들어오면 L-lactate는 아주 빠르게 대사되어 처리되고, D형 젖산만이 혈액 내 축적되어 D형 젖산산증을 일으켜 음이온격차가 증가하는 원인이 된다. 실제로 *short-bowel* 증후군 환자가 음식을 섭취한 후 산혈증이 발생하고, 위장관의 세균이 amines과 그의 복합체를 만든다. 이들은 흡수되어 특징적인 신경학적 소견 즉 정신혼란, 방향상실, 말더듬증, 보행장애, 안구진탕 등이 나타난다. D형 젖산산증 자체는 이런 신경학적 증상을 나타내지는 않는다. D형 젖산산증의 치료는 장내 flora를 변화시키기 위해 경구용 항생제(*neomycin, metronidazole*)을 투여하거나, d-LDH 형성 세균이 아닌 Juli flora을 대장에 재집락시키고, 또 탄수화물을 적게 섭취해야 한다.

3) 케톤산증

지방은 중성지방(*triglyceride*)으로 지방조직에 저장되어 있으며, 이 중성지방은 항시 글리세롤과 유리지방산으로 파괴된다. 유리지방산의 일부는 근육 등 여러 장기의 에너지원으로 사용되고, 또 일부는 간장에 운반되어 중성지방으로 re-ester화되며, 또 VLDL에 결합하거나, acetyl-CoA로 마이토콘드리아에서 대사가 된다. 간장내 acetyl CoA는 Krebs cycle에서 대사되기도 하고, 지방산으로 전환되기도 하며, 또 케톤체인 아세토아세트산(*acetoacetic acid*), *β-hydroxybutyric acid*로의 운명을 걷게 된다(그림 2-13(a)).

케톤산은 간장 이외의 모든 조직에서 아주 많이 이용되는데 특히 뇌에서는 기아(금식)하는 동안에 에너지원으로서 중요하다. 정상적으로 케톤산은 극히 소량 만들어지나 장기간 단식하게 되면 케톤산은 다량 만들어지는데 이를 기아케토증(*starvation ketosis*)이라 한다. 케톤산증은 여러 가지 병적과정에서 케톤산이 만들어지는 상태에서 온다.

당뇨병에서 심한 인슐린 부족은 *lipokinetic* 호르몬인 ACTH, 코르티솔, 성장호르몬, 카테콜아민에 의해서 중성지방의 대부분을 분해하도록 조장하며, 간장으로 유리지방산이 많이 전달되면 케톤산의 생성이 증가한다. (그림 2-13 a, b) 에서와 같이 인슐린이 부족하면 다음과 같은 기전에 의해서 체액에 케톤산의 축적이 일어난다. 첫째, 지방조직에서 유리지방산의 유리가 증가하고 둘째, *β-oxidation*을 위하여 미토콘드리아 내로 유리지방산의 운반이 증가하고 또 글루카곤이 증가됨으로써 케톤 형성이 증가하며 셋째, 조직 내에 케톤의 이용률이 감소하기 때문이다.

케톤산에 의해서 HCO_3^-의 적정(*titratione*)이 일어나 산혈증이 발생하고 삼투압성 포도당 이뇨의 결과 수분과 염분이 신장으로 배설되고, 또 케톤산의 Na^+ 및 K^+염의 배설도 초래한다. K^+의 신장으로 배설 증가는 고알도스테론증 때문이라 할 수 있으며, 삼투압성 이뇨로 인하여 Na^+이 원위세뇨관에 많이 내려오는데, 원위세뇨관에서 케톤이 흡수되지 않아 delivery가 증가하고, K^+의 혈장 농도는 증가한다. 그 이유는 인슐린 부족, 대사성산증, 고삼투질 농도 때문이다. 당뇨병성 케톤산증에서는 탈수, 고혈당증, 음이온격차(anion gap)가 증가하는 대사성산증이 관찰되고, 심하면 혼수에 빠지기도 한다. 이러한 혼수의 원인은 잘 모르고 있으나 급격한 삼투압의 증가, 산혈증 및 케톤혈증과 관련이 있는 뇌세포의 대사 변화에 기인한 것으로 생각한다.

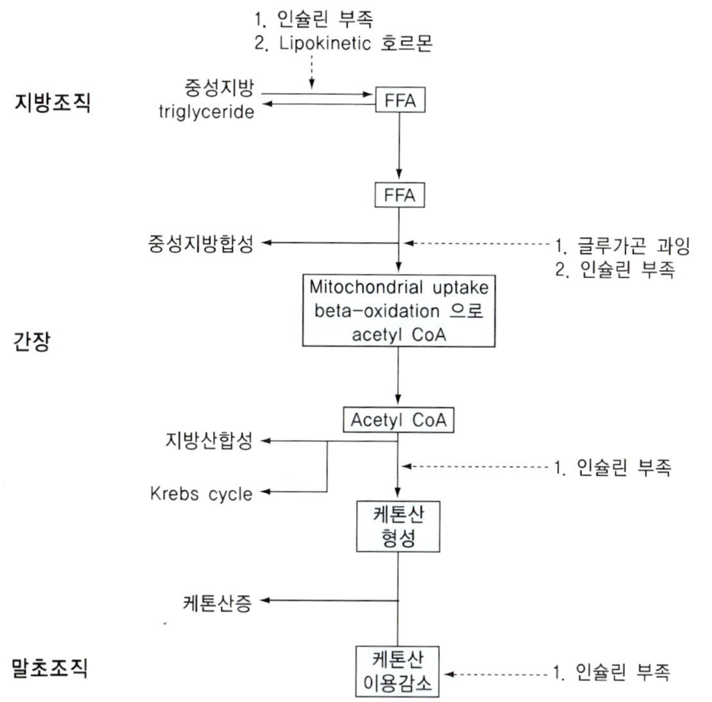

그림 2-13(a). 인슐린 부족과 lipokinetic 호르몬의 증가는 지방조직에서 중성지방을 분해함으로써 유리지방산(FFA)의 생성을 증가시킨다. 또 인슐린 부족과 글루카곤의 증가는 중성지방 합성을 위하기보다는 β-oxidation을 위하여 보다 많은 유리지방산을 소모시킨다. 이렇게 해서 만들어지는 acetyl CoA의 많은 양은 지방산 합성을 위해 이용되거나 또는 *Krebs cycle*에서 산화되기 보다는 케톤산 합성으로 대부분 이용된다. 즉 인슐린 부족 때문에 케톤산의 이용이 감소됨으로서 케토산은 축척되게 된다.

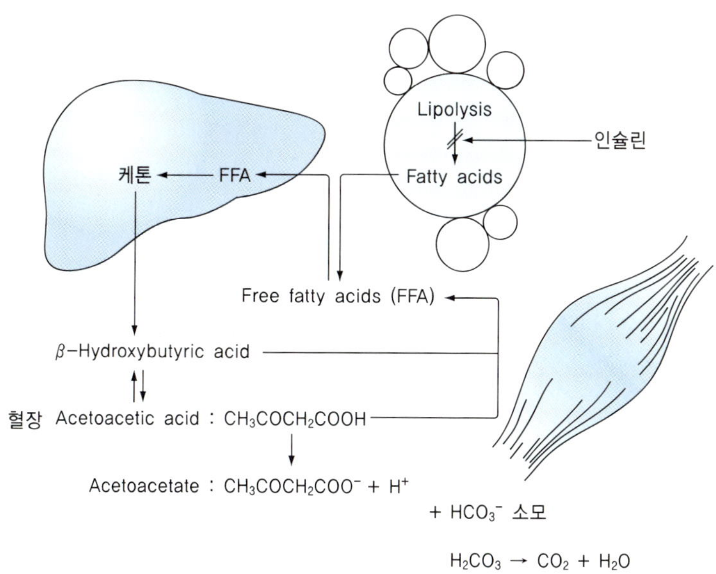

그림 2-13(b).

표 2-9. 케톤산증의 원인

- 당뇨병
- 기아(단식)
- 고지방식
- 선천적 (ketotic glypoglycemia + hypoalaninemia, methyl-malonyl aciduria, G-6-phosphatase부족)
- 약물 및 독소(isopropyl 알코올, paraldehyde)
- 알콜
- salicylate 중독

케톤산증의 진단은 acetest 반응에 양성이면 확진이 된다. *Nitroprusside*를 이용한 이 acetest는 acetoacetate에 주로 반응하고 아세톤에는 아주 약하게 반응하며 *β-hydroxybutyrate*에는 전연 반응하지 않는다.

당뇨병성 케톤산증은 전형적으로 *normochloremia*(anion gap 증가)이지만, 회복기에 고Cl혈증성 산혈증이 흔히 발생한다. 그러나 환자를 처음 진찰할 때도 나타나는 소견이다. 이런 고Cl혈증성 산혈증 발생기전에 대해서는 논란이 많지만, 케톤이 신장으로 배설되는 것이 대부분이기 때문으로 생각된다.

① 고삼투압 고혈당성 비케토성 혼수

고혈당성, 고삼투압성, 비케톤성 혼수 시는 중등도 산혈증이 관찰되는데, 이런 산혈증의 발생기전은 불분명하다. 현저하게 증가된 *anion gap*는 케톤 음이온 또는 *lactate*에 의한 것인가를 충분히 설명할 수는 없고, 부분적으로는 탈수 때문에 고질소혈증이나 고단백혈증으로 인한 *anion gap* 증가로 설명이 가능하다. 심한 고혈당증임에도 불구하고 케톤산증이 없는 것에 대하여는 명확한 설명을 못하고 있다(비케톤성 혼수 시 평균 혈당치는 1,200 *mg/ml* 이고, 케톤산증시는 600 *mg/ml* 이다).

인슐린의 혈중 농도는 케톤산증시는 거의 없는 것에 비하여, 비케톤성 혼수 시는 낮은 농도나마 존재한다. 또 비케톤성 혼수 환자는 lipokinetic 호르몬(코르티솔) 저농도를 나타낸다.

② 당뇨병 이외 질환에서 케톤산증

ⓐ (표 2-9) 에서와 같이 당뇨병 이외에도 인슐린 부족으로 케톤산증이 2차적으로 발생하여 저혈당증을 나타낸다. 저혈당증은 오랜 단식 때나, 포도당 생성(*gluconeogenesis*)의 장애가 있는 경우에 발생할 수 있다. 그러나 산혈증은 특별한 치료를 하지 않아도 보통 좋아지며, 포도당 주입으로 회복이 촉진된다. 기아 상태에서 에탄올 음주 시 때로는 심한 지방 분해가 일어난다. 이런 사람은 혈당이 낮을 때도 정상일 수도 있으나, 때로 약간 높을 때도 있다. 그러나 혈당이 정상이거나 높은 경우는 장기간의 저혈당증으로 인한 반사적으로 과도한 보상작용의 결과라고 할 수 있다.

ⓑ 단식(기아)을 장기간하면 당뇨병성 케톤산증과 비슷한 대사과정을 밟는다. 즉 단식때는 탄수화물이 제한되어 간에서 케톤형성이 조장되고, 조직에 케톤의 농도가 증가된다. 따라서 혈중 및 소변내 케톤산과 케톤의 농도가 증가된다. 신장에서 순수산배설로 산증을 최소화 하지만, 단식이 장기화되면 혈청 HCO_3^-는 감소하는데 18 *mgEq/L* 이하로는 내려가지 않는다. 이는 케토혈증시에는 인슐린유리가 조장되기 때문이다.

ⓒ 알콜성 케톤산증

알콜중독과 단식이 겹쳤을 때 산–염기 장애가 온다. 알콜성 케톤산증은 가끔 혼합형 산–염기 장애가 오는데, 이때 음이온 격차를 계산하면 알콜성 케톤산증시는 현저하게 증가되어 있어서 감별의 지표가 된다.

ⓓ 살리실산 중독

살리실산(salicylate) 중독은 아스피린, methylsalicylate 과량 사용으로 오는 대사성산증인데 이는 젊은 사람에서 잘 발생할 수 있고, 노인에서는 호흡성 알칼리증과 대사성산증의 혼합형 산염기 장애를 관찰 할 수 있다.

혈청 salicylate 농도가 50mg/dL이상 시 중추신경계 중독을 나타낸다. $NaHCO_3$을 투여하여 소변 pH가 8.0이 되도록 알카리화하면, salicylate는 제거가 된다. 만일 salicylate가 100 *mg/dL*이상이면 혈액투석으로 제거해야한다. 혈량이 정상이더라도 뇌척수액 포도당농도가 낮아있는 경우가 있으므로 이 때는 포도당 주사를 한다.

4) 희석성산증(Dilutional acidosis)

HCO_3^-가 포함되지 않은 수액(0.9% 식염수)을 신속하게 대량주입하여 세포외액량이 팽창될 때 혈장은 희석되어 경미하고 비음이온격차성 산증의 원인이 된다.

대사성 산증의 진단

가. 음이온 격차*(anion gap)*란 ?

유기산에 의한 산증 또는 무기산에 의한 산증인가를 결정하는데 사용되고 있다.

혈액가스 분석으로 대사성 산혈증이 결정되면 음이온격차(*anion gap*)을 계산해야 한다. 이 음이온격차는 쉽게 산출해 낼 수 있으며, 여러 가지 형태에서 대사성 산혈증의 감별진단에 퍽 유용하게 응용되어 왔지만, 때로는 다발성 골수종이나 리튬 중독증과 같은 질환을 진단하는 중요한 단서를 제공하기도 한다. 그러나 때로는 음이온격차의 개념을 잘못 이해하는 경우가 있기 때문에 여기서 자세히 설명해 보고자 한다.

음이온격차는 $Na^+ - (Cl^- + HCO_3^-)$, 또는 $(Na^+ + K^+) - (Cl^- + HCO_3^-)$로 계산한다. 혈청K 농도는 적은 양이고, 아주 적은 범위에 국한되어 변화하기 때문에 음이온격차를 계산하는데 이 두 등식 중 흔히 $Na^+ - (Cl^- + HCO_3^-)$이 이용되어 왔다.

따라서 이 공식에서 음이온격차의 정상치는 약 12 *mEq*/L (8~16 *mEq/L*)이다. 그러나 음이온격차라는 말은 실제로 잘못 표현된 말인데, 이는 양이온과 음이온 농도 사이의 차이(gap)를 나타내고 있기 때문이다. 또한 흔히 사용되는 *alternative, unmeasured anion*이라는 말 역시 정확한 표현은 아니다. 이는 혈청 내에 *unmeasured anion*이 단지 12 *mEq/L* 만 있는 것을 암시하고 있기 때문이다. 사실 혈청 내에 총 양이온 농도는 항시 총 음이온 농도와 정확히 같은 것이다. 더구나 *unmeasured* 음이온 농도 즉 Cl^-, HCO_3^-이외의 모든 음이온(SO_4^-, $H_2PO_4^-$, HPO_4^-, albumin, 유기음이온)은 12 *mEq/l* 보다 더 많은 약 23 *mEq/L* 인 것이다.

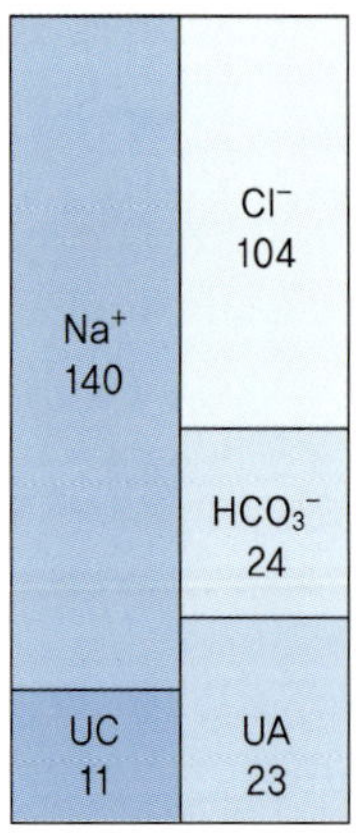

AG = $Na^+ - (Cl^+ + HCO_3^-) = 12$ mEq/l
총 양이온 = $Na^- + UC^*$
총 음이온 = $Cl^- + HCO_3^- + UA^+$
총 음이온 = 총 양이온
$Na^+ + UC = (Cl^- + HCO_3^-) + UA$
$Na^+ - (Cl^- + HCO_3^-) = UA - UC = AG$

*UC(Unmeasured 양이온)

K^+ : 4.5
Ca^{++} : 5
Mg^{++} : 1.5

총 UC : 11mEq/l

+UA(Unmeasured 음이온)

Protein : 15
$PO_4^=$: 2
$SO_4^=$: 1
Organic acids 5

총 UA : 23mEq/l

그림 2-14. 음이온격차의 조성

한편 *unmeasured* 양이온(Na^+이외 모든 양이온 K^+, Mg^+, Ca^+)도 약 11 *mEq/L*가 되어야만 한다. 따라서 음이온격차의 개념은 다음과 같이 보다 더 명확하게 설명을 할 수 있다. 즉 총 혈청 내 양이온과 총 혈청 내 음이온은 항시 같으므로 총 혈청 내 양이온은 Na^+와 소위 *unmeasured* 양이온(UC)이고, 총 혈청 내 음이온은 Cl^-와 HCO_3^- 및 *unmeasured anion*(UA)이기 때문에 $Na^+ + UC = (Cl^- + HCO_3^-) + UA$이 성립한다.

그래서 Na^{+} - (Cl^{-} + HCO_3^{-}) = UA - UC이고, 따라서 Na^{+} - (Cl^{-} + HCO_3^{-}) = *anion gap*이니, 결국 UA - UC = anion gap이다. 이처럼 음이온격차는 Na^{+}, Cl^{-} 및 HCO_3^{-}농도에서 산출해 내는 반면, 실제로 *unmeasured anion*과 *cation*의 농도에 의해서 결정되어진다.

*Unmeasured anion*의 구성과 이들의 정상치는 (그림 2-14)에 표시한 바와 같다.

음이온격차의 변화는 *unmeasured anion*과 또는 *unmeasured cation*의 변화가 있어야만 나타낼 수 있는 것이다.

나. 음이온격차가 증가하는 원인

음이온격차는 다음 3가지 기전 가운데 어느 것으로든지 증가할 수 있다. 즉 측정하지 못한 음이온 증가나 양이온 감소 또는 Na^{+}, Cl^{-}, HCO_3^{-}의 측정을 잘못한 경우이다. 음이온격차가 유의하게 증가하는 것은 K^{+}, Ca^{++}, Mg^{++}중 하나가 감소하는 경우이다.

만일 이 세 양이온이 Mg^{++} 부족으로 일어나는 때와 같이 동시에 감소한다면 음이온격차는 계속해서 증가할 것이다. 음이온격차가 증가한다는 것은 대부분 측정이 안되는 음이온의 증가 때문이다.

음이온격차가 증가하는 흔한 원인은 (표 2-10) 에 나타나 있다.

표 2-10. 음이온격차의 증가원인

1. *Unmeasured* 양이온 감소
   저K혈증, 저Ca혈증, 저Mg혈증
2. *Unmeasured* 음이온 증가
   - 유기산(lactate, ketone 음이온, d-lactate)
   - 무기산(sulfate, phosphate)
   - 단백질(고알부민혈증, alkalemia)
   - 외부에서 투여한 음이온(formate, glycolate, nitrate, penicillin, carbenicillin salicylate, 메타놀, ethylene glycol))
   - 대사성 알칼로시스 및 탈수
3. 검사 잘못
   - 혈청 Na^{+} 농도가 잘못 높게 측정한 경우
   - 혈청 Cl^{-}, HCO_3^{-} 농도가 낮게 잘못 측정된 경우

다. 음이온격차가 감소하는 원인

혈장 음이온격차 감소하는 경우는 ① 음이온농도감소, 특히 알부민농도가 1 *g/dl*감소시마다 음이온격차는 2.5 *mEq/L* 까지 감소한다. ② 혈청 Na농도가 낮게 측정된 경우(심한 고Na^{+}혈증), ③ 혈청 Cl^{-} 농도가 높게 측정된 경우(브로마이드중독증, 심한 고지혈증) 그리고 ④ 혈청 Na^{+} 이외의 양이온 증가(고 K^{+}혈증, 고 Mg^{++}혈증, 고 Ca^{++}혈증, 리튬 중독, 양으로 하전된 γ-globulin)하는 경우이다.

음이온격차가 감소하는 기전은 측정 안 된 양이온이 증가하는 경우나, 측정 못한 음이온의 감소하는 경우, 그리고 검사 잘못의 경우, ③ 가운데 하나이다(표 2-11). 측정 안 된 양이온은 정상적으로 있는 양이온 농도가 증가할 때 또는 비정상적으로 있는 양이온(리튬)이 축적하는 경우 증가할 수 있다.

표 2-11. 음이온격차가 감소되는 원인

1. *Unmeasured* 음이온의 감소
    - 저알부민 혈증, 대사성산증
2. *Unmeasured* 양이온의 증가
    - 고K혈증, 고Ca혈증
    - 고Mg혈증, TRIS buffer
    - hypergammaglobulinemia, lithium 증가(리튬중독, 비정상적인 양이온)
3. 측정잘못
    - · *bromide*나 고*triglyceride* 혈증 때문에 Cl가 높게 측정된 경우
    - · 잘못 혈청 Na이 낮게 측정된 경우
    - · 잘못 혈청 Na, Cl, HCO_3^-가 측정된 경우
    - · 혈액고점주도(hyperlipidemia: true Na 농도가 낮게 측정됨)

음이온격차 감소는 다발성 골수종 때처럼 양으로 하전된 *γ-globulin* 농도가 증가할 때 발생한다. 음이온격차가 감소하는 가장 흔한 원인은 저알부민혈증 때문에 측정 안된 음이온이 감소하는 경우이다.

브로마이드(*bromide*) 중독증시 음이온격차 감소는 잘못 높게 측정된 Cl^-치 때문이다. 브로마이드는 Cl^- 분야로 측정되고 비색계(colorimeter)로 측정 시 Cl^-보다 아주 예민하다. Cl^- 농도는 실제 총 Cl^-+bromide 농도보다 더 높은 것처럼 보고되어 있다. 고농도 중성지방 혈증 환자에서도 Cl^-가 잘못 높게 측정된다. 이는 지방이 Cl^- 측정을 방해하기 때문이다. 산성 pH에서는 단백의 음이온 하전(charge)을 감소시킴으로써 음이온격차가 감소하는 경향이고 알칼리성 pH에서는 이와 반대다.

라. 음이온격차의 임상적 응용

정상 음이온격차는 9~16 *mEq/L*이다. 만약 음이온격차가 20 *mEq/L*라면 높은 음이온격차가 존재할 가능성이 있다. 만일 30 *mEq/L*라면 높은 음이온격차가 확실히 존재한다. 젖산산증 시 HCO_3^-의 감소에 대한 음이온격차의 증가하는 비는 평균 1.5이다. 케톤산증에서 HCO_3^-의 감소에 대한 음이온격차 증가의비는 평균 1.0이다.

유기산(젖산, 케톤산) 산중시, 유기산(HA)이 $[H^+]$와 $[A^-]$이 증가하나, H^+은 HCO_3^-을 소모하기 때문에 HCO_3^-의 감소를 초래하나 음이온$[A^-]$은 증가하기 때문에 음이온격차가 증가하나 Cl^-는 정상이기 때문에 정상 Cl^-혈증의 대사성 산증(normochloremic acidosis)이 발생한다.

한편 무기산(HCl) 산중시 $[H^+]$과 $[Cl^-]$이 증가하면서 H^+은 HCO_3^-을 소모하여 HCO_3^-는 감소하고

Cl^-은 증가하지만 짝을 맞추므로 음이온격차는 증가하지 않고, 고Cl혈증성 산증(hyperchloremic acidosis)이 발생한다(그림 2-15, A,B).

이런 상황에 대사성 산증은 음이온의 산이 잔류하는 것 때문이라기보다 오히려 HCO_3^- 농도가 감소하기 때문이다. 혈액 투석 때처럼 HCO_3^- 투여 없이 잔류된 음이온을 제거하면 산혈증은 교정되지 않으나 $NaHCO_3$로 치료를 하였던 젖산산증 환자에서 음이온격차가 가끔 40~50 *mEq/L*로 증가하는 경우도 있다.

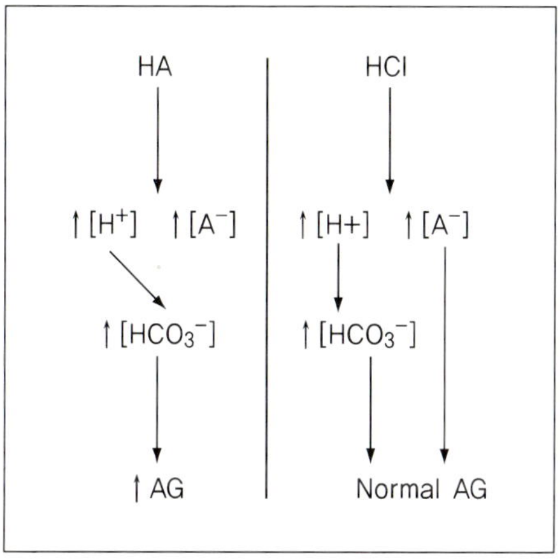

그림 2-15A. 음이온격차가 증가하는 경우와 정상인 경우 산혈증의 발생기전.

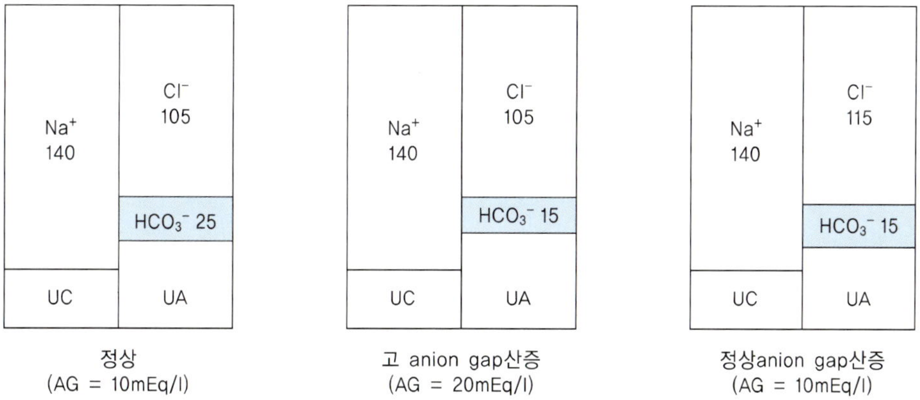

그림 2-15B. 정상 Cl 혈증 및 고Cl 혈증성 산혈증기전

(표 2-12) 에서 증가된 음이온격차를 가진 대사성 산증의 원인을 열거하였다. HCO_3^-농도의 감소가 음이온격차 증가를 수반하지 않을 때는 전기적 중화를 위해 Cl^- 농도가 증가하거나 Na^+ 농도가 정상보다 낮아지게 된다. 이 두 가지 중 어느 것이든 고Cl혈증성 산증(*hyperchloremic acidosis*)이 발생한다.

표 2-12. 음이온격차가 증가하나 Cl 농도가 정상인 대사성 산증(*normochloremic acidosis*)

- 케톤산혈증
- 젖산산증
- β-hydroxybutyric acidosis
- 요독성 산증
- hyperosmolar, hyperglycemic nonketotic coma
- 특신복용-salicylate, 메타놀, ethylene glycol
- d-lactic acidosis

(표 2-13) 는 고Cl혈증성 산증의 원인들인데, 이는 보통 NaCl의 잔류에 따른 $NaHCO_3$나 혹은 HCO_3^- 전구물질의 상실 때문에 발생한다. 또 고Cl 혈증성 산증 발생기전은 HCO_3^-의 적정화에 따르는 유기산 음이온의 배설 때문에 발생한다.

Cl^-의 잔류가 고Cl 혈증성 산증을 발생시키는 것은 아니고, 만일 $NaHCO_3$이 NaCl의 잔류없이 상실이 일어난다면 $NaHCO_3$의 상실은 수분상실이 수반되기 때문에 세포외액의 양이 줄어들어 NaCl치는 증가하게 될 것이다(그림 2-15B).

표 2-13. 음이온격차가 정상이면서 Cl 농도가 증가한 대사성 산증(*hyperchloremic acidosis*)

- 위장관으로 HCO_3^- 상실
  - 설사
  - 위장배액 및 누공
  - Cl^-을 포함한 anion-exchange resin
  - $CaCl_2$, $MgCl_2$ 섭취
- 신장으로 HCO_3^- 상실
  - 신세뇨관 산증
  - Carbonic anhydrase 억제제
  - K-보존 이뇨제
- 기타
  - 케톤산증 회복기
  - Dilutional acidosis
  - HCl 투여
  - sulgur 섭취
  - 비경구 영양섭취

마. △ anion gap과 △ HCO_3^- 간에 서로 다른 의미

유기산 산혈증 환자를 평가할 때는 첫째로 혈청 HCO_3^-(△ HCO_3^-)감소가 대략 유기산 농도와 동일하다. 즉 음이온격차(△AG)와 같다. 그래서 △ HCO_3^-와 △AG 간에 동일하지 않다는 것은 혼합된

산-염기 장애가 있다는 것을 시사하고 있다. 만일 △HCO_3^-가 △AG 보다 크다는 것은 합병증이 동반된 고Cl혈증성 산증을 암시하고 있다. 반대로 △AG가 △HCO_3^-보다 많다는 것은 합병증으로 인한 대사성 알칼리증(당뇨병 케톤산증시 구토)을 암시하고 있다. 이런 분석은 비논리적인 것이 아니다. 예를 들면 케톤산증 환자가 설사로 HCO_3^-의 상실이 있었다면 △HCO_3^-는 △AG 보다 높아질 것이다. 이와 마찬가지로 젖산산증 시 HCO_3^-주입 받았다면 △AG 보다 △HCO_3^-이 보다 많아질 것이다. 그러나 유기산 산증 시 △AG와 △HCO_3^-이 서로 같지 않은 것은 복잡하나 흔히 일어나는 일이다. 유기산증 시 HCO_3^-가 titrate할 때 혈청 HCO_3^-농도는 감소하고, 유기 음이온이 남아있어 음이온격차가 증가한다. △AG이 △HCO_3^-보다 높은 것은 유기 음이온이 세포내액보다 세포외액에 더 많이 분포되어 있기 때문이다. △AG가 △HCO_3^-를 초과하는 또 다른 기전은 HCO_3^-을 신장에서 만들어내는 점이다. 가벼운 만성 젖산산증은 신장에서 산을 많이 배설시킴으로서 혈청 HCO_3^-농도를 정상으로 유지시킬 수 있다.

임상적으로 유기산 산증의 대부분에서 음이온 격차가 증가하는 것은 대략 HCO_3^-농도가 감소하는 것과 동일하다.

가) 증가된 음이온격차(*anion gap*)의 산혈증

요독성 산증은 다른 원인으로 인한 음이온격차가 증가하는 산증보다도 서서히 발생하는 것이 특이하다. 따라서 신기능 검사를 평가함으로써 확진할 수 있다. 에틸렌 글리콜(*ethylene glycol*)이나 메탄올이 축적되어 음이온격차가 증가될 때는 혈청 *osmolal gap*(실제 측정치-산술적 계산치)을 알아보아야 한다. 케톤산증은 혈청 acetest 검사로 진단이 가능하나 심한 산증임에도 불구하고 중증도의 양성반응이 나타나면, β-hydroxybutyric acidosis 때문에 음이온격차가 상승한 것으로 혈중 β-hydroxybutyric acid을 직접 측정하면 증명할 수 있다. 젖산산증 시는 쇽, 에탄올중독, 심한 간질환 및 *phenformin*을 사용할 때 발생할 수 있으나 화학적인 측정검사를 통하여 진단이 가능하다. *d-lactic acidosis*는 짧은소장(*short-bowel*) 증후군 환자에서 신장으로 산 배설이 증가되고, 특이한 신경학적 소견이 있으면 짧은소장 증후군을 의심해야 하며, 이때 혈중 d-lactate을 측정하면 확진이 가능하다.

나) 고Cl혈증성산증(음이온격차 정상)

Acetazolamide 복용한 환자, 요관 S상결장문합술(ureterosigmoidostomy) 환자, 산복용 환자, 설사, 당뇨병성 케톤산증의 회복기, 그리고 장누관 환자에는 정상 음이온격차이면서 고Cl혈증성 산증이 발생할 수 있다. 장기간 산을 복용하거나 HCO_3^-의 신장 이외로의 상실은 신기능이 정상이고 환자가 심한 탈수상태가 아니면 혈청 HCO_3^-농도를 많이 떨어뜨리는 원인은 되지 못한다. 신장에서 보상 기전은 HCO_3^-상실 또는 소모가 과도하지 않는다면 산혈증을 예방할 수 있다.

예를 들어, 설사로 인하여 HCO_3^-상실이 24시간에 100 *mEq* 이었다면 탈수가 없는 경우 혈청 HCO_3^-

가 12 *mEq/L* 일 때는 다른 원인의 대사성 산증을 찾아 보아야 할 것이다. 임상 소견으로 진단이 어려울 때 순수 산(net acid) 배설을 측정하면 신장성 산증인지 신외성 산증인지를 명확히 구별할 수 있을 것이다.

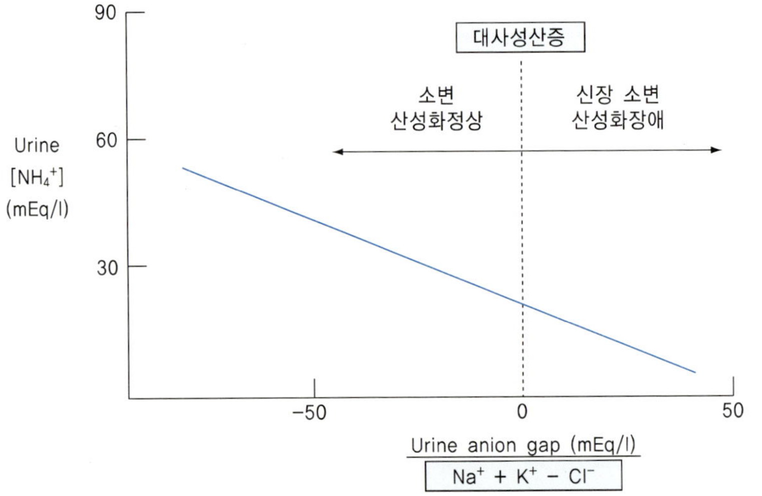

그림 2-16. 대사성 산증에서 소변음이온격차

즉 신장성 산증 시 순수 산 배설은 항상 정상이거나 감소할 것이고, 신외성 산증 시는 현저하게 증가할 것이다. 그러나 HCO_3^-의 신외성 상실이 설사에 의한 것일 때는 심한 탈수와 사구체여과율의 감소로 순수 산 배설이 감소할 것이다. 그러므로 순수 산 배설을 계산할 때 소변 내 암모니아를 측정해야 하는데 임상검사실에서 흔히 사용되지 못하므로 소변의 음이온격차를 계산해서 암모니아 치로 대치할 수 있다. 이는 소변 내 양이온과 음이온이 같기 때문에 $Na^+ + K^+ + NH_4^+ = Cl^-$이다. 따라서 소변 내 음이온 격차는 (소변 Na^+ + 소변 K^+)에서 소변 Cl^- 농도를 뺀다. 즉 $Na^+ + K^+ - Cl^- = NH_4^+$로 표시된다. 정상에서는 보통 식이를 할 때 평균 하루 40 *mEq*을 배설한다(그림 2-16).

소변 NH_4^+배설이 증가할 때는 Cl^-에 의해서 균형을 취해야 하기 때문에 소변 음이온격차가 감소하는 원인이 된다. 소변 음이온격차가 0 이하로 될 때 소변 암모니아 배설은 보통 24시간에 80 *mEq*을 넘게 된다. 이것은 신외성 산증을 암시하고 있는 소견이다. 유기 음이온의 배설증가 시 소변 음이온격차는 소변 NH_4^+치를 반영하지 못하게 되는데, 이는 NH_4^+가 Cl^-대신에 유기 음이온에 의해서 균형을 취하기 때문이다.

다) 신장성 산증

순수 산(net acid) 배설이 낮거나 정상일 때는 신장성 산증을 암시하기 때문에 그 원인을 찾아야 한다. 요독성 산증은 신기능 검사로 확진이 가능하다. 실제로 혈청 음이온 격차가 증가하지 않으면 요독성 산증을 배제할 수 있다. 그러나 초기 요독성 산증시 전형적으로 음이온격차는 정상이다.

사구체여과율이 감소하면 요독성 음이온(sulfate, phosphate 기타 유기 음이온)의 잔류를 일으키나, 음이온 저류와 산배설 사이에는 상관관계가 없는 것 같다. 이는 감소되어진 산배설 능력 이전에 먼저 요독성 음이온이 유의하게 저류되어 버리기 때문이다. 중등도 요독성이 발생하면 고Cl혈증성 산증이 증가된 음이온격차를 동반한 산혈증보다도 흔히 발견되는 소견이다.

소변 pH가 5.5 이하였다면 원위 세뇨관산증은 아니고, 소변 pH가 6.0 이상이라면 요산성화 능력을 검사해야만 한다. 보통 요산성화 검사는 *ammonium chloride*(0.1 *g/kg*)로 실시한다. 보다 쉽고 안전한 검사는 furosemide(1 *mg/kg*)을 정맥주사하는 것으로서 주사후 3~4시간 동안 소변 pH를 측정한다.

Furosemide 투여 후 소변 pH가 5.5 이하로 하강할 때는 근위세뇨관산증 또는 제 IV형 세뇨관산증을 의심하게 된다. 그러므로 소변 pH가 5.5 이상일 때는 원위세뇨관산증이거나 고K성 원위세뇨관산증으로 진단이 된다. 다만 전자는 혈청 K이 낮고 후자는 K이 높은 점으로 구별된다. 소변과 혈액 P_{CO_2}차(소변－혈액)는 집합뇨관의 H^+분비능력의 지표로서 사용되고 있다. 즉 $NaHCO_3$ 투여 후 소변과 혈액 P_{CO_2} 차이를 계산해 내는데, 만일 30 *mmHg* 이상의 차이를 보이면 집합뇨관에서 H^+분비능력이 정상임을 시사하고 있다. 원위세뇨관 산증이나 고K혈증성 원위세뇨관 산증에서는 이보다 낮은 치를 나타낸다. 제IV형 세뇨관산증시는 H^+분비능력이 감소할 것으로 기대되었으나 소변－혈액 P_{CO_2} 차이의 감소가 없고 근위세뇨관 산증에서는 정상이다.

대사성 산증의 치료

① 급성 산증

경증이나 중증도 산증 시는 기저질환의 직접적인 교정이 중요한 것이지 알칼리를 투여하는 것은 바람직하지 않다. 중증의 산증 시는 알칼리를 투여해야만 하는 주 이유가 산증으로 인한 세동맥의 확장과 심근수축의 감소로 인한 허탈을 방지해야 하기 때문이다. 즉 혈액 pH가 7.2 이하로 하강하면 이런 위험에 직면하게 된다. 건강한 젊은 환자는 나이가 많은 환자보다도 산혈증에 잘 견디어 내는데 심혈관 질환이 있는 환자는 산혈증에 잘 견디어 내지 못한다. 알칼리로 치료한다는 것은 pH의 값으로만 하는 것이 아니다. 어떤 학자는 혈액 pH가 7.2로 되었을 때 알칼리로 치료를 시작하지만 어떤 의학자는 pH가 7.0 이하로 될 때까지 기다린다. 그러나 대부분의 임상가들은 pH가 7.1 이하가 되었을 때 알칼리로 치료를 시작한다. 심한 산혈증시 혈청 HCO_3^-농도를 정상화하기 위한 산혈증의 빠른 교정은 불필요할 뿐만 아니라 오히려 해롭다. 그 이유는 첫째 유기 음이온은 HCO_3^-의 전구물질로서 이런 전구물질이 대사되었을 때 대량의 HCO_3^-가 만들어져 명백한 알칼로시스가 발생한다. 둘째로는 pH가 신속하게 높은 치로 도달하게 되면 적혈구내 증가된 2, 3-DPG을 억제시키는 데는 충분한 시간이 되지 못하여 조직에 저산소증을 유발한다. 셋째로 HCO_3^-가 신속하게 증가하면 과잉 호흡이 지속되어 호흡성 알칼로시스의 원인이 된다. 넷째로는 혈액 pH가 갑자기 현저하게 상승하면 P_{CO_2}가 상승하고 CO_2가 급격히 전조직 특히 뇌에 파급된다(그림 2-17). 또한 HCO_3^-농도가 동시에 증가되지 않고 뇌 P_{CO_2}가 증가하는 것이 이론적으로는 뇌에 pH가 역설적으로 하강하는 원인이 되기 때문이다. 아직까지의 연구로는 의식의 손상과 뇌척수액 pH 변화 사이에는 상관관계가 없다는 것이다. 산혈증은 HCO_3^-의 급속한 교정으로, 교정된 혈액 pH는 7.2~7.3 이상으로는 되지 않는다. 따라서 HCO_3^-, 1~2 앰플(44.5 또는 50 *mEq/ampule*)로 처음에는 교정하고 그리고 나서 혈액가스 결과에 따라 동일량을 반복 주사한다.

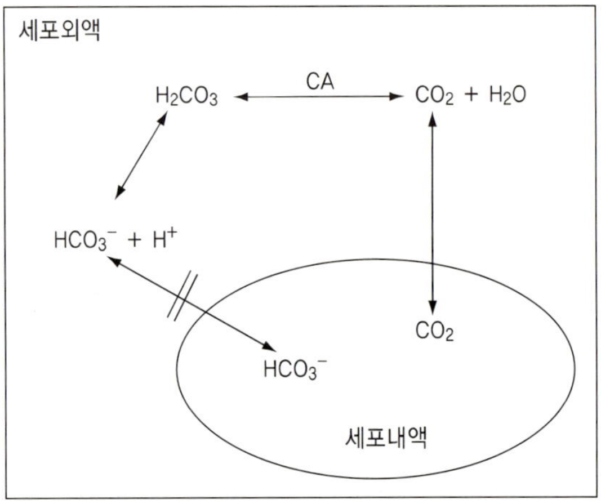

그림 2-17. $NaHCO_3$ 투여에 따른 paradoxical intracellular acidosis 발생기전. HCO_3^-를 너무 빠르게 투여시 혈장내 HCO_3^-증가로 인해 P_{CO_2}가 증가하는 원인이 되고, 풍부한 Carbonic anhydrote(CA)는 혈액내 H_2CO_3을 실제로 동시에 고갈시킨다. 대부분의 세포막은 CO_2를 통과시키나 HCO_3^-는 거의 투과하지 못해 세포내 CO_2는 HCO_3^-보다 더 빨리 증가한다. 그래서 세포내 pH가 일시적으로 감소한다.

② 만성 산증

만성, 안전성 대사성 산증에서 알칼리 치료의 주 이유는 골연화나 구루병의 예방이고, 어린이 성장을 촉진시키는 한편 신결석이나 신석회화증의 예방을 위해서이다. 원위세뇨관산증은 대부분의 경우 알칼리 치료의 대상이 되는데 이런 산증은 심한 저K혈증, 신석회화 그리고 신결석이 흔히 발생하는 질환이기 때문이다.

원위세뇨관산증은 1~3 *mEq/kg*의 소량의 알칼리를 매일 나누어 복용함으로써 교정이 가능하다. 또한 구연산칼륨(K *citrate*)의 보충이 필요하다. 근위세뇨관 산증 시 성인에서는 산증이 가볍고, 자연히 좋아지는 경우가 있어 보통 알칼리를 투여하지 않으나 심한 근위세뇨관 산혈증(혈청 HCO_3^-, 18 *mEq/L* 이하 때나, 이 병이 어릴 때 발생하였을 때)시 하루에 5~10 *mEq/kg*의 HCO_3^-를 투여하여 치료해야 한다.

또 *thiazide* 이뇨제를 투여하여 체액량을 감소시키거나 식이에 염분을 제한하여 신장에서 HCO_3^-의 threshold을 증가시키기도 한다.

③ 당뇨병성 케톤산증

인슐린 투여로써 고혈당증을, 알칼리 투여로써 산증을 교정해야 한다. 인슐린을 투여하여 케톤형성과 포도당 신생을 억제함으로서 산증과 고혈당을 교정하게 되는 것이다. 인슐린 치료의 보통 방법은 250~300 단위를 사용하는데 이의 절반은 정맥으로, 나머지는 피하로 투여한다. 흔히 쓰이는 방법으로 정규인슐린(*regular insulin*, RI) 20 단위를 부하량으로서 정맥으로 투여하고 난 후 다음 2가지 방법 중 하나를 선택하여 투여하는 것이다. 즉 보통 ① RI 5-10 단위를 매시간 근육 주사하는 것과 ② RI 5-10 단위를 계속 정맥으로 주입하는 방법이다. 환자는 입원당시 체액에 유효 삼투질 농도가 증가하기 때문에 0.45% 식염수를 투여해야만 한다. 저혈압이 있는 환자는 혈장 확장제를 투여하며, 첫 24시간 내 4~5 리터의 수액을 공급하기도 한다. 당뇨병성 케톤산증시 초기에 혈청 K의 농도가 정상이거나 증가한다고 하지만, K 부족은 필연적이다. 당뇨병성 케톤산증 환자의 주 사망 원인이 저K혈증인 점을 기억해야 한다. 더구나 저K혈증은 산혈증으로써 발생한 것이고, 또 고혈당을 교정하기 위한 인슐린 투여로도 발생하게 된다. 소변량이 적당히 유지되고 혈청 K이 높지 않다면 K 보충은 시간당 10 *mEq*의 배율로 시작해야 한다. 당뇨병성 케톤산증 초기에 혈청 인산염 농도는 정상이거나 높다. 그러나 총체내 인산염은 부족하게 되어 있다. 인슐린 투여로 세포내로의 인산염의 이동이 오는데 저인산염혈증에도 불구하고 증상은 없으나 적혈구 2, 3-DPG 치는 치료 중에 상승되어 있다.

④ 고심투입성 비게톤성 혼수(*Hyperosmolar nonketotic coma*)

이 질환은 때로 그람음성 폐혈증이 뒤따르므로 주의를 요한다. 치료의 주목적은 고삼투압농도(*hyperosmolality*)를 교정하고 혈장량의 부족을 채우는 것이다. 인슐린 투여로 고혈당을 교정하되 혈당을 300 *mg/dL* 이하로 갑자기 낮추면 안 된다. 왜냐하면 이 기전은 확실히 모르나 혈당을 300 *mg/dL* 이하로 갑자기 내리면 뇌부종이 일어나기 때문이다. 그러나 이런 뇌부종의 현상은 인간에서는 극히 드문 것으로 알려져 있다. 체액량 부족은 0.45% 식염수를 공급하는 것이 가장 좋다. 그러나 심한 수액량 부족으로 저혈압이 인정된 환자는 초기에 0.9% 식염수를 긴급히 투여하고 나서, 0.45% 식염수로 대치해야 한다. 때로 심한 저혈압이 있는 환자는 프라스마네트(*plasmanate*) 나 알부민을 사용한다. 비케톤성 혼수 환자는 평균 첫 24시간 내 9 리터의 수액을 공급하게 되어 있다.

⑤ 젖산산증

젖산산증 시 HCO_3^-요구량은 혈장 HCO_3^-을 기초로 해서 산출해낸 양보다 더 많은 양이 되는데, 이는 투여한 HCO_3^-가 세포내 pH를 증가시키므로 인해서 젖산이 만들어지는 것을 자극하기 때문이다. 그러므로 HCO_3^-요구량은 투여한 HCO_3^-에 대한 환자의 반응에 의해서 결정해야만 한다. 만일 초기 혈액 pH가 7.1 이하일 때는 HCO_3^- 량은 1 *mEq/kg*(체중)로 해서 10분 내에 주입해야 한다. HCO_3투여량은 0.5×체중×(올리고 싶은 HCO_2량)−(현재 측정된 HCO_3치)로 계산한다. 에탄올 중독에 의한 젖산산증은 자연히 좋아지고 예후가 좋으나, 조직 저산소증에 의한 젖산 산증은 기저질환을 치료해야만 한다. 젖산 산증시 lactate 생성을 감소시키기 위해서는 dichloroacetate 사용되기도 한다.

대사성 알칼리증

대사성 알칼리증의 발생에 필요한 2가지 기전이 있다. 첫째는 세포외액 HCO_3^-농도가 증가하는 기전과, 둘째로 많은 HCO_3^-배설을 신장이 억제하는 기전 즉 신세뇨관에서 HCO_3^-에 대한 threshold가 증가하는 것이다. 정상적으로 신장은 혈중 HCO_3^-농도 24~25 *mEq/L*를 유지하기 위해서는 HCO_3^-을 신속하게 배설시켜야 한다. 인체내 HCO_3^- 배설을 위한 신장의 능력은 아주 크기 때문에 하루에 1,700 *mEq*의 HCO_3^-가 많이 부하되더라도 혈액 HCO_3^-농도는 약간 증가한다. 단순한 HCO_3^-의 신장 theshold의 증가는 알칼리증을 만들지는 않는다. 즉 무뇨(anuria)시 HCO_3^-배설은 예방되지만 대사성 알칼리증은 오지 않는 것이다.

1) 세포외액 HCO_3^-농도가 증가하는 기전

대사성 알칼리증은 세포외액의 pH를 나타낸 것으로 세포외액 HCO_3^-농도가 증가되었음을 말한다. 따라서 대사성 알칼리증은 세포 pH가 정상보다 더 낮을 경우에만 발생한다. 거기에다 대사성 알칼리증은 HCO_3^-농도 증가 없이도 세포외액량 감소에 의해서도 발생할 수 있다. 그러나 세포외액 HCO_3^-농도가 증가함에도 불구하고 부종 때처럼 세포외액량이 비례적으로 증가한다면 대사성 알칼리증은 나타나지 않는다. 세포외액내 HCO_3^-농도가 증가하는 것은 (표 2-14)에 나타내었고 그 기전은 다음과 같다.

(1) 중탄산염의 순수한 획득(net gain)

① HCl 상실

위내로 HCl의 분비는 같은 양의 중탄산염을 혈액 내에서 만든다. HCl가 십이지장으로 들어올 때 중탄산염으로 titrate되더라도 중탄산염의 net gain이나 net loss는 없다. 그러나 만일 HCl가 토해지거나 흡입에 의해 제거될 때는 혈액내로 중탄산염의 net gain이 일어난다(그림 2-18).

표 2-14. 세포외액 중탄산염 농도를 증가시키는 기전

1. 중탄산염의 net gain
   - 위에서 HCl 상실(구토, suction, 선천적인 chloridorrhea)
   - 알칼리 또는 중탄산염 전구물질 투여
   - 중탄산염의 신장에서 생성증가
     : 원위세뇨관에서 Na^+ 증가(이뇨제 사용)
     : 잘 흡수 안 되는 음이온의 증가(sulfate 주입)
     : 호흡성 산증
     : 원발성 고알도스테론증
     : 칼륨부족
     : 근위세뇨관에서 HCO_3^- 재흡수 조장(부갑상선기능저하증)
2. 세포내로 H^+ 이동
   - 칼륨부족 또는 이차성 부갑상선기능항진증처럼 뼈에서 알칼리의 유리
3. 중탄산염 양이 비례적으로 감소함이 없이 세포외액 양의 감소(체액 감소성 알칼리증)

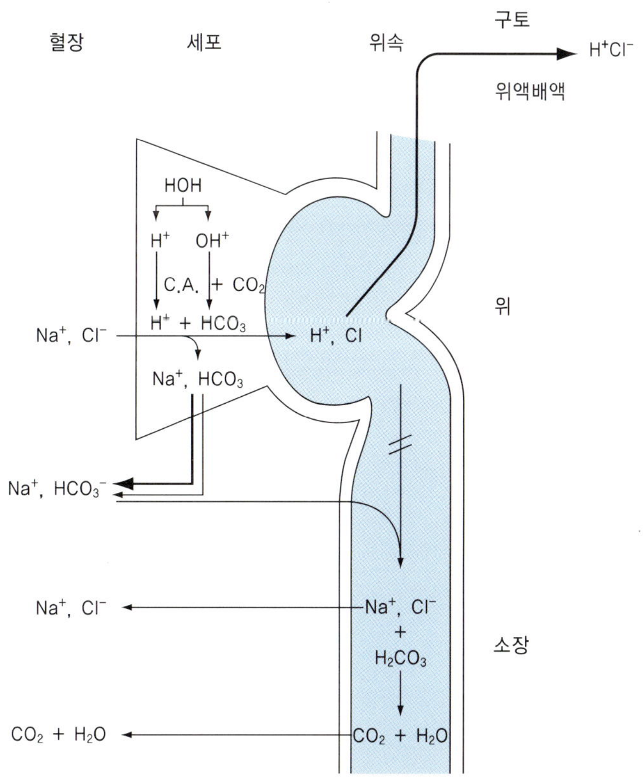

그림 2-18. 구토 또는 위내용물 배출시 혈장에서 $NaHCO_3$가 순수하게 첨가되게 하는 기전. 가는 화살표는 HCl의 위내에서 분비하는 정상경로이고, 굵은 화살표는 구토 또는 위액의 배액시 일어나는 변화이다. CA는 carbonic anhydrase이다.

설사를 동반한 선천성 알칼리증에서는 HCl이 대변에서 상실이 되는데, 이는 회장이나 대장에서 Cl^-의 재흡수가 안 되기 때문이다. 그러므로 Cl^-가 장내에 남아 있어 중탄산염의 net gain을 위하여 Na과 교환되어 배설되어야 할 H^+가 Cl^-와 함께 대변으로 배설이 된다.

대사성 알칼리증은 외부에서 $NaHCO_3$을 투여한 것보다 HCl가 체외로 상실되는 것이 보다 더 효과적으로 체내 HCO_3^-량을 증가시킨다. 외부에서 $NaHCO_3$을 투여한 경우는 신장이 투여한 과량의 $NaHCO_3$을 배설함으로써 보상할 수 있다. 그러나 $NaHCO_3$을 신장으로 배설시키는 것은 반드시 Na과 세포외액의 부족을 초래하게 된다.

② 알칼리 투여

중탄산염이나 중탄산염 전구물질 즉 *lactate*, *citrate*, *acetate*, *tromethamine*(TRIS buffer, THAM), *calcium carbonate*을 투여 시 세포외액의 HCO_3^-농도가 증가할 수 있다.

③ 중탄산염의 신장에서 생성증가

신장은 정상적으로 중탄산염을 하루에 약 70 *mEq* (1 *mEq*/24 *hr*/*kg* 체중)을 만들어내고, 이 양은 정상적인 대사과정에서 만들어지는 산(H^+)에 의해 매일 동일한 양의 HCO_3^-을 소모시킨다. 순수 산(net acid)배설이 체내에서 만들어지는 산의 양보다 많은 상태에서는 세포외액 HCO_3^-농도가 증가하기 때문이다. 그러나 순수 산 배설이 계속 증가 시(여기에서는 HCO_3^-생성) HCO_3^-의 theshold가 동시에 증가되지 않으면 중탄산뇨(*bicarbonaturia*)을 예방한다는 것은 불가능한 일이다.

다음과 같은 조건들은 순수 산 배설이 증가하는 경우이다.

가. 칼륨(K)부족

K부족은 근위세뇨관에서 중탄산염의 재흡수가 증가하고 원위세뇨관에서 H^+ 분비를 조장시킨다. 신장의 암모늄 생성증가(glutaminase 활성도 증가) 역시 산의 배설을 도와준다. 인체는 칼륨의 적은 감소에도 대사성 알칼리증을 유발할 수 있는데, 이는 음식에서 염분을 제한할 때 특히 잘 나타난다.

나. 과량의 mineralocorticoid

미네랄코르티코이드 호르몬에 의해서 K 부족이 왔을 때는 더욱 H^+ 분비를 자극시키게 된다. 수질 바깥부위 집합관에서는 H^+ 분비가 신피질 집합관에서 보다도 더 예민하고 Na^+과는 독립적으로 이루어진다고 믿어 왔지만, 미네랄코르티코이드에 의한 H^+와 K^+의 분비 촉진은 Na^+ 섭취 제한으로 원위세뇨관으로 Na^+ 운반이 현저히 감소되었을 때는 거의 완전히 이루어지지 않는다.

다. 알도스테론 분비가 정상 또는 증가 시 Na^+의 운반 증가

알도스테론이 정상이거나 증가 시에 원위세뇨관과 집합관에 Na 운반의 증가는 H^+ 과 Na^+의 교환을 증가시킬 것이다(이뇨제 치료). 만일 유효동맥용적이 동시에 확장함으로써 알도스테론 분비가 억제된다면 Na 운반의 증가는 H^+의 배설을 증가시키지는 못할 것이다. 이런 경우는 고염분 식이를 하는 때이다.

라. 재흡수가 잘 안되는 음이온의 원위세뇨관내 운반 증가

재흡수가 잘 안되는 *phosphate*, *sulfate*, *nitrate*가 원위세뇨관으로 운반이 증가하면 다음 2가지 기전에 의해 산의 배설이 증가한다. 첫째로 재흡수가 잘 안되는 음이온은 원위세뇨관의 세뇨관강내 음전하를 증가시키므로 분비된 H의 역확산(back diffusion)을 제한시키고 둘째, Na^+은 전기적으로 중화를 유지하기 위하여 재흡수가 잘 안되는 음이온과 같이 있어야만 한다. 그러므로 원위세뇨관으로 Na^+ 운반의 증가에 의해서 H^+ 분비가 더욱 잘 되는 것이다.

마. 증가된 P_{CO_2}

증가된 P_{CO_2}는 근위세뇨관에서 중탄산염의 재흡수를 자극시키고 또 원위세뇨관에서 H^+ 분비를 자극함으로써 H 배설을 증가시킨다. 이는 아마도 신세뇨관 세포 H^+ 농도가 증가함으로써 일어나는 것 같다.

바. 근위세뇨관에서 중탄산염 재흡수의 증가

근위세뇨관에서 중탄산염만 재흡수가 증가하는 것은 이론적으로 net acid 배설을 증가시키게 된다. 예를 들면, 고칼슘혈증은 근위세뇨관의 HCO_3^- 재흡수를 증가시키는데 이는 원위세뇨관 H^+ 분비를 증가하도록 한다.

(2) 세포내로 H^+ 이동

아래 도식에서와 같이 K^+이 세포에서 나가고 체내에서 상실될 때는 세포의 전기적 중화를 유지하기 위하여 세포내로 이동하는 H^+와 Na의 교환이 이루어진다. K과 교환되는 H는 결과적으로 세포외액에 HCO_3^-을 첨가하게 한다. 세포외액에 첨가되는 알칼리는 뼈에서 유래된다.

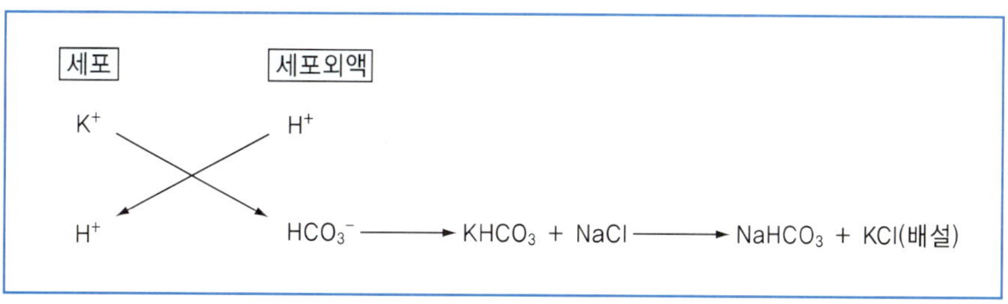

(3) 중탄산염의 상실없이 세포외액량 감소

중탄산염(HCO_3^-)과 함께 동시에 상실하지 않고 세포외액의 상실이 있을 때 세포외액의 중탄산염 농도가 증가하는 경우가 있는데 이를 *체액감소성 알칼리증*이라 한다.

2) 세포외액 HCO_3^-가 고농도를 유지하는 기전

K부족 : 심한 K부족은 중탄산염의 한계치(threshold)와 HCO_3^-의 근위세뇨관에서 재흡수를 증가시킨다. K부족에 수반되는 세뇨관 세포내 H^+농도를 증가시키는 것은 H^+ 분비를 촉진하는 것으로 생각한다.

유효 동맥 혈액량 감소 : 혈액량 감소 때문에 대사성 알칼리증시 혈장 HCO_3^-가 고 농도로 유지되는 것은 근위 세뇨관에서 HCO_3^-재흡수를 증가시키는 것에 기인할 것이다. 그러나 HCO_3^-의 세뇨관 재흡수 증가에다가 감소된 GFR 때문에 HCO_3^-의 부하가 감소한 것이다. K^+부족은 GFR의 감소를 유발할 수 있으며 혈액량 부족의 결과로 신혈류 감소는 또한 K^+부족을 일으킬 수 있다.

고Ca혈증으로 인하여 GFR이 감소와 Ca재흡수 증가로 인하여 대사성 알칼리증을 조장한다. 이것이 밀크-알칼리 증후군을 일으키는데 관여한다.

높은 P_{CO_2} : 고 HCO_3^-의 역치가 증가되도록 직접적으로 유도한다. P_{CO_2}가 높을 때 많은 H^+의 분비를 위해서는 세포내에서 이용이 되어야 한다. 그러나 pH는 free H^+ 농도를 반영하며, 이것은 P_{CO_2} 뿐만 아니라 HCO_3^-농도에도 의존하게 된다. 그래서 증가된 P_{CO_2}로 인하에 나타나는 증가된 HCO_3^- 역치는 높은 P_{CO_2} 자체라기보다는 신세뇨관세포의 pH 감소 때문이라고 보아야 한다. 높은 P_{CO_2}는 신장에서 HCO_3^-의 생산을 증가시키도록 하고, P_{CO_2}가 증가된 상태로 오래 남아 있는 동안 높은 HCO_3^- 농도를 유지할 수 있도록 한다. 이런 조건은 대사성 알칼리증으로 표시할 수 없고 오히려 호흡성 산증 때문에 대사성 보상이라고 할 수 있다. 만일 P_{CO_2}가 정상치로 떨어지면 HCO_3^- 농도는 신배설에 의해 떨어질 것이다. 또 만일 염분을 제한하면 $NaHCO_3$가 신장배설을 함으로써 혈액량 부족을 유발할 것이며, 이것은 HCO_3^-의 더 많은 배설을 억제할 것이다. 이렇게 해서 대사성 알칼리증을 유지하려고 한다.

부갑상선 호르몬, 칼슘 및 인산의 영향 : 증가된 부갑상선 호르몬(PTH), 감소된 인산 그리고 감소된 칼슘은 근위세뇨관에서 HCO_3^- 재흡수를 억제하고 그에 반하여 낮은 PTH, 고Ca 및 높은 인산치는 그 반대 현상이 일어나게 할 것이다. Ca 흡수불량 증후군 또는 비타민 D 부족(높은 PTH, 낮은 Ca 및 낮은 인산)이 원인이 되는 2차성 부갑상선 기능 항진상태는 대사성 산증을 동반한다는 것을 예측할 수 있다. 비슷한 경우로 부갑상선에 기인한 것이 아닌 고Ca혈증 예컨대 전이성암(PTH 분비를 억제하는 고Ca치, 고P혈증)은 대사성 알칼리증이 발생할 것이다. 1차성 부갑상선 기능항진증시 고Cl혈증성 대사성 산증이 관찰되는데, 이는 신장에서 HCO_3^- 재흡수에 대한 고PTH와 저인산농도의 효과 때문이다. PTH는 직접 원위세뇨관에서 H^+분비를 자극함에도 불구하고 PTH 과잉 자체는 임상적으로 대사성 알칼리증을 유발할 수 있다.

증가된 원위세뇨관 H^+ 분비 : 원위세뇨관의 H^+ 분비능력은 극히 제한되어 있다. 그래서 신장의 HCO_3^- 역치 증가는 거의 언제나 근위세뇨관의 HCO_3^- 재흡수 증가를 동반하고 있다. 만일 원위세뇨관 H^+ 분비가 현저히 증가되어 있다면 신장의 HCO_3^-역치는 유의하게 증가한 것이다. Na_2SO_4나 Na-nitrate 투여는 이런 기전에 의해서 아마도 신장의 HCO_3^-역치가 증가한다. Na의 원위세뇨관에 부하가 증가함으로써 수반되는 알도스테론 농도의 현저한 증가는 HCO_3^-역치 증가와 유사하다.

Cl 결핍 : Cl^-부족은 신장의 HCO_3^-역치(threshold)를 증가시키는 능력을 가지는 요인의 하나이다. 대사성 알칼리증은 Cl^-반응성과 Cl^-저항성의 두 형태가 있다. Cl^-반응성의 특징은 소변 내 Cl^- 배설이 현저히 감소(20 *mEq* 이하)하고 Cl^-이 포함된 수액(KCl, NaCl)을 투여하면 알칼리증이 신속히 교정된다. Cl^-저항성의 특징은 소변 내 Cl^-의 배설이 많고(20 *mEq* 이상) Cl^- 수액을 투여하여도 알칼리증이 교정 되지 않는다. 이런 사실에 기초하여 Cl 부족 그 자체는 신장의 HCO_3^-역치를 증가시킨다고 할 수 있다.

Na은 세포외액을 유지하는 주 용질이고, Cl^-와 HCO_3^-는 세포외액에 존재하는 유일한 비단백성 음이온이다. 만일 Na^+ 농도가 정상이라면 HCO_3^-농도 변화는 다른 음이온이 공급되지 않은 한 Cl 농도에 상응하는 변화가 있어야만 한다. 그러므로 Cl^- 보충 없이 HCO_3^-의 지속적인 신장배설은 혈액량 감소를 유발한다. 이것은 더 이상의 HCO_3^-가 신장에서 배설되는 것을 예방한다. 그런 이유로 Cl^- 반응성 알칼리증은 혈액량 감소에 의해서 유지된다. Cl^-에 반응 하지 않는 대사성 알칼리증은 혈액량 감소보다는 다른 요인(K부족)들이 높은 HCO_3^-역치를 유지하고 있다. 최근 연구된 바로는 Cl^- 부족은 집합관에 영향을 주어 대사성 알칼리증을 발생시킨다. HCO_3^-분비는 HCO_3^- / Cl^- 역수송체을 통해서 피질집합관에서 일어나고 세뇨관강내 Cl^-의 낮은 농도는 HCO_3^- 분비를 억제시킨다. 바깥쪽 수질 집합관에서는 Na^+ 재흡수가 되지 않은 반면 분비된 H^+은 Cl^-에 동반되어야 한다. 그리고 세뇨관강내 낮은 Cl^- 농도는 원위세뇨관 H^+ 분비를 강화시킨다.

신부전 : HCO_3^-가 신장 이외에서 만들어진다. 심한 신부전시 신장으로 HCO_3^- 상실을 방지할 수 있다. 그 결과 알칼리증을 유지시킨다.

(1) 대사성 알칼리증의 임상적 원인

대사성 알칼리증시 임상적으로 관찰되는 원인들은 (표 2-15)에 윤곽을 나타내었다.

① 구토 또는 위내용물 배출

구토 또는 위 내용물을 배출한 환자에게서 세포외액 HCO_3^- 농도가 증가하는 원인은 다음 3가지 기전에 의한다. 첫째, 구토액내 HCl의 상실은 순수 HCO_3^-의 획득을 초래하고(그림 2-18) 둘째, K부족은 H^+ 교환을 위하여 세포외액 HCO_3^-가 계속 만들어짐으로써 세포내에서 K의 이동을 초래하고(그림 2-18) 셋째, 구토액내 세포외액의 상실은 세포외액량을 감소시킨다. 그러므로 HCO_3^-농도는 증가한다. 대사성 알칼리증은 감소된 유효동맥 혈액량과 K부족으로 인하여 계속 유지된다.

② 체액감소성 알칼리증

체액감소성 알칼리증은 HCO_3^-의 상실이 없는 상태에서 HCO_3^-의 농도가 증가된다. 이는 세포외액량의 감소에 기인한 것이다. 이런 상황은 에타크린산(*ethacrynic acid*)과 같은 강력한 이뇨제로 치료하는 울혈성 심부전증 환자에서 보고되어 있다. 이러한 알칼리증은 증가된 net acid 배설과 K부족으로 인하여 대사성 알칼리증을 발생시키는 역할을 한다.

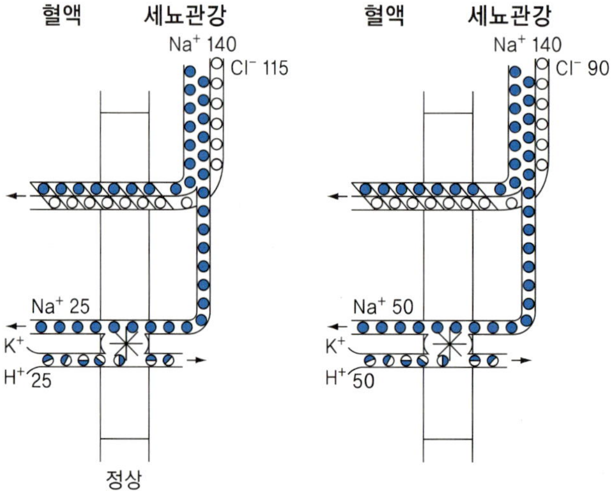

그림 2-19. 저Cl 혈증시 저K혈증 발생기전

③ 선천적으로 Cl를 배설하는 설사(*congenital chloridorrhea*)

이는 설사가 동반된 선천성 알칼리증이라고 하는데 대변 내 HCl 상실은 순수한 HCO_3^-의 획득을 초래한다.

또 대변의 K^+ 상실로부터 초래되는 K^+ 결핍은 신장으로부터 산(H^+)의 배설을 자극시키며, HCO_3^-을 새로 만들어 내도록 한다. 알칼리증은 K^+ 부족 그리고 Cl^- 상실로 인하여 효율적인 동맥량의 감소 때문에 유지된다.

④ 고탄산혈증 제거 후(*posthypercapnea*) 대사성 알칼리증

P_{CO_2}가 증가된 환자는 처음에 호흡성 산증을 신장에서 보상하는 기전 때문에 HCO_3^-농도가 증가한다. 그러나 증가된 HCO_3^-농도가 오래도록 지속하고 있을 때 높은 P_{CO_2}를 감소시킨 후에도 대사성 알칼리증이 발생하는 것은 분명히 높은 P_{CO_2}에서 기인한 것보다도 다른 요인에 의한 것이다. K^+ 부족과

감소된 유효한 동맥량이 자주 문제가 되는데 K^+ 부족은 호흡성산증 때문에 발생하고, 또 이뇨제 치료에 의해서 악화될 수 있다. 유효한 동맥량의 감소는 심부전이 동반되기도 하고 이뇨제로 인한 수액의 상실이 원인이 되기도 한다. 고탄산혈증 환자는 Cl^-가 부족한데 Cl^-를 보충하지 않은 한 $NaHCO_3$의 배설에 의해서 혈액량 감소를 초래할 것이다.

⑤ 밀크-알칼리 증후군

이는 다량의 밀크나 다른 식품을 통하여 흡수되는 알칼리를 장기간 섭취한 후 일반적으로 발생하는데, 어떤 때는 다량의 밀크나 알칼리를 먹은 후 1주일 후에도 발생한다. 특히 흡수되는 제산제, 칼슘탄산염, CaO_2를 사용 후 흔히 발생하는데, 흡수 안되는 제산제 $Mg(OH)_2$, $Al(OH)_3$ 사용 후에 발생하기도 한다. 밀크-알칼리증후군은 고칼슘혈증, 대사성알칼리증, 고질소혈증(azotemia), 정상이거나 증가된 혈장 인산염치, 그리고 정상 alkaline phosphatase 농도를 가지는 것이 특징이다. 급성증후군은 비정상적인 석회화 침착이 없으나 만성형은 신장석회화증(*nephrocalcinosis*), 대상각막병증(*band keratopathy*)같은 전이성 석회화증이 많다. 밀크-알칼리증후군시 HCO_3^-농도 증가는 신장에서 산의 배설이 증가하는 것처럼 알카리의 섭취 결과이다.

신장에서 산 배설이 증가하는 원인과 같이 고칼슘혈증 때문에 근위세뇨관에서 HCO_3^-재흡수가 조정되기도 하는데 이는 아마 부갑상선 호르몬의 활성이 감소하기 때문일 것이다. 신장에 HCO_3^-의 한계치(threshold)가 높게 유지되는 것은 역시 고칼슘혈증과 억제된 부갑상선 호르몬 활성도 때문이다. 또한 고칼슘혈증으로 칼슘이 ADH수용체에 결합하므로써 이뇨발생으로 탈수가 되어 사구체여과율이 감소한 것도 한 기전이 된다. 즉 대사성 알칼리증으로 인한 칼슘의 신세뇨관 재흡수 증가는 고칼슘혈증을 유지시키게 되는 것이다.

⑥ 신부전시 양이온 교환수지와 함께 흡수가 잘되는 제산제 투여

정상적으로 $Mg(OH)_2$나 $Al(OH)_3$을 복용하면 알칼리증은 없어지는데 이는 위내에서 중화되는 HCl 량과 소장에서 중화되는 HCO_3^-량이 동일하기 때문이다. 즉 $Mg(OH)_2 + 2HCl \rightarrow MgCl_2 + 2H_2O$(위), $MgCl_2 + 2NaHCO_3 \rightarrow NaCl + MgCO_3 \cdot H_2CO_3$(십이지장)이다. 그러나 이런 제산제를 양이온 교환수지와 함께 투여했을 때는 HCO_3^-를 소모시키지 못한다. 즉 $Mg(OH)_2 + 2HCl \rightarrow MgCl_2 + 2H_2O$(위), $MgCl_2 + (Na)_2\text{-resin} \rightarrow 2NaCl + Mg\text{ - resin}$(위와 십이지장)이다. 따라서 신기능의 장애는 많은 HCO_3^- 배설을 하지 못하게 함으로 대사성 알칼리증이 일어나게 한다.

⑦ 미네랄코르티코이드 과잉증(*hypermineralocorticoidism*)

원위세뇨관에 Na 운반이 정상이면 미네랄 코르티코이드는 H^+ 배설을 자극시킨다. 미네랄코르티코이드가 많은 상태에서 흔이 일어나는 K^+ 부족은 대사성 알칼리증을 발생하게 하고 이는 염분 제한시 더욱

잘 발생한다. 이처럼 미네랄코르티코이드 과잉증 상태에서는 원위세뇨관에 Na의 운반증가가 유효동맥혈액량이 낮은 경우(이뇨제 치료)에 대사성 알칼리증이 잘 나타난다. 그렇지만 대사성 알칼리증은 원발성 고알도스테론증과 유효동맥량이 증가되는 기타 미네랄코르티코이드 과잉상태에서도 발생할 수 있다.

표 2-15. 대사성 알칼리증의 발생과 지속시키는 기전

원 인	발생기전	지속시키는 기전
구토 및 위액 배액	·HCl 상실, 유효 동맥혈액량 감소, 세포내로 H^+ 이동	·유효 동맥혈액량 감소 ·K^+ 부족, 신부전
이뇨제(에타크린산)에 의한 수축성 알칼리증	·유효 동맥혈액양 감소 ·세포내로 H^+ 이동 ·신장 H^+ 배설 증가	·유효 동맥혈액량 감소 ·K^+ 부족
선천적 Cl^- 설사	·대변 내 HCl 상실 ·신장 H^+ 배설 증가	·유효 동맥혈액량 감소 ·K^+ 부족
고 탄산혈증 제거후 알칼리증	·신장 H^+ 배설 증가	·유효 동맥혈액량 감소 ·K^+ 부족
단식후 포도당 복용	·세포 내로 H^+ 이동	·유효 동맥혈액량 감소 ·K^+ 부족
밀크-알카리 증후군	·알카리 복용($CaCO_3$) ·신장 H^+ 배설 증가	·고 Ca^{++} 혈증 ·부갑상선 기능 저하증
부갑상선과 관계없는 고 Ca^{++} 혈증	·신장 H^+ 배설 증가, 뼈의에서 salt 유리	·고 Ca^{++} 혈증 ·부갑상선기능저하증
미네랄코르티코이드과잉증	·신장 H^+ 배설 증가 ·세포 내로 H^+ 이동	·K^+ 부족 ·원위세뇨관 H^+분비 증가
K^+ 부족	·신장 H^+배설 증가 ·세포 내로 H^+ 이동	·K^+ 부족
이뇨제	·신장 H^+ 배설 증가 ·세포 내로 H^+ 이동	·유효 동맥혈액량 감소 ·K^+ 부족

(2) 칼륨(K) 감소

인체에서 고알도스테론 혈증이 없이 선택적인 K^+ 감소는 대사성 알칼리증의 원인이 된다. 알칼리증은 음식의 염분 제한으로 더욱 심해진다. 근위세뇨관 질환에 의한 K^+ 재흡수의 결함이 가족성으로 발생한다는 사실이 보고되었는데, 이 경우 대사성 알칼리증과 저칼륨혈증이 특이한 소견으로 나타난다.

대사성 알칼리증의 진단

알칼리증의 진단은 혈장 중탄산염의 증가와 알칼리 pH 소견을 기초로 한다. 이 때는 주의 깊은 병력 청취와 이뇨제치료, 구토, 위내용물 배출, 밀크-알칼리증상 등이 원인이 되었는지를 알아내야 한다.

그리고 유효동맥 혈량감소는 대사성 알칼리증을 지속시키는 기전이 되고, 소변 내 Cl 농도를 측정함으로써 알칼리증 원인을 알아낼 수 있다(표 2-16).

표 2-16. 소변 내 Cl 배설에 따르는 알칼리증의 원인

1. Cl-반응성 대사성 알칼리증 (소변 내 Cl 15 *mEq/L* 이하) · 구토 또는 위내용물 배액 · 염분을 제한하면서 이뇨제 치료후 · 염분을 제한하면서- posthypercapnic alkalosis · 선천적인 chloridorrhea · 염분을 제한하면서 알칼리투여	2. Cl-반응하지 않은 대사성 알칼리증 1) 소변요내 Cl 20 *mEq/L* 이상 · 부종형성 상태에 대사성 알칼리증 2) 요내 Cl치 높은 상태 · K 부족 · hypermineralocortidism · 고칼슘혈증, 부갑상선 기능 저하증 3) 단정할 수 없는 요중 Cl치 · 진행된 신부전시 중탄산염의 신장이외에서 생성

대사성 알칼리증시 소변 내 Na^+ 배설은 신뢰할 수 없는 혈액량의 지표이다. 왜냐하면, Na^+은 혈액량이 부족함으로 불구하고 HCO_3^-와 같이 배설하기 때문이다. 만일 NaCl이든 KCl으로 Cl^-를 투여하여 알칼리증이 교정되었다면 Cl^-에 반응하는 알칼리증으로 진단이 확정될 수 있다. 유효 동맥량 감소시 부종을 형성하고 있는 상태에서 NaCl를 통과하는 것은 보통 요내 Cl^-치가 낮아 있더라고 알칼리증은 교정되지 않고 부종이 증가할 뿐이다.

대사성 알칼리증의 치료

기저질환의 원인을 직접 교정하는 것이 이상적인 치료이다. 만일 이것에 실패하면 신장의 배설을 통하거나 중화제를 써서 또는 혈액 투석을 실시하여 세포외액 중탄산염의 농도를 감소시켜야만 한다.

① 신장배설

중탄산염의 신배설은 혈액의 중탄산염 농도를 높게 유지시키려고 하는 비정상적인 상태를 교정함으로서 이루어질 수 있다. 예를 들면, 저혈액량증, 저칼륨혈증 그리고 때로 고칼슘혈증을 교정하여야 하는 경우이다. 대사성 알칼리증 환자에게는 Cl를 제한하는 것은 대사성 알칼리증의 교정을 방해하는 결과를 가져온다. 그러나 알칼리증으로서 K부족 시 KCl의 투여는 K부족과 대사성 알칼리증을 동시에 교정할 것이다.

K부족은 KCl로서만이 교정을 해야 한다. 만일 $KHCO_3$, K-*citrate*, K-*acetate* 등을 투여하면 알칼리증은 더욱 악화되고 K 상실도 계속된다. 대사성 알칼리증시 유효동맥량의 감소가 부종을 형성하는 원

인이 된다면 *acetazolamide*를 하루에 250~500 *mg*을 2~4회로 나누어 복용시킨다.

② 화학적 완충작용

대사성 알칼리증은 심한 신장 장애 그리고 낮은 유효동맥량을 교정할 수 없는 경우 등에 발생한다. 또 중탄산염의 신배설이 가능하지 않을 때는 중탄산염의 직접 적정(titration)으로 치료해야 한다. 이런 목적으로 NH_4Cl, *lysine, arginine chloride* 그리고 HCl와 같은 산성화시키는

염(*acidifying salts*)을 사용한다. 그러나 이런 방법은 동맥혈 pH 변화로 세포내 K의 유출을 조장하기 때문에 고칼륨혈증의 위험성을 수반한다. 그러므로 HCl 산은 0.1~0.15 N로 희석하여 사용한다. 예를 들면 중탄산염 300 *mEq*을 적정화하기 위하여 0.1N HCl 를 3 리터를 투여해야 하는 것이다. 이때 HCl로 $NaHCO_3$을 적정하기 때문에 NaCl이 만들어지고, 투여한 수분의 양에 비례하여 삼투질 농도는 감소하며, *저Na혈증*이 일어난다. 최근 보고된 바로는 중심 정맥을 통하여 1.0N HCl를 성공적으로 투여한 사실이 있다.

③ 투석으로 많은 중탄산염을 제거

혈액 투석으로 중탄산염을 제거하는 방법은 효과적이며, 특히 신부전을 수반하고 있을 때 효과적이다.

호흡성 알칼리증

호흡성 알칼리증은 1차적으로 P_{CO_2}가 감소함으로써 세포외액의 pH가 증가하는 것을 말한다. 호흡환기는 CO_2의 생성하는 율에 따라서 조절되기 때문에 과잉 호흡은 P_{CO_2}가 정상보다 낮아진다.

과잉호흡은 기계의 도움으로 호흡하는 것과 수의적(자발적)으로 과잉호흡하는 것을 제외하고는 언제나 호흡 중추의 자극에 의해 나타나는 결과이다. 호흡 중추의 자극은 직접적으로 올 수도 있고, 말초 또는 중추 화학수용체의 자극에 의해서 또는 반사자극에 의해서도 올 수 있다. 호흡중추자극은 저산소증 호흡을 하는데 중요한 생리적 자극이고, 이 자극은 경동맥과 대동맥에 위치한 말초 화학수용체를 통해서 일어나는데 혈액내 O_2량보다는 동맥내 Po_2가 이 자극의 정도를 결정하게 된다. 이 수용체에 혈류가 지나가는 것이 크고 빠르기 때문에 이들의 조직에 Po_2가 떨어지면서 호흡이 자극되는 것이다. 동맥 Po_2가 갑자기 하강했을 때에도 Po_2가 60 *mmHg* 이하로 될 때까지 호흡의 자극은 일어나지 않는다.

과잉호흡은 약간의 저산소혈증시 나타나지만 뇌에 pH가 계속 증가하면 과잉호흡이 억제된다. 만성형 저산소혈증은 뇌 pH가 보상작용에 의해 내려가기 때문에 과잉호흡은 심하지 않다. 호흡성 알칼리증을 일으키는 저산소증의 가장 흔히 있는 원인은 주로 폐질환과 산소가 부족한 고산지대에 사는 것

이다. 고산지대에 사는 주민은 과잉호흡의 정도가 시간이 지남에 따라 적응함으로써 감소한다. 폐질환의 초기에는 저산소증으로 인한 과잉호흡이 알칼리증의 원인이 되지만 폐질환의 후반기에는 호흡성 산증이 일어난다. 또 중추 화학수용체에 영향을 주는 약물이 호흡성 알칼리증 원인이 될 수도 있다. 그리고 흉곽, 폐혈관 그리고 폐조직에 위치한 구심성 경로(*afferent limbs*)의 신경으로서 여러 가지 호흡반사는 과잉호흡을 유발시킬 수 있다. 폐울혈, 폐염, 폐색전증으로 인하여 폐가 딱딱하게 될 때 호흡성 알칼리증의 가장 흔한 원인이 되고 있다.

호흡성 알칼리증으로 입원한 나이 많은 환자는 흔히 중추를 자극하는 salicylate 효과 때문에 고생하고 있다. 호흡성 알칼리증의 발생 원인은 (표 2-17)과 같다.

표 2-17. 호흡성 알칼리증의 원인

1. 저산소증 : 폐질환, 해발보다 높은 지대에 거주자
2. 약물과 독소 : salicylate, progesterone, epinephrine, nikethemide, ethamivan, doxapram, theophylline, nicotine, dinitrophenol
3. 중추신경질환 : 염증, 종양, 뇌졸중, 외상
4. 심인성 : 신경과민, 히스테리
5. 폐의 반사자극 : 폐질환
6. 대사성 산증에서 신속하게 회복시
7. 기타 : 간질환, 심한 빈혈, 각기병, thyrotoxicosis, 그람 음성균 감염, 기계적 보조로 호흡한 경우, 일사병

1) 호흡성 알칼리증 임상증상

만성호흡성 알칼리증은 혈액 pH가 거의 정상이 되도록 보상 작용하기 때문에 증상이 없는 것이 보통이다. 급성호흡성 알칼리증시는 숨이 막히고, 호흡이 가쁘고, 어지럽고, 신경질적이고, 사지와 입술 주위의 감각이 이상하고 의식에 변화가 오고 테타니가 발생한다. 이는 pH가 증가된 상태에서 혈장단백이 칼슘과 더 많이 결합하기 때문에 이온화 칼슘 농도가 떨어지기 때문에 오는 결과이다. 또 P_{CO_2}의 감소로 인한 뇌 혈류가 감소되어 이런 증상들이 나타나기도 한다.

2) 호흡성알카리혈증 진단

혈액가스 측정으로 P_{CO_2}가 낮고 알칼리 pH가 나타날 때 호흡성 알카리혈증을 진단할 수 있다. 혈청 HCO_3^-농도는 낮아지고 고Cl 혈증을 가지는 만성호흡성 알칼리증은 고Cl혈증 대사성 산증과 그 증상이 비슷하다.

3) 호흡성 알카리증 치료

치료는 직접 원인 제거를 해야 한다. 급성 중독성의 호흡성 알칼리증시는 paper bag으로 rebreathing하거나 5% CO_2로 호흡시켜 증상을 억제시켜야 한다. 심인성 과잉호흡은 *phenobarbital*로 안정시키는 것이 효과적이다. 호흡근 마비시는 호흡기계를 사용하여야 한다.

호흡성 산증

호흡성 산증은 CO_2의 저류를 일으키는 병적과정이나, 또는 P_{CO_2}가 1차적으로 증가하여 세포외액의 pH가 감소한 상태를 말한다. 호흡성 산증은 호흡이 불충분하여 발생하지만, 대부분의 폐질환은 저산소혈증의 원인이 되기는 하지만 호흡성 산증이 유발되지는 않는다. 이는 O_2의 이동이 CO_2의 제거보다 더 많은 장애을 유발하기 때문이다. 대부분의 폐질환은 저산소증으로 인한 자극에 따라 과잉호흡을 하게 되므로 때로 호흡성 알칼리증이 발생한다. 호흡성 산증은 호흡중추 이상이나 호흡신경 및 근육질환, 흉곽이나 기도의 이상 그리고 폐자체의 질환 등으로 발생한다(표 2-18).

이들 중 폐질환은 만성 및 급성 호흡성 산증의 가장 흔한 원인이 된다. 즉 만성폐쇄성 폐질환, 심한 폐염, 급성천식, 폐울혈 때 볼 수 있으며, 심폐정지 동안에도 급성 호흡성 산증이 발생하는 것이다.

특히 심장 정지시에는 조직에 O_2 공급이 중지된다. 이때 조직의 대사에 CO_2가 만들어지는 것이 곧바로 중단된다. 따라서 HCO_3^-로부터 만들어진 많은 양의 CO_2은 혐기성 대사에서 만들어지는 젖산에 의해서 적정(titrate)되어 지기 때문이다. 만들어진 CO_2량은 젖산에 의해서 적정된 HCO_3^-의 양과 동일하다.

표 2-18. 호흡성 산증의 원인

1. 호흡중추의 억제	3. 흉곽질환
·전신마취, 마약, 진정제	·Pickwickian 증후군
·연수에 종양, 연수회백수염, 뇌막염, 척추동맥색전증	·흉부이상, 기흉
·Pickwickian 증후군	4. 기도폐쇄
·뇌압상승	5. 폐질환
2. 호흡신경 및 근육의 결합	·폐쇄성 폐질환, 심한 폐렴,
·소아마비, Guillain-Barre 증후군, 척추손장	심한 폐울혈증, 심한 기관지천식
중증근무력증, 저칼륨 혹은 칼륨혈증 마비, 심한 K 부족증	

예로서 젖산에 의해서 적정된 HCO_3^-의 100 *mEq*은 100 *mM*의 CO_2를 만든다. 만일 이 양이 체액 40 리터에 동일하게 분포되어 진다면 해리된 CO_2의 농도는 2.5 *mM/l*까지 증가하고 P_{CO_2}는 83

*mmHg*까지 증가할 것이다.

1) 호흡성 산증 임상증상

과소호흡(*hypoventilation*)은 항시 P_{CO_2} 상승을 초래하므로 O_2을 사용하지 않는 한 저산소혈증이 불가피하게 따른다. 만성호흡성 산증의 증상은 특별한 것이 없고, 보통 저산소증, P_{CO_2} 증가 그리고 만성산증 등의 복합적인 영향이 나타난다. 이때 P_{CO_2}가 점차 증가하여 나타나는 증상보다는 갑자기 증가할 때 심하고 급성뇌산성증이 잘 나타난다.

P_{CO_2}가 80 *mmHg*로 갑자기 상승하면 의식혼탁, 그리고 혼수까지 온다. 왜냐하면 CO_2는 중탄산과는 다르게 혈뇌장벽(*blood-brain barrier*)을 신속하게 통과하기 때문이다.

P_{CO_2}가 높을 때 뇌 pH가 낮아지므로 인하여 뇌혈관의 확장이 일어나 뇌혈류가 증가하게 된다. 이때 뇌압이 증가하기 때문에 두통이 발생하고 때로는 유두부종이 오기도 한다. 대사성 산증시 pH 하강은 호흡성 산증의 원인이 되며, 세동맥의 확장이 일어나고 심근 수축력이 억제된다. 이때 카테콜아민을 투여하면 그 반응은 감소된다.

2) 호흡성 산증 진단

호흡성 산증의 진단은 pH가 낮고 P_{CO_2}치가 높을 때 가능하다. P_{CO_2}가 약간 증가될 경우 pH는 신장의 보상작용 때문에 정상치를 나타낸다. 그러나 P_{CO_2}가 보상적으로 증가하여 나타나는 대사성 알칼리증은 호흡성 산증과 유사하나 혈액 pH는 항시 높다.

3) 호흡성 산증 치료

호흡성 산증의 원인은 임상적 상황이 대개 명확하기 때문에 직접 원인적 치료를 해야 한다. 급성 호흡성 산증의 주관점은 P_{CO_2}가 높고 pH가 낮은 것이므로, 어떤 원인의 급성 호흡성 산증이라도 기관내 삽관을 실시하여 환기를 정상으로 하는 것이 중요하다. $NaHCO_3$ 투여는 세포외액 pH를 정상으로 할 것이나, 뇌세포 pH의 영향은 지연되는데 이는 HCO_3^-가 혈뇌장벽를 서서히 통과하기 때문이다. 아민(amine) 완충제 *tromethamine*(THAM : TRIS)의 투여는 이론적으로는 아주 좋다. 이는 동시에 HCO_3^-를 증가시키고 P_{CO_2}는 하강시키기 때문이다.

$$\text{즉 THAM} + \underset{\underset{CO_2}{\uparrow}}{H_2CO_3} \rightarrow \text{THAM} - H^+ + HCO_3^- \text{의 반응이 일어난다.}$$

TRIS는 0.3M 용액으로 투여한다. 만성호흡성 산증은 산증이 문제라기 보다는 저산소증이 주로 문제가 되므로 저산소증이 환기로서 좋아지지 않을때는 O_2공급으로 CO_2을 감소시킬 수 있다. 만성탄산혈증(*chronic hypercapnia*)이 있는 환자는 중추 화학수용체가 억제되어 있으므로 호흡충동(*respiratory drive*)의 자극이 필요하다. 이때 많은 O_2공급에 의해 저산소증 자극을 제거하는 것은 호흡의 심한 억제를 초래하는 결과를 낳는다. 이를 탄산가스 마취(CO_2 *narcosis*)라 한다. 그러므로 환자를 처음 보았을 때 P_{CO_2}치가 45 *mmHg* 이하일 때는 산소를 흡입시켜도 위험성이 없으나, 45 *mmHg* 이상일 때 산소를 투여하려면 PO_2을 50~60 *mmHg*를 유지하도록 투여해야만 한다. 이는 50~60 *mmHg*의 PO_2치에서 헤모글로빈은 산소와 포화가 되기 때문이다. 동맥혈 PO_2을 55 *mmHg*로 교정하려면은 28% 이하의 O_2를 사용한다. 환자의 맥박이 10개 이상 감소시는 호흡의 저산소성 충동(*hypoxic driving*)이 있다는 것을 시사한다. 보상되는 호흡성 산증의 치료시는 P_{CO_2}을 정상치 이하로 갑자기 떨어지게 해서는 안되는데, 이는 CO_2 감소로 대사성 알칼리증을 발생시킬 수 있고 pH의 갑작스런 증가는 뇌세포내 알카리증 발생의 위험성이 있기 때문이다. 한 보고에 의하면 급성 호흡성 부전증의 주된 사인이 P_{CO_2}의 급격한 감소로 인하여 pH를 갑작스럽게 증가시킨 결과라는 것이다. HCO_3^-농도를 P_{CO_2} 감소와 평행으로 감소를 시키면 혈액 pH는 정상으로 유지되나 세포 및 뇌의 pH는 CO_2평행이 신속히 일어나기 때문에 높다. HCO_3^-의 평행은 수 시간에 걸쳐서 서서히 일어난다. 그러므로 만성 호흡성 산증은 절대로 신속하게 교정하지 않아야 한다.

3. 산-염기 조절 장애 시 보상작용(표 2-20)

일반적으로 산-염기 장애 시에는 보상작용이 일어난다. 이는 산-염기 조절장애의 일차적인 장애가 대사성이면 호흡계에서, 호흡성이면 대사성계에서 보상작용을 하게 되는 까닭이다. 신외성의 대사성 산-염기 장애에서도 신장은 보상기전에 참여한다. 즉 대사성 산증 시 신장은 HCO_3^-생성을 증가시키고, 신외성의 대사성 산증 시에도 신장은 HCO_3^-를 배설시키는 것이다.

1) 대사성 산증 시 보상

대사성 산증 시에는 신장과 폐에서 보상작용이 일어나고 있다.

(1) 신장에서의 보상작용

신장에서의 보상작용은 신장이 산혈증의 원인이 되지 않았을 때 더 효과적으로 일어난다. 급성산혈증시에는 순수산(net acid) 배설의 증가가 일어나 소변 완충물질의 적정량이 증가하고, 암모니아의 포착(*trapping*)이 증가하여 소변 pH가 낮아진다.

많은 적정산은 세포나 뼈에서 유리된 인산염의 배설에 의해서 강화된다. 배설된 대부분의 산은 암모니아의 생성과 배설이 증가되기 때문에 암모니아 배설이 최대한으로 이루어지려면 2-4일이 필요하다. 심한 산증 시 소변암모니아 배설은 하루 500 *mEq*까지 증가한다. 신장에서 암모니아의 최대량은 많은 요인에 의해 산증 시에 만들어질 수 있다. 그러나 유기산증시에는 글루타민 파괴를 제한하기 때문에 신장에서 암모니아 생성이 제한을 받는다. 설사로 인한 산증시에도 탈수로 인하여 사구체여과율이 감소하여 신장 암모니아의 생성이 제한된다. 신장에서 생성되는 암모니아는 산증이 심한 정도에 따라 달라지는데 산증이 심할수록 더 많이 암모니아를 생성한다. 암모니아 배설도 음이온 형태에 따라 다른데 *nitrate, sulfate*는 Cl보다 효과적으로 신장에서 산 배설하는 것을 자극한다. 적정산 배설은 원래 받아들이는 H^+(*phosphate, urate, creatinine*)의 완충능력에 따라 제한을 받는다. 적정산의 양은 당뇨병성 케톤산증(β-*hydroxybutyrate* 나 *acetoacetate*는 H^+을 받아들이는 buffer로서 작용할 수 있음)시 하루 250 *mEq* 이상으로 증가할 수 있다.

신세뇨관산증(RTA)시 신장의 보상작용은 신세뇨관산증의 형태에 따라 다르다. 신세뇨관산증의 완전 보상작용은 순수산 배설이 정상으로 돌아오는 것을 의미한다.

신장 HCO_3^-의 역치가 아주 낮은 심한 RTA시는 완전한 신장보상작용은 혈액 pH가 아주 낮을 때만 이루어진다. 원위 RTA시의 보상작용은 보통 불완전하며 계속해서 HCO_3^-가 낮은 상태에서는 진행성 산증이 나타닌다. 보통 제IV형 RTA니 요독성 산증 시 완전한 보상작용은 일어나지 않는다. 그러나 이런 상태에서 소변 내 중탄산염 소모는 일어나지 않는다.

(2) 폐에서의 보상작용

P_{CO_2}을 감소시키기 위한 방법으로 과잉호흡에 의해 대사성 산증을 보상하려는 것은 pH 변화를 극소화하려는 것이다. 학설에 의하면 환기가 증가된 초기의 기전은 혈액 pH가 낮으므로 해서 경동맥 및 대동맥 화학수용체가 자극된다고 한다. 또한 과잉호흡을 함으로써 뇌척수액의 pCO_2가 연수 화학수용체를 적시어 세포외액 및 혈액의 것처럼 재빠르게 감소되나, HCO_3^-농도는 세포외액 HCO_3^-보다 덜 신속하게 감소한다. 그래서 뇌척수액의 pH가 계속 높은 상태로 있기 때문에 호흡 자극이 강화되는 것이다.

급성대사성 산증시 뇌척수액에서 서서히 일어나는 산성화는 충분한 호흡성 보상작용을 이루어지게 하는데 보통은 지연된다. 그러나 최근 중추 화학수용체의 활성도가 뇌 간질 조직의 pH에 의해서 실제로 결정되어 진다는 연구가 있다. 뇌척수액 HCO_3^-농도가 6시간 내 혈장 HCO_3^-와 안정상태로 평행을 이루게 한다고 하나, 임상적으로 응용할 수 있는 간단한 공식은 $P_{CO_2} = 1.54 \times HCO_3^- + 8.36$

± 2를 이용한다(Winter 공식).

예를 들어 혈청 HCO_3^-가 10 *mEq/L* 일 때 정상적으로 완전한 호흡성 보상이 되려면 동맥 pCO_2은 1.54 × 10 + 8.36 = 23.76 *mmHg*인데 이처럼 P_{CO_2}가 23.76의 2 *mmHg* 이내에 있다면 정상적인 보상이라고 생각할 수 있다. 더욱 간단한 편법으로는 $\triangle pCO_2 = 1.2 \times \triangle HCO_3^- \pm 2.0$을 사용한다.

여기서 $\triangle P_{CO_2}$은 P_{CO_2}가 기대한 만큼 감소한 치이고, $\triangle HCO_3^-$는 혈장 HCO_3^-농도가 감소한 치이다.

혈장 HCO_3^-농도 10 *mEq/L*는 정상치 24 *mEq/L*에서 14 *mEq/L*가 감소한 것을 나타낸다. 실제 pCO_2은 2 *mmHg*의 편차로써 23.2 *mmHg*(40~16.8)이 되어야 한다.

이러한 공식은 경증내지 중등도 대사성 산증 시에 호흡계의 보상을 적당히 이루어지게 하는데 적용된다. 심한 대사성 산증(pH 7.1 이하)시 호흡성 보상이 적합하게 일어난다는 연구보고는 없다.

2) 대사성 알칼리혈증시 호흡성 보상작용

pH를 최소한으로 변화시키기 위한 보상기전은 호흡성으로 해야만 한다. 그러므로 세포외액 HCO_3^- 농도가 일차적으로 증가할 때는 환기저하(*hypoventilation*)를 통해서 P_{CO_2}을 증가시켜야 한다. 환기저하는 필연적으로 저산소혈증을 오게하고 호흡을 자극하게 될 것이다. 대사성 알칼리증시 흔히 동반되는 저칼륨혈증은 세포내 산증을 통해서 효과적인 호흡성 보상으로 예방되어야 한다. 그러나 최근 연구로는 호흡성 보상작용은 K^+평형 상태와는 관계가 없다고 한다. 대사성 알칼리증의 호흡성 보상은 4가지 산-염기 장애 가운데 효과가 가장 적고, P_{CO_2}의 변화를 예측하는데 다음 공식을 사용한다.

즉 $pCO_2\ mmHg = 0.7 \times \triangle HCO_3(mEq/L) \pm 5$이다.

3) 호흡성 알칼리증시 보상작용

호흡성 알칼리증시 보상작용은 2단계로 일어난다. 초기 빠른 보상작용은 수 분 내 일어나는데 다음과 같이 조직에서 완충작용이 일어난다.

$$CO_2 + H_2O \leftarrow H_2CO_3 \leftarrow Na^+\ HCO_3^- \leftarrow NaHCO_3(\text{세포외액})$$

$$\downarrow \uparrow$$

$$NA\ buffer \leftarrow H^+buffer^- \leftarrow H\ buffer(\text{세포})$$

CO_2가 계속 줄어질 때 세포외액내 반응은 위 공식에서 왼쪽으로 일어나 HCO_3^-가 소모된다. 계속해서 반응이 일어날 때 세포나 뼈에서는 H^+의 공급이 요구된다. 호흡성 알칼리증시 적혈구에 의해서

조직의 완충작용이 1/3 정도 일어난다. 경증의 만성 호흡성 알칼리증시 젖산은 보상작용에 아주 작게 기여한다. 조직의 완충작용으로 HCO_3^-감소는 수분 내 일어나는데 $\triangle HCO_3^- = \triangle pCO_2 \times 0.2 \pm 2.5$이다.

신장에서의 보상작용으로 HCO_3^-의 감소는 순수산 배설에 의해서 이루어진다. pCO_2가 낮아짐에도 불구하고 pH가 높은 것은 신장의 HCO_3^-의 역치가 낮아지는 경향 때문이다. 그래서 *bicarbonaturia*는 아주 적게 나온다.

순수산 배설의 감소는 암모니아와 적정산의 배설이 감소하는 것으로 설명하고 있다. 이처럼 체내에서 발생한 음이온(*sulfate*)은 암모늄염 대신에 Na이나 K염으로 배설하기 때문에 결국 K부족을 일으킨다. 호흡성 알칼리증시 신장에서 보상은 아주 효과적이며 혈액 pH는 거의 정상으로 돌아온다. 이런 형태의 보상작용은 2~3일 이내에 완결된다. 만성 호흡성 알칼리증시 다음과 같은 관계가 성립된다.

즉 $\triangle HCO_3^- = \triangle pCO_2 \times 0.5 \pm 2.5$ *mEq/L* 이다.

4) 호흡성 산증 시 보상작용

P_{CO_2}가 높을 때 일어나는 반응으로 HCO_3^-의 상승은 2단계로 일어난다. 초기 단계의 증가는 조직 완충계이고 그 다음 단계는 신장에서 HCO_3^- 생성으로 일어난다. P_{CO_2} 증가는 H_2CO_3의 농도를 증가시키게 되고 이는 H^+와 HCO_3^-로 해리되어 B^+(Na 혹은 K)와 교환하기 위해 세포내로 H^+가 들어간다. 이 반응은 왼쪽으로 진행하고 HCO_3^-가 만들어진다. 이와같은 조직 내 완충작용에 의한 보상은 수 분 내에 일어난다.

$$\begin{array}{l} BHCO_3 \leftarrow H^+ + HCO_3^- \leftarrow H_2CO_3 \leftarrow H_2O + CO_2\text{(세포외액)} \\ \qquad\qquad\quad \uparrow\downarrow \\ H\ buffer \leftarrow B^+\ buffer \leftarrow B\ buffer\text{(세포)} \end{array}$$

급성호흡성 산증 시에는 $\triangle HCO_3^- = \triangle pCO_2 \times 0.07 \pm 1.5$의 관계가 성립한다. 만일 pCO_2가 증가된 상태로 남아 있으면 순수산 배설이 증가되고, 암모늄염이 형성되어 혈청 HCO_3^- 증가를 초래하게 된다. 신장에서 최대로 보상작용에 요하는 시간은 5일이나, 90%가 3일 이내에 완성된다. 순수산 배설의 증가는 NH_4Cl로써 HCO_3^-상실을 보충하기 위해서 Na의 배설과 Cl의 저류가 수반된다. 호흡성 산증의 회복기에 Cl 섭취를 제한하는 것은 HCO_3^-가 신장으로 배설되는 것을 예방할 수 있다. 그 결과 만성호흡성 산증시 $\triangle HCO_3^- = \triangle P_{CO_2} \times 0.4 \pm 3$의 관계를 보이고 있다.

혼합형 산-염기 장애

혼합된 산-염기 장애는 2가지 또는 그 이상의 일차적인 산-염기장애가 공존되어 있는 임상적 상황에서 쓰는 말이다. 혼합된 산-염기 장애를 나타내는 원인은 (표 2-20) 에 나타내었으며, 일반적인 형태는 보상의 부적합한 정도가 너무 많다거나, 또는 부적합하게 나타남으로써 확실한 장애의 한가지가 되는 것이다.

표 2-19. 산-염기 보상시의 형태

산-염기 장애형태	보상하는 정도	보상에 필요한 기간
대사성 산증	$\triangle P_{CO_2} = \triangle HCO_3^- \times 1.2 \pm 2^*$	12~24시간
대사성 알칼리증	$\triangle P_{CO_2} = \triangle HCO_3^- \times 0.7 \pm 5$	12~24시간
급성 호흡성 산증	$\triangle HCO_3^- = \triangle P_{CO_2} \times 0.07 \pm 1.5$	수분 이내
만성 호흡성 산증	$\triangle HCO_3^- = \triangle P_{CO_2} \times 0.4 \pm 3$	3~5일
급성 호흡성 알칼리증	$\triangle HCO_3^- = \triangle P_{CO_2} \times 0.2 \pm 2.5$	수분 이내
만성 호흡성 알칼리증	$\triangle HCO_3^- = \triangle P_{CO_2} \times 0.5 \pm 2.5$	2~3일

- 심한 대사성 산증시 P_{CO_2}가 pH 7.1 이하를 유지하기 위하여 18 *mmHg* 이하이어야만 하고, pH 7.0 이하이기 위해서는 15 *mmHg* 이하이어야만 한다.
- $\triangle HCO_3^-$는 HCO_3^-의 변화, $\triangle P_{CO_2}$는 P_{CO_2}의 변화
- P_{CO_2}는 1차성 대사성 알칼리증 시 60mmHg이상이 되는 일은 드물다.

표 2-20. 혼합형 산-염기 장애의 원인

1. 대사성 산증 및 호흡성 산증
   - 심-폐 정지
   - 심한 폐 정지
   - *salicylate* + 진정제 과량
   - 중복된 신부전 또는 폐혈증시 폐질환
2. 대사성 산증 및 호흡성 알칼리증
   - *salicylate* 과량
   - 폐혈증
   - 간 및 신부전이 겸했을 때
3. 대사성 알칼리증과 호흡성 산증
   - 만성폐질환 : - 여기에 이뇨제 치료
     - 스테로이드 치료
     - 구토
     - ventilator로 hypercapnia를 감소시
4. 대사성 알칼리증 및 호흡성 알칼리증
   - 임신시 구토
   - 만성간질환시 이뇨제 치료
   - 심폐정지시 HCO_3^-와 ventilator로 치료시
5. 대사성 산증 및 대사성 알칼리증
   - 신부전시 구토
   - 당뇨병 케톤산증시 구토
   - 알콜 케톤산증시 구토

보상과정이 부적합하다는 것은 실제로 일차적인 장애와 분리해서 나타내어야 한다. 일차적인 산-염기 장애에 대한 적합한 보상의 정도는 많은 환자의 검사 성적을 분석함으로써 결정되어지는데 (표 2-19) 에 공식으로 표현되어 있고, 혼합형 산-염기 장애에 대해서 예견되는 보상의 형태를 보여준 것이다.

2가지 장애(너무 많거나 또는 부족하게 보상하는)시 반대 방향으로 혈액 pH의 영향을 줄 때는 혈액 pH는 더 뚜렷한 장애가 있는 쪽으로 기울어진다. 보상 장애가 서로 간에 효과가 상쇄되어 평행이 이루어지면 혈액 pH는 정상이 된다. 혼합된 산-염기 장애가 동시에 존재할 수 있는 상황은 다음 5가지의 상태를 들 수 있다. 즉 ① 호흡성 산증 및 대사성 산증 ② 호흡성 산증 및 대사성 알칼리증 ③ 호흡성 알칼리증 및 대사성 산증 ④ 호흡성 알칼리증 및 대사성 알칼리증 ⑤ 대사성 산증 및 대사성 알칼리증 등이다. 그런데 호흡성 산증 및 호흡성 알칼리증들은 혼합되어 발생할 수 없다. 이는 pCO_2가 동시에 증가하고 하강할 수 없기 때문이다. 그러나 대사성 산증 및 대사성 알칼리증은 동시에 존재할 수 있는데, 이는 대사성 산증과 알칼리증시 HCO_3^-농도가 일차적으로 감소 또는 증가할 뿐만 아니라 그러한 변화를 유발할 수 있는 병태생리학적 진행과정이 있을 수 있기 때문이다.

혈장 HCO_3^-농도와 관계없이 계속해서 위액을 배출(구토)하는 경우의 무뇨증(anuria) 환자에서는 대사성 산증과 대사성 알칼리증이 올 수 있다.

혼합형 산-염기 장애의 진단

혼합형 산-염기 장애의 진단은 많은 예에서 혈액가스치를 관찰함으로써 간단히 파악할 수 있다. 그러나 어떤 경우는 먼저 어떤 형태의 산-염기 장애에 대한 보상이 일어나는 가를 알고 산-염기 장애가 얼마나 오래 되었는지의 기간을 안다든가 또 동반되어진 임상적 소견 등을 모두 생각해야만 한다. (그림 2-19)는 산-염기 장애를 진단하기 위해 이런 요인들을 종합하여 체계적인 접근을 시도한 것이다. 먼저 혈액가스치를 관찰하는 첫 단계로 혈액 pH가 알칼리인지 또는 산인지를 결정하는 일이다.

가. 만일 pH가 7.45 이상이라면 알칼리 pH는 P_{CO_2}과 HCO_3^-의 다음 2가지 혼합형중의 하나이다.

첫째, P_{CO_2}치는 정상(40 *mmHg*)보다 낮고, HCO_3^-농도는 정상(24 *mEq/L*)보다 높은 경우로 호흡성 및 대사성 알칼리증이라는 진단은 더 분석 없이도 확정지을 수 있다.

둘째, P_{CO_2}치와 HCO_3^-농도가 정상치보다 낮은 경우에 pCO_2의 주어진 치와 HCO_3^-을 비교하여 HCO_3^-농도가 적합하게 낮은 농도일 때는 단순한 호흡성 알칼리증임을 시사한다. 만일 HCO_3^-농도가 P_{CO_2} 보다 너무 높을 때는 호흡성 알칼리증 및 대사성 알칼리증을 암시하고, HCO_3^-농도가 P_{CO_2} 비교할 때 너무 낮다면 호흡성 알칼리증 및 대사성 산증이라고 진단된다.

셋째, HCO_3^-농도와 P_{CO_2}치가 정상보다 높은 경우, HCO_3^-농도에 비해서 P_{CO_2}를 비교 평가 시 적합하게 높을 때는 단순한 대사성 알칼리증이다. 그러나 만일 HCO_3^-에 비해서 P_{CO_2}가 너무 낮을 때는 대사성 알칼리증 및 호흡성 알칼리증이라 할 수 있다. 그러나 HCO_3^-농도가 P_{CO_2}와 비교할 때 너무 높다면 대사성 알칼리증과 호흡성 산증이라고 진단된다.

나. 만일 pH가 7.35 보다 낮을 때 산성 pH는 P_{CO_2}과 HCO_3^-농도의 혼합형으로 다음 3가지 중 하나이다.

첫째, P_{CO_2}가 정상(40 *mmHg*)보다 높고, HCO_3^-농도가 정상(24 *mEq/L*)보다 낮은 경우 호흡성 산증 및 대사성 산증으로 이 진단은 혈액가스의 단독 검사만으로도 확진을 할 수 있다.

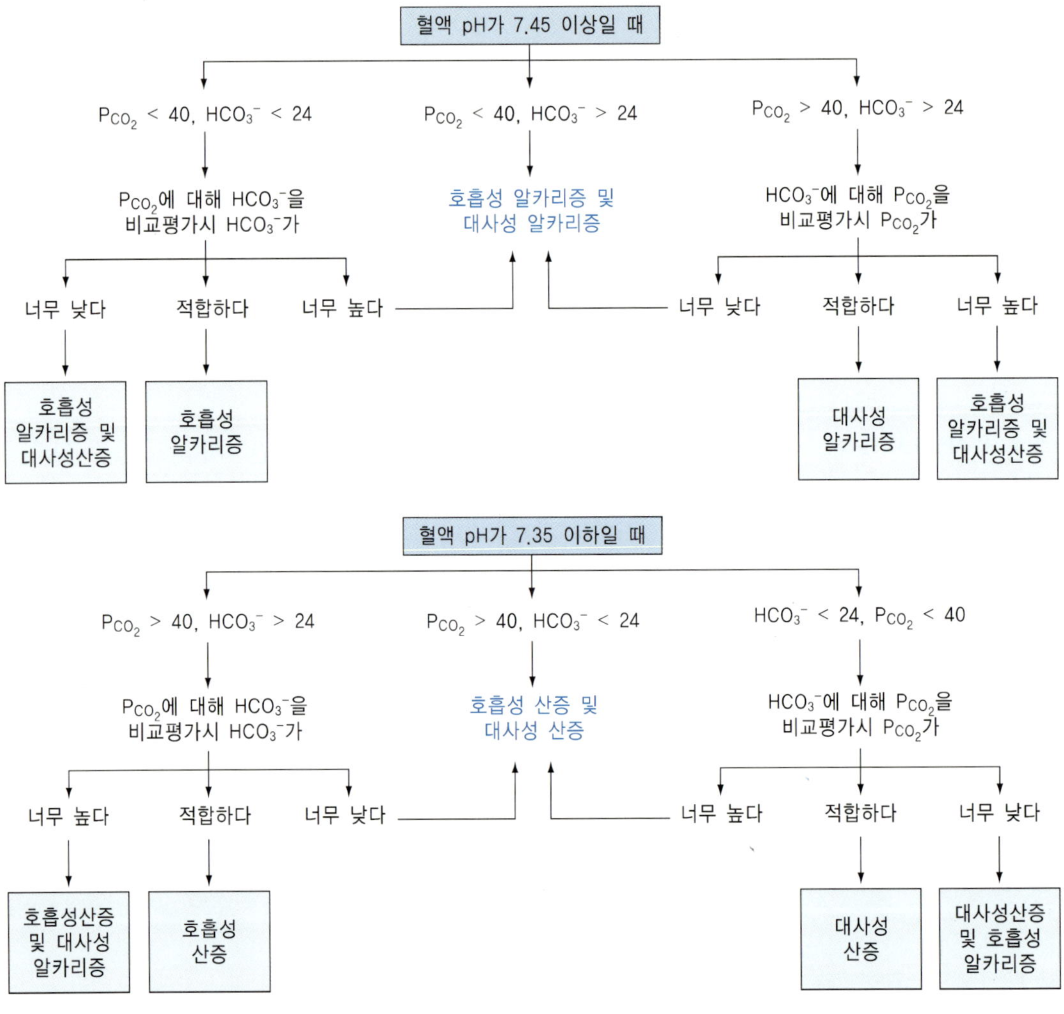

그림 2-19. 혼합형 산-염기 장애의 진단접근

둘째로, P_{CO_2}와 HCO_3^- 농도가 정상치보다 높은 경우에 P_{CO_2}와 비교평가하면 HCO_3^- 농도 증가가 적합하다면 대사성 보상으로 단순한 호흡성 산증의 진단이 가능하다. 만일 HCO_3^- 농도가 너무 높다면 호흡성 산증 및 대사성 알칼리증의 진단이 가능하고, 만일 너무 낮다면 호흡성 산증 및 대사성 산증의 진단이 내려진다.

셋째, HCO_3^-의 농도와 P_{CO_2}가 정상보다 낮은 경우로 HCO_3^-와 비교평가할 때 P_{CO_2}이 적절히 낮으면 호흡계에서 보상되는 대사성 산증이라고 진단을 하며, 만일 P_{CO_2}이 너무 높다면 대사성 산증 및 호흡성 산증으로 진단을 한다. 그러나 상대적으로 P_{CO_2}가 너무 낮으면 대사성 산증 및 호흡성 알칼리증이라고 할 수 있다.

정상 혈액 pH를 나타내는 산-염기 장애

혼합형 산-염기 장애일 때 만일 P_{CO_2}가 HCO_3^- 농도와 같은 방향으로 비례하여 변화한다면 혈액 pH는 정상이 될 것이다. P_{CO_2}와 HCO_3^- 치가 다 같이 낮다면 대사성 보상이 있는 호흡성 알칼리증과 같이 혈액 pH는 정상이 된다.

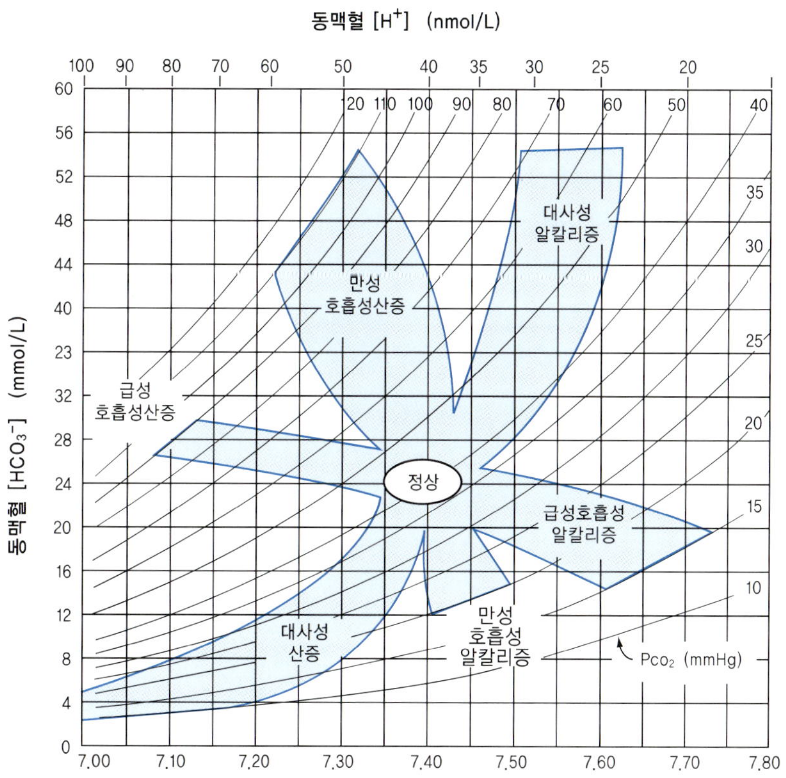

그림 2-20. 일차적인 산-염기장애에 대한 정상적인 보상도표

호흡계의 보상이 있는 대사성 산증에서는 혈액 pH가 정상이 되지 않는다. 이는 P_{CO_2}와 HCO_3^-치가 다 높으면 혈액 pH는 정상인데, 호흡성 산증 및 대사성 알칼리증이 복합된 경우와 같이 아주 유사하다.

이상을 요약하자면, 혈액가스 소견을 판단하는데 제한된 점은 일반적으로 혈액가스의 판단만으로 산-염기 장애의 확진을 내릴 수 없다는 점이다. 따라서 혈액가스의 판단은 항상 다음의 상황을 생각해야 한다. 이때 보상작용이 적합하게 일어나면 아직도 혼합성 산-염기 장애가 있는 것으로 보는 것이 좋다. 분명히 정상적인 보상작용은 혈액가스가 변화하기 때문이다.

- 보상작용이 불충분하다면 혼합형 산-염기 장애 또는 보상하기에는 불충분한 시간을 의미할 수 있고, 보상작용이 너무 많이 되고 있음은 흔한 산-염기 장애가 있음을 시사하고 있는 것이다.

산-염기 평형장애의 분석은 (그림 2-20) 에서와 같이 일차적인 산-염기 장애에 대한 정상적인 보상도표(nomogram)를 이용하여서도 보조할 수 있다. 이 산-염기 지도는 일차적인 산-염기 장애의 각각에 대해 보상의 한계를 나타내고 있다. 각각의 단순 산-염기 장애에 대한 바깥부위의 예상범위에 낙착되는 산-염기 지표는 혼합 산-염기 장애가 있는 것을 나타내고 있다. 단순한 산-염기 장애의 예상되는 범위 내에 떨어지는 산-염기 성적은 일정하나 특별한 장애를 나타내는 것은 아니다. 이는 어떤 단순한 산-염기 장애에 생리적으로 반응하는 범위가 넓기 때문이다.

혼합형 산-염기 장애의 치료

혼합형 산-염기 장애의 치료는 단순한 산-염기 장애의 치료보다도 더 복잡하지는 않다. 대사성 산증과 공존하는 호흡성 산증이 있을 때 또는 대사성 알칼리증과 호흡성 알칼리증이 공존하고 있을 때는 양쪽 모두 장애를 치료하면 혈액 pH는 개선된다.

연습문제

1 단식후 음식을 섭취할 때 부종이 발생하는 이유는 ?

① 저알부민 혈증 ② 염분저류 ③ 혈관 투과성 증가
④ 단백합성증가 ⑤ 정답없음

2 다음 중 신장에서 K 배설이 증가하지 않은 것은 ?

① 소변 흐름의 증가 ② furosemide ③ 저알도스테론혈증
④ 대사성 알칼리증 ⑤ sodium sulfate 주입

3 체내 buffer defence가 가장 잘 이루어지지 않는 경우는 ?

① 급성 호흡성 산증 ② 급성 대사성 산증
③ 만성 호흡성 알칼리증 ④ 만성 대사성 알칼리증

4 Bicarbonate 재흡수는 ?

① Tm-limited이다. ② Tm-limited가 아니다.
③ carbonic anhydrase 영향 받지 않는다. ④ *acetazolamide*에 의해 증가
⑤ *acetazolamide*에 의해 영향 받지 않는다.

*HCO_3재흡수는 Tm dependent가 아니라 CA에 dpendent

5 *Ammonia*는 ?

① 하선되어 있나. ② 하진되어 있지 않다. ③ 수용성이다.
④ 세포막을 투과하기가 어렵다. ⑤ 산이다.

설 명 NH_3는 비하전, lipid에 용해, 세포막투과, base이다.

6 큰 수술 후 곧바로 발생하는 가장 흔한 산-염기 이상은 ?

① 호흡성산증 ② 호흡성 알칼리증 ③ 대사성 알칼리증
④ 대사성 산증 ⑤ 젖산 산증

설 명 PCO_2 증가로 CSF 통과

7 대사성 산증을 신속하게 교정하면 심한 혼수가 발생할 수 있는 이유는 ?

① 뇌척수액 산증 ② Donnan disequilibrium ③ 고Na혈증
④ 저산소증 ⑤ 호흡성 알칼리증

8 사구체여과율 100 *ml/min*이고, 혈장 HCO_3^- 30 *mM/L*, 소변량 60 *ml/hr*, 소변내 HCO_3^- 4 *mM/L* 일 때에 신세뇨관에서 HCO_3^- 재흡수되는 양은 ?

① 2,996 *mM*/분　② 300 *mM*/시간　③ 2 *mM*/시간　④ 600 *mM*/시간

9 *Carbonic anhydrase*는 주로 무엇을 만드는가 ?

① 탄산가스　② 탄산　③ free hydrogen
④ HCO_3^-　⑤ 수분

10 저K혈증 시에는 ?

① 세포외액산증　② 세포내액 알칼리증　③ 세포내액 산증
④ 알카리요　⑤ HCO_3^- 배설 증가

11 음이온 격차가 증가된 대사성 산증이 아닌 것은 ?

① 젖산 산증　② 요독성 산증　③ 신세뇨관산증
④ *ethylene glycol* 중독증　⑤ 당뇨병성 케톤산증

12 체중이 60 *kg*이고, 혈액 pH 7.2, HCO_3^- 10 *mEq/L* 인 대사성 산증 환자에게 혈청 HCO_3^- 를 18 *mEq/L* 까지 증가시키기 위해 얼마나 많은 HCO_3^- 를 투여해야 하는가 ?

① 8 *mEq*　② 680 *mEq*　③ 48 *mEq*　④ 240 *mEq*

*TBW=60%×BW,　0.6×60×(18-10)=240

13 급성 호흡성 산증 시 주로 완충기전이 되는 것은 ?

① 세포외액　② 세포　③ 신장　④ 혈장 단백　⑤ HCO_3^-

참 고 완충되는 기전의 97%가 세포에서 함.

14 신질환 시 저류된 산을 다음 중 어느 것에 의해 완충 시키는가 ?

① 헤모글로빈　② 혈장 단백　③ HCO_3^-　④ 뼈　⑤ 인산

15 고탄산혈증 후 알칼리증(*posthypercapneic alkalosis*)시 가장 좋은 치료는 ?

① slowing respiratory rate　② potassium gluconate　③ NaCl
④ $NaHCO_3$　⑤ 관찰

설 명 HCO_3^-저류 때문에 Cl고갈

16 수술 후 저K 혈증 및 저Cl 혈증 알칼리증은 흔히 다음 중 언제 발생 하는가 ?

① tube feeding으로 발생한 탈수 ② 급성신부전증 ③ 원인불명의 설사
④ nasogastric suction ⑤ hyperalimentation

17 대사성 산증 시 혈장 HCO_3^-가 14 mM이면 P_{CO_2}는 얼마인가 ?

① 52 *mmHg* ② 40 *mmHg* ③ 28 *mmHg* ④ 10 *mmHg* ⑤ 18 *mmHg*

*매 *mM* HCO_3 감소 시 PCO_2 1.2 *mmHg* 감소

18 다음중 음이온 간격이 증가하는 경우는 ?

① 암모늄 chloride 중독증 ② 위문부 협착증 ③ bromide 중독증
④ 다발성 골수종 ⑤ 간경변증

19 *Urea*는 다음 어느 것이 분해되어서 만들어지는 가 ?

① ornithine ② arginine ③ citrulline
④ succinic acid ⑤ fumaric acid

설 명 *arginine* → *urea* + *l-ornithine*

20 인간에서 소변에 질소가 배설되지 않은 것은 ?

① 요산 ② creatinine ③ urea
④ amino acids ⑤ 케톤체

설 명 매일 질소 12 *g*이 배설되는데 이는 요산, 크리아티닌, urea, 아미노산 및 암모니아 등이다.

21 총 체내 Na^+이나 수분에 변화 없이 저Na혈증이 오지 않은 것은 ?

① azotemia ② mannitol ③ 고지혈증
④ 고혈당증 ⑤ 고단백혈증

22 다음 중 2개 기본적인 *nonbicarbonate, nontissue buffers*는 무엇인가 ?

① hemoglobin 및 sulfate ② hemoglobin 및 phosphate ③ hemoglobin 및 ammonia
④ phosphate 및 ammonia ⑤ ammonia 및 sulfate

23 역설적 산성뇨(*paradoxical aciduria*) 소견이 아닌 것은 ?

① 알칼리증 ② 저K혈증 ③ 구토
④ 근육쇠약 ⑤ 고K혈증 ⑥ 이상 모두 맞다

24 음이온격차가 증가하면(I), 감소하면(D), 변화 없으면(U)로 표시하라.

① 고Mg혈증	( )	② 저알부민혈증	( )
③ 고Na혈증	( )	④ 고감마글로부린혈증	( )
⑤ 젖산산증	( )	⑥ 저Na혈증	( )
⑦ 신세뇨관산증	( )	⑧ 리지움 중독	( )
⑨ bromide중독	( )	⑩ 저Cl혈증	( )
⑪ 케톤산증	( )	⑫ 설사로인한 대사성산증	(U)

설 명 [Na과 Cl는 UA와 UC가 아니다. 따라서 AG 예측표가 아니고, 리지움은 uc, 알부민, 젖산염은 UA이다. bromide는 UA인데 bromide는 대부분 검사실에서 Cl로 측정됨. bromide중독 시 총 할로겐 화합물(Cl + bromide) 농도는 정상 Cl보다 높게 측정된다. 그래서 가짜 고Cl 혈증이라고 하며 Ag는 감소함.]

25 고Cl혈증성산증(*hyperchloremic acidosis*)시 기대되는 소견은 ?

① 설사로 인한 대사성 산증 ② 신세뇨관산증 ③ 케톤산증
④ 젖산산증 ⑤ acetazolamide 투여

26 신장에 아밀로이드증이 있는 60세 남자가 경한 대사성산증 및 저 K혈증으로 입원하였다. 혈청 HCO_3^- 17 *mEq/L*, 혈당 100 *mg/dL* 이다. 소변에 당(+++)이고 케톤은 음성이다. NH_4Cl치 투여후 소변 pH는 5.0 이다. 가장 가능성 있는 진단은 ?

① 근위세뇨관산증 ② 원위세뇨관산증 ③ 케톤산증 ④ 알도스테론 부족증

설 명 [혈당이 정상인데 소변에 당은 *신장성 당뇨*이다. 그래서 Fanconi 증후군이 있음을 암시 : 신장에 아미로이드 침착은 근위세뇨관 산증의 원인이 된다. NH_4Cl 부하로 요산성화가 정상이다.]

27 대사성 산증이 일차적으로 원인이 되는 것은 ?

① HCO_3^- 증가 ② HCO_3^- 감소 ③ P_{CO_2} 증가 ④ P_{CO_2} 감소

28 젖산산증이 악화되는 경우는 ?

① NAD^+ 증가 ② PO_2 감소 ③ pyruvate 농도감소 ④ 간혈류 증가

설 명 [①, ③, ④는 *lactate* 생산이 감소되고 lactate 이용이 증가된다.]

29 호흡성 알칼리증시 기대되는 소견이 아닌 것은 ?

① 아스피린 중독증 ② 그람음성 폐혈증 ③ 임신
④ phenobarbital 중독증 ⑤ 고산지대에 사는 사람

설 명 [Phenobarbital는 호흡 중추를 억제한다.]

30 산-염기 장애의 내용을 혈액가스 분석형과 상호 연결하여라.

가. 보상된 만성 호흡성 산증
나. 보상된 만성 호흡성 알칼리증
다. 보상된 대사성산증
라. 급성 호흡성 알칼리증
마. 보상된 대사성 알칼리증
바. 급성 호흡성 산증

---

① pH 7.14 pCO_2 80 HCO_3^- 27 ( )
② pH 7.32 pCO_2 80 HCO_3^- 40 ( )
③ pH 7.24 pCO_2 24 HCO_3^- 10 ( )
④ pH 7.44 pCO_2 20 HCO_3^- 14 ( )
⑤ pH 7.62 pCO_2 20 HCO_3^- 20 ( )
⑥ pH 7.62 pCO_2 50 HCO_3^- 50 ( )

설 명 [1-마, 2-가, 3-다, 4-나, 5-바, 6-라]

31 pH 7.4, pCO_2 20 *mmHg*, HCO_3^- 12 *mEq/L* 시 가장 가능성 있는 진단은 ?

① 대사성 산증 시 호흡보상
② 호흡성 알칼리증시 호흡보상
③ 대사성 산증 및 호흡성 알칼리증
④ pH가 정상이므로 산-염기 대사 장애가 없다.

32 다음 설명 중 옳지 않는 것은 ?

① 대사성 산혈증시 최대 호흡성 보상을 위한 필요한 시간이 12~24시간이다.
② 호흡성 산증을 최대로 보상하는 것보다 호흡성 알칼리증을 보상하는데 보통시간이 더 걸린다.
③ 호흡성 알칼리증을 최대로 보상하는데 필요한 시간은 1~3일이다.
④ 호흡성 산증 및 알칼리증을 위해서 CO_2의 조직완충의 결과로서 일어나는 초기 보상은 수분내에 관찰된다.

33 다음 중 어느 것이 혼합 산-염기 장애가 아닌가 ?

① pH 7.1 P_{CO_2} 80 HCO_3^- 24
② pH 7.0 P_{CO_2} 20 HCO_3^- 24
③ pH 7.46 P_{CO_2} 20 HCO_3^- 14
④ pH 7.50 P_{CO_2} 67 HCO_3^- 50

34 다음의 산-염기 이상을 보이는 경우는 어느 것인가 ?

(Na 140, K 5.6, Cl 112 *mEq/L* : TCO_2 16 *mEq/L*, pH 7.32, P_{CO_2} 30 *mmHg*)

---

① 원위 신세뇨관 산증
② 에티렌글리콜 중독증
③ 설사제 남용
④ 급성 기관지 천식
⑤ 저알도스테론증

설 명 [① K 감소 ; ② AG 증가 ; ③ K 감소 ; ④ P_{CO_2} 증가 ; ⑤ K 증가]

35 **다음의 산-염기 이상을 골라라.**

① 단순 대사성 산증　② 단순 대사성 알칼리증　③ 단순 호흡성 산증
④ 단순 호흡성 알칼리증　⑤ 혼합형 대사성 산증 + 호흡성 알칼리증

(a) 60세 남자가 고혈압과 흉부종양 때문에 입원하였다.
검사 결과는 Na/K/Cl는 138/2.6/87 *mEq/L*, T_{CO_2} 38 *mEq/L* : BUN 20 *mg/dL*, Cr은 1.5 *mg/dL* 이다. 동맥혈액가스 소견은 $[H^+]$ 30 *nM/l* P_{CO_2} 48 *mmHg*

(b) 25세 여자 대학생이 체중 조절을 위해 매일 과량의 설사제를 복용하였다.
검사 소견 : Na/K/Cl는 133/2.4/108 *mEq/L* 이고, T_{CO_2} 14 *mEq/L* 이다.
동맥 $[H^+]$ 50 *nM/l*, P_{CO_2} 28 *mmHg*이다.

(c) 70세 남자, 알코올 중독 환자가 고열, 저혈압 및 호흡곤란으로 입원하였다.
검사 소견 : Na/K/Cl는 140/4.0/105 *mEq/L* 이고, T_{CO_2} 11 *mEq/L* 이다.
BUN 50 *mg/dL*, Cr 3.5 *mg/dL* 이다.
동맥 혈액가스 소견 : pH 7.36, P_{CO_2} 20 *mmHg*이다.

설 명 [a(②) ; b(①); c(⑤)]

36 **다음 각 진단명에 검사실 소견 결과와 잘 맞는 것을 찾아라.**

	Na^+	K^+ (*mEq/L*)	Cl^-	HCO_3^-	소변pH	소변K^+	동맥pH
a	135	2.4	110	15	5.2	5	7.25
b	140	2.0	112	15	6.4	50	7.25
c	140	4.5	100	15	5.0	20	7.25
d	140	4.0	105	15	6.8	40	7.25

① 메탄올 남용 (　　)　② toluene 남용 (　　)
③ 설사제 남용 (　　)　④ 아스피린 과량 (　　)

설 명 (①-C) ; ②-A ; ③-B ④-D)

37 **60세 남자가 의식장애로 입원하였다. 누운 자세에서 혈압 100/60 *mmHg*, 맥박은 95/분이고 앉은 자세에서는 혈압 80/45 *mmHg*, 맥박 115/분이다. HCO_3^- 15.3 *mEq/L*, $Na^+/K^+/Cl^-$는 133/2.5/118 *mEq/L* 이다. BUN/ Cr은 36/2.4 *mg/dL*, 혈당 90 *mg/dL*, Osm 290 *mosm/kg*이며 소변 pH 5.0, 기타는 정상이다.**

① 이 환자의 osmolar gap은 얼마인가 ?　② 이 환자의 수소 이온농도(H^+)는 ?

38 26세 남자 환자 혈액가스 소견이 pH 7.32, pCO_2 28 mmHg, HCO_3^- 14 *mEg/L* 이고, 소변의 NH_4^+ 60 *mEq*/24 *h*, TA 20 *mEq* / 24 *h*, HCO_3^- 10 *mEq* / 24 *h*이었다. 다음 어느 것에 속하는 산-염기 대사 이상인가 ?

① 호흡성 알칼리증
② 신장외성 산증
③ 신세뇨관산증
④ 대사성 알칼리증

설 명 [가스 소견은 대사성 산증이고 Net acid 배설이 70 *mEq* / 24 *h*으로 정상 범위(50~100 *mEq* / 24 *h*)이다. 그러나 대사성 산증이 있으나 부적합하게 낮다. 그래서 신세뇨관 산증으로 사료됨]

39 54세 남자, 당뇨병성 신증으로 경한 신부전 상태이다. 최근 진행성 쇠약감을 진단하기 위해 의사를 방문하였다. 혈압 170/100 *mmHg*, $Na^+/K^+/Cl^-$는 140/6.5/118 *mEg/l* 이고, HCO_3^- 16 *mEg/l* 이었다. 알부민 2 *g/dl*, Cr 2.5 *mg/dL* 이며, 소변 pH 5.0이고 net acid 배설량은 50 *mEq* / 24 *h* 이다. 이 환자의 산-염기 이상은 무엇인가 ?

① 제 I 형 RTA
② 제 II 형 RTA
③ 제IV형 RTA
④ 젖산산증
⑤ 요독성산증

설 명 [대사성 산증인데도 net acid 배설량이 정상인 것은 산장성 산증이다. 감소된 AG 소견은 젖산 산증은 아니고 저알부민 혈증 때문에 정상 AG보다 낮은 것이다. 제 I 형 RTA는 요 PH가 5.0이나 r/o 되고, 신기능의 현저한 감소가 없기 때문에 요독성 산증은 아니지만, 초기 요독성 산증의 가능성이 있는 것은 초기 요독성 산증 시에 AG가 가끔 정상이기 때문이다. 제 II 형 RTA, 초기 요독성 산증 그리고, 제IV형 RTA 중에서 혈청 K이 증가하는 경우는 제IV형 RTA임을 암시한다. 즉 초기 요독성 산증에 고K혈증은 일어나지 않고, 제 II 형 RTA에서는 혈청K가 낮은 경향이다.]

40 다음 설명중 혈액 pH가 이상을 초래하는 경우는 ?

① 정상인이 매일 $NaHCO_3$ 200 *mEq*을 복용시
② 정상인이 NH_4Cl 200 *mEq*을 복용시
③ 정상인이 하루 3회 diamox 250 *mg*을 복용시
④ anuria 환자가 $NaHCO_3$ 70 *mEq*을 복용시
⑤ 하루에 설사가 2.0 리터인 환자가 적당한 염분과 K 보충요법을 받고 있을 때

설 명 [①, ②, ③의 경우 신장은 혈장 HCO_3^-의 최소변화로 쉽게 보상하며, ④는 매일 복용하고 있는 HCO_3^- 양이 신부전으로 보상할 수 없는 endogenous acid에 의해 titration으로 없어지는 양과 동일하다.]

41 19세 남자가 만성신부전으로 지내다 2일간 심한 구토 후 응급실에 왔다. 혈액가스 분석상 pCO_2 40 *mmHg*, pH 7.4, HCO_3^- 24 *mEq/L* 이다. 산-염기 장애는 무엇인가 ?

① 산-염기 대사에 이상이 없다.
② 대사성 산증
③ 혼합 대사성 산증 및 알칼리증
④ 급성 호흡성 알칼리증

설 명 [만성신부전 환자는 대사성 산증이 암시되고, 장시간 구토로 대사성 알칼리증이 기대된다. 잠재한 대사성 산증은 잠재한 대사성 알칼리증에 의해서 보상되고 있음을 암시한다.]

42 40세 당뇨병 환자로 혈청 creatinine 2 *mg/dL* 이고, 고K 혈증이다. 가장 적합한 원인은 ?

① 제IV형 세뇨관산증 ② 제1형 세뇨관산증 ③ 부신부전증
④ 신부전증 ⑤ K 대량복용

설 명 [신장 K 배설에 이상이 없으면 고K혈증은 잘 오지 않는다. 제IV형 세뇨관 산증 시는 K 분비 장애가 동반되고 당뇨가 흔히 있다.]

43 18세 남자가 자살을 시도했다. Osmolar gap이 증가되었으나 음이온격차는 정상이다. 먹은 독은 다음중 어느 것인가 ?

① 아이소프로필알콜 ② 메탄올 ③ 에탄올
④ 살리실레이트 ⑤ 에티렌글리콜

설 명 [*isopropyl* 알코올은 복용 후 음이온차가 증가하지 않고 osmolar gap은 증가]

44 고산지역에 사는 사람의 적혈구내 2, 3-DPG의 농도변화와 헤모글로빈의 산소친화력의 변화는 ?

① 2, 3-DPG 농도가 감소되고 산소친화력은 증가
② 2, 3-DPG 농도가 감소되고 산소친화력은 감소
③ 2, 3-DPG 농도가 증가되고 산소친화력은 증가
④ 2, 3-DPG 농도가 증가되고 산소친화력은 감소

45 생리적 pH에서 완충 효과가 있는 R기를 가진 아미노산은 ?

① glutamic acid ② histidine ③ cysteine
④ tyrosine ⑤ lysine

46 65세 남자, 1995년부터 당뇨병이 있었다. 인슐린을 맞았고 저혈당 및 고혈당으로 여러 차례 입원하였다. 입원기간 원인 모를 고K혈증이 있었고 고혈압 진단은 2002년에 되었다. 고혈압은 치료에 반응이 좋았다. 체내 수분저류 증상이 없고 인슐린 중단을 잘못하여 다뇨와 야뇨가 있었다. 당뇨, 고혈당 및 고K혈증으로 응급실에 오곤 했다. 혈압 145/105 *mmHg*, 맥박 102회/*min*, 체온 36.5℃, 호흡수 24회/*min*이다. 당뇨병성 망막증, 심실 gallop이 있고 리듬은 규칙적이다. 간비대 없고, 말초부종이 약간 있다. 입원 시 검사소견 : $Na^+/K^+/Cl^-$, 141/6.5/110 *mEq/L*, HCO_3 19 *mEq/L*, creatinine 2.3 *mg/dL*, glucose 200 *mg/dL*, keton(-), ABG : pH 7.32, PCO_2 34 *mmHg*이다. 임상적 및 검사 성적으로 acid-base 대사 이상은 무엇이며 AG는 얼마인가?

해설 : 대사성 산증 및 정상 음이온격차
만성 세뇨관성 간질성 신증이 있는 당뇨병 환자로 아마도 혈장 renin이 낮았으리라 생각된다. 따라서 hyporeninemic hypoaldosteronism이고 또는 aldosterone이 신장에 작용하지 않는 type IV RTA로 이는 진행성 신병증을 가진 당뇨 환자에 흔히 발생한다. 신장에서 ammonia 생산이 안 된다.

47 만성사구체염 때문에 만성신부전이 발생한 환자로 약물복용은 hydrochlorthiazide, methyldopa 그리고 digoxin이었다. 입원 2주 전 매일 구역질과 구토가 있었다. 이러한 증상을 완화하기 위해 음식물 먹는 사이와 취침 시 soda를 먹기 시작했다. 증상은 좋아졌으나 발목부종이 심해져서 병원에 왔다.
혈압 190/110 *mmHg*, 맥박 100회/*min*이고, 중간 중간 S3가 들리고 양쪽 폐하부에서 수포음이 들리고, 우측늑막삼출액이 약간 고였다. 양발과 발목에 쑥들어간 부종이 있고 얼굴은 창백하다.
소변 pH6.0, SG1.001, 단백(+++), 과립원주(+)와 혈액 Na/K/치 138/4.0/97 *mEq/L*, HCO_3 24 *mEq/L*, creatinine 14 *mg/dL*. glucose 122 *mg/dL*, keton(-), pH 7.42, PCO_2 37 *mmHg*, PO_2 78 *mmHg*이다.
만일 pH, PCO_2, HCO_3치가 모두 정상이라면 이 환자에서 왜 혼합성 산-염기 장애가 왔을까? 만일 병력과 혈청 creatinine을 알지 못했다면 전해질 소견만 가지고 정확한 산-염기진단을 암시할 수 있었을까?

해설 : 2개 상쇄되는 산-염기 장애(신부전으로 오는 대사성 산증과 구토로써 발생하는 대사성 알칼리증)이다. 음이온 차가 17 *mEq/L*이니까 대사성 산증, 그러나 HCO_3^-가 24 *mEq/L*이니 alkalinizing process는 존재한다(구토, $NaHCO_3$ 투여). 즉 음이온 차의 증가는 상대적으로 혈장 HCO_3^- 감소가 동반되지 않는다.

48 66세 여자, 간경변증과 만성 간질성 신염의 병력이 있다. 수년간 염분제한과 저단백식으로 증상 없이 지냈으나 최근 복부팽만과 하지 부종이 hydrochlorthiazide와 spironolactone 치료에도 불구하고 지속되었다. 불안이 증가하고 혼돈이 있고 체중증가가 있어 입원했다. 입원 시 약간 황달이 있었고, 혈압 150/90 *mmHg*, 호흡 22회/*min* 이고 spider nevi, 복수, 양측 횡경막이 상승(x-ray)되어 있고 발목부종이 있다. 간은 촉지되지 않았고 flapping tremor 있었다.
$Na^+/K^+/Cl^-$ 135/4.0/98 *mEq/L*, HCO_3^- 19 *mEq/L*, creatinine 7.2 *mg/dL*, glucose 70 *mg/dL*, keton(-), pH 7.47 P_{CO_2} 25 *mmHg*이다. 산-염기 대사장애와 그 원인은 무엇인가?

해설 : respiratory alkalosis(간부전)+대사성 산증(신부전, 그리고 간부전이 동반된lactic acidosis가능성)이 있다

49 55세 남자 환자가 빠른호흡과 심계항진 그리고 헐입 90/60으로 입원하였다. $Na^+/K^+/Cl^-$은 145/3.5/100 *mEq/L*, HCO_3^- 12 *mEq/L*, 포도당 180 *mg/dL*, BUN 28 *mg/dL* : osmolality는 360 *mOm/L* ph 7.28, P_{CO_2} 26 *mmHg*이다. 소변은 calcium oxalate 결정이 보인다. 알콜중독의 병력이 있다. 진단을 하시오.

해설 : 계산된 osmolality는 304 *mOsm/L*이다. osmolal gap는 56 *mOsm/L*로 현저히 증가하였다. highAG과 high osmolal gap이 함께 존재하는 것은 ethylene glycol이나 methanol중독을 시사한다. 소변에서 calcium oxalate 결정은 ethylene glycol을 시사한다.

50 35세 여자가 심계항진 혈압 90/60 *mmHg*으로 입원하였다. 최근 세계여행에서 돌아왔으며 5일간 복통과 많은 양의 설사가 있었다. N^+150/K^+3.2/Cl^-123 *mEq/L*, HCO_3^- 12 *mEq/L*, 포도당 180/BUN 28 *mg/dL*, pH 7.28, P_{CO_2} 26 *mmHg*이었다. 진단하라.

해설 : Hypernatremia와 normal anion gap metabolic acidosis를 갖고 있다.

51 처음에 환자의 혈청 HCO_3^-는 24 *mEq/L*이고 음이온격차는 12 *mEq/L*이었다. 젖산산증이 발생하여 음이온격차가 12에서 22로 증가하였다. 그러면 HCO_3^-는 얼마나 될 것으로 예상되는가?

해설 : 10 *mEq/L*의 H^+는 세포외 HCO_3^-뿐만 아니라 세포내완충계 그리고 뼈에 의해서도 완충된다. ◇A/G 변화/HCO_3^-변화=1.5에서 HCO_3^-변화=AG변화/1.5이니까 예상되는 HCO_3^-는 AG/1.5=10/1.5=6.7 *mEq/L* 감소될 것이다. 그러므로 예상되는 HCO_3^-는 24-6.7=17.3 *mEq/L*이다. 즉 10 *mEq/L*의 AG의 증가는 6.7 *mEq/L*의 HCO_3^-의 감소를 동반한다.

52 처음에 환자의 혈청 HCO_3^-는 24 *mEq/L*이고 음이온격차는 12 *mEq/L*이었다. 케톤산증이 발생하여 환자의 음이온격차는 12에서 22 *mEq/L*로 증가하였다. 결국 HCO_3^-는 얼마로 되었는가?

해설 : AG는 10 *mEq/L*만큼 증가하였다. 그러므로 HCO_3^-는 10 *mEq/L*만큼 감소한다(케톤산증에서 AG변화/HCO_3^-변화는 약 1.0이라는 것을 기억하자).

53 처음에 환자의 AG는 12 mEq/L, HCO_3^-는 24 mEq/L이었다. 그리고 pH 7.40, HCO_3^-는24 mEq/L, P_{CO_2} 40 mmHg로 젖산산증이 발생하였다. 새로 얻은 수치는 AG 28, HCO_3^- 22, P_{CO_2} 39, 그리고 pH 7.37이었다. 어떤 장애가 존재하는가?

해설 : 매우 가벼운 대사성 산증이다. 보상 후 P_{CO_2}는 1.5×22+8=41이 되어야 한다. 그런데 환자의 P_{CO_2}는 39이다. 예측된 범위 내에 있다. 따라서 호흡성이상은 없다.
AG는 16 *mEq/L*만큼 증가하였다. 만일 high AG산증만이 존재한다면 HCO_3^-는 AG변화/1.5=16/1.5=10.7 *mEq/L*만큼 감소할 것이라고 예상할 수 있다. 따라서 예상되는 HCO_3^-는 24-10.7=13.3 *mEq/L*로 감소할 것이다. 그러나 환자의 HCO_3^-는 22 *mEq/L*로 예측값보다 훨신 높다. 여기에는 HCO_3^-를 밀어 올리는 어떤 것이 있다는 것을 알 수 있는데 그것은 대사성 알칼리증이다. AG의 증가와 HCO_3^- 감소를 비교해보면 숨겨진 대사성 알칼리증을 확인할 수 있다.

54 처음에 환자의 AG12 *mEq/L*, HCO_3^- 24 *mEq/L*, pH 7.40, P_{CO_2} 40 *mmHg*, 1-*mEq/L*의 케톤산증이 발생하였는데 새로얻은 수치는 AG22 *mEq/L*, HCO_3^- 4 *mEq/L*, pH 7.08 그리고 P_{CO_2} 14 *mmHg*이었다. 어떻게 된 것인가?

첫째, 심한 대사성 산증이 있다. 둘째, 보상반응 후의 P_{CO_2}는 얼마냐? (1.5×4)+8=14이다. 즉 P_{CO_2}의 감소는 대사성산증에 대한 적절한 보상반응이다. 따라서 호흡성 이상은 없다. 셋째, AG의 증가는 10 *mEq/L*이었다. 케톤이온에 의한 10 *mEq/L*의 AG증가에 대한 HCO_3^-의 감소는 10 *mEq/L*로 예상되고, 따라서 HCO_3^-는 24-10=14 *mEq/L*가 될것으로 예상할 수 있다. 그러나 HCO_3^-는 AG대사성산증만 있을 때 예측된 값보다 10 *mEq/L*가 더 적은 4 *mEq/L*이다. 무엇이 HCO_3^-을 끌어 내렸는가? 이차적으로 숨겨진 산증은 정상 AG형태이다. 이환자는 2개의 독립적인 대사성산증을 가지고 있다. 즉 높은 AG산증과 정상AG대사성산증을 가지고 있는 것이다.

참고: ㉮ 만약 측정된 HCO_3^-농도가 AG의 증가에 의해 예측된 값보다 의미있게 높다면 숨겨진 대사성산증이 존재할 수 있다.
㉯ 만약 측정된 HCO_3^-농도가 AG의 증가에 의해 예측된 값보다 의미있게 낮다면 숨겨진 정상AG대사성산증이 존재할 수 있다.
㉰ 호흡성 산증시: 급성형시 P_{CO_2}가 10 *mmHg*증가할 때마다 HCO_3^-는 1 *mEq/L*씩 증가
㉱ 호흡성 산증시: 만성형시 P_{CO_2}가 10 *mEq/L*증가할 때마다 HCO_3^-는 3.5 *mEq/L*씩 증가.
㉲ 호흡성 알칼리증시: 급성형시 P_{CO_2}가 10 *mmHg* 감소할 때마다 HCO_3^-는 2 *mEq/L*씩 감소
㉳ 호흡성 알칼리증시: 만성형시 P_{CO_2}가 10 *mmHg* 감소할 때마다 HCO_3^-는 5 *mEq/L*씩 감소

55 환자의 P_{CO_2}는 40 *mmHg*이고 HCO_3^-는 24 *mEq/L*이다. 급성호흡성알칼리증이 발생하여 P_{CO_2}는 20 *mmHg*로 떨어졌다. 보상반응 후의 HCO_3^-는 얼마나 되어야하나?

해설: HCO_3^-는 2×2=4 *mEq/L*만큼 감소해야한다. 2를 곱한이유는 P_{CO_2}가 20 *mmHg*(2×P_{CO_2} 10 *mmHg*감소)만큼 감소했기 때문이다. 급성호흡성 알칼리증에 대한 보상반응후에 HCO^-_3는 24-4=20 *mEq/L*가 되어야한다.

56 환자의 P_{CO_2}는 40 *mmHg*이고 HCO_3^-는 24 *mEq/L*이다. 급성 호흡성산증이 발생하여 P_{CO_2}는 70 *mmHg*로 상승하였다. 보상반응 후에 HCO_3^-는 얼마나 되어야하냐?

해설: HCO_3^-는 3×1=3 *mEq/L*만큼 증가해야한다. 3을 곱한 이유는 P_{CO_2}가 30 *mmHg*(3×P_{CO_2} 10 *mmHg* 증가)만큼 증가했기 때문이다. 급성호흡성산증에 대한 보상반응 후에 HCO_3^-는 24+3=27 *mEq/L*가 되어야 한다.

57 환자의 P_{CO_2}는 40 *mmHg*이고 HCO_3^-는 24 *mEq/L*이다. 만성 호흡성산증이 발생하여 P_{CO_2}는 70 *mmHg*로 상승하였다. 보상반응 후에(24~48시간 이후) HCO_3^-는 얼마나 되어야 하는가?

해설: HCO_3^-는 3×3.5=10.5 *mEq/L*만큼 증가해야한다. 3을 곱한 이유는 P_{CO_2}가 30 *mmHg*(3×P_{CO_2} 10 *mmHg* 증가)만큼 증가했기 때문이다. 만성호흡성산증에 대한 보상반응 후에 HCO_3^-는 24+10.5=34.5 *mEq/L*가 되어야 한다.

58 환자는 pH 7.08, HCO_3^- 10 *mEq/L*, P_{CO_2} 35 *mmHg*, AG 14 *mEq/L*도 심한 대사성산증상태이다. P_{CO_2}는 다음과 같아야한다. 즉 P_{CO_2}=(1.5×10)+8=23 *mmHg*이다. P_{CO_2} 35 *mmHg*는 우리가 예상한 값보다 훨신높다. 그러므로 P_{CO_2}를 밀어올리는 어떤 것이 있다. 그것은 공존하는 호흡성산증이다. 그러므로 대사성산증뿐만아니라, 호흡성산증이 동시에 존재한다.

해설: 정상AG의 대사성산증과 호흡성산증

59 환자는 pH 7.49, HCO_3^- 35 *mEq/L*, P_{CO_2} 48 *mmHg*, AG 16 *mEq/L*이었다. 대사성 알칼리증 상태이다. 예상되는 P_{CO_2}는 얼마냐? 정상 HCO_3^-는 24이고, 정상 P_{CO_2}는 40 *mmHg*이므로 P_{CO_2}=40+0.7×(35-24)=47.7이다. 환자의 P_{CO_2}는 48 *mmHg*이다. 이 값은 단순 대사성알칼리증에 대한 적절한 호흡보상반응으로 우리가 예상한 값과 비슷하다. 그래서 공존하는 호흡성이상은 없다.

60 환자가 pH 7.68, HCO_3^- 40 *mEq/L*, P_{CO_2} 35 *mmHg*, AG 14 *mEq/L*이었다. 대사성알칼리증 상태이다. 예상되는 P_{CO_2}=40+0.7×(40-24)=51.2 *mmHg*이다. 대사성알칼리증에 대한 호흡보상반응에서 ±5 *mmHg*의 변동을 고려하더라도 이 환자의 P_{CO_2}는 예측했던 것보다 훨씬 더 적다. 그러므로 대사성알칼리증이외에 공존하는 호흡성알칼리증이 존재한다. 결론적으로 정상 AG의 대사성알칼리증과 호흡성알칼리증이 혼재되어있다.

61 환자는 2주동안 숨이찼다. pH 7.38, P_{CO_2} 70 *mmHg*, HCO_3^- 40 *mEq/L*, AG 16 *mEq/L* 이었다. P_{CO_2}증가와 병력에의해 만성호흡성 산증 임을알 수 있다. HCO_3^-는 얼마나 되어야하는가? P_{CO_2}는 3×10으로 30 *mmHg*만큼 올라갔다. 만성호흡성 산증에 대해 HCO_3^-는 3×3.5=10.5 *mEq/L*만큼 증가해야 한다. 정상 HCO_3^-는 24이니까 HCO_3^-는 24+10.5=34.5가 되어야 한다. 즉 이환자는 만성호흡성 산증에 대해 HCO_3^-는 24+(3×3.5)=34.5가 되어야 하는데 환자의 HCO_3^-는 예측한 값보다 높다. 따라서 대사성알칼리증이 존재하는 것이다. 높은 HCO_3^-는 호흡성산증에 대한 보상뿐만 아니라 별개의 산-염기 장애가 일어날 수 있으므로 대사성알칼리증이 있다.

해설: 정상AG의 만성 호흡성산증과 대사성 알칼리증의 환자이다.

62 환자는 pH 7.68, P_{CO_2} 35 *mmHg*, HCO_3^- 40 *mEq/L*, AG 18 *mEq/L*을 보였다. 대사성알칼리증인데 P_{CO_2}는 얼마냐? P_{CO_2}=40+0.7×(환자 HCO_3^-치-정상 HCO_3^-치)=40+0.7×(40-24)=51.2, 환자의 P_{CO_2} 35 *mmHg*는 예측된 값보다 의미있게 낮다. 그러므로 호흡성 알칼리증이 P_{CO_2}를 밀어내리고 있는 것이다. AG는 18로 비정상적이어서 AG산증의 존재에 대해 단언할 수는 없다.

해설: 대사성알칼리증과 호흡성 알칼리증으로 각각의 장애들이 상승작용하여 pH를 같은 방향으로 밀면 가끔 pH는 심하게 비정상적으로 된다.

63 환자가 pH 7.45, P_{CO_2} 65 *mmHg*, HCO_3^- 44 *mEq/L*, AG 14 *mEq/L*를 보였다. 3일동안 숨이 찼었다. pH가 약간 높은 쪽에 있으므로 대사성 알칼리증이다. 이 경우 P_{CO_2}는 얼마나 될까? 대사성 알칼리증에 대해 P_{CO_2}는 40+0.7×(44-24)=54가 되어야 한다. 환자의 P_{CO_2}는 65이니 11 *mmHg*만큼 높다. 따라서 호흡성 산증이고, AG는 정상이다. 이 환자는 혼합형 산-염기장애로 서로를 상쇄시키는 2가지 장애의 예이다. 즉 이 2장애들은 pH를 반대 방향으로 밀어내어 서로를 상쇄시키는 경향이 있다.

64 pH 7.45, P_{CO_2} 65 *mmHg*, HCO_3^- 44 *mEq/L*, AG 14 *mEq/L*로 3일동안 숨이 찼었다. 이는 증례64와 같은 내용이다. P_{CO_2}와 HCO_3^-는 다 비정상이고 pH는 거의 정상이다. 호흡성 산증으로 시작해보자. 병력상 만성 호흡성산증이다. HCO_3^-는 얼마나 되어야하는가? 만성호흡성산증에 대해 HCO_3^-는 24+(2.5×3.5) =32.75 이고 환자의 HCO_3^- 44 *mEq/L*로 매우 높다. 그러므로 대사성알칼리증이다.

해설: 정상AG의 호흡성 산증과 대사성 알칼리증이다.

65 22세 당뇨병환자가 구토가 있었고, pH 7.75, P_{CO_2} 24 *mmHg*, HCO_3^- 32 *mEq/L*, AG30 *mEq/L*를 나타내었다. 소변은 케톤에 대해 강한 양성반응을 보였고, 혈청케톤도 강한 양성이었다. pH와 HCO_3^-는 증가하고, P_{CO_2}는 감소했다. 따라서 이 2가지가 pH를 밀어올리고 있다. 이것은 P_{CO_2}와 HCO_3^- 둘 다에 의해 pH가 같은 방향으로 밀려져 상승작용을 한 예이다. 이는 심한 대사성알칼리증으로 P_{CO_2}는 얼마나 되어야하는가? $40+0.7\times(32-24)=45.6$ *mmHg*이다. 환자의 P_{CO_2} 24 *mmHg*는 예측된 값보다 훨씬 낮다. 그래서 대사성알칼리증 이외에 심한 호흡성알칼리증이 존재한다. AG는 18 *mEq/L*만큼 증가하였으므로 HCO_3^-는 약 18 *mEq/L*만큼 감소하여 6 *mEq/L*가 되어야 하는데 32 *mEq/L*로 증가하였다. 이 경우 HCO_3^-를 6 *mEq/L*에서 32 *mEq/L*로 밀어올리는 것이 존재한다. 그러므로 심한 대사성 알칼리증이다. 처음에 HCO_3^-를 보았을 때는 대사성알칼리증이 경미한 것처럼 보이지만 실재로 매우 심하다는 것을 알 수 있다.

해설: 심한 AG산증의 심한 호흡성 알칼리증과 심한 대사성 알칼리증이다.

66 다음 중 Short bowel syndrome과 관계가 없는 것은?

① 음이온격차감소 ② D-형 젖산산증 ③ Sauerkraut, pickles
④ Lactobacillus acidophilus ⑤ Neomycine

Chapter 3

수분 및 염분의 체내저류

1. 수분 및 염분의 체내저류

1) 부종 발생의 병태생리

부종이란 간질액이 비정상적으로 증가되어 나타나는 현상으로서 이는 수분과 염분의 저류 결과이다. 따라서 부종은 국소적 또는 전신적으로 발생할 수 있는데 먼저 전신부종은 신장성, 심장성, 간장성, 내분비성 및 영양장애 등으로 유발되고 국소성 부종은 알러지에 의한 말초혈관 투과성의 항진과 수술 후 또는 악성종양에 의해 림프선 및 정맥의 유통 장애로 오는 것들을 말할 수 있다. 부종 발생을 이해하기 위해서 모세혈관에서의 물질의 이동에 관한 생리학적 현상을 알아보고 부종이 발생하는 병태생리학적 기전을 설명하고나서 부종의 치료에 이뇨제의 역할에 관하여 알아보자.

(1) 모세혈관 부위에서의 물질 이동

혈액은 조직 세포가 필요로 하는 물질을 공급하는데, 실제로 물질 교환이 일어나는 곳이 모세혈관 부위이다. 이 모세혈관에서의 물질의 이동은 모세혈관과 간질액 사이에서 확산과 여과 및 흡수에 의해서 일어난다. 모세혈관 내에 흐르는 혈액은 정맥 말단에 도달할 때까지 간질액과의 사이에 지속적으로 물질 교환을 하면서 흐르므로 정맥 말단 혈액의 혈장 성분은 단백질을 제외하고 간질액 성분과 평형상태에 있게 된다.

모세혈관 부위에서의 물질 교환 작용중에서도 이처럼 평형을 이루게 하는데는 확산이 가장 중요하다. 인체에서 24시간 동안 전신 모세혈관을 통하여 확산으로 교환되는 수액의 양은 약 80,000리터나 된다.

모세혈관과 간질액 사이의 물질 교환을 하게하는 제2의 기전은 소위 Starling의 가설로 설명이 되어지는 여과 및 흡수 과정이다. 즉 모세혈관의 동맥측에서 하루에 20리터가 여과되어 나오고, 정맥측에서는 16~18리터가 재흡수된다. 나머지 2~4리터는 림프계를 통하여 혈액으로 회수됨으로써 동적인 평형(*dynamic equilibrium*)이 유지되고 있는 것이다. 모세혈관 부위에서의 수액 이동에서 제2의 방법인

여과 및 흡수 기전은 부종 발생기전에 중요한 역할을 하므로 이를 설명하는 Starling가설을 자세히 알아볼 필요가 있다.

1896년 Starling은 모세혈관 벽을 통한 수액의 이동 방향과 이동 수액량은 모세혈관내외의 정수압(*hydrostatic pressure*)과 삼투압(*osmotic pressure*)의 산술적 합산에 의하여 결정된다고 하였다. 즉 모세혈관내 정수압이 증가하면 간질액으로 수액의 여과가 촉진되고, 반면에 혈관내 삼투압이 증가하면 수액 흡수가 증가된다는 것이다.

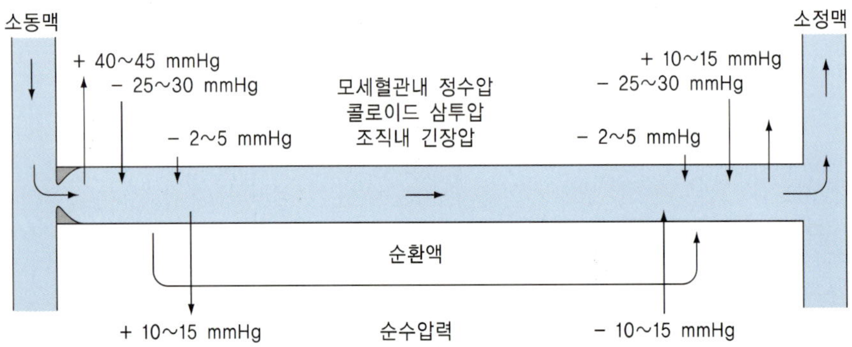

그림 3-1. 모세혈관내 수액교환에 대한 Starling이론

(그림 3-1)에서 보는 바와 같이 간질액을 모세혈관 내로 흡수시키는 원동력이 되는 혈장 교질 삼투압(*plasma oncotic pressure*)이 25~30 *mmHg*이다. 이는 동맥이나 정맥측 전 모세혈관에서 변하지 않고 동일하나, 여과하는 힘(여과력)인 모세혈관내의 정수압(혈압)은 동맥측 40~45 *mmHg*에서 정맥쪽으로 이동함에 따라 10~15 *mmHg*로 점차 감소한다. 따라서 동맥측 모세혈관 내에서는 여과가, 정맥측에서는 흡수가 일어날 것이다. 그리고 동맥측의 순수한 여과압(net filtration pressure)과 정맥측의 순수한 흡수력(net absorption pressure)은 10~15 *mmHg*로 동일하기 때문에 동적인 평형을 유지하고 있는 것이다.

최근에는 모세혈관 부위에서 수분의 이동에 원동력이 되는 것을 "*Starling forces*"라고 인정하고 있으며, 미세순환과 간질액간의 평행 유지에 관여하는 ① 조직압 ② 모세혈관 압력 ③ 혈장교질 삼투압 및 ④ 조직교질 삼투압의 4가지 힘을 *Starling forces* 라고 부르고 있다. 모세혈관 미세순환(*capillary microcirulation*)은 지나치게 복잡한데 (그림 3-2)는 Zweifach가 제시한 것이다.

즉 metarteriole 흐름에서 preferential channel로 들어간 혈액은 loop를 따라 true capillary의 가지들로 들어간다. 진짜 모세혈관망은 preferential channel측의 세동맥에서 세정맥쪽으로 흐른다. 이때 모세혈관의 직경은 세동맥측의 sphincter에 의해서 율동적으로 열렸다 닫혔다한다. 세동맥측 sphincter가 열린 경우를 확장기라고 하는데 이때는 모세혈관 내 압력이 높아지고, 순수한 Starling forces은 수액을 밀어내는 방향으로 작용한다. 반대로 sphincter의 수축기에는 모세혈관내의 압력은 낮아지고 순수한 Starling forces는 수액을 끌어들이는 영향을 받게 된다. 모세혈관 사이에 서로 열려져 있는 림프계를 통하여 수액이나 또는 모세혈관에서 간질액에 빠져 나온 소량의 단백은 이 림프계를 통하여 회수되고 있는 것이다.

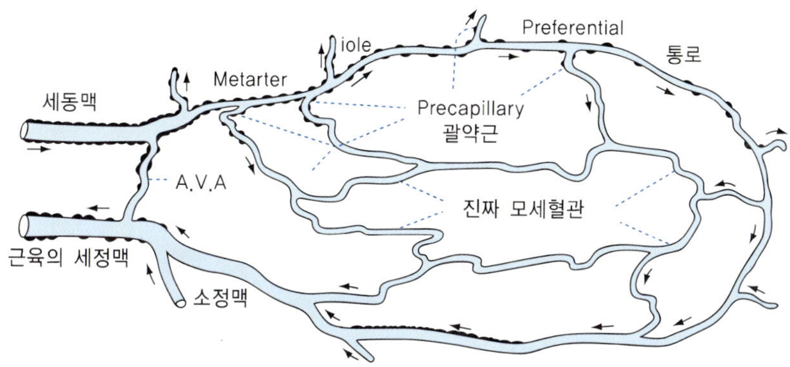

그림 3-2. 말단혈관 바닥의 체계

(2) 간질액량의 조절

유효 삼투질농도의 변화는 세포와 간질조직 사이의 수분의 이동이 원인이 되나 그 양은 대개 적은 양이다. 간질액량의 많은 변화는 모세관 여과량과 림프액 배수(drainage)에 의해서 결정되어지는데, 모세혈관 여과율은 모세관과 간질의 정수압, 모세혈관 및 간질의 정수압(Pc 및 Pi), 모세혈관 및 간질의 교질삼투압(πc 및 πi) 그리고 모세혈관벽의 정수압전도(수분투과성, Kf)의 상호관계는 다음과 같이 표현할 수 있다.

$$\text{모세혈관 여과율} = K_f[(Pc - Pi) - (\pi c - \pi i)] \text{ 이다.}$$

림프액의 배액은 간질조직액과 림프계 그리고 림프관벽의 정수압전도 사이의 정수압실험 차이로 결정된다. 정상적으로 이런 정수압의 기울기는 주로 간질액의 정수압력에 좌우되는데, 간질에 정수압이 약간 증가하는 것도 림프액의 흐름을 현저하게 증가하게 하는 원인이 된다. 그 예를 실험을 통해 알 수 있는데 즉 실험용 개의 뒷발에 4 *mmHg*로 정수압을 증가시켰더니 림프흐름이 9배나 증가하였다. 초기에 림프가 채워지는 것은 수동적이기 때문에 정수압의 기울기가 만들어진다. 간질 조직압은 대기압보다 림프관 근육의 율동적인 수축에 의해서 추진되어진 림프관내의 수액으로 역류를 보호하고, 음압을 유지하게 한다. 림프낭 내의 조직액에 채워지는 율을 조절하는 인자는 간질조직의 기질 내에 존재하는 *glycosaminoglycan*(mucopolysaccharide라고도 함)의 농도이다. 간질조직은 기질의 *proteoglycan*으로서 콜라젠(collagen)섬유로 구성된다. 이 기질은 수분을 잡아 두려고 하는 경향 때문에 부종이 발생하는 것이다. 이는 전해질과 *polyanion*인 다당질(*polysaccharids*)사이의 상호작용을 통해서 Donnan effect에 의한 삼투압이 만들어지기 때문이다. 그리고 음압의 간질조직압은 간질조직의 기질이 부풀어 오르려고 하는 경향을 부분적으로 방해하고 있다. 결과적으로 조직종창(swelling)이 증가하게 된다. 이런 현상은 콜라젠 섬유의 상실로 부종이 발생한다는 것을 말해주고 있다. 부종형성의 기전은 간질액의 양이 증가하는 것으로 다음 3기전 중 하나에서 기인한 것인데, ① 모세혈관으로부터 수액의 유출증가 ② *glycosaminoglycan* 농도의 증가 ③ 림프액 배출의 율이 감소하는 경우이다.

(3) 부종의 발생 기전 및 원인

부종은 국소적 혹은 전신적으로 발생할 수 있는데, 그 원인은 다음과 같은 7가지 현상으로 분류할 수 있다.

① 모세혈관 내 정수압의 증가

모세혈관 내 압력은 동맥보다는 정맥압이 증가함으로써 상승할 수 있다. 이는 동맥압이 상승하면 metarteriole에 근위부(proximal)의 혈관들이 즉각 수축하기 때문이다. 모세혈관 내 압력이 국소적으로 증가하는 경우는 정맥염으로서, 정맥 내에 혈전이 발생할 때 흔히 볼 수 있다. 그러므로 꼭 조이는 긴 양말을 신거나 임신 중 하지의 정맥압의 상승으로 인하여 모세관의 정수압이 증가됨으로써 부종이 발생할 수 있다. 전신적으로 모세혈관 내 압력이 증가하는 경우는 울혈성 심부전증이 대표적이고, 그 밖에도 협착성 심막염 때도 해당된다.

② 혈장교질 삼투압의 감소

교질 삼투압의 감소는 혈장 단백질 중에서 알부민의 합성이 감소하거나 혹은 손실이 증가되어서 올 수 있는데, 간장질환 시는 알부민 합성 능력이 감소되고, 단백 섭취불량 시에는 알부민 생성이 감소될 것이다. 한편 신증후군이나 심한 화상 시에는 알부민이 손실된다. 결과적으로 교질 삼투압의 감소로 부종이 발생한다.

③ 모세혈관 투과성의 증가

정상적으로 모세혈관은 단백의 투과를 허용하지 않는다. 그러나 모세혈관이 국소적으로 손상되면 투과성이 증가되는데, 심한 화상이나 외상 및 염증 시에 볼 수 있다. 전신적으로 증가되는 경우는 알레르기나 균 독소에 의해서 모세혈관 세공의 크기가 증가되면 혈장 단백이 간질액으로 누출되어서 부종이 발생한다. 이때 부종의 발생을 억제하는 인자들은, ① 정맥압 상승으로 모세혈관의 압력이 높아지면 이를 어느 정도 상쇄시키기 위하여 전모세혈관은 저항(*precapillary resistance*)을 증가시키게 되고, ② 모세혈관 표면적을 감소시키는 혈관 평활근에 의한 보상(*myogenic compensation*)과 간질액 정수압 증가와 간질액내 단백량을 감소시키려는 림프성 보상이 있다.

④ 조직압의 변화

조직압은 결체조직이 풍부하지 않은 장소에서 가장 낮다. 이런 이유로 눈주위에 부종이 잘 나타나는 것이다. 또한 영양실조나 지속적으로 부신피질을 사용하고 있는 경우에도 콜라젠 생성이 억제되어 조직압이 낮아지고 부종이 잘 발생한다.

⑤ 림프액 폐쇄

림프관에 기생하는 사상충증(*filariasis*)이나, 암치료 목적의 근치수술(*radical operation*) 후 림프관의 폐쇄현상이 올 수 있다. 림프관이 막히면 정상적으로 흡수되던 수액과 단백이 간질액에 저류되고, 또 국소적으로 모세혈관 내 압력이 증가하면서 심한 부종이 발생한다. 림프관의 폐쇄가 장기간 지속되면 섬유아세포(fibroblast)가 증식이 되어 결국 불가역성의 섬유성 부종이 발생한다. 림프부종의 가장 흔한 원인은 림프관의 폐쇄로 인한 악성종양세포의 침범이다.

⑥ 전모세혈관 괄약근(*precapillary sphincter*)를 억제하는 염증

벌레에 물려서 유입된 독소나 히스타민 및 기타 외상성 등으로 인하여 전모세혈관괄약근이 이완됨으로써 모세혈관 내 압력이 지속적으로 상승된 결과 부종이 발생할 수 있다.

최근 정상인의 신세뇨관 세포에서 Na^+ 재흡수를 촉진하는 것이 알도스테론과 아드레날린성 자극이며, 재흡수를 억제하는 것은 *atriopeptins*과 *adenosine*이라고 알려졌다. 또 endogenous digitalis는 Na^+/K^+ ATPase의 억제 물질로 알려졌고, 심방에서 분비되는 *atrial natriuretic factor*(ANF)는 신장에서 Na^+와 수분 배설을 증가시킨다. 이러한 인자 및 요소들은 부종의 발생과 밀접한 관계가 있다.

⑦ 점액수종

증가된 간질조직의 기질량은 간질 내에 수분과 염분을 저류시키는 원인이 되는데 가장 좋은 예가 점액수종의 경우이다. 이는 간질(기질)의 농도가 증가하므로써 간질조직의 압력이 감소되어 림프배액이 지체하는 동안 수액이 모세혈관을 통해 여과가 촉진된 결과이다. 부종은 비함몰성(nonpitting)인데 이는 간질액내 많은 수액의 대부분이 젤라틴 상태이기 때문이다.

(4) 부종형성에 신장의 역할

부종은 혈장액이 간질내로 이동하는 것이고, 부종형성은 혈장량의 손실에 기인한다. 만일 혈장량을 보충 하지 않으면 감소된 혈장량과 정수압은 간질로 향하는 Starling forces를 감소시키게 될 것이다. 그러므로 부종형성의 진행이 중지된다. 함몰성 부종(pitting edema)는 총체내 수분의 약 10%까지 세

포외액량의 증가를 요하게 된다. 그러므로 부종은 정맥혈액이 되돌아오는 것과 심박출량이 감소한 결과 유효동맥량이 감소할 때 형성되는 것이다.

유효동맥량의 감소 때문에 신장에서는 염분과 수분을 보존하려고 하는 기전이 발생한다. 부종형성은 다음 2가지 중 하나가 부수적으로 될 때까지 계속 일어난다. ① 간질의 정수압은 수액이 모세혈관을 빠져나가는 것과 동일하게 림프내로 간질의 수액이 충분히 배액되도록 증가할 때 ② 혈장량의 불충분한 보충으로 수액이 림프배액에 동일하도록 모세혈관을 순수하게 빠져나가는 것이 감소할 때인데 이런 기전은 이뇨제 치료의 목적이 된다.

2) 전신 부종의 병태생리

부종 발생에서는 신장의 역할이 가장 중요하다. 부종은 혈장액의 이동이므로 부종의 발생에는 반드시 순환 혈액량의 감소가 따른다. 만일 부종이 형성되고 있을 때 수분 섭취가 없다면 혈장량과 말초혈관압은 감소할 것이고, 결국 Starling forces가 감소하여 부종 발생은 더 한층 진행될 것이다. 부종은 정맥측 혈액의 순환을 제한하기 때문에 심박출량이 떨어지고 동맥측의 실제 순환량이 감소한다. 그 결과 신장에서는 수분과 염분의 재흡수가 증가되는데 이는 전신부종 발생의 중요한 기전이 되는 것이다. 따라서 임상적으로 전신부종 발생의 일차적인 원인이 되는 질환은 심부전, 간경변증 및 신증후군이다.

(1) 심장성 부종

(그림 3-3)에서 보는 바와 같이 심부전은 부종 발생에 많은 요인을 제공한다. 원인이 무엇이든 간에 심부전증시는 실제 동맥혈량은 감소하고 정맥압은 상승하게 된다.

동맥혈액량의 감소에 의해서 신장 내 혈관은 수축 되는데, 이는 1차적으로 교감신경계 및 레닌-안지오텐신(*renin-angiotensin*)계가 활성화되기 때문이다. 이때 신혈류의 총량은 감소되기 때문에 신장 내 혈류의 재분배 현상이 일어나, 수질에 가까운 부위의 혈류는 비교적 잘 유지되나 피질쪽의 혈류는 크게 감소하게 된다. 따라서 사구체여과율이 떨어지고, 알도스테론 분비의 증가에 의하여 세뇨관에서 Na^+ 및 수분의 재흡수가 증가됨에 따라 혈액량이 증가되면 모세혈관에서의 정수압이 상승하게 되고 따라서 부종이 발생하게 된다. 가벼운 심부전 환자에서는 신혈류량이 감소되더라도 사구체여과율은 정상적으로 유지될 때가 많다. 이는 원심성 신동맥이 수축하고, 모세혈관내의 정수압이 떨어져 여과분획이 증가하기 때문이다. 이를 신장의 자동조절기전(*autoregulation* mechanism)이라 한다. 만일 심부전이 더욱 심해지면 신혈류량이 더욱 감소하여, 여과분획이 증가하더라도 사구체여과율은 떨어진다. 이런 때는 BUN 농도가 증가하는데 이를 신전성 고질소혈증(*prerenal azotemia*)라 한다. 좌심실의 부전으로 좌심방의 압력이 증가하면 폐모세혈관에 압력이 미쳐서 폐간질 내에 수액이 고이고, 폐포 내로 수액이 빠져 나와 폐울혈 현상과 호흡곤란이 온다. 심부전 때의 부종 발생 부위는 중력의 영향을 많이 받고 또 조직압력이 낮은 발목부위에서 관찰되나 자고나면 다음날 아침에는 없어진다. 심부전이 심하면 부종의 부위가 하지, 생식기 및 복수로까지 확대된다.

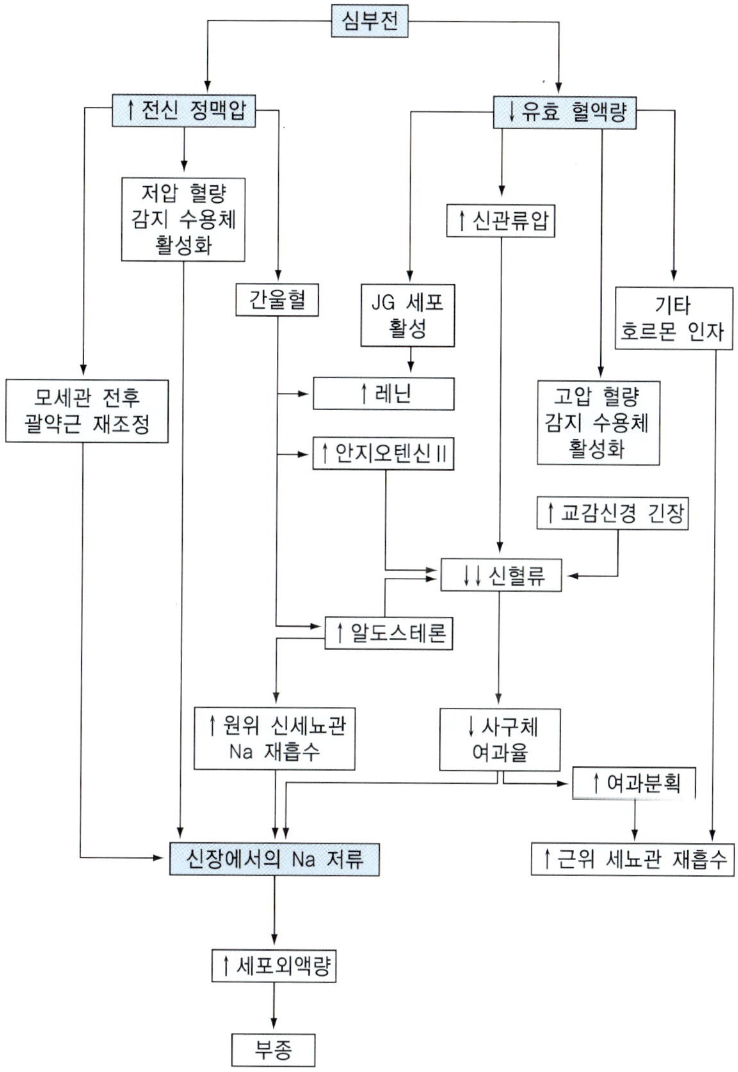

그림 3-3. 심부전시 부종의 발생기전

(2) 간질환과 부종 및 복수

간질환에서의 부종이란 결국 복수를 말한다. (그림 3-4)에서 보는 바와 같이 복수는 여러 인자에 의해서 복합적으로 작용하여 발생할 수 있지만, 복수 발생의 근본적인 원인은 문맥압의 상승인데 그 이유는 동모양혈관(*sinusoid*)의 저항이 증가하기 때문이다. 동모양혈관은 간내에 있는 모세혈관이다. 이

동모양혈관은 혈관벽이 얇고 단백의 투과성이 높아, 문맥(*portal vein*)과 간동맥에서 혈액을 받아들이고 있다. 간경변으로 인한 동모양혈관내의 압력 증가는 정수압의 증가로 단백을 많이 포함하고 있는 수분의 이동을 증가시키고, 또 문맥주위의 림프액량을 증가시켜 흉관(*thoracic duct*)으로 유입되지 못하는 림프액이 간표면을 통하여 복강내로 유출되어 복수를 형성한다. 또한 문맥압이 계속 상승되면 내장정맥(*splanchnic venous*)의 저류로 인한 림프액의 과잉 생산도 복수 형성에 가담한다.

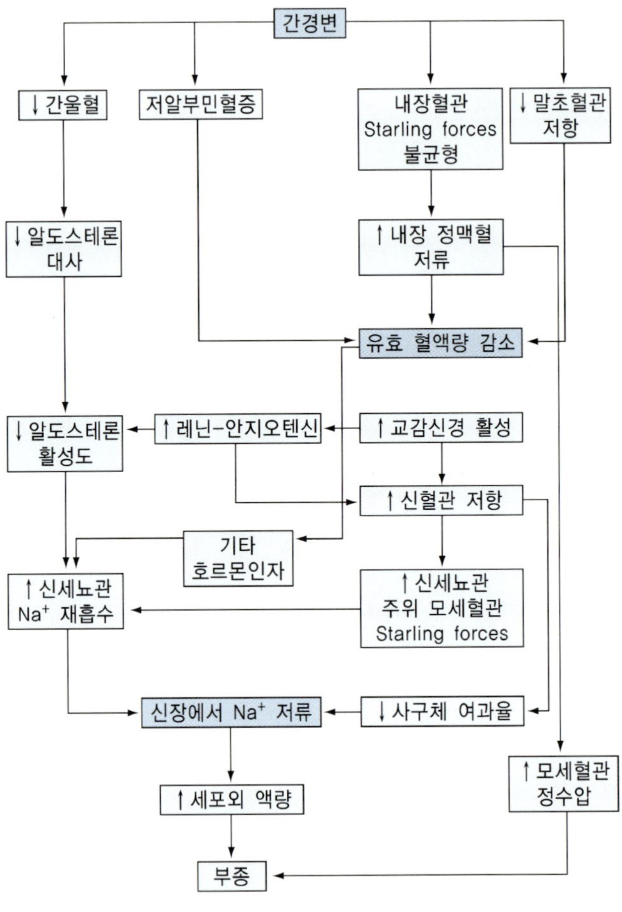

그림 3-4. 간경변증시 복수 형성의 기전

복수 형성의 또 하나의 중요한 원인이 되는 것은 신장에서의 재흡수력 증가로 인한 염분과 수분의 체내 저류 현상이다.

간병변증 시 저알부민 혈증은 간장에서의 알부민 합성저하 또는 분해를 증가시키므로서, 이는 흔히 보는 소견으로 혈장 교질삼투압이 낮아짐에 따라 부종의 형성을 도와준다. 또 유효 동맥의 혈장량 감소로 신장에서 Na^+ 및 수분 저류를 용이하게 하고, 간질환 때문에 알도스테론이 간에서 대사되지 못하는 것도 신세뇨관에서의 Na^+ 및 수분 재흡수를 촉진하는 더욱 중요한 인자가 된다.

(3) 신장성 부종

신장질환 자체에 의한 부종은 주로 3가지의 신장질환의 임상 증후군에서 고찰되는데, 그 첫째가 신증후군 환자에서의 부종, 둘째가 급성 사구체신염 시에 동반되는 신장염성 부종, 그리고 급성 또는 만성 신부전증 환자에서의 부종이다. 이들 3가지 종류에서의 부종은 그 임상 양상은 동일하나 발생하는 기전이 다르다.

① 신증후군성 부종(*nephrotic edema*)

신증후군에서의 부종은 심부전증이나 간경변증에서의 부종과는 달리 흔히 총 혈액량이 감소되어 있다. 이렇게 유효 동맥 혈량이 감소된 것은 저알부민혈증으로 인하여 혈장교질삼투압(*oncotic pressure*)이 낮아서 발생한 결과이다. 이런 일련의 발생과정은 (그림 3-5)에 표시하였다.

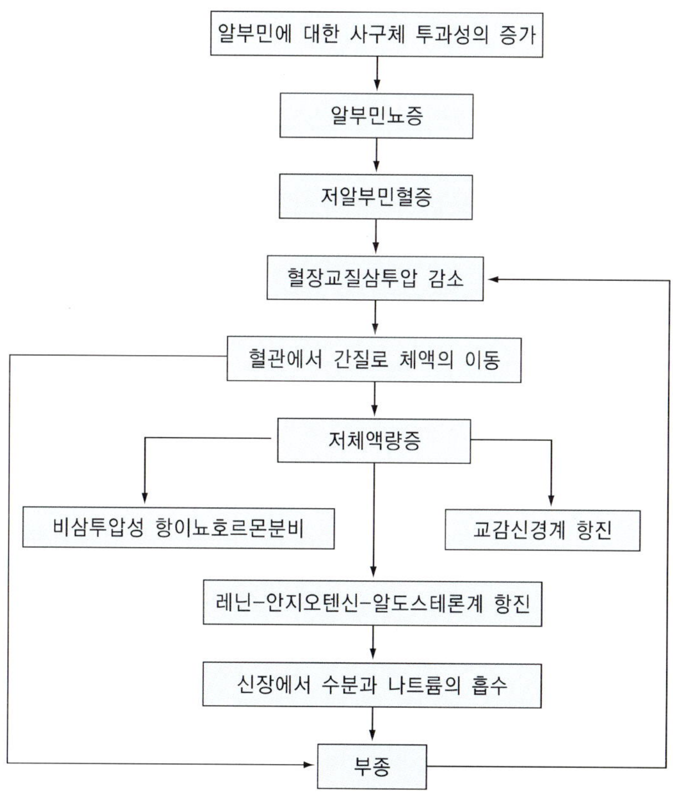

그림 3-5. 신증후군시 부종형성 "underfill" 기전

1차적인 사구체 질환이나 또는 당뇨병과 같은 전신질환의 합병증으로 사구체의 조직학적 손상이나, 기능 장애로 인하여 1일 3.5 *g* 이상의 단백이 소변으로 빠져나간 결과 2.5 *g/dl* 이하의 저알부민 혈증이 오면 혈장내의 체액이 간질액으로 이동하여 부종이 발생하게 된다. 또한 혈장량의 감소로 신혈류량이 감소하게 되면 신세뇨관에서의 Na^+ 및 수분의 재흡수가 증가되어 부종을 가중시킨다.

② 신장염성 부종(nephritic edema)

사구체 신염의 질병과정에서 사구체내의 염증 현상으로 인하여 모세혈관내의 내피세포가 손상, 백혈구의 침습에 의한 모세혈관의 기능장애, 여과 표면적의 감소 때문에 발생하는 초여과계수(*ultrafiltration coefficient* (kf))의 감소에 따라 각각의 네프론에서 사구체여과율이 감소한 결과 염분 및 수분의 배설장애를 초래하면 순환혈장량이 많아져 혈압 상승과 부종을 유발하게 된다(그림 3-6).

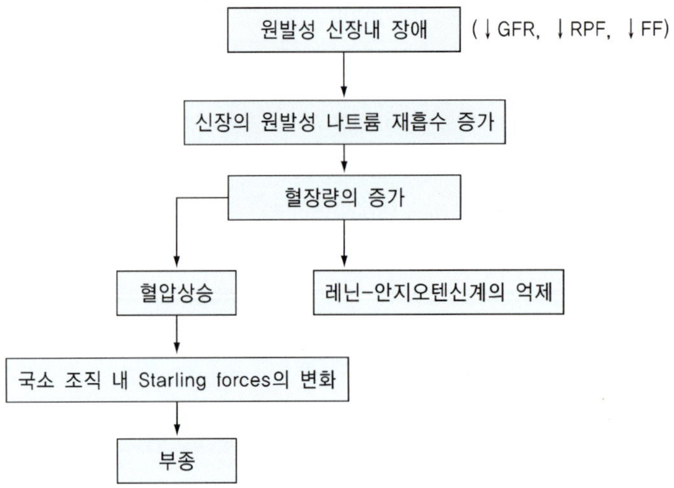

그림 3-6. 신장염시 부종발생의 "overfill" 기전

③ 신부전성 부종

신부전증 환자에서는 모든 사구체에서의 여과율이 현저히 감소하기 때문에 신뇨관에서의 염분 배설능력이 저하되므로 염분 및 수분의 섭취를 제한하지 않을 경우 단시일 내에 혈장량이 증가하면서 부종을 초래하게 될 것이다.

이를 종합하면 2가지 중요한 인자가 사구체 질환 시 신장에 Na^+ 저류에 관여한다는 것을 알 수 있다.

첫째 인자는 신장 이외 기전으로 1차적으로 저단백혈증이 관여하여 계속 혈장 교질 삼투압이 낮아지는 것이다. 결과적으로 Starling forces에 변화를 주어 혈관 내에서 간질내로 수액의 이동을 유발해서 혈장량이 감소된다. 이로 인해서 여러 가지 체액성과 혈역동적학 기전이 활성화되어 Na^+을 저류하려는 신호를 신장에 보냄으로써 부종이 이루어진 것이다.

둘째 인자는 신장자체 내 기전으로 Kf 감소로 GFR과 여과되어 부화된 양이 감소하는 것으로 원위세뇨관 또는 깊숙이 있는 네프론에서 Na^+ 재흡수를 자극하게 된다. 이런 2가지 병인 인자간의 상호작용은 환자의 질환에 병태 생리학적 특성을 결정하게 된다. (그림 3-7) 에서와 같이 대부분의 부종 환자에서 실제로 두 인자가 작용한다.

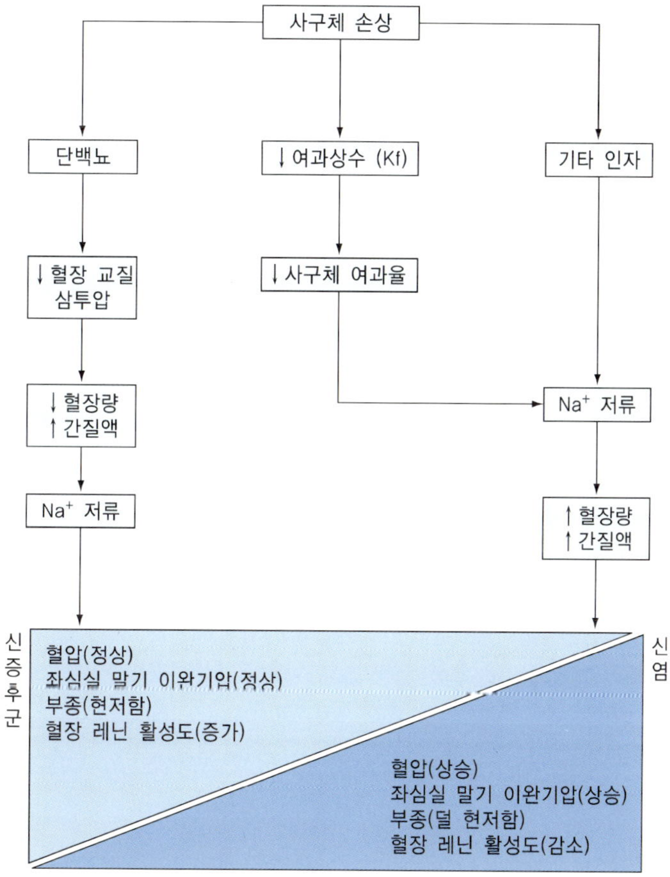

그림 3-7. 사구체 질환의 Na^+ 저류에 관한 2가지 병인론. 신증후군성 부종에서는 사구체여과율이 어느 수준까지 감소하지 않기 때문에 Na^+ 저류 기전은 주로 세뇨관에서 관여하며 또한 감소된 혈장 교질 삼투압은 간질조직으로 수분의 이동을 초래한다. 감소된 혈장량은 여러 기전으로 Na^+를 저류하려는 신호가 신장에 보내는 원인이 된다.

신증후군 환자에서는 혈압이 정상이거나 낮은 혈압, 그리고 감소된 혈장량과 높은 PRA치가 나타난다. 신장염성 부종환자는 Na^+저류가 1차적인 문제가 되지만 혈장 교질 삼투압은 정상이다. 또 고혈압, 혈장량 증가, 순환혈액의 정체, 그리고 PRA의 억제 등이 특징이다.

3) 부종의 치료

부종상태의 치료방법은 원인질환의 치료, 염분제한 그리고 이뇨제 사용 등이다. 폐부전으로 부종이 동반될 때는 저산소증과 CO_2저류의 교정이 부종을 없앤다. 동정맥 누공(fistula) 폐쇄, *thiamine* 부족, 빈혈 그리고 갑상선 기능 항진증의 교정은 고심박출성(high output) 상태에서 유효 혈장량을 정상으로 되돌릴 것이다. 염분저류는 부종형성에 필수적인 것이기 때문에 염분저류는 염분섭취 없이는 불가능하므로 염분섭취 제한은 부종 치료에 가치가 있다. 일반인이 음식에서 염분 섭취는 평균 하루에 10~12 *g*이나 이 양은 사람에 따라 변화가 많다. 의사들은 여러 항생제에 많은 Na이 함유되어 있는 것에 유의해야 한다(표 3-1). 가벼운 염분 저류상태에서는 염분 제한만으로도 효과적일 수 있다. 그러나 중등도 내지 심한 염분 저류 시에는 염분 제한은 물론이고 이뇨제 사용이 필요하다. 심한 부종을 형성하는 경향이 있는 환자에게 이뇨제의 대량투여는 급격하게 형성되어 가는 부종을 예방할 수 없다. 그러한 환자는 엄격한 염분 제한이 부종 형성을 최소화하는 효과적인 방법이다.

표 3-1. 항생제에 Na이 포함된 량

항생제 종류	Na 함량	하루 최대용량
Penicillin G-Na	2 *mEq/ml* units	30 *ml* units
Ampicillin-Na(Polycillin-N)	2.9 *mEq/g*	14 *g*
Carbenicillin-Na_2(Geopen)	4.7 *mEq/g*	40 *g*
Ticarcillin-Na_2(Ticar)	6.5 *mEq/g*	24 *g*
Piperacillin(Pipracil)	1.9 *mEq/g*	24 *g*
Mezlocillin(Mezlin)	1.9 *mEq/g*	24 *g*
Nafcillin(Unipen)	2.9 *mEq/g*	12 *g*
Cephalothin(keflin)	2.8 *mEq/g*	12 *g*
Cefazolin(Ancef)	2.1 *mEq/g*	12 *g*
Cefamandol(Mandol)	3.31 *mEq/g*	12 *g*
Cephradine(Velosef)	5.9 *mEq/g*	8 *g*
Cefoxitin(Mefoxin)	2.3 *mEq/g*	12 *g*
Cefotaxime(Claforan)	2.2 *mEq/g*	12 *g*
Ceftizoxime(Cefizox)	2.6 *mEq/g*	12 *g*
Cefuroxime(Zinacef)	2.4 *mEq/g*	9 *g*
Moxalactam-Na_2(Moxam)	3.8 *mEq/g*	12 *g*

예를 들면, 만일 1 *g*(17 *mEq*, Na^+)의 염분(NaCl)을 매일 섭취한다면 실제로 이 양이 모두 저류된다. 그래서 1개월 후에는 450 *mEq*의 Na^+이 저류되고 부종액이 3 리터가 축적되어 나타난다. 대부분 부종이 형성된 상태에서는 염분 저류의 예방이 수분 저류를 예방하는데 이는 ADH 분비가 혈장 Na^+

농도에 의해서 조절되기 때문이다. 따라서 신장으로 수분 배설은 ADH치에 따라 좌우되지만, Na^+농도가 정상으로 유지되는 한 불필요하다. 그렇지만 유효 동맥량이 심하게 위축되었을 때는 심한 저Na^+혈증에도 불구하고 ADH는 만들어진다. 그리하여 수분 저류가 Na 저류와 관계없이 발생하게 된다. 이런 사항에서는 수분 역시 제한이 필요하다.

4) 이뇨제

이뇨현상은 일반적으로 용질 및 수분이뇨의 2가지 형태가 있다(그림 3-8). 즉 용질이뇨(solute diuresis)는 용질이 세뇨관벽을 통한 재흡수 또는 용질의 운반이 억제될 때 발생하는 이뇨현상이다.

그리고 수분이뇨(water diuresis)는 약물에 의하여 발생하는 용질상실의 증가와 상관없이 ADH의 작용을 차단하는 약제가 원위세뇨관 및 집합관에 수분의 재흡수를 조절하는 세포내 작용을 차단한 결과 발생하는 이뇨현상이다.

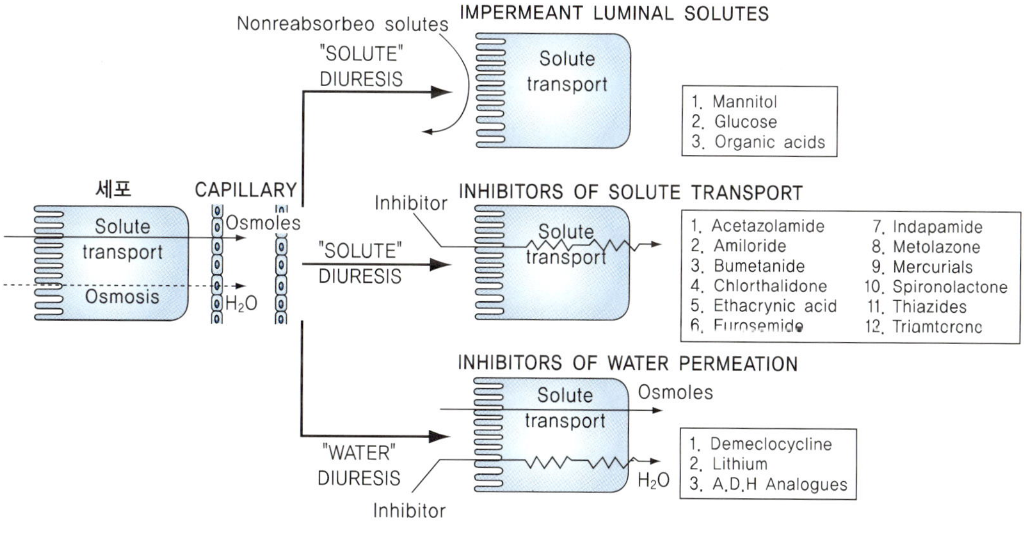

그림 3-8. 이뇨발생의 기전

이뇨제는 염분과 수분이 네프론에서 재흡수 되는 능력을 제한시키는 화공약품이다. 염분이 네프론 각 부위에 재흡수 되는 방법상의 차이는 전적으로 개개 이뇨제의 작용에 국한되어 있는 경향이다. 근위세뇨관에서 염분 재흡수를 차단하는 이뇨제는 헨레루프와 원위세뇨관으로 보다 많은 염분을 운반해 오는 원인이 된다. 그리하여 이곳에서 재흡수가 촉진되면 근위세뇨관 이뇨제의 효과는 대부분 없어지게 된다.

헨레루프 또는 원위세뇨관에 작용하는 이뇨제는 근위세뇨관의 염분 재흡수를 억제하지 못함으로써 효과를 나타내지 못한다. 그러므로 대부분의 경우 이뇨제의 복합투여는 이뇨를 달성하는 데 필요한 조치이다. 복용하는 이뇨제의 종류는 (표 3-2)에서와 같다.

표 3-2. 경구 이뇨제

일반이름	상품명	작용시작	작용기간	용량(mg)	하루사용량(mg)
· Thiazide					
Chorothiazide	Diuril	1시간	6~12시간	250, 500	250~2000
Hydrochlorothiazide	Hydrodiuril Esidrix, Oretic	1시간	6~12시간	25, 50, 100	25~200 25~200
Polythiaziede	Renese	1시간	24~48시간	1, 2, 4	1~8
Trichlomethiazide	Nequa, Metahydrin	1시간	12~48시간	2, 4	1~4
· Thiazide 유사 이뇨제					
Chlorthalidone	Hygroton	1시간	48~72시간	25, 50, 100	25~200
Metolazone	Zaroxoly, Diulo	1시간	12~24시간	2.5, 5, 10	2.5~20
Qinethazone	Hydromox	1시간	18~24시간	50	50~200
Indapamide	Lozol	1시간	14~24시간	2.5	2.5~5
· Loop이뇨제					
Furosemide	Lasix	20~30분	6~8시간	20, 40, 80	20~1000
Ethacrynic acid	Edecrin	20~30분	6~8시간	25, 50	25~1000
Bumetanide	Bumex	20~30분	4~8시간	0.5, 1	0.5~10
Torsemide	Torem	1~4시간	12~18시간	5, 10, 20, 100	2.5~5
· K-보존이뇨제					
Spironolactone	Aldacton	24시간	48~72시간	25, 50, 100	25~600
Triamterene	Dyrenium	2~4시간	7~9시간	50, 100	50~300
Amiloride	Midamor	1~2시간	24시간	5	15~20
· 탄산 탈수 효소 억제제					
Acetazolamide	Diamox정	2시간	18~25시간	500	500~1000
· 혼합이뇨제					
Hydrocholorothiazide +spironolactone	Aldactozide	1시간	48~25시간	25/50, 50/50	2~4정
Hydrochlorothiazide +triamterene	 Dyazide Maxzied	1시간 1시간	9~12시간 9~12시간	50/25 75/50	2~4정 1정
Hydrochlorothiazid +amiloride	Moduretic	1시간	24시간	50/50	1~3정

① 이뇨제의 작용기전과 부위

이뇨제가 세뇨관 내강면에 작용하기 위해서 근위세뇨관강내에 분비되는 기전은 그림 3-9에서와 같이 장에서 흡수된 혈중이뇨제는 혈청 단백과 결합(95%이상)하여 사구체에서 여과되지 않고, 근위세뇨관의 S_2분절에서 유기산 분비펌프(운반체)에 의해 세뇨관강내로 능동적으로 분비되어야 이뇨제로서의 작용부위에서 작용을 한다. (그림 3-10)은 네프론의 각부위에 이뇨제의 작용기전과 부위를 나타내고 있다.

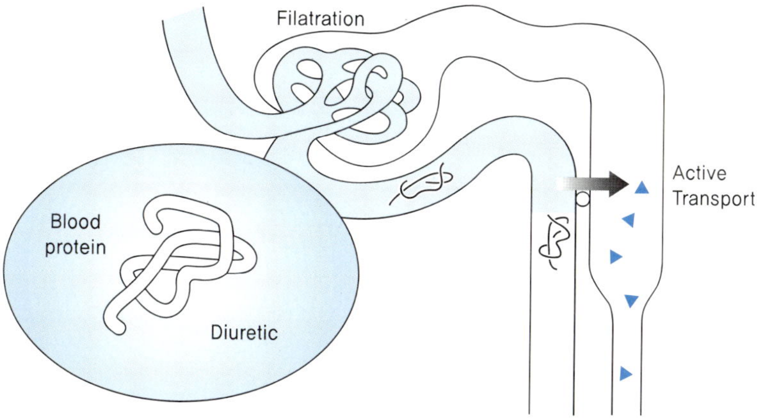

그림 3-9. 세뇨관강내포 이뇨제가 분비되는 기전

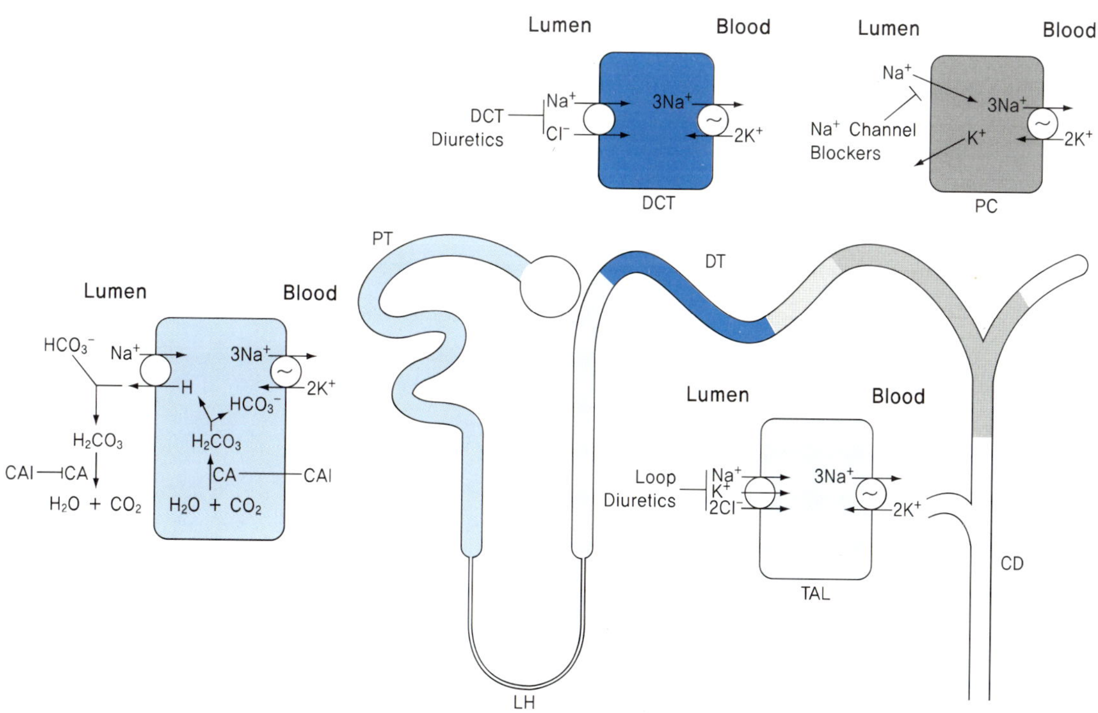

그림 3-10. 이뇨제의 작용부위와 기전. PT : 근위세뇨관, LH : 헨레루프, TAL : 두꺼운 상행각, DT : 원위세뇨관, DCT : 원위만곡세뇨관세포, CD : 집합관, PC : principal cell, CA : carbonic auhydrase

가. 여과이뇨제(*fitration diuretics*)

아미노필린(*aminophylline*)과 당질코르티코이드(*glucocorticoid*)는 사구체여과율을 증가시킴으로써 이뇨의 원인이 된다(표 3-3). 이뇨제로서 아미노필린의 효과는 빠르나 당질코르티코이드의 최대 효과는 3~4일에 나타난다. 이들 이뇨제는 유리 수분 청소율(*free water clearance*)을 증가시키는데 이는 사구체여과율의 증가 때문이다. 이런 결과는 집합관에 당질코르티코이드가 직접 작용하여 수분의 투과력을 증가시킨다는 것을 가정할 수 있으나 실험적 증가가 없다. 당질코르티코이드는 아주 효과적인 이뇨제는 아니기 때문에 이뇨목적으로는 사용하지 않는다. 그러나 아미노필린은 다른 이뇨제의 작용을 활성화시킨다. 따라서 기관지 천식 때 이뇨제를 사용하면서 아미노필린을 투여할 경우 때로 소변으로 심한 염분소실이 나타나기도 한다.

표 3-3. 이뇨제의 작용 부위와 기전

	작용부위	작용기전	부작용
· 여과 이뇨제 Aminophyline Glucocorticoids	사구체	사구체 여과율 증가	
· 삼투압 이뇨제 Mannitol	전세뇨관에 작용하나 주로 근위세뇨관, 헨레 루프 및 집합관 장애	수분 재흡수장애 그리하여 염분운반 장애	고 Na^+혈증
· 탄산 탈수효소 억제재 Acetazolamide	근위 세뇨관	탄산 탈수 효소 작용을 차단	대사성 산증, 간성 혼수 유발
· 루프 이뇨제 Furosemide Ethacrynic acid Bumetanide Torsemide	헨레 두꺼운 상행각, 수질 집합관	Na^+-K^+-$2Cl^-$ 운반을 억제	청각장애, 알러지성 간질성 신염
· Thiazide 이뇨제 및 그 유도체	원위 세뇨관과 수질 집합관	NaCl 재흡수 장애	고 Ca^+혈증, 알러지성 간질 신염 신세뇨관 산혈증
· K-보존 이뇨제 Spirononlactone Amiloride Trimterene	집합관	알도스테론 작용을 경쟁적으로 억제 Na^+ 통로를 차단	고 K^+혈증형, 제IV형 신세뇨관 산혈증 신결석 급성신부전

나. 삼투압 이뇨제(*osmotic diuretics*)

삼투압 이뇨제는 세뇨관내에 부화된 수분에 의해서 그 효과가 나타난다. 그리고 배설된 수분의 양은 배설된 용질에 의해서 결정된다. 삼투압 이뇨는 근위 세뇨관과 상행성 헨레루프에서 염분 재흡수를 방해한다. 흔히 사용되는 만니톨(*mannitol*)은 사구체에서 자유롭게 여과되지만 세뇨관에서 재흡수는 안 된다. 요소나 포도당은 만니톨과 동일한 기전으로 이뇨를 일으키는데, 부분적으로 재흡수 되기 때문에 이뇨의 효과가 적다. 삼투압성 이뇨의 효과는 *osmotic solute*에 여과되고 배설되는 양에 따라 좌우되는데, solute의 혈장 농도와 사구체여과율에 좌우된다.

사구체여과율이 현저히 감소되었을 때 삼투압성 이뇨는 특히 효과적이지 못한다. 만일 세포외액이 20 리터이고 GFR이 10 *ml/min*인 부종이 있는 환자에게 만니톨 90 *g*(500 *mosm*)을 투여하였다고 하자. 처음 혈장 만니톨 농도는 25 *mosm/l* 이나, GFR 10 *ml/min*에서 여과되는 만니톨양은 1시간에 15 *mosm* 밖에 안된다. 이때 소변 삼투질농도가 600 *mosm/l* 이라면 용질의 15 *mosm*은 수분 24 *ml* 만을 배설한 것이다(15 / 600 × 1,000).

다. 탄산 탈수효소(*carbonic anhydrase*) 억제제

아세타졸아마이드(*Diamox*)는 탄산탈수효소(*carbonic anhydrase*)을 억제함에 따라 근위세뇨관에서 $NaHCO_3$ 재흡수를 억제함으로써 이뇨의 효과를 나타낸다. 정상적으로 근위세뇨관에서 85% 이상의 HCO_3^-을 재흡수 한다. 근위세뇨관에서 $NaHCO_3$ 재흡수를 억제하는 것은 NaCl 재흡수를 억제하는 결과를 낳아 헨레루프 상행각에 NaCl의 운반이 증가한다. 그리하여 자유수 청소율 또는 *negative free-water clearance*을 증가시키는 상황을 만든다.

탄산탈수효소를 억제하므로서 오는 이뇨 효과는 대사성산증이 발생한다. Diamox로 인한 이뇨의 최대율은 사구체에서 여과되어 부하된 것의 5%이다. Diamox는 녹내장 치료에 사용(전방수 분비율 예방)하고 대사성 알칼로시스가 있는 부종 환자에도 사용한다. 기타 탄산 탈수효소 억제제로 사용되는 *methazolamide* (neptazane)는 약한 이뇨효과가 있어서 녹내장 환자에만 사용한다.

라. 루프 이뇨제(*loop diuretics*)

*Ethacrynic acid, furosemide, bumetanide, torsemide*가 대표적인 루프 이뇨제이다. 왜냐하면 헨레루프의 두꺼운 상행각에 일차적인 이뇨의 효과를 나타내기 때문이다. 이 헨레루프에서는 Cl^-의 능동적인 재흡수를 2차적으로 방해한다. 2개 Cl^-는 특수한 운반체에 의해서 하나의 Na^+, 하나의 K^+을 따라서 세뇨관강에서 세뇨관 세포내로 들어간다.

루프 이뇨제는 이런 상호운반체(Na^+-K^+-$2Cl^-$)에 특수하게 결합하여 이온들의 재흡수를 방해한다(그림 3-11). 루프 이뇨제 작용부위는 세뇨관강면(*luminal surface*)이기 때문에 이뇨제가 제대로 작용하려면 세뇨관 관강으로 분비되어야만 한다. 즉 루프 이뇨제는 사구체 여과에 의해서 어느 정도 세뇨관 관강 내로 들어 올 수 있으나 대부분 세뇨관 분비에 의해서 이루어진다. 이때 분비되는 것을 *probenecid*나 *indomethacin* 등으로 차단할 수도 있다. Furosemide는 유두부집합관(*papillary collecting duct*)에서도 염분 재흡수를 억제시키나 그 작용기전은 확실치 않다.

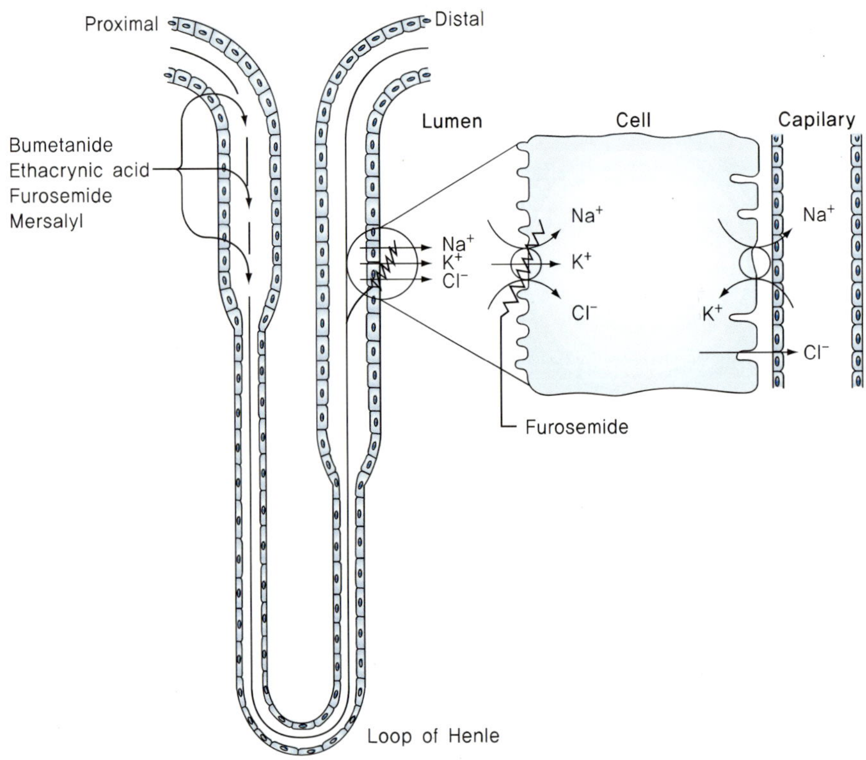

그림 3-11. 루프 이뇨제의 작용 부위와 기전

헨레루프 상행각은 소변 농축과 희석에 관여하는데 루프 이뇨제는 이런 2가지 기전을 방해한다. 장기간 *furosmide*을 사용 할 때는 저K혈증, 2차성 고알도스테론증이 발생하고 대사성 알칼리증의 원인이 된다. 모든 루프 이뇨제는 귀에서 독성을 발생하게 하는데 *bumetanide*를 사용할 때는 발생빈도가 적다.

마. Thiazide계 이뇨제

*Thiazide*계 이뇨제는 *benzothiadiazine*계에 속하는 이뇨제군으로 그중 가장 표준이 되는 것이 *chlorthiazide*이다. 작용 장소는 주로 원위세뇨관이라고 알려졌으나 최근 연구결과는 유두부집합관(papillary collecting duct)의 chloride 통로를 차단하는 것으로 알려졌다. Thiazide는 원위세뇨관에서 Na^+ 재흡수를 억제하고, Ca^{++}재흡수를 조장하는 것으로 알려졌는데, 이 두 과정이 서로 연관되어 있는지는 명확하지 않다. Thiazide 이뇨제는 체액량 감소를 통해서 간접적으로 Ca^{++}재흡수를 증가시키고, 원위세뇨관에 직접 작용하여 Ca^{++}재흡수를 증가시키기도 한다. 이 부위에서 Na^+ 재흡수의 방해는 측저(basolateral)막에 위치한 Ca-Na 역수송체를 자극한다. Thiazide와 같은 이뇨제에는 *chlorthalidone*, *equinethazone*, *indapamide* 그리고 *metolaone* 등이 있다. 모든 *thiazide*와 *thiazide*유사 이뇨제들은 소변희석을 방해하나 소변농축에는 어떤 효과도 없다.

Furosemide는 근위세뇨관에서 HCO_3^- 재흡수를 방해하고 오래 사용하면 대사성 알칼리증이 발생하기도 한다. Na 배설의 최대율은 사구체에서 여과된 부하량의 8~10%가 된다. Thiazide 이뇨제의 효과는 GFR이 20 *ml/min* 이하일 때는 감소한다. 그러나 *metolazone*는 신부전 때에도 효과가 있다. 일반적으로 *thiazide* 이뇨제는 고혈압 치료에 더 효과적인데, 이는 혈관 평활근을 직접적으로 확장시키는 효과가 있기 때문이다.

바. 칼륨 보존(k^+-*sparing*) 이뇨제

원위 세뇨관 K-보존 이뇨제(*distal K-sparing agents*)는 2가지로 분류하는데, ① *aldosterone* 수용체와 반응하지 않은 이뇨제, 즉 직접 원위 세뇨관에 작용(amiloride와 triamterene)하는 것과 ② *aldosterone*수용체에 대한 경쟁적 길항제(*spironolactone*)가 있다. 이들은 어느 것이나 이뇨제의 수송효과는 유사하다. 이뇨제들은 원위 만곡 세뇨관 후반부와 집합관이 시작하는 피질 부위 세포에 작용하여 Na^+의 흡수를 억제하고 2차적으로 측저막(basolateral) Na^+, K^+-ATPase의 활성을 억제한다(그림 5-13). 따라서 세포내 K^+ 감소와 K^+ 및 H^+ 분비를 위한 전기화학적 기울기가 감소한다.

최근 사용되고 있는 칼륨을 보존하는 이뇨제는 *spironolactone, triamterene*, 그리고 amiloride 등이다. *Amiloride*와 *triamterene*는 집합관의 luminal border에 있는 Na^+ 통로를 통하여 Na^+가 수동적으로 들어오는 것을 차단하는 이뇨제이고, 알도스테론은 정상적으로 집합관의 luminal border에 있는 Na^+ 통로를 통한 Na^+이 유입되는 것을 강화시키는 역할을 하는데, *spironolactone*은 *aldosterone*작용을 억제시킴으로써 Na^+ channel차단제와 똑같은 효과를 나타낸다. Na^+ 재흡수는 이 부위 집합관에서 lumen-negative potential이 이루어져서 발생하는 것인데, 이는 K^+분비를 위해서 필요한 것이다. 그런데 K^+보존 이뇨제에 의해서 Na^+ 재흡수가 억제되면 K^+분비가 장애를 받게된다. 최근 연구에 의하면 *amiloride*의 이뇨제로서 주요 효과는 유두부 집합관 Na^+ 재흡수를 억제하는 것이라고 한다. 그렇지만 항K^+이뇨 효과는 피질집합관 내에서 주로 K^+분비의 억제 때문이라고 한다. K을 보존하는 이뇨제의 이뇨효과는 가벼운데, 사구체에서 여과된 것이 부하된 양의 2~3%가 된다. *Spironolactone*은 최근에 여성유방증 발생 때문에 잘 안쓰는 경향이고, *triamterene*는 *triamterene* 신결석이 발생하였다는 보고가 있으며 가역성 *nonoliguric*형태의 급성신부전이 보고되었다. K^+절약이뇨제로 신부전, 기존에 *aldosterone* 부족시 K^+의 투여 그리고 안지오텐신 전환효소 억제제와 동시에 치료할 때에는 고칼륨혈증이 발생한다.

(1) 이뇨제의 부작용

모든 이뇨제는 피부발진, 무과립 백혈구증 및 빈혈과 같은 알러지 반응을 일으킬 수 있고, 간질성 신염은 *furosemide*나 *thiazide* 이뇨제에서 잘 알려진 부작용이다. 이뇨제로 인한 염분의 상실로 혈장량이 감소하여 고질소혈증이 발생할 수 있으며, 혈장량 감소로 근위세뇨관에서 요산염의 재흡수가 증가되어 고요산혈증이 발생하고 *thiazide* 및 루프 이뇨제는 요산염 신분비를 일으킨다. *Thiazide*와 루프 이뇨제의 직접적인 효과는 포도당 불내성(*glucose intolerance*)라고 하는데 이는 K^+부족 상태에서 인슐린 분비가 감소하기 때문이다. 이뇨제에 의한 K^+부족 혈증시에는 혈액 지질농도가 상승한다. 나이 많은 환자에서 이뇨제 사용은 저Na^+혈증이 잘 온다. 또 이뇨제에 의한 K^+의 신장으로 상실이 증가하면 저K^+혈증이 발생하는데 이는 2차적으로 발생하는 고알도스테론증의 결과이다. 이는 원위세뇨관의 Na^+-K^+ 교환 장소에 염분의 운반이 증가하기 때문이다. 총 체내 K부족은 고혈압 치료를 위해 이뇨제를 투여받고 있는 환자보다 부종 치료를 위해 이뇨제를 사용하고 있는 환자에서 더 자주 나타난다. 신기하게도 동물 실험에 의하면 루프 및 *thiazide*이뇨제를 함께 사용시 단독으로 사용하는 것보다 신장에서 K^+소모가 적다. Na 섭취를 제한하면 저K혈증이 개선되는데 이는 집합관 Na^+ 운반이 감소하기 때문이다. K보존 이뇨제의 특수한 합병증은 고K혈증이다. *Thiazide*나 루프 이뇨제의 장기간 사용은 저K혈증성 알칼리증이 발생하는데, 체액감소성 알칼리증(*contraction alkalosis*)는 루프 이뇨제를 사용하는 부종환자에서 갑자기 염분과 수분의 대량 소실이 일어날 때 발생한다. 심한 저Mg혈증은 드물지만 루프 및 *thiazide* 이뇨제 사용시 Mg의 신장으로 상실은 불가피한데 K 보충으로 예방할 수 있다. *Thiazide*계 이뇨제는 혈장량 감소 및 이뇨제의 직접적인 영향으로 Ca^{++}이 신세뇨관에서 재흡수가 조장되므로 해서 고Ca혈증이 발생한다.

5) 원인불명의 부종

원인불명의 부종이란 말은 원인불명 및 여러 가지 원인에 의해서 발생하는 일단의 부종을 내포하는 용어이다. 흔히 폐경기전 여성의 부종, 복부팽만감 및 정신적 불안감으로 특징지어지고, 또 어떻게 설명할 수 없으며, 반복적 또는 지속적으로 부종이 있게 되는 증상은 남녀 관계없이 어느 연령에서나 발견된다. 어떤 경우에는 부종 발생이 비만 발생보다 먼저 일어난다. 남자보다 여성에서 흔하고 당뇨병 환자에서 많이 볼 수 있으며, 경한 단백뇨와 저알부민혈증이 수반되기도 한다. 원인불명 부종의 진단은 부종이 형성되는 심부전, 간질환 및 신증후군 등을 배제해야 한다. 모세혈관에서 갑자기 염분과 수분이 심하게 새어나올 때 부종은 발생하지 않는데, 이는 급성으로 누출이 시작 될 때 염분과 수분의 저류를 방해하기 때문이다. 이런 급성 모세혈관누출(*acute capillary leak*) 증후군은 출산 후 혈압이 떨어지고, 헤마토크리트나 혈색소가 갑자기 증가한다.

이 질환의 확실한 기전은 혈관 내에서 혈관 밖으로 혈장의 갑작스런 이동으로 일어난다. 치료는 수액, 혈장, 당질코르티코이드를 사용한다. 현재 다음과 같은 인자들이 원인 불명의 부종발생의 병인과 관련시키고 있다.

① 단백과 수분에 대한 모세혈관의 투과성이 증가되어 간질간에 단백의 농도와 정수압전도

(*hydraulic conductivity*)가 증가되는 결과를 가져온다. 원인불명의 부종 환자에서 피부나 근육의 말초혈관에 기저막이 두꺼워져 있는 것을 발견하였다.

② 확실한 원인 없이 알부민의 합성이 감소하고 대사(*catabolism*)가 증가되어 있다.

③ 정맥 내 혈액이 체위에 따라 정체되는 것은 하지에서 수분의 이동과 카테콜아민, 레닌-안지오텐신계와 ADH 등으로 염분 및 수분을 저류하는 기전이 현저히 활성화 된다.

④ 이뇨제의 남용은 염분 및 수분을 저류시키는 체계가 활성화(레닌과 알도스테론 생성의 자극)되게 한다. 이때 이뇨제를 중단하면 심한 수분 저류가 발생하게 되어 또 다시 이뇨제를 사용하게 되므로 악순환이 거듭된다.

⑤ *Dopamine*결핍 등을 갖게 되는 *hypothalamic defect*는 프로락틴의 생성을 증가시키는 결과를 낳게 한다. 또한 알도스테론분비를 증가시킬 것이다.

⑥ 급작스런 체중 증가를 동반하는 부종은 단식 후 다시 음식을 먹을 때 신장에서 염분저류로 인하여 올 수도 있다.

저염식과 이뇨제 사용 중지는 원인불명의 부종치료에 효과적이다. 만일 이뇨제 남용이 부종의 원인이 되었다면 이뇨제 사용을 수개월에 걸쳐서 중단해야만 한다. 많은 수액 저류가 하지에 혈액의 pooling 때문에 발생한 것이라면 탄력 있는 긴 양말을 사용하면 도움이 된다. 장시간 작용하는 *amphetamine*(dexedrine, 10~15 *mg*, 매일)를 사용하면 정맥 pooling을 예방하는데 도움이 된다. 비만한 환자는 체중감소가 효과적이고, 때로 *dopamine agonist*가 필요할 때가 있다.

6) 부종형성에서의 패러독스

우리는 흔히 부종형성 기전에 관하여 3가지의 분명한 패러독스(*paradox*)를 짚고 넘어가야 할 것이다. 첫째 패러독스는 원발성 고알도스테론증과 원발성 신장성 염분저류 상태로 이들은 부종을 유발하지 않는다. 이런 현상을 회피현상이라고 한다. 이런 회피(escape) 기전은 염분 및 수분저류를 가진 모든 환자에서 발생하는데 심지어 부종이 발생하는 환자에서도 일어난다. 알도스테론을 포함한 여러 가지 인자에 의해 조절되는 정상 신장에 의해 매일 배설되는 염분량은 유효동맥혈량에 의해 직접 조절된다.

초기 심부전 환자에서 유효 순환혈액량의 감소는 염분과 수분을 저류시켜 정맥량 및 심장에 충만압(*filling pressure*)을 증가시킨다. 그 결과 유효동맥혈량을 어느 정도 증가시킨다. 인체는 매일 섭취한 양만큼의 염분을 배설하게 되어 있으므로, 유효동맥혈량이 원하는 수준으로 정상화 될 때까지 염분저류는 계속된다. 저류된 수분의 분포를 보면 혈장량 만큼이나 간질액량이 증가한다. 염분균형이 이루어지는 시점에서 간질액량이 체액량 10%까지 증가하기 전에 유효동맥혈량이 정상으로 되는 것이 이루어진다면 명확한 부종은 없을 것이다. 더욱 심한 심기능 장애 시 섭취한 염분의 배설을 위한 요구 수준으로 유효동맥혈량이 정상화되면 명확한 부종이 발생하는 시점에서 간질액량이 증가하게 될 것이다.

염분섭취를 줄이면 염분균형을 이루는데 보다 적은 유효동맥혈량이 필요하므로 부종은 감소한다. 원발성 고알도스테론증에서 염분저류에 의해 유효동맥혈량이 증가하면 알도스테론 작용부위를 제외하고 네프론의 모든 부위에서 염분 재흡수의 감소가 일어난다. 증가된 유효동맥혈량의 억제 효과로 알도스테론의 염분저류 효과가 충분하다고 할 때 순수한 염분저류는 멈추고, 또 회피가 일어난다. 계속적인 염분저류의 기전은 심장질환 및 신증후군시 장애가 되는 기전이 원발성 고알도스테론증 때 나타나는 회피(escape) 기전과 비슷하다. 즉 유효동맥혈량의 증가는 신장 세뇨관의 염분 재흡수를 억제하는 것이다. 고알도스테론증에서 회피는 어떤 생리적 원칙에 의하지 않고 부종이 확실하게 발생하기 이전에 거의 필연적으로 일어난다. 심부전과 신증후군에서 중증여부의 결정은 부종형성 없이 이루어지는 염분균형을 위해서 필요한 유효동맥혈량이 증가하느냐 하지 않느냐로 결정된다. 심한 심부전 또는 심한 저알부민혈증 시 유효동맥혈량을 정상으로 회복시키기는 불가능하기 때문에 회피(escape)가 일어나지 않고 계속해서 염분저류가 일어난다.

둘째 패러독스는 SIADH와 같은 경우처럼 원인모를 수분의 저류로서 이 또한 부종을 형성하지 않는다는 것이다. 이러한 경우 많은 양은 아니지만 수분이 저류되는데, 심지어 SIADH가 심한 경우에는 저Na^+혈증이 발생하기도 한다. 또한 총 세포내 용질이 총체내양의 60%이기 때문에 저류된 수분의 대부분은 삼투압성 균형을 유지하기 위해 수분을 세포내로 끌어들인다. 그러므로 세포외액 증가가 부종을 일으킬 정도로 충분하지 못하다.

표 3-4. 심박출량 증가로 발생하는 부종의 임상상

진단명	A-V shunt의 장소와 원인
갑상선 기능항진	말초혈관저항 감소
각기 심장병	말초혈관저항 감소
중증의 빈혈(Hb 7 *g* % 이하)	말초혈관저항 감소 및 혈액점도 감소
동정맥루	누공
Diffuse erythroderma(건선증, 습진) : 피부 50% 이상	피부혈관확장
간경변증	피부, 비장, 동정맥 누공
청색증 폐질환	저산소증에 의한 모세혈관 확장
Carcinoid 증후군	세로토닌, 브라디키닌에 의한 말초혈관 저항 감소

셋째 패러독스는 신장에서의 염분저류와 부종형성은 심박출량이 증가할 때도 일어난다는 것이다. 이는 심한 신부전(말기신부전 등)이나 급성 신염 시 신장에서 정상적으로 염분과 수분의 배설이 일어나지 않기 때문이다. 심박출량이 증가함에도 불구하고 만일 유효동맥혈량이 감소되면 신장에서 염분과 수분의 저류가 일어난다. 이런 경우 흔히 볼 수 있는 것은 동정맥류(A-V shunt) 또는 세동맥확장

등으로 인한 혈액의 빠른 흐름이다. 이는 정맥량과 또 동맥량을 동시에 증가시켜 압력을 증가시킨다. 유효동맥혈량 감소로 인해 신장에서 발생하는 염분저류는 정맥량과 압력을 더욱 증가시켜서 결국 심박출량을 증가시키고 심지어 유효동맥혈량을 정상으로 회복시킨다. 심박출량 증가로 인해 부종이 발생하는 경우는 (표 3-4)에 나타내었다.

2. 수분 및 염분부족

정상적으로 수분과 이온들은 구강을 통하여 체내에 들어온 후 여러 가지 경로 특히 신장을 통하여 체외로 나간다. 폐, 피부 및 위장관을 통한 수분과 염분의 소실은 일정하며, 정상환경에서는 극히 소량으로 제한되어 있으나 신장은 최종적으로 필요에 의한 수분 및 염분을 보전하고 많으면 배설하게 된다.

1) 신장이외에서 조절하는 수분과 염분 평형

(1) 피부에서의 수분교환

수분은 체내의 열을 제거하는데 일반적으로 피부로부터 상실된다. 체내에서 열을 상실하게 하기 위해서는 수분을 증발시켜야 하는데 이때는 열이 필요하다.

고온 다습한 환경에서는 피부로부터 땀을 통해서 열의 손실이 이루어지는데, 이 땀은 Na 50 *mEq/L* 와 K 5 *mEq/L* 을 가지고 있다. 피부에서 수분소실의 목적은 열을 제거하는데 있는데, 피부에서 수분상실은 체내 열이 만들어지는 양에 따라 달라진다. 피부에서 수분소실은 100 칼로리당 30 *ml* 이다. 피부에서는 땀이 없이도 수분상실이 올 수 있는데 이를 불감수성 발한이라고 한다.

(2) 호흡에서의 수분교환

흡입되는 공기 내 수분의 양은 대기의 습도, 온도에 따라 다른데, 대기온도가 20℃이고 70 % 습도를 유지할 때 공기는 12 *mmHg*의 수증기를 가지고 있다. 숨을 내쉬는 공기에는 30℃(상부호흡계 37℃에서 코에 올 때 32℃로 내려온다.)로 충분히 포화되어 있다. 수분의 분압은 30℃에 100% 포화되었을 시 35 *mmHg*이다. 호흡으로 인한 수분 상실은 환기량에 흡입되고 내쉬는 공기 사이 수증기의 분압 차이를 곱하면 알아낼 수 있다. 환기량은 CO_2생산량과 밀접하게 관계되어 있는데, 바꾸어 말하면 칼로리 소비에 의해서 결정되는데, 이는 정상환경하에서 환기를 통한 수분상실량은 칼로리소비에 의존한다. 호흡을 통한 수분상실은 13 *ml*/100 *Cal* (정상 PCO_2)이다. 이 양은 과잉호흡 시 증가하고 기관절제 상태에서도 증가하는데, 이때는 염분과 수분보존 기전으로 목구멍, 코 등이 호흡에 참여하지 않기 때문이다(32℃ 이상 온도에서 내쉬는 숨에 수분상실이 많다).

(3) 위장관 수액의 교환

대변을 통한 수분의 배출은 하루에 100 *ml*이다. 이처럼 수분의 배출량이 적은 것은 위장관에서 대부분 능동적 및 수동적으로 흡수하고 분비되는 결과이다.

위장관 어느 한 부위라도 기능장애시에는 수액균형에 막대한 장애를 초래하기 때문에 위장관에서의 수분 및 염분의 조절에 대해 자세히 알아보자.

위장관에서 수액교환에 관한 양적 성적은 (표 3-5)에 표시하였는데, 위장관의 상부는 수액의 분비를 1차적으로 관여하고 있다. 수액의 분비중 타액 분비는 저장성이나 모든 다른 위장관의 분비는 등장성이다. 위액 내 K^+농도는 5~20 *mEq/L* 로 상당히 일정하나 Na^+와 H^+ 분비가 Histalog로 최대로 자극되었을 때 H^+ 농도는 pH 1.0인 100 *mEq/L* 에 도달한다. 위내 HCO_3^-의 분비는 혈액내 $NaHCO_3$을 만들어내는 계기가 된다. 이런 기전은 (그림 3-12)에 나타내었다.

표 3-5. 위장관에서 수분과 전해질 분비

분비원	분비량 (ml)	mEq/L Na^+	K^+	Cl^-	HCO_3^-	H^+	pH
타액	70~1000/24 *h*	50	20	40	30	–	7.0~8.0
위							
기초상태	40/*h*	100	10	140	–	30	1.5 이하
Histalog로 최대자극	175/*h*	30	10	140	–	100	1.0 이하
담즙	500~1000/24 *h*	140	5	100	60 이상	–	8.0 이상
취장	1000/24 *h*	140	5	75	100 이상	–	8.0
소장							
상부	2000/24 *h*(?)	120	10	100	15	–	
하부	500/24 *h*(?)	115	10	70	50	–	
대장	소량의 점액	50	70	15	30		

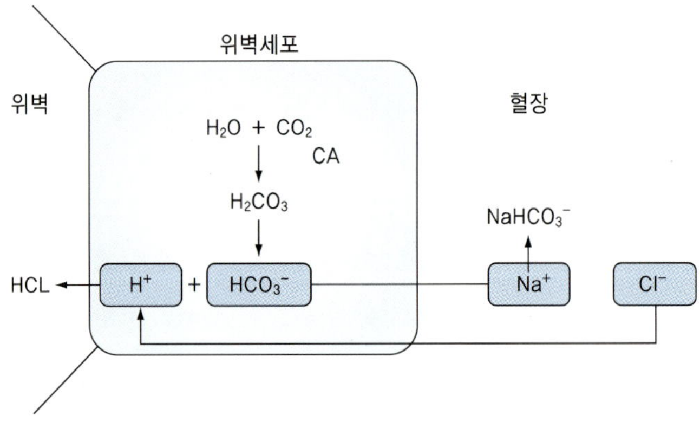

그림 3-12. HCl의 위내분비. Carbonic anhydrase(CA)의 영향하에 CO_2와 H_2O는 H_2CO_3가 되어 H^+와 HCO_3^-로 이온화되어, 위벽세포를 통과한 혈장 Cl^-와 H^+는 위내로 HCl을 분비한다.

소장으로 내려오는 수액은 타액선과 위에서 만들어지는 분비액과 담즙과 췌장분비 그리고 소장자체에서 분비(*succus entericous*)되는 소량의 수액 등을 총합한 것이다. 공장(*jejunum*)부위의 순수한 기능은 수액과 전해질의 분비인데, 공장에서 대장까지 이르는 장관의 활동은 재흡수하는 기능이다. 이 때 내려오는 수분의 대부분은 소장 내에서 흡수되고, 나머지는 대장에서 흡수되므로 평균 100 *ml* 만이 매일 대변으로 배설된다.

위장관내 내용물은 혈장과 함께 등장성이며, 위장관내 들어오는 어떤 수액이든 분비와 재흡수 과정을 통해서 등장성으로 된다. 그러므로 섭취한 수분을 토했다면 체내에서 염분이 나가는 결과를 초래하는 것이다.

2) 수액 및 전해질이 상실되는 통로

(1) 위장관에서 비정상적인 상실

위장관에서 수분과 전해질의 손실은 설사, 구토 또는 위세척, 그리고 답즙관, 췌장 및 장의 누공(*fistula*)을 통하여 나간다.

위장관의 특수부위에서 손실은 그 부위에서 분비된 양과 그 부위 상부에서 내용물을 합한 것을 나타내는데, 예를 들면 구토한 물질은 그 내용이 위액과 함께 삼킨 타액으로 구성되어 있다. 만일 구토가 심하고 오래 지나게 되면 회장의 분비물까지 나오게 됨으로 위장관에서 소실되는 수액의 양과 그 조성은 환자의 상태와 수액이 나가는 부위에 따라 (표 3-5) 에서처럼 다르다.

위액 분비와 H^+양은 수술 후 어느 기간 긴장 상태에서 현저히 증가한다. 설사액은 보통 등장성이나 체액 균형에 주는 영향은 설사 원인에 따라 변한다. Villous선종이나 VIP를 분비하는 췌장 종양의 경우 설사 시에는 다른 형태의 설사보다도 많은 양의 K을 손실하는 원인이 된다. 흡수되지 않은 용질(*lactulose, mannitol, sorbitol*)로 인하여 설사 시에는 전해질 손실이 적다.

(2) 수액의 정체

기계적 폐쇄로 인하여 장이 막힐 때 세포외액에서 장내로 수액이 수 리터 이동하는 원인이 된다. 그 결과 정체된 수액의 구성성분이 세포외액의 조성과 비슷하기 때문에 구성성분의 많은 변화 없이 세포외액의 양이 감소한다. 이런 환자는 체중손실이 없어도 세포외액량이 감소하는 결과가 나타난다.

이런 현상은 극히 조심해야 하는데, 이때 염분과 수액을 투여하여 부족한 세포외액을 정상으로 한다면 신기능의 장애가 있는 환자는 장 폐쇄가 제거될 때 정체된 수액이 순환혈액내에 다시 되돌아옴으로써 순환량이 너무 많아진다. 그러므로 수액은 늑막강이나 복강내에 고이게 되고, 화상시에는 피부에 정체될 수 있는 것이다.

(3) 피부로 수분 상실

피부로 수분이 300 *ml(30ml/100cal)* 상실되나 열이나서 땀을 흘릴 때, 또 대사가 증가될 때 더욱 증가할 수 있으며, 이때의 수분은 저장성이다[*(발산(diffusion) : 땀분비샘이 없는 출생 시 수분소실은 350ml, 발한(sweat)은 땀선으로의 분비는 100ml)*].

(4) 폐의 환기에 의한 수분상실

환기시에는 폐를 통하여 수분이 상실되는데 그 양은 환기량에 따라 좌우된다. 즉 CO_2가 만들어지는 율에 따라 다르다. 계산은 13 $ml/100cal \times \frac{\text{정상 } PCO_2}{\text{실측치 } PCO_2}$로 한다. 보통 매일 약 200~300 *ml* 의 수분이 상실되나 열, 증가된 대사 그리고 과잉 호흡 시에는 폐를 통한 수분상실이 더욱 증가 한다. 피부와 폐를 통한 불감수성 수분상실은 하루에 400~500 *ml*/m^2 이다.

(5) 신장으로 상실

이뇨제 치료, 대사성산증, 급성세뇨관 괴사시의 이뇨기, 알도스테론부족 그리고 요로 폐쇄의 제거 등의 여러 상황에서는 신장으로부터 Na^+ 상실이 대량 발생하게 된다. 혈액량 감소로 인하여 염분 섭취가 대등하게 이루어지지 않으면 염분배설이 감소하게 될 것이다.

신장으로 염분상실은 염분 배설의 절대적인 양으로 결정할 수 없으며, 임상소견과 상호관계를 나타낸다. 예를 들면, 하루에 Na 150 *mEq*가 배설되는 것은 보통인데, 혈액량 감소 시 50 *mEq*가 배설되었다면 많은 양의 배설로 보아야 할 것이다.

3) 임상적으로 염분 및 수분상실의 형태

탈수는 세포외액의 유효 삼투질농도에 따라서 3가지로 나눌 수 있다. 탈수의 형태는 수분상실에 관련된 염분소실의 양에 따라 등장성(순수한 염분과 수분의 상실이동일한 것), 고장성(수분만의 상실) 그리고 저장성(염분소실이 수분상실보다 많다) 등으로 나눈다. 대부분의 경우 Na 농도는 세포외액의 긴장성(*tonicity*)과 비슷하기 때문에 Na 농도와 *tonicity*는 가끔 똑같은 생리학적인 의미를 가진다. 그러나 이들이 항상 동일한 방향으로 변하지 않는다는 것도 사실이다.

(1) 등장성 탈수증

등장액 상실은 위장관을 통해서 또는 늑막삼출 및 복수를 천자하므로써 세포외액을 직접 상실시킬 수 있는 경우이다. 이때는 염분이 동일한 양 상실되고 체액의 삼투질농도는 계속해서 수분 섭취와 소변 배설로 등장성이 되도록 조절된다.

수분은 세포외액의 삼투질농도 변화에 따라서 세포막을 통해 이동하기 때문에 등장액 상실은 세포외액 공간에 의해서 완전히 지탱하게 된다(그림 3-13). 치료는 세포외액 부족량을 계산하여 등장액을 보충한다.

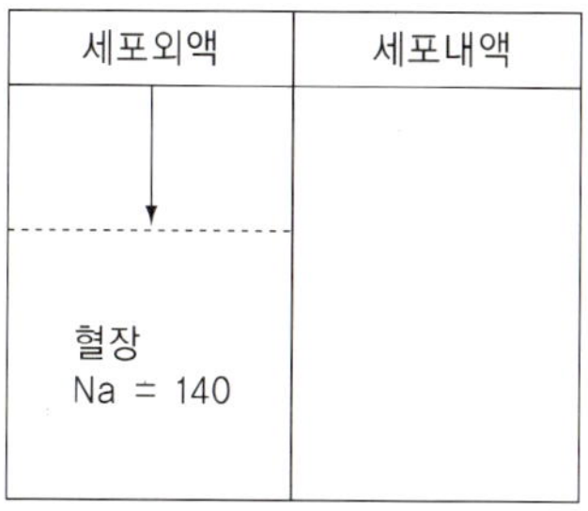

그림 3-13. 등장액 탈수.
정상 혈장 Na^+농도가 세포외액에서 감소하는 것은 등장액 상실을 암시한다.

(2) 고장성 탈수증

고장성 탈수의 일차적인 문제는 수분 부족이고, 염분의 저류가 일어나는 것은 그 다음의 일이다. 즉 순환혈액의 감소에 적응하기 위해서 신장에서 염분의 재흡수가 증가되기 때문이다. 비정상적인 수분 부족의 기전은 불충분한 수분 섭취와 대량의 수분 상실이다. 보통 수분섭취의 감소로 인한 탈수보다 대량의 수분 상실이 원인이 된 탈수는 더 빨리 진행된다. 불충분한 수분섭취의 원인은 ① 갈증발생기전에 결함 ② 무의식상태 ③ 수분을 주지 않는 경우(구속자) ④ 수분을 마실 수 없는 경우(후두 및 식도 종양)이다. 수분 상실은 신장을 통하여 대량 소실이 될 수 있고 (삼투성이뇨, 요붕증), 신장을 통하지 않은 경우는 땀, 삼투압성 설사 및 위액의 구토 등으로 이루어진다.

많은 수분의 상실이 고장성 탈수의 원인이 될 때는 수분섭취를 제한하여 고장성이 유지되게 하고, 증가된 삼투실농도에 의해서 갈증이 자주 일어나 수분 섭취를 증가시키도록 하면 고Na^+혈증이 교정될 것이다. 고장성 탈수 시 체내의 염분량은 정상이거나 증가 혹은 감소한다. 그러므로 세포외액량의 감소 정도는 염분 저류의 정도에 좌우된다. 세포 용적은 항시 감소하고 (그림 3-14), 체내 Na^+이 감소하면서 고Na^+혈증이 발생하는 것은 염분과 수분이 상실될 때 일어난다.

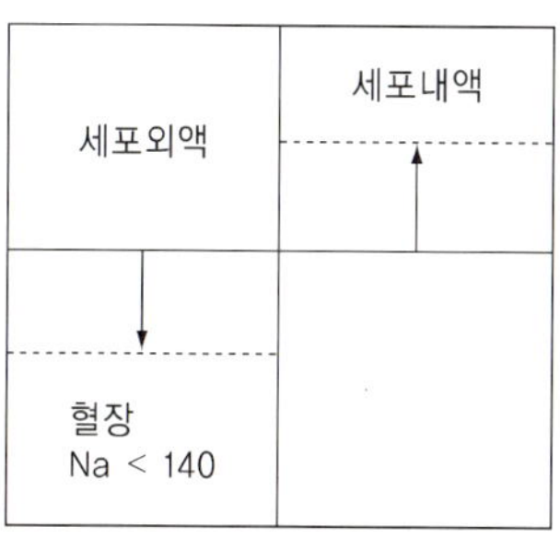

그림 3-14. 고장성 탈수. 순수한 수분 상실
① 순수수분상실 : 세포내·외액에 수분부족
② 수분뿐만 아니라 염분상실 : 수분부족이 세포외액내 비례적으로 더 많은 경우
③ 염분저류로 수분상실 : 세포외액내 수분부족은 비례적으로 더 적은데 이는 수분이 많은 염분 때문에 세포에서 수분을 끌어내기 때문이다.

예외적인 경우는 세포외액내 osmol이 비정상적으로 축적되는 경우인데, 고혈당성 고삼투압(*hy-*

perglycemic hyperosmolal) 혼수 시에는 염분상실이 때로는 수분상실보다 많다. 그래서 *hypertonicity*는 포도당의 축적으로 인하여 유지된다. 수분이 부족한 상태에서 염분을 투여하거나 섭취한다면 대부분의 염분은 저류된다. 이는 체액량이 부족하기 때문으로 결과적으로는 체내 염분량은 증가한다. 예를 들면 ① 요붕증치료에 염분을 가지고 있는 용액을 투여한 경우 ② 지속적으로 염분을 섭취하면서 고단백 식이를 실시하여 삼투압성 이뇨를 하는 경우 ③ 갈증을 일으키는 기전에 이상이 발생하여 고Na혈증이 발생한 경우이다. 이런 상태에서는 고Na혈증은 수분 상실뿐만 아니라 Na^+ 저류의 결과를 초래한다. 혈장 Na 농도를 정상화 시키는데 필요한 수분량은 다음 공식에 의한다.

$$\text{필요한 수분량} = \left(\frac{\text{측정된 } Na^+\text{량}}{140\ mEq/L} - 1\right) \times \text{총체내 수분량} = \frac{\text{환자 } Na^+\text{량} - 140}{140} \times \text{총체내 수분량}$$

$$= \text{dNa} \times (\text{총체내 수분}/140) = \text{dNa} \times \text{총체내 수분} \times 0.007$$

여기서 dNa는 환자의 실제 혈장 Na^+과 정상 혈장 Na^+ 농도 값의 차이다. 염분의 상실이나 또는 염분을 섭취하지 않은 경우의 수분 상실일 때는 이 공식을 기초로 하여 필요한 수분량을 계산한다. 만일 신기능 장애가 있다면 과량의 Na^+ 때문에 생긴 고Na^+혈증의 교정은 이뇨제나 혈액투석으로 Na^+을 제거하면서 수분을 투여해야 한다. 그러나 고Na^+혈증을 정상치로의 신속한 교정은 뇌부종의 원인이 되기 때문에 위험하다. 따라서 뇌부종을 피하기 위해서는 혈장 Na^+ 감소속도를 0.7 *mEq*/(*L*·*hour*) 이상으로 급격하게 감소시키지 않도록 신중을 기해야 한다.

고Na^+혈증을 치료하는 동안의 수분 및 전해질의 소변 내 배설은 혈청 Na^+이 영향을 미치게 된다.

(3) 저장성 탈수증

체내 수분 상실은 대부분 혈청 Na^+ 농도와 관련해 볼 때 저장성 아니면 등장성이다. 저장성 탈수는 염분 상실 때문에 일어난다. 그리고 수분과 함께 염분을 보충하거나, 염분을 상실한 것보다도 낮은 Na^+과 K^+을 가지고 있는 용액을 투여했을 때 발생한다.

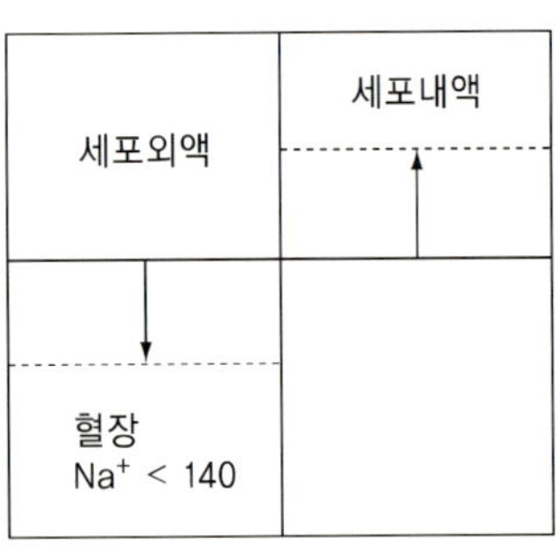

그림 3-15. 저상성 탈수.
저 Na^+혈증과 세포외액 결핍 : 세포내 용적은 확장된다.

신장기능이 정상시일 때 염분 단독만의 순수한 상실은 없다. 이는 저Na^+혈증이 ADH를 억제하는 결과 때문이며 감소된 유효 동맥혈량으로서 보상적으로 수분상실을 유도한다. 감소된 유효 혈액용적은 세포외액의 더 이상의 감소를 방지하기 위해서 ADH가 유리되는 원인이 되고, 그 시점에서 고Na^+혈증이 일어난다.

세포외액의 *hypoosmolality*는 삼투압성 평형을 이루기 위하여 세포내로 수분의 이동이 일어나는 원인이 된다. 그러므로 저장성 탈수 환자는 등장성이나 고장성 탈수환자 보다도 체내수분 상실의 정도에 따라 절충되는 순환의 명백한 증가가 나타난다. 또 세포외액은 체내에서 수분 상실뿐만 아니라 세포내로 이동함으로써 수분을 빼앗긴다(그림 3-15 참조).

하지만 더 중요한 것은 절충이 되는 혈역동학적인 증거가 저Na^+혈증이 발생하는 점인데, 이는 급격히 발생하는 저Na^+혈증 자체는 혈관의 긴장도와 심박출량을 감소시키기 때문이다. 더욱이 등장성 또는 고장성 탈수 때보다도 저장성 탈수 시에는 총 체내 수분 감소 때문에 세포외액량의 상실이 더욱 심해진다. 이는 저장성 탈수 상태에서는 세포 용적이 증가하기 때문이다. 저장성 탈수의 치료는 Na^+ 상실로 과량의 수분이 있는 상태에서 체액의 삼투질농도를 정상으로 복귀시키는데 필요한 염분의 양을 계산하여 투여하는 것이다. 즉, Na^+ 필요량 = (원하는 양의 혈장 Na^+치－실제로 측정한 혈장 Na^+) × 총인체내 수분량(liter)이다. 이때 고장성식염수 형태로 투여하고, 여기에 세포외액의 용적을 완전히 복귀하기 위하여 생리적 식염수를 첨가한다.

투여한 Na^+은 주로 세포외액으로 분포되므로 총 체내 수분량은 상기 계산식을 사용한다. 만일 세포외액의 용적으로 계산한다면 세포외액의 삼투질농도가 증가함으로써 세포에서 수분을 끌어내는 결과를 초래한다. 그러므로 고장성 식염수의 형태로 염분량을 투여하지만 등장성 또는 저장성 식염수를 투여하기도 한다. 이 방법은 세포외액량을 증가시킴으로써 ADH유리를 억제시켜 자유수가 배설되도록 하며, 혈장 Na^+이 정상으로 되돌이오도록 하는 것이다. 이런 치료 방법은 *hypertonicity*로 혈액량 감소로 고생하는 환자들에게 추천되는 치료법이다. 특히 만성적으로 저Na^+혈증이 있는 환자는 이런 저Na^+혈증을 급격히 교정을 하는 것은 위험한데, 이 방법은 뇌교중심부 수초파괴(*central pontine myelinolysis*)를 초래하는 가능성이 있기 때문이다.

4) 염분과 수분 부족의 양과 성질의 임상적 평가

(1) 병력

수분 상실의 양 및 출구를 안다는 것은 중요하다. 만일, 혼수상태의 환자가 고Na^+혈증이 있다면 거의 순수한 수분 상실을 의미하며, 십이지장궤양환자가 구토를 하였다면 많은 염분과 수분상실, 특히 Na^+보다는 Cl^-가 많이 상실될 것이다. 갈증은 고삼투압농도(*hyperosmolality*) 또는 감소된 유효 동맥량을 시사하고 있다. 체중의 급격한 감소는 특히 대사가 항진된 상태에서는 수분 상실로 인하여 조직의 크기가 감소하기 때문이다.

(2) 증상과 증후

혈액량 부족상태의 이학적 소견은 혈액량, 간질량, 그리고 세포 크기의 변화와 관계가 있다. 심계항진과 저혈압은 유효혈액 용적이 감소하였다는 증후인데, 이는 정맥량이 낮은 경우(출혈) 또는 높은 경우(심부전)에 발생하게 된다. 정맥량이 감소한 결과 경정맥의 위축이 오고, 중심정맥압이 낮고, 그리고 기립성 저혈압이 발생한다. 간질용적의 감소는 피부 *tugor*가 없어지고, 혀에 고랑이 파지고, 그리고 안구의 긴장도가 감소한다. 그러나 나이 먹은 환자나 쇠약한 환자는 피하지방이 없고 피부 tugor가 빈약하기 때문에 탈수의 증후가 잘 반영되지 않는다. 감소된 세포 용적은 조직 부피가 없어진 것이 뚜렷한데 특히 혀와 사지의 근육에 현저하다.

(3) 검사소견

다음 검사소견은 탈수를 암시한다.

① 혈장 단백농도증가는 혈관 용적의 감소로 발생한다. 대부분 탈수 환자는 만성적으로 영양상태가 좋지 않으며, 정상이거나 낮은 단백농도를 가지고 있다.

② 혈액농축(혈색소와 헤마토크리트증가)는 혈관 용적의 감소에 기인한다.

③ 소변 삼투질농도가 높고 소변량이 감소하는 것은 고장성 탈수 시 반드시 관찰되는 소견이고, 저장성 탈수 시에는 가끔 관찰되지 않는다. 저장성 탈수 시는 소변 농축에 2가지 반대 힘이 작용한다. 즉 순환혈액량 감소(*hypovolemia*)는 ADH 자극의 원인이 되어 소변을 농축하게 되고, 저Na혈증은 ADH의 분비를 억제하게 되어 요를 희석시키게 된다. 그러므로 소변 삼투질농도는 탈수의 원인에 대한 단서를 제공하게 된다.

④ BUN, 혈장 크리아틴닌 및 요산 그리고 $\frac{\text{BUN}}{\text{혈장 크리아티닌}}$ 비율의 증가로 이런 물질들의 혈장치는 신장 청소율 뿐만 아니라 이런 물질이 생산되는 율에 따라 달라진다는 것을 알아야 한다. 예를 들면, BUN과 혈장 크리아틴닌 치는 체액감소가 있고 영양상태가 나쁜 간경변증 환자에서는 정상이라는 점이다.

⑤ 소변 내 낮은 Na^+ 농도(20 mEq/L 이하)와 혈장 Na^+ 농도를 특히 변화시킬 수 있는 인자는 만니톨, 고혈당과 고단백혈증 및 고지질혈증 등이 있다.

5) 수분과 전해질 치료의 원칙

염분 및 수분 요법의 최종 목표는 정상적인 혈역동학 및 체액의 삼투질농도의 상태를 정상으로 회복시키는데 있다. 이런 목적 달성을 위해서 요구되는 수분과 염분의 양은 체중 감소와 관계가 있는데, 체중감소가 있었다면 이는 수분 상실을 의미한다. 만일 갑작스런 체중감소가 있었다면 대부분 수분상실을 나타내고 장기간에 걸친 체중감소는 근육량 감소를 나타낸다. 건강한 사람에게 갑작스런 체액상실로 체중감소가 왔다면 필요한 수분량을 계산하여 공급한다. 만일 소모성질환 과정에 있는 환자에게 급작스런 체액 상실이 왔다면 이때 치료 목표는 이 환자가 건강할 때의 체중에 목표를 두지 말고 갑작스런 수분 상실이 있기 전의 체중에 목표를 두어야 한다. 이는 이 환자의 질병이 가역적인 것이라면 이 환자의 근육량이 회복되기 위해서는 시간이 요구되기 때문이다.

(1) 기초 요구량

수분의 기초 요구량은 소변량과 불감수성 수분 상실에 따라 달라진다. 불감수성 수분 상실은 칼로리의 소비에 따라 달라지는데 칼로리의 소비는 보통 체중에 비례한다. 기초 칼로리의 요구량은 대략 27 *cal/kg*이다. 체온이 상승하지 않으면 피부에서의 수분소실 양은 30 *ml*/100 *cal* 또는 8 *ml/kg*(체중)이다. 과잉 호흡이나 체온 상승이 없을 때 폐로부터 수분 소실은 약 13 *ml*/100 *cal* 이다. 이 양은 대사시에 만들어지는 수분의 양과 동일하다. 그러므로 발열이나 과잉호흡이 없으면서 피부에서의 수분 상실은 수분의 기초 요구량을 평가하는데 필요하다. 예를 들면, 마르고 병석에 누운 40 *kg* 남자는 600 *cal* (40 × 15)가 필요한데 180 *ml* (30 × 600/100)의 수분을 불감수성으로 상실하게 된다. 그리고 과잉호흡 시에도 폐를 통한 수분소실이 증가하는데 그 양은 P_{CO_2}로 부터 예측 가능하다. 즉 폐에서 수분소실 = 기초상실(13 ml/100 cal) × 40 mmHg/실측 P_{CO_2}로 계산한다. 발열 시 호흡을 통한 수분 상실의 증가와 기초대사율 그리고 피부표면에서 증기압이 증가함으로써 피부를 통한 수분 상실이 증가하기 때문이다.

기초대사율이 증가하면 CO_2 생성이 많아지므로 이를 배기시키기 위해 환기율을 증가시킴으로써 수분 상실이 이루어진다. 체온이 증가하면 기초대사가 증가하는데 기초대사율은 매 체온 증가에 따라 7%로 증가한다. 그래서 땀이 없이도 피부를 통한 수분 상실은 체온(F)이 증가할 때마다 약 2 *ml/kg*로 증가하는 것이다.

소변으로의 수분 상실은 배설되는 용질총량과 소변 삼투질농도에 따라 다르다. 용질의 배설은 주로 염분섭취 및 요소(urea)가 만들어지는 양에 따라 달라지고, 질소는 단백섭취와 단백 이화 작용률에 좌우된다. 신장 기능이 정상 일 때 소변 내 Na^+ 약 75 *mEq*와 K^+ 40 *mEq*는 세포외액 용적과 K부족을 예방하고 있다. 소변 내 총용질은 대략 $2 \times (Na^+ + K^+ + NH_4^+) + urea$로 계산한다. 산-염기 장애가 없으면 NH_4^+ 배설은 약 30-50 *mEq/24 hr*이고, 70 *g* 단백 섭취 시 소변 내 요소(urea)는 300~400 *mosm*이다.

(2) 매일 수분 요구량

발열과 땀이 없을 때 피부를 통한 수분상실은 비교적 일정한데, 소변으로의 수분 배설에는 배설되는 총 용질의 양뿐만 아니라 소변 삼투질농도의 큰 변화가 있기 마련이다. 예를 들면 어떤 사람의 총 용질의 배설이 600 *mosm/24 hr*이라고 하면 소변량은 500 *ml* (만일 소변이 1,200 *mosm/l* 로 농축되면)에서 15 리터(만일 소변이 40 *mosm/l* 로 희석이 된다면)로 변화가 심할 것이다. 이런 사람의 신장이 정상적 기능으로 최대로 농축할 수만 있다면, 최소 수분 요구량은 500 *ml* + 600 *ml* (2000 *cal/day* 의 칼로리의 소비시 피부로 수분 소실량) = 1,100 *ml* 이다. 바꾸어 표현하자면 만일 신장이 40 *mosm/l* 까지 소변을 희석할 수 있다면 최대 허용 수분 섭취는 15.6리터라는 것이다. 만일 농축기전에 장애가 있어 신장이 600 *mosm/l* 까지 요삼투질농도를 증가시킬 수 있으면 최소수분이 필요한 양은 1.6 *l* 이다. 또 소변이 300 *mosm/l* 로 희석될 수 있다면 최대 허용 수분섭취는 2.6(600 / 300 + 0.6) 리터로 감소할 것이다. 분명히 소변 농축과 회석에 이상이 없을 때는 탈수나 수분과다증이 없이도 수분섭취의 범위가 커진다.

(3) 치료 및 기록하는데 프로그램의 공식

다음 단계는 각 환자의 필요에 적합한 치료의 계획을 진행시키는데 유용한 골격이다.

① 가능한 한 병력을 자세히 청취하고, 환자의 체중 그리고 이학적 검사, 탈수의 정도, 그리고 흉곽, 복강, 사지 등에서 수액 천자 등을 알아내야 한다.

② 기초적인 검사, 즉 CBC, 혈장 전해질치, 소변 내 전해질 및 삼투질농도를 검사한다.

③ 앞의 단계에서 제공된 정보를 가지고 부족상태가 있는지를 결정하고, 만일 부족상태가 있다면 그 유형과 중독 정도를 결정하라.

표 3-6. 여러 가지 식염수 용액내의 Na농도

식염수(%)	Na농도(mEq/L)
0.3	51
0.45	77
0.9	154
3	513
5	855

④ 환자의 최근 균형 상태를 결정한 후 투여해야할 수분과 전해질량을 결정한다. 적합한 조성의 보충액은 기본적인 용액으로는 2.5, 5, 10%의 포도당액과 0.45, 0.9, 3% 또는 5% NaCl이 있다(**표 3-6 참조**). 그리고 K, 알카리, 2가 이온을 첨가한다(**표 3-7 참조**). 수 시간 내에 소변량과 삼투질농도의 비정상적인 것을 완전히 교정하는 것은 불필요할하다. 높은 삼투질농도의 급격한 교정은 뇌부종을 유발하기 때문이다.

Crystalloid용액으로 혈관의 용적을 급격하게 확장시키는 것은 혈장 교질삼투압 감소에 의해서 폐의 모세혈관 정수압이 증가함으로서 폐부종이 발생하도록 조장하게 된다. 그래서 콜로이드(**표 3-8 참조**) 첨가로 혈장 교질 삼투압(*oncotic pressure*)을 유지하거나 증가시킴으로써 폐부종의 위험성을 감소시킨다.

치료 시작 초기 수액의 빠른 주입은 심한 체액량 부족이나 삼투질농도가 심하게 비정상일 때처럼 즉각적인 위험이 도사릴 때에만 시행한다. 수액의 투여 속도는 임상적 증후 및 증상에 따라 결정해야만 한다. 첫 수시간 내에 수액량이나 삼투질농도 이상을 교정해야 하나 완전한 교정은 다음 수일간에 걸쳐서 서서히 해야 한다.

표 3-7. 알카리화 및 산성화시키는 수액에 알카리와 산의 당량

용액종류	농도(*mEq/L*)
·알카리화시키는 용액	
Sodium lactate 1/6 M	167
Sodium bicarbonate 1/6 M	167
Sodium bicarbonate 5%	595
Sodium bicarbonate 7.5%	893
·산성화시키는 용액	
Ammonium chloride 0.9%	169
Ammonium chloride 2.14%	400
THAM(TRIS) 0.3 *ml*	297
Arginine HCL 10%	100

표 3-8. 혈장 증량제

	농도(%)	용적(*ml*)
·인체 알부민		
Albutein 5%	5	250, 500
Albutein 25%	25	50, 100
Albuminar 5	5	50, 250, 500, 1000
Albuminar 25	25	20, 50, 100
Buminate 5%	5	250, 500
Buminate 25%	25	20, 50, 100
·혈장 단백분획 : albumin 4.4% : α−globulin 0.35% : β−globulin 0.25%		
Plasmanate (Cutter)		
Plasmanate (Abbott)		
Plasma-plex (Armour),		
Proteinate (Hyland),		
·Pooled 인체 혈장덱스트란 및 전분	7~8	250, 500
Dextran-40 (rheomacrodex)	10	500 (0.9 NaCl 또는 5% dextrose)
Dextran-70 (Macrodex)	6	500 (0.9 NaCl 또는 5% dextrose)
Hetastach (hespan)	6	500 (0.9 NaCl 또는 5% dextrose)

⑤ 섭취한 양과 조성 그리고 체외로 나가는 양과 출처를 정확히 기록해야 하고, 매일 체중을 재야 하는데, 이는 수분 평형의 가장 믿을 만한 지표가 되기 때문이다. Na^+ 및 K^+의 저류 또는 상실이 없을 때 혈장 Na^+은 신체의 수분 평형의 가장 정확한 지표가 된다. 혈장 Na^+농도가 증가하고 있는 것은 불충분한 수분섭취의 신호이고, 혈장 Na^+농도가 감소하고 있다는 것은 과량의 수분을 섭취하였다는 암시이기 때문이다.

6) 수액 치료의 임상적 실례

(1) 순수한 수분상실

69세 여자가 뇌졸중이 지속되었는데 4일 동안 돌보지 못했다. 입원당시 혈장 Na^+ 156 *mEq/L* 이고 체중은 55 *kg*이었다. 수분 부족량은 얼마이며 매일 수분을 얼마나 투여할 것인가?

이 환자는 먹을 수도, 마실 수도 없었기 때문에 혈장 Na농도의 증가는 전적으로 수분 상실에 기인한 것이다. 총 체액은 대략 55×0.55 = 30 *liter*인데 수분 부족량은 $\frac{16}{140 \times 30}$ = 3.4 *liter* 이다. 혈장 Na^+ 농도의 감소는 뇌부종을 피하기 위해 0.7 *mEq/(L·h)* 이상이 되어서는 안 된다. 체중이 55 *kg* 인 이 환자의 피부 수분 상실은 약 3.6×55=198 *ml* 이다.

환자는 침상에만 있었기 때문에 칼로리 소비나 피부 수분 상실은 감소되는데 감소된 수분의 양은 정상의 약 80 %이다. 이때 피부로의 수분 상실은 약 350 *ml*가 된다. 하루에 600 *mosm*의 용질 배설을 하기 위해서 소변에 함유된 수분 요구량인 600 *mosm/l* 의 소변 *osmolality*을 위해서는 1,000 *ml* 가 될 것이다. 따라서 총 수분 필요량은 1,350 *ml* 이다. 혈장 삼투질농도와 소변량은 주의 깊게 관찰하여야 하는데 이는 뇌졸중 환자에서 부적합한 ADH 분비나 요붕증이 발생할 수 있기 때문이다.

(2) 등장성 수액 상실

30세 여자가 *ileostomy*를 받았는데, 여기에 염증이 재발되어서 36시간 동안 많은 양의 배액이 발생하여 입원하였다. 500 *ml* 수분을 섭취한 뒤 구역질은 좋아졌으나 이학적 소견상 마르고, 연약하며, 조직 *turgor*가 좋지 않다. 혈압은 누운 상태에서 100 / 80 *mmHg*이고, 앉은 자세에서 80 / 60 *mmHg*이다. 맥박은 분당 110이다. 몸무게는 55 *kg* 이고 혈장 Na^+ 145 *mEq/L*, K^+ 3.9 *mEq/L*, HCO_3^- 19 *mEq/L*, 그리고 Cl^- 113 *mEq/L* 이다.

(해설) 정상 혈장 Na 농도(140 *mEq/L*)을 갖는 심한 체액량이 감소된 등장성 탈수상태이다. 이때는 등장성 식염을 투여해야 한다. 처음 2시간 내에 0.9% NaCl 1,000 *ml* 를 투여를 하고 그 후에는 매 4시간에 1000 *ml* 의 비율로 투여한다.

(3) Na^+ 상실이 많은 수분 상실

69세 남자가 수분섭취가 전혀 없는 상태에서 구역질 및 구토가 3일간 있은 후 입원하였다. 초기 혈장 Na^+ 152 *mEq/L* 이었고, 혈압은 80/60 *mmHg*, 소변량은 15 *ml/hr* 이었다. 요 *osmolality* 980 *mosm/L* 이고 소변 Na^+농도는 2 *mEq/L* 이며, 체중은 73 *kg* 이었다.

(해설) 고장성 탈수 상태이다. 그래서 수분 상실로 고생하고 있는데, 이때 혈장 Na^+ 152 *mEq/L* 로 증가한 것에 대한 수분 상실량은 3.6 *liter* (12 / 140 × TBW)로 임상적 증후는 수분 상실량이 3.6 리터보다 더 많은 것을 시사한다. 이 시점의 혈장 Na^+ 농도에서 *hyperosmolality*의 위험성은 없으나 주로 문제된 것은 체액량 부족이다. 그래서 세포외액의 정상화를 위해서 초기에 등장성 식염으로 치료를 해야 한다. 그리고 나서 0.45 %식염수 투여로 혈장 Na^+을 정상치로 되돌아오게 해야 한다.

(4) 수분 상실이 많은 염분상실

49세 여성이 5일간 심한 설사를 하였다. 이때 이 환자가 섭취한 것은 수분과 차(tea)였다. 이학적 소견상 아주 연약한 편이고, 섰을 때 현기증이 있고, 미식거림과 근육경련을 호소하였다. 혈압은 70/50 *mmHg*이고, 맥박은 분당 104, hematocrit는 55%, 혈장 Na^+ 120 *mEq/L*, K^+ 2.8 *mEq/L*, HCO_3^- 16 *mEq/L*, Cl^- 92 *mEq/L* 이었다. 소변량은 20 *ml/hr*, 소변 *osmolality* 500 *mosm/L*, 소변 내 Na^+ 2 *mEq/L* 이었다. 평소 체중은 51 *kg*, 그리고 아픈 후 48 *kg* 으로 3 *kg* 의 체중감소가 있었다.

(해설) Na^+ 상실이 수분 상실보다 많은 저장성 탈수상태이다. 체액의 *osmolality*가 낮을 때는 세포외액의 용적이 감소되었음에도 불구하고 세포내 용적이 확장된다. 체중이 3 *kg* 소실된 것은 조직 mass 상실이 1.3 *kg* (5일 동안 0.2 *kg/day*)이고, 2 *liter*의 수분 소실 때문이다. 총 체내 수분 중 단지 2리터만 상실했음에도 불구하고 심한 체액 감소의 증후를 보이는 것은 세포외액량의 심한 상실에 기인한다. 즉 상실된 2리터에다 세포내로 들어가는 수분량이 더 있기 때문이다.

총 체내 수분 30 *liter* 를 회복하기 위해서는 처음 세포내 수분량을 16 liter로 해야 한다. 혈장 Na^+이 140 *mEq/L* 에서 120 *mEq/L* 로 감소함으로써 세포내 수분의 양은 16 × 140/120 = 18.7 liter로 증가해야 한다. 그래서 3 *liter*의 수분이 세포내로 이동할 때 세포외액에서 총 수분 상실은 3+2=5 *liter*이다. 입원시 총 체내 수분은 30-2 = 28 *liter* 이다. 혈장 Na^+ 농도를 정상으로 하는데 Na^+의 양은 (140-120) × 28 = 520 *mEq*이다. 환자는 5일 이상 저 Na^+혈증이 발생하였기 때문에 *hypo-osmolality* 보다는 체액량 부족으로 고생하였다. 그러므로 무엇보다 먼저 체액량 부족을 교정을 해야 한다. 이런 사항에서는 고장성 식염수를 투여해서는 안 되고, 관습적으로 정상 식염수를 추천한다. 그러나 급격한 체액의 확장은 NaCl의 저류가 일어나 투여한 수분의 대량이 배설하는 원인이 되며 혈장 Na^+ 농도가 위험스럽게 급격히 증가할 수 있기 때문이다. 이때 투여하는 식염은 0.45%나 0.9%가 좋다.

연습문제

1 **다음은 정상인의 체액이다. 이 사람에게 등장성 식염수 3리터를 정맥주사 하였을 때 세포내액량은 얼마나 되는가 ? (단, 신장 등을 통한 배설은 없다고 하자.)**

세포내액 체액량 : 30 *l* , K농도 150 *mEq/L*	세포외액 체액량 : 15 *l* , Na농도 150 *mEq/L*

① 27 *l* ② 28 *l* ③ 30 *l* ④ 32 *l* ⑤ 33 *l*

2 **다음은 어떤 환자의 검사 성적이다.**

Pcr, 1 *mg/dL*, 소변량 1 *l* /24시간, Ucr 90 *mg/dL* 이고 Posm 300 *mosm/l*, Uosm 300 *mosm/l*이다.

1) 이 환자의 사구체여과율은 ?
① 90 *l* /24시간 ② 45 *l* /24시간 ③ 180 *l* /24시간 ④ 240 *l* /24시간

2) 자유 수분 클리어랜스(CH_2O)는 얼마인가 ?
① -1.5 *l* /24시간 ② -0.5 *l* /24시간 ③ 0 *l* /24시간 ④ 1.0 *l* /24시간

3 **세포외액이 세포내액과 비교하여 다른 점은 ?**

① 부피(vol)가 많다. ② 저장성이다. ③ Na농도가 낮다.
④ 유기음이온 농도가 높다. ⑤ pH가 높다.

4 **CH_20(free water clearance)의 개념**

Uosm(urine osmolality)은 어느 시점의 소변농축, 소변회석능만을 반영하는 것으로 신장의 전반적인 수분배설이나 유지의 양적능력을 알 수 없는 단점이 있다. 그래서나온 것이 CH_2O로 이것은 단위 시간당 신장이 배설하는 solute-free water의 합이다.

계산하는 방법은 회석된 소변인 경우 총 소변량은 혈장과 isosmotic한 액으로 소변 내 모든 용질을 포함한 값(osmolal clearance, osm)과 소변을 회석시킨 solute-free water(CH_2O)로 이루어져 있다. 즉 UV=Cosm+CH_2O, CH_2O=UV-Cosm 여기에 일반적인 clearance의 공식인 C=UV/P를 대입하면 CH_2O=UV(1-Uosm/Posm)이다.

5 **심한 탈수환자의 소변 삼투질농도가 1800 *m0sm/kg* 이고, 요량이 0.5 *ml/min* 이었다. 단, 혈장 삼투질농도는 300 *m0sm/L* 이다.**

① 0smolar clearance(Cosm)는 얼마인가?
Cosm=Uosm×Uvol/Posm= 1800 *mosm/L*×0.5 *ml/min.*/300 *mosm/L*=3.0 *ml/min.*

② 신세뇨관에서 삼투질을 포함하지 않은 순수한물로 재흡수 되는(negative free water clearance: TcH_2O) 양은 얼마인가?
TcH_2O=Cosm-Uvol=3.0 *ml/min*-0.5 *ml/min*=2.5 *ml/min*

6 사구체여과율(GFR) 100 *ml/min*, 혈청 HCO_3 30 *mM/L*, 소변량 60 *ml/hr*, 소변내 HCO_3^-농도 4 *ml/L*이라면 세뇨관에서 HCO_3의 재흡수 되는 량은 얼마인가?

① 2996 *mM/min.* ② 300 *mM/hr.* ③ 2 *mM/min.*
④ 600 *mM/hr.* ⑤ 900 *mM/24hr.*

7 40세 남성이 두부외상에 의한 뇌수술을 받았다. 응급실 도착 시 이 환자의 소변량은 0.7 *L/hr*이었고, 소변의 osmolality는 70 *mOsm/L* 였다. 5% D/W로 0.7 *L/hr*의 소변량을 보충하였다. 5시간 후 소변량은 1.0 *L/hr*로 증가하였고, 이때 소변 osmolality는 120 *mosm/L*이였다.

① 이환자의 소변 내 solute 배설률은 얼마인가?
소변량/hr × *Osm/L*이니 0.7×70=49 *mOsm/hr.*이다.

② 응급실에 도착 시 소변이 많은(polyuria) 이유는?
수분이뇨(water diuresis) 때문이다(두부외상 → ADH분비부족).

③ 수분이뇨(water diuresis)와 삼투압성이뇨(osmotic diuresis)의 구별은 소변 내 solute배설로 하는데 그 기준은?

* 소변 내 solute 배설률이 소변량/hr.×소변 *Osmol/hr*=60 *mOsm/hr* 이상 시는 osmotic diuresis이고, 그 이하 시는 water diuresis로 구별한다.

8 정상인이 물 1리터를 마셨을 때 나타나는 변화는 어느 것인가 ?

	체 액 량		삼 투 질 농 도		ADH 분비량
	ECF	1CF	ECF	1CF	
①	↑	→	↑	↑	↓
②	→	↑	→	↑	↑
③	↑	↑	↓	↓	↓
④	↑	→	↓	→	↑
⑤	↑	↑	→	→	↓

9 체내 Na의 대부분은 다음 중 어디에 있는가?

① 혈장 ② 간질조직액 ③ 세포내액 ④ 근육세포

10 Furosemide 에의해 억제되는 막전달운반처는 다음 중 어느 것이냐?

① Na^+-glucose symporter ② Na^+-H^+ antiporter ③ Na^+-K^+-$2Cl^-$ symporter
④ Na^+-Cl^- symporter ⑤ Na^+-통로

11 인체에서 Na 축적작용이 가장 큰 호르몬은 다음 중 어느 것이냐?

① aldosterone ② testosterone ③ progesterone
④ estradiole ⑤ ACTH

12 다음 중 소변희석을 방해하거나 소변농축에는 영향을 주지 않은 이뇨제는 무엇인가?

① furosemide ② chlorthalidone ③ amiloride ④ hydrochlorthiazide
⑤ acetazolamide ⑥ toresmide ⑦ indapamide

Chapter 4

체액 삼투질농도의 장애

세포의 생화학적인 반응이 아주 좁은 범위의 제한된 영역 내에서 생명이 유지되어지기 위해서는 세포의 효과적인 삼투질농도(*osmolality*)가 필요하다. 정상적인 세포의 삼투질농도가 유지되도록 하는 조절계의 가장 간단한 설명은 다음과 같다. 만일 세포의 삼투질농도가 너무 높으면 갈증을 느끼게 될 것이고, 이에 따라 신장에서 ADH가 작용하므로 수분을 보유하게 된다. 반면에 세포에 삼투질농도가 너무 낮으면 수분을 덜 마시게 되고 동시에 ADH 농도가 감소하게 되어 소변 내의 수분 상실을 허용하게 된다(그림 4-1 참고).

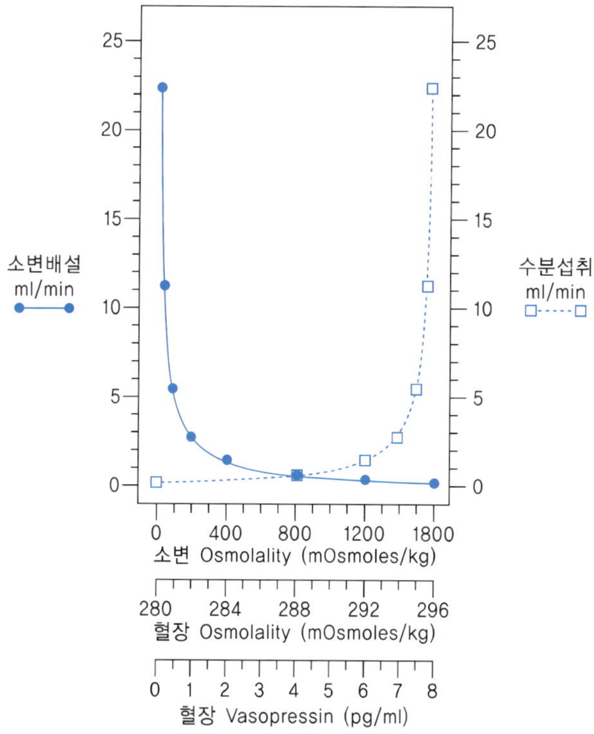

그림 4-1. 체중이 70 *kg*인 성인에서 소변과 혈청 삼투질농도 그리고 혈청 vasopressin에 대한 수분 섭취와 신장의 배설과의 상호관계. 소변의 흐름을 나타내는 선은 하루에 용질 800 *mOsm/L*을 부하하여 계산된 것이고, 수분 섭취를 나타내는 선은 고장성 식염을 주입한 후, 혈장 삼투질농도에 대한 수분섭취의 관계를 분석하여 얻은 결과이다.

그러나 병적상황에 따라 부적합한 갈증이 있거나 또는 갈증이 없을 수도 있으며, 또 부적합한 이뇨나 항이뇨가 올 수도 있다. 이런 상황에서 비정상적인 혈장 Na 농도와 갈증의 형태, 그리고 소변량과 소변 삼투질농도 양상의 병적인 반응의 지표로서 도움이 되고 있는 혈장 Na과 삼투질농도는 일정한 것이 아니다.

갈증의 조절

갈증을 느끼는 것은 정상체내 수액의 삼투질 농도를 유지시키는데 필수적인 것이다. 갈증이 없다는 것은 신장이 최대의 농축된 소변을 최소한의 양으로 만들어 내기 때문에 채액의 삼투질농도가 최대한도로 증가한 것이다. 반면에 비정상적인 심한 갈증은 소변희석능이 정상임에도 불구하고 최대한의 저나트륨혈증(*hyponatremia*)이 발생한 결과 수분 섭취가 증가한 것이다. ADH 분비의 조절처럼 갈증의 주조절은 체액의 유효한 삼투질농도 변화에 기인한다. 즉 유효혈장 삼투질농도가 증가(*hypernatremia*)하면 제 3 뇌실근방 외전측(anterolateral) 세포의 수축에 의해서 갈증이 자극되는 것이다.

갈증은 요소나 알코올과 같은 유효하지 못한 오스몰(*osmol*)에 의해서 삼투질농도가 증가할 때는 자극되지 않는다. 이때는 세포의 삼투압성수축(*osmotic shrinkage*)이 일어나지 않기 때문이다. 대부분의 세포에 효과적인 오스몰인 포도당은 삼투수용체 세포에 대해서는 유효하지 못하는 오스몰이다. 그래서 갈증을 자극시키지 못하나 인슐린이 없을 때는 포도당이 갈증을 자극시키는데, 이는 아마도 인슐린 없이는 포도당이 삼투압수용체 세포에 들어가지 못하기 때문일 것이다.

갈증을 일으키는데 삼투성의 역치(*osmolal threshold*)는 ADH을 분비시키는 인슐린 삼투압성의 역치보다도 상당히 높다. 실제로 ADH 분비는 혈장 삼투질농도가 282 *mosm/l* 에서 시작되는데, 갈증은 혈장 삼투질농도가 약 295 *mosm/l* 로 증가할 때까지 느끼지 못한다. 그래서 수분보존은 갈증을 깨닫기 전에 최대한으로 해야한다.

혈액량 감소증은 갈증을 자극하는데, 이는 아마도 *angiotensin II*를 통하여 자극이 되는 것 같다. 갈증을 자극하는데 요하는 혈장량의 감소 정도는 ADH를 분비시키는데 필요하는 것보다 더 높다. 즉 동물실험에 의하면 혈액용적이 10% 감소하면 ADH는 분비하게 되나, 혈액용적이 15~20% 감소하여야 비로소 갈증을 자극하게 된다는 사실이다. ADH 유리를 조절하는 삼투압 수용체의 세포와 갈증을 조절하는 삼투압 수용체의 세포는 구분 되지 않지만 해부학적으로는 서로가 밀접하게 자리를 하고 있다. 그러므로 ADH의 삼투압 수용체에 이상이 보이면 반드시 갈증의 삼투수용체에도 영향을 미친다. 삼투수용체 세포는 제3의 뇌실벽에 위치하고 있다. 이런 수용체의 자극은 전시상하부(*anterior hypothalamus*)의 *dorsal nucleus medianus*을 지나서 최종적으로 ADH가 유출되는 *supraoptic* 및 *paraventricular* 핵에 전달되고 마침내는 갈증을 알아내는 뇌피질에 전달된다고 생각한다.

삼투압 수용체 세포와 *dorsal nucleus medianus*에 손상이 있을 시에는 갈증의 자극과 고삼투압(*hyperosmolality*)에 대한 반응은 ADH의 유리를 방해한다. 그러나 ADH 유리는 저혈압과 같은 삼투압과 관계없는 자극에 대한 반응으로 남아있다. 갈증시의 체액량을 자극하는 것은 부분적으로 *subfornical organ*에 영향을 미치고 *angiotensin II*를 통해서 조절된다.

β-아드레날인성 및 콜린성 자극은 갈증의 원인이 될 수 있고, α-아드레날인성 자극은 갈증을 억제한다. 그러나 이런 영향은 부분적으로나마 *angiotensin II*를 통해서 조절된다. *Chlorpropamide*나 *vasopressin*은 갈증을 유발하나 그 기전은 확실치 않고, 갈증을 받아들이는 뇌피질 중추의 손상은 갈증이 비정상적으로 저하(*hypodipsia*)하는 원인이 된다. 그러나 이런 상황에서는 ADH 분비가 영향을 받지 않기 때문에 소변은 정상적으로 농축된다. 일반적으로 나이 먹은 사람은 갈증에 보다 덜 민감한 반응을 보이는데, 이는 전반적으로 뇌혈관 질환으로 인한 피질의 기능저하에 기인한다.

ADH 유리의 조절

인간에서 ADH는 *arginine vasopressin*으로 *octapeptide*로서 시상하부(*hypothalamus*) 내 *supraoptic* 그리고 실방핵(*paraventricular nueleus*)에서 합성되고 뇌하수체 stalk내 축을 따라서 운반되어 뇌하수체 후엽에 과립의 형태로 저장된다.

ADH가 유리하는데 가장 중요한 생리적 조절은 체액의 유효 삼투질농도이나 가끔은 비삼투성(*nonosmolal*) 인자들이 병적상태에서 비정상적으로 ADH가 유리하도록 하는 역할을 한다.

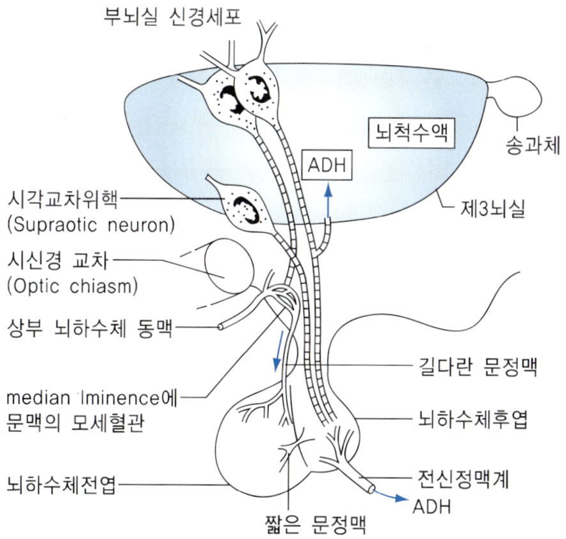

그림 4-2. ADH의 분비를 위한 통로인 시상하부 및 뇌하수체와의 관계. ADH는 supraoptic 및 paraventricular nuclei에서 생성되어 이들 핵의 axon을 따라 과립 형태로 수송되어 뇌하수체 후엽에 저장되고, mediam eminence에 모세혈관의 유입, 그리고 제3뇌실의 뇌척수액으로 분비된다.

시상하부 주변핵에서 유리된 ADH는 뇌척수액내로 또는 *median eminence*내 문맥 모세혈관내로 유입되어 전신 순환을 하게 된다(그림 4-2).

전신을 순환하는 ADH는 반감기가 15~20분밖에 되지 않으므로 간장 및 신장에서 신속하게 대사된다. 만일 뇌하수체 후엽이나 *median eminence* 이후부터의 통로에 병변이 있을 때에는 지속적인 요붕증은 발생하지 않은데, 이는 시상하부 주위의 핵에서 만들어진 ADH가 전신 순환을 할 수 있기 때문이다.

1) ADH 유리를 위한 삼투압성 자극

유효 삼투질농도로 삼투질 수용체의 자극을 증가시키면 ADH의 유리가 자극되고, 삼투질농도를 감소시키면 ADH 유리는 억제된다.

갈증의 자극에 유효하지 못한 용질, 즉 포도당은 ADH 유리를 위해서는 유효하지 못하다. 왜냐하면 포도당이 실제로 삼투수용체내로 들어오기 때문이다. 유효 삼투질농도가 세포외액내에서 증가하였을 때 수분은 삼투수용체의 세포에서 빠져 나온다. 그래서 세포가 쭈글쭈글해지면 *paraventricular*와 *supraoptic* 핵에 전달 될 자극이 발생하게 된다. 이처럼 핵에 전달된 자극은 뇌하수체 후엽에 전달되고, 이곳 과립에서 순환 혈액내로 ADH가 방출된다.

순환하는 ADH는 신장의 집합관에 작용하여 수분의 투과성을 증가시킴으로서 수분의 재흡수가 증가되고 소변 삼투질농도를 증가시킨다. 즉 ADH가 집합관의 세포에 작용하여 수분 투과력을 증가시키는 기전은 측저(*basolateral*) 막의 제2형 *vasopressin* 수용체(V_2), 특수한 수용체에 순환 ADH가 부착하여 ADH-*receptor* 복합체를 만들고, 이런 복합체는 adenyl cyclase을 활성화시킴으로써 ATP로부터 cyclic AMP를 만드는 것이다. 이 cyclic AMP는 *protein kinase*을 활성화시킴으로써 세포막에 결합할 인자들을 내강막(*luminal membrane*)에 모아서 결합시킴으로써 수분 통로를 융합시켜 물이 세포막을 통과할 통로를 만들어 세뇨강내 수분을 혈액으로 움직이게 한 것이다(그림 4-3a).

한편 평활근에서 ADH의 결합은 제1형 *vasopressin* 수용체(V_1)을 통해서 일어나고 혈관 평활근 수축을 일으킨다. 세포의 신호전달은 *phospholipase* C의 활성화로 *inositol trisphosphate*(IP3)와 *diacylglycerol*(DAG)을 만들어 *inositol trisphosphate*는 세포내로 Ca^{++}을 동원하고 DAG는 단백 kinase C를 활성화시킨다. 그 결과 세포를 수축 시키는 제2의 신호전달의 역할을 하게 된다(그림 4-3b). ADH 분비를 위한 삼투질의 문지방은 혈장의 삼투질농도가 282 *mosm/l*일 때이다. 보통 정상 혈장 삼투질농도는 286 *mosm/l* 이고, 혈장의 ADH농도는 2~3 *pg/ml* 이며, 소변 삼투질농도는 300~400 *mosm/l* 이다.

혈장 삼투질농도를 2%로 약간 증가시키면 소변이 최대로 농축되기 위해서 ADH 농도가 충분히 높은 치로 증가한다. 반면에 혈장 삼투질농도가 2% 로 감소하면 소변이 최대로 회석되는 점까지 ADH 농도가 감소한다(그림 4-4).

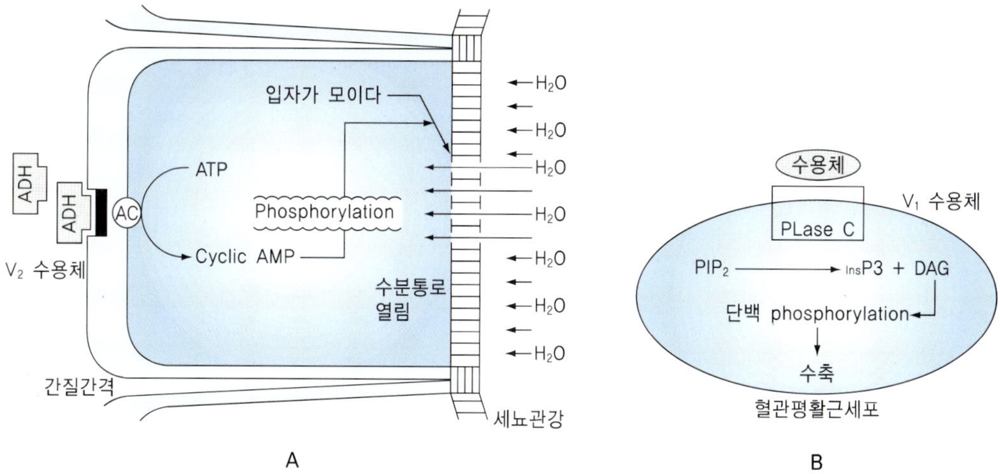

그림 4-3. 집합 신세뇨관 세포의 내강막에서 수분의 투과력을 변화시키는 ADH 작용 기전. ADH는 측저막 V_2 수용체에 결합하고 adenyl cyclase(AC)에서 cAMP를 만들며, 세포질내 입자들은 세뇨관 강막과 융합하여 수분이 통과할 통로를 만든다(A). 그리고 혈관 평활근 세포에서는 ADH가 V_1 수용체에 결합하여 inositol trisphosphate($_{Ins}P3$)와 diacylglycerol(DAG)를 만들어 세포내로 Ca^{++}을 동원시키므로써 세포수축을 일으킨다(B). PIP_2 : phosphatidylinositol 4,5-bisphosphate, PLaseC : Phospholipase C

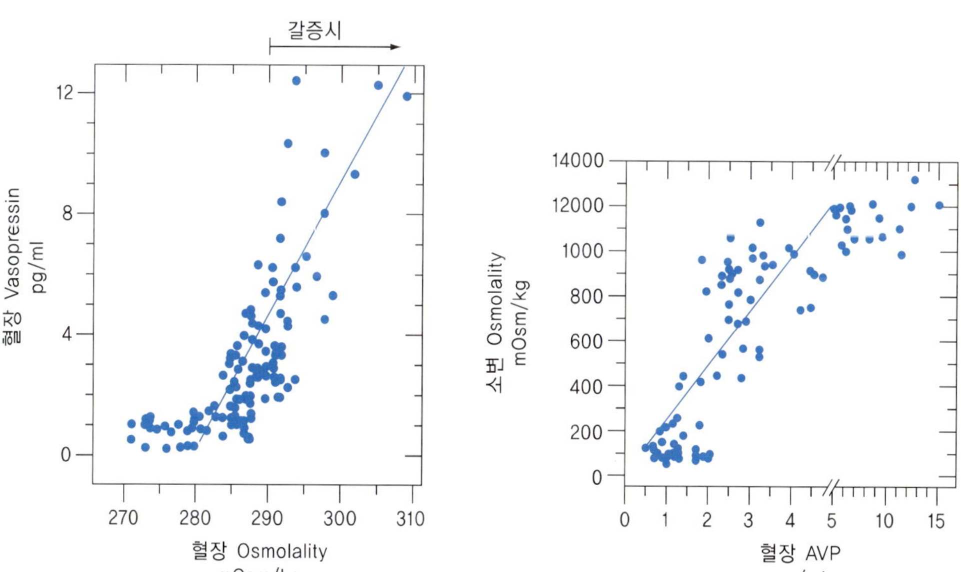

그림 4-4. 수분균형이 변화할 수 있는 상태의 건강한 성인에서 혈장 및 소변 삼투질 농도에 따른 혈장 vasopressin의 변화. 화살표는 갈증이 시작될 때 혈장 삼투질의 농도 변화를 나타낸다.

유효 동맥혈량이 감소함으로서 혈장 삼투질농도와 ADH치의 상호관계는 일차함수적 관계를 나타내지만 기울기는 보다 급경사를 이루고 있다. 즉 혈장 삼투질농도가 조금 증가할 때, 혈장 ADH 농도의 증가는 크다. 반면에 유효 동맥혈량이 증가하면 혈장 삼투질농도의 큰 변화에도 불구하고 혈장 ADH보다 적게 증가한다(그림 4-5). 전자는 ADH 분비를 위한 *osmostat*의 재정립이 보다 낮은데 기인하고 후자는 보다 더 높은데 기인한다.

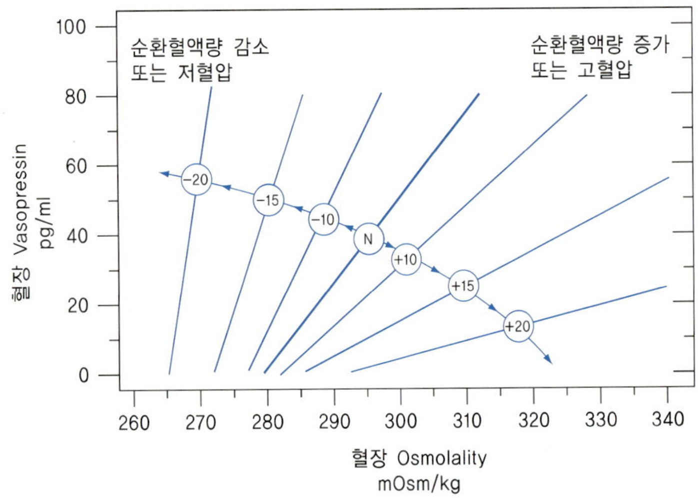

그림 4-5. 건강한 사람에서 ADH의 삼투압 조절에 따른 혈역학적 영향. 원안의 숫자는 혈액량 또는 혈압의 변화율(%)을 나타낸 것이고, N은 정상혈액량 및 정상혈압인 경우다. 혈역학적 상태는 혈장 ADH와 삼투질농도 그리고 ADH유리에 필요한 삼투압 역치의 상호관계를 나타내는 기울기를 나타내고 있다.

2) ADH 분비에 영향을 주는 비삼투성 인자

높은 압력체계(동맥)와 낮은 압력체계(심방)를 통한 압력수용체(*baroreceptor*)는 미주신경과 설인신경(제 IX 신경)을 통하여 ADH분비에 영향을 미칠 수 있다. 혈액량 혹은 동맥압이 10% 이상 갑자기 감소하면, 이런 압력수용체를 통하여 ADH 분비를 유리시키는 자극이 된다. 그후에 ADH 분비는 혈압, 혹은 혈액량의 감소에 비례해서 1차 함수적으로 증가한다. 또 ADH 분비는 심부전 그리고 복수가 동반된 간경변증과 같은 유효 동맥혈량이 만성적으로 감소되어 있는 상태에서 증가한다.

또한 ADH 분비는 *angiotensin II* 및 혈역동학적 자극이 관여하나 만성적인 상태에 서는 압력수용체가 재조정이 되는 경향 때문에, 이런 상태에서 ADH분비는 압력수용체를 경유하여 일어난 것 같지는 않다.

구역질은 ADH분비를 강력하게 자극하는데 이에 대한 신경경로는 잘 알려지지 않으나 연수의 이상에 원인이 있는 듯하다. 어떤 약물이나 육체적 및 정신적 자극은 ADH 분비에 영향을 미치는데, 수술 후 부적합한 ADH 분비는 구토를 일으키는 자극의 원인이 된다. 혈액량 감소로 나타나는 구역질은 삼투압성 자극에 대한 반응으로 인하여 ADH유리의 재조정이 낮아져 있기 때문이다.

저혈당은 ADH를 유리시키도록 자극하며, *angiotensin II*도 ADH를 자극하는데, 이는 아마도 중추 수용체를 통해서 이루어지는 것 같고, ADH 분비의 삼투 조절로 상호작용하는 것이라 생각되며, *angiotensin II*의 효과는 고삼투질농도시는 강화되나 저삼투질농도(*hypo-osmolality*)시는 감약된다.

그러나 육체적 및 정신적 긴장이 ADH 유리를 직접 자극하는 것인지 또는 구역질과 같은 다른 기전으로 자극되는지는 아직 명확하지 않다.

동맥 산소분압이 35 *mmHg* 이하 시 ADH 분비가 자극되는데, 이는 경동맥 화학수용체(*chemoreceptor*)를 통하여 이루어지는 것 같다. 이런 반응은 경부 미주 신경을 절단하면 일어나지 않기 때문이다. 탄산가스 분압을 갑자기 올리면 역시 ADH의 유리가 자극된다. 자율신경계의 α-아드레날인성 촉진제는 ADH의 분비를 억제하고 β-아드레날인성, 콜린성 그리고 도파민성의 작용약은 ADH의 유리를 자극한다. 이는 압력 수용체를 통하여 일어나는 것 같다. Dopamine 길항제는 구역질을 자극하여 ADH의 유리를 억제한다.

표 4-1. ADH 분비를 증가시키는 약물

- Sulfonylureas : *Chlorpropamide*(Diabinase), *Tolbutamide*(Orinase)
- Antimetabolites : *Vincristine*(Oncovin), *Vinblastine*(Velban), *Cyclophosphamide*(Cytoxan)
- Dopamine agonists : *Bromocriptine*(Parlodel)
- Cholinergic agonists : Nicotine
- β-adrenergic agonists : Isoproterenol, Epinephrine
- *Clofibrate*(Atromid-s)
- Carbamazepine(Tegretol)
- ADH analogue : Oxytocin, DDAVP(*desmopressin*), lysine vasopressin(lypressin : Diapid)
- Diuretics
- Narcotics

표 4-2. ADH 유리를 억제시키는 약물

- Phenothiazines : *Thioridazine*(Mellaril), *Trifluoperazine*(Stelazine), *Fluphenazine*(Prolixin), *Thiothixene*(Navane), *Promethazine*(Phenergan)
- Opiates(low doses) : *Morphine*, *Oxilorphan Butorphanol*(stadol)
- α-adrenergic agonist : *Norepinephrine*, *Clonidine*
- Phenytoin diphenylhydantoin : *Dilantin*
- Carbamazepine (?)
- Feedback suppression : vasopressin 및 oxytocin

ADH의 유리를 어떤 약물은 자극하고 어떤 약물은 억제하는데, 어떤 경우는 신경하수체(neurohypophysis)에 직접 영향을 통해서 일어나기도 한다(표 4-1, 4-2). 약물에 대한 대부분의 ADH 자극 기전은 알려지지 않았으나, 때로 약물에 의한 수분 대사의 장애는 ADH를 분비시키는 약물의 직접적인 효과로 알려진 것이 있는가 하면 그 반대의 작용도 있다.

예를 들면 대부분 *phenothiazine*계 항정신성 약물의 직접적인 효과는 ADH의 분비를 억제시키는 것인데 이런 약물들은 *저Na혈증*의 원인이 된다. ADH 분비와 저Na혈증을 초래하는 기전은 이런 약물이 구역질을 일으키는 부작용과 마찬가지로, 구역질 중추를 자극하는 것으로 보여진다. 더구나 이런 약물은 보통 anticholinergic 작용을 가지고 있기 때문에 목이 말라서 수분을 많이 섭취하게 한다(표 4-3).

표 4-3. 저 Na^+혈증을 동반하는 약물

- ADH 유사물질 : Desmopressin(DDAVP), oxytocin
- 직접 ADH 유리를 증가시키는 약물
  - *Vincristine*, *vinblastine*, *cyclophosphamide* (?)
  - *Clofibrate*, *Bromocriptine*, Carbamazepine, Narcotics,antidepressants,Ifosfamide
- 구역질을 자극하여 ADH 분비를 증가시키는 약물
  - Tricyclic antidepressants amitriptyline(Elavil), protriptyline(Vivactil), desipramine(Norpramin), carbamazepine(*Tegretol*)
  - Monoamine oxidase 억제제 : tranylcypromine(Parnate)
  - Phenothiazines : thioridazine(Mellaril), trifluoperazine(Stelazine), fluphenazine(Prolixin), thiothixene (Navane)
  - Haloperidol, *Cyclophosphamide*, Narcotics, *Clofibrate*
- 신장에 ADH 효과를 강화시키는 약물
  - *Chlorpropamide*, *tolbutamide*, Diuretics, 특히 thiazies, *Acetaminophen*(Tylenol)
  - 비스테로이드성 항염증성 약물, *Indomethacin*(Indocin), *Carbamazepine*(Tegretol)
  - *Cyclophosphamide*(Cytoxan) (?)

3) 수분과 용질의 정상적인 절약

수분대사가 균형이 되어 있는 사람은 본인이 매일 섭취한 수분량에서 불감수성으로 상실되는 수분량을 뺀 양을 배설하게 된다. 따라서 보통 음식에서 염분과 단백을 섭취하면, 용질이 평형이 되어 있는 성인은 하루에 용질 600~1000 *mosm*을 배설한다.

이 용질의 양은 섭취한 전해질(Na, K, Cl, SO_4, PO_4)과 단백대사로 인한 대사산물(요소 및 암모니아)의 양인데, 단백 및 염분 섭취를 증감하면 소변 내 용질의 배설도 증감할 수 있다. 소변의 삼투질농도는 정상에서 큰 변동이 있는데, 만일 배설에 800 *mosm*의 용질과 2 리터의 소변을 필요로 하는 사람이라면, 소변 삼투질농도는 400 *mosm/L*가 될 것이다. 만일 소변양이 1리터라면 소변 삼투질농도는

800 *mosm/L*가 될 것이며, 소변량이 20 리터라면 소변 삼투질농도는 40 *mosm/L*로 떨어질 것이다.

마찬가지로 최대 소변 삼투질농도가 1200 *mosm/L*로 된 사람이, 800 *mosm*의 용질을 배설시키려면, 소변으로 상실(800/1200)된 양에다, 탈수를 피하기 위해 불감수성으로 상실되는 수분을 더한 양, 즉 최소한 670 *ml*를 섭취해야만 한다. 만일에 동일한 사람이 소변을 40 *mosm/L*로 최소한으로 희석시키려 할 때는 20 리터(800/40)에다 불감수성 수분을 더한 양을 섭취해야 *저Na혈증*을 피할 수 있다.

수분 및 ADH 대사의 이상

수분 및 ADH 대사의 이상으로서 임상적으로 문제가 되는 것은 주로 3가지 형태가 있는데, 체액의 고삼투질농도와 저삼투질농도 그리고 다뇨(polyuria)이다. 다뇨는 체액의 삼투질농도를 증가(신장에서 수분 보호 장애)시키기도 하고, 감소(원인불명의 다음증)시키기도 한다. 다뇨는 보통 갈증과 ADH가 수분 균형을 유지하기 때문에 정상 혈장 삼투질농도를 수반한다.

1) 다뇨

소변량은 소변의 희석(수분이뇨)때문에 증가하기도 하고, 너무 많은 용질(삼투성이뇨)때문에 증가하기도 한다. 수분이뇨(*water diuresis*)시 총 용질 배설은 비록 소변의 양이 많다해도 삼투질농도가 아주 낮기 때문에 정상이다. 반면에 삼투성이뇨(*osmotic diuresis*)를 위한 필수조건은 용질의 배설이 증가하는 것이다. 삼투성 이뇨의 정의는 용질의 배설이 시간당 60 *mosm* 이상인 경우를 말하는 것이므로, 다뇨는 소변 양이 하루 2.5 리터 이상일 때인데 수분이뇨나 삼투성 이뇨 시에 임의로 정의하고 있다. 수분이뇨 시 소변 삼투질농도는 전형적으로 낮은데, 이는 ADH 감소 때문에 올 수 있고, ADH가 신세뇨관의 수용체에 작용하지 못할 때 올 수도 있다. ADH 감소는 ADH분비의 결핍 때문에 오는데 이는 중추성, 신경성 또는 뇌하수체성 요붕증으로 발생하며, 때로는 많은 수분 섭취로 인하여 생리적인 ADH의 억제 때문에 발생하기도 한다(표 4-4).

표 4-4. 다뇨(*polyuria*)의 분류

- 수분이뇨
  ADH 감소
    - ·중추성 요붕증
    - ·원인불명의 다음증
- ADH가 신세뇨관에 반응하지 않는 것 : 신장성 요붕증
  ·삼투성 이뇨

순수한 삼투성 이뇨는 보통 소변 삼투질농도가 혈장 삼투질농도 보다 높은데, 이는 수분상실이 항이뇨 상태를 만들기 때문이다. 소변 삼투질농도는 삼투성의 배설률이 증가함으로서 혈장 삼투질농도에 근접한 수치로 점차 하강한다(그림 4-6). 삼투성 이뇨에 반응하는 용질은 포도당, 염분 그리고 요소이다.

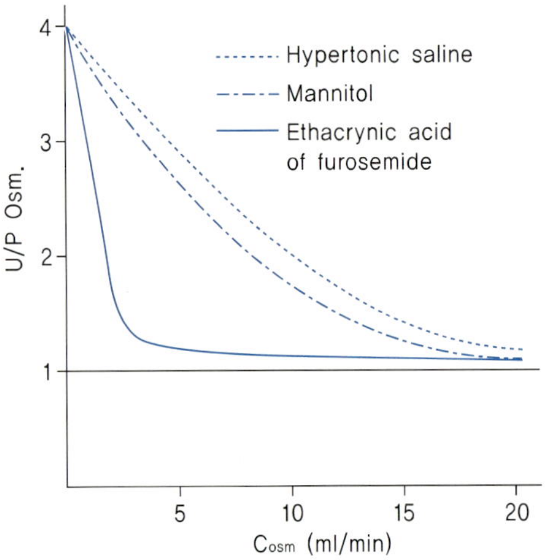

그림 4-6. Osmolar clearance(Cosm)와 소변과 혈장 삼투질 농도(U/P osm)비의 상호관계. 삼투성 이뇨는 mannitol 또는 고농도 식염수가 원인이 되었을 때 U/P osm 감소가 반비례하여 점차적으로 일어난다. 이처럼 심하지 않는 삼투성 이뇨는 소변이 아직도 유의하게 농축되고 있음을 나타낸다. 다만 삼투성 이뇨가 심할 때는 U/P osm이 1에 가깝다. 고농도 식염수 투여는 mannitol에 의해 일어나는 삼투성 이뇨의 정도보다도 소변이 약간 더 농축된다. Ethacrynic acid 또는 furosemide로 유발한 삼투성 이뇨는 *osmolar clearance*가 약간 증가하므로써 요농축 능력이 갑자기 상실되는 원인이 된다.

① 중추성 요붕증

중추성 요붕증은 정상수분 균형을 유지하기 위해서 필요한 충분한 양의 ADH 생성의 부족에 기인한 것인데, 환자의 대부분에서 고Na혈증은 발생하지 않는다. 이는 갈증 발생기전이 정상이기 때문이다.

중추성 요붕증은 보통 원인불명이 많으나, 뇌종양 특히 두개인두종(*craniopharyngioma*)과 송과체종(*pinealoma*)같은 경우는 잘 알려진 원인이다. 이런 종양은 제거 전후 다뇨가 발생한다. 기타 흔한 원인으로는 뇌외상, 뇌하수체 적출술, 유방암의 뇌전이 등 때에도 온다(표 4-5). 그러나 뇌하수체 후엽 자체의 파괴와 제거가 요붕증의 흔한 원인은 되지 못한다. 왜냐하면 상당수의 시상하부 신경원(*hypothalamus neuron*)에서 기원하는 *axon*이 있어서 ADH 운반이 후엽에 도달하기전에 끝나기 때문에 뇌하수체 제거에도 보통 ADH가 만들어지는 능력이 충분히 남아있으므로 임상적 요붕증은 피하게 되는 것이다.

뇌하수체 제거 시 나타나는 요붕증은 때로는 다음의 3가지 단계의 순서를 거치는데 ADH 부족에 기인한 일과성의 요붕증, 변성되어가고 있는 stalk에서 ADH가 쏟아져 나와 일과성으로 많은 ADH 효과를 나타낸 경우, 그리고 가역적이 되건, 영구적인 것이 되건 간에 요붕증이 발생하는 경우가 있다.

이들 중 뇌하수체 전엽을 침범하는 내분비 이상에 기인한 요붕증 환자가 흔하고, 특히 뇌 외상에 있는 요붕증이 많으나, 이런 이상은 원인불명의 형태로 발견된다. 가장 흔한 형태의 이상으로 발견된 것은 갑상선 자극 호르몬(TSH), *gonadotropin* 그리고 ACTH의 결핍과 *prolactin*이 과량인 경우이다. 이때 ACTH 부족으로 기인하는 부신기능 저하증은 글루코코티코이드를 투여할 때까지 요붕증이 숨겨질 수 있다.

외상성 요붕증은 4~6개월 내 회복되지 않으면, 보통 영구적으로 지속된다.

표 4-5. 중추성 요붕증의 원인

- 원인불명 : sporadic 또는 familial(상염색체우성유전, 또는 반성열성유전)

- 뇌종양
  1. 뇌하수체 이외의 부위 : *craniopharyngioma, pinealoma*, glioma, meningioma
  2. 뇌하수체 : chromophobe *adenoma*
  3. 전이성 : 유방암
  4. 백혈병
  5. 뇌낭
- 뇌외상

- 뇌하수체 적출(*hypophysectomy*)
  1. Surgical　2. Yttrium implant　3. Cryohypophysectomy

- 감염
  1. 뇌염　2. 뇌막염

- 무산소성 뇌병증

- 육아종
  1. 사르코이드증　2. 결핵　3. Histiocytosis
  4. *Wegener's granulomatosis*

- 뇌혈관사고
  1. *Sheehan's syndrome*　2. 동맥류　3. 혈전증
  4. 뇌실 내 출혈　5. 혈전성 혈소판 감소성 자반증(TTP)
  6. 지방 색전증

- 기타
  1. Gullian-Barré syndrome　2. Empty sella syndrome　3. Systemic blastomycosis

표 4-6. 원발성 다음(polydipsia)의 원인

- 신경성 : 신경증, 정신병
- 습관성
- 기질적
  angiotensin II 의 과량 생성 : ·신동맥 협착증·혈액 투석시 혈액량 감소
  뇌손상 : 외상후, 뇌염후, 사르코이도시스
  구강건조 : clonidine, thioridazine
- 칼륨부족, 고칼슘혈증
- 신결석 치료

수많은 약재들은 ADH 유리를 방해하는데, *demeclocycline*과 리튬염은 ADH가 신장에서 작용하는 것을 억제하는 약물로 알려졌으나 *chlorpropamide*는 신장에서 ADH 작용을 증강시킨다. 흔하지는 않지만 ADH 생성은 정상이나, 삼투수용체의 결함 때문에 ADH가 유리되지 못한 경우도 있다.

② 원발성 다음증(갈증성 요붕증)

대량의 수분을 마시도록 강요하면 다뇨의 흔한 원인이 되고, 혈장 삼투질농도는 일반적으로 정상 이하로 내려오지 않는데, 이는 혈장 삼투질농도가 1~2%만이라도 감소하면 ADH 분비가 억제되기 때문이다.

원발성 다음(*polydipsia*)의 시작은 중추성 요붕증의 시작보다 더 점진적으로 진행하며, 이는 간헐적일 수 있고 흔히 야뇨가 발생한다. 중추성 요붕증과 원발성 다음증의 감별에 중요한 것은 원발성 다음증시 ADH를 투여하면 심한 수분 중독증이 발생할 수 있다는 점이다. 어떤 환자는 소변 희석능의 장애가 있는 상태에서 수분을 강제로 마시게 하면 심한 수분 중독증을 초래한다. 이런 경우는 정신분열증이나 thiazide 치료 동안에 올 수 있다. 다음증은 보통 뇌신경증에서 유래하나 기질적인 장애에서도 올 수 있다(표 4-6).

갈증은 구강이 마르는 원인이 되는 약물, *clonidine*나 *thioridazine*등에 의해서 더 심해질 수 있고, 신동맥협착이나 혈액투석 후 *angiotensin II*에 의해서 자극이 될 수 있다. 이때 엔지오텐신 전환 효소 억제제를 투여하면 투석과 투석기간 동안의 갈증을 개선시킬 수 있다.

또 시상하부(*hypothalamus*) 질환 시 원발성 다음증이 동반되는데, 원발성 다음증의 기질적 병변이 있는 환자에게 *desmopressin*(DDAVP, 합성 vasopressin)으로 치료하면 갈증이 좋아진다. 이는 갈증 중추가 재조정(reset)되는 가능성을 암시하고 있다.

표 4-7. 신장성 요붕증의 원인

- 가족성 : X-linked recessive
- 전해질 이상 : 저K혈증, 고Ca혈증
- 약 물 : lithium, *demeclocycline*, methoxyflurane, *amphotericin B*
- 신질환 : 폐쇄성 신증, sickle cell anemia, 신우신염, 신장이식, 다발성 골수종, amyloidosis, light chain nephropathy, 다발성-신낭종증, sarcoidosis, radiation nephritis, Sjögren's syndrome, *medulary cystic disease*, 전신성 홍반성 낭창, 류마토이드 관절염, hyperviscosity syndrome, 급성 신세뇨관 괴사의 이뇨기

③ 신장성 요붕증

신장이 혈장내에 적당한 양의 ADH가 존재함에도 불구하고 소변을 농축할 수 없는 것은 신세뇨관의 ADH에 대한 반응이 없는 결과이거나, 세뇨관강과 신수질의 간질조직 사이에 삼투성차이(*osmolar gradient*)가 없기 때문이다. 이런 오스몰의 차이가 없는 경우는 만성 신부전 또는 루프 이뇨제 치료 동안에 관찰된다. 보다 엄밀한 의미의 신장성 요붕증의 정의는 ADH에 대한 반응이 없기 때문에 소변이 농축되지 않는 경우를 말한다. 이 원인은 반성유전(*sex-linked*)으로 유전하며, 거의 예외 없이 어린 시절에 발생한다. 이는 아마도 세포의 cyclic AMP의 생성이 되지 않아서 온 것 일 것이다. 진행된 신부전(혈장 크리아티닌 7.5 *mg/dL* 이상)시는 소변 농축의 장애가 발생하는 원인이 되고, 소변희석은 심하게 장애되지 않는다. 그 결과 저장성 소변(*hyposthenuria*)이 발생하는데 이는 ADH에 반응하지 않는다. 따라서 만성신부전시 소변의 농축 장애가 전적으로 ADH에 대한 반응이 없어서 온 것인지 아니면 삼투성 이뇨(*osmotic diuresis*)로 소변의 빠른 흐름에서 온 것인지는 명확하지 않다.

어떤 신질환에서 저장성 소변은 신부전 없이 발생할 수 있는데, 대부분의 경우 다뇨(하루 3~6 리터)가 발생한다. 폐쇄성 신증, 여러 가지 세뇨관간질(*tubulointerstial*)성 질환 시는 흔히 소변농축장애가 발생한다. 저칼륨혈증과 고칼슘혈증시는 소변농축이 장애를 받는데 cyclic AMP의 생성 및 작용이 감소하기 때문이다. 게다가 수질부에 오스몰의 기울기 형성 및 유지가 되지 않을 때 고칼슘혈증시 소변농축의 장애가 오는 것이다.

신장성 요붕증의 원인은 (표 4-7)에 나타내었다. 선천적 요붕증은 드문 질환이나 남성에게만 나타나는 질환으로 반드시 신생아 때 나타나며, ADH가 신세뇨관에 전적으로 반응하지 않기 때문에 심한 이뇨가 발생한다. 이때의 치료는 염분제한과 혈액량 감소의 상태를 가져오는 이뇨제를 투여한다. 즉 유효동맥혈량을 감소시킴으로써 사구체에 여과된 염분이 근위세뇨관에서의 재흡수가 증가된 결과 보다 적은 세뇨관내 흐름으로 헨레 상행각에 도달하기 때문에 결국 소변량이 감소하게 되는 것이다.

후천적 요붕증은 흔히 있을 수 있는 질환으로서 ADH의 반응이 감소하여 발생하기 때문에 소변량은 보통 하루에 5리터 정도이고, 아밀로이드증, light-chain 신증, 고칼슘혈증 때에 잘 동반된다.

(1) 다뇨의 감별진단

다뇨의 감별진단에 첫 번째로 해야 할 단계는 수분 이뇨인가 또는 삼투성 이뇨인가를 구분해야 한다. 삼투성 이뇨의 진단은 소변삼투질농도가 혈장삼투질농도보다 높을 때 강력한 뒷받침이 되고, 또 용질(*solute*) 배설률이 시간당 60 *mosm* 이상이면 확진할 수 있다. 삼투성 이뇨 시에 소변량이 증가하는 2가지 이유는 첫째로 소변량은 총 용질의 배설이 증가하면 주어진 소변 삼투질 농도를 위해서는 더 많아야 한다. 예를 들면 소변삼투질농도가 600 *mosm/l* 시의 총 소변량은 총 용질 배설이 600 *mosm*일 때는 1 리터가 될 것이고, 총 용질 배설이 1,800 *mosm*이라면 3 리터가 될 것이다. 둘째로 용질 배설의 율이 증가하면 소변농축에 장애가 오는데 그 장애는 삼투이뇨의 정도에 비례한다(**그림 4-7 참고**). 만일 소변삼투질농도가 삼투이뇨의 정도에 비해 부적합하게 낮다면 수분이뇨와 삼투이뇨가 복합되어 있는 것을 의심해야 한다.

삼투질 이뇨가 일단 배제 되면 다음 단계로 환자의 수분이뇨가 원발성 다음 때문인지 또는 요붕증 때문인지를 결정해야 한다. 이론적으로 요붕증과 원발성 다음증은 혈장삼투질 농도로 쉽게 구별할 수 있다. 즉 요붕증 환자는 혈장 삼투질 농도가 높고, 원발성 다음증은 혈장삼투질 농도가 낮게 나타내기 때문이다. 또 요붕증 환자는 대부분 갈증이 있기 때문에 고 Na^+혈증이 예방되고, 원발성 다음증 환자는 신장을 통해 수분이 재빨리 배설되기 때문에 저 Na^+혈증이 예방된다. 이와 같이 요붕증 환자의 평균 혈장 Na^+ 농도는 원발성 다음증 환자의 혈청 Na^+ 농도보다 더 높다고 하지만 여기에는 많은 것이 중복되어 있다. 고장성 식염수를 주입하는 검사나 니코틴 주사로 ADH가 유리하도록 하는 유발검사는 감별진단에 광범하게 사용되었으나, 식염수는 이뇨의 원인이 되고, 니코틴은 심한 구역질이나 저혈압이 발생하는 부작용이 있어서 최근에는 표준화된 *수분 박탈*(제한)에 의한 검사를 많이 이용하고 있다. 이 검사의 이론적 배경은 혈장 삼투질 농도가 300 *mosm/L* 이상으로 될 때까지 수분섭취를 제한하여야 한다. 만일 소변삼투질농도가 700 *mosm/L* 이상으로 되었다면, 환자의 ADH 생성은 충분하고 ADH의 신세뇨관의 반응은 정상이기 때문에 진단명은 원발성 다음증이다. 그러나 만일 소변을 적당히 탈수시켰을 때 최대의 농축에 도달하지 못하면 이런 환자는 신장성 요붕증이 아니면 중추성 요붕증인 것이다. 수분박탈(제한) 실험은 검사자체나 그 결과의 판정이 실제로 이론적인 것보다 어렵다. 그러므로 검사당일 아침 8시부터 물을 마시지 말고, 체중과 혈장 삼투질 농도를 측정한다. 그 후 매시간 마다 체중을 측정하고, 모든 소변을 모아 매회 삼투질 농도를 측정한다. 그리고 혈장 삼투질 농도는 2시간 간격으로 측정한다. 그러나 이때 다음 3가지 이유 중 하나만 있어도 검사는 중단해야 한다. ① 소변 내 삼투질농도가 2번 계속해서 300 *mosm/l* 이상으로 증가하지 아니한 경우 ② 체중이 처음 체중의 5% 이상 감소한 경우(갑작스런 혈량의 상실은 신장에 혈역동학적 변화뿐만 아니라 위험하다) ③ 혈장 Na^+ 150 *mEq/L* 또는 삼투질농도가 또는 300 *mosm/l*로 도달한 경우이다(이때의 삼투질 농도는 ADH 분비를 최대로 자극하는데 충분하다).

수분 박탈(제한) 검사의 판단은 ① 소변 삼투질농도가 수분 박탈을 하고 있는 동안에 혈장 삼투질

농도보다 낮을 때에는 중추성 요붕증과 신장성 요붕증의 2가지 가능성만 생각할 수 있다. 이 양자를 구별하기 위해서는 *vasopressin* (1시간 동안 *pitressin* 5 *mU/min*을 정맥주사)를 투여하면 중추성 요붕증 때에는 소변 삼투질농도가 최소한 50%까지 증가하나 신장성 요붕증은 그렇지 못하다(실제로 5% 포도당 200 *ml* 용액에 *pitressin* 1 *unit*을 혼합하여 1.0 *ml/min* 비율로 주입한다). ② 소변에 삼투질농도가 탈수와 더불어 혈장 삼투질 농도 이상으로 증가하나, 700 *mosm/l* 에는 이르지 못하면 원발성 다음증, 중추성 요붕증, 그리고 신장성 요붕증의 모든 가능성이 있다. ADH 부족이 원인인 경우 *vasopressin*을 투여하면 최소한 15%까지 소변 삼투질 농도가 증가한다. 신장성 요붕증과 원발성 다음증에서는 *vasopressin* 주입에 따라 소변 삼투질 농도가 10% 이하를 보인다(그림 4-7).

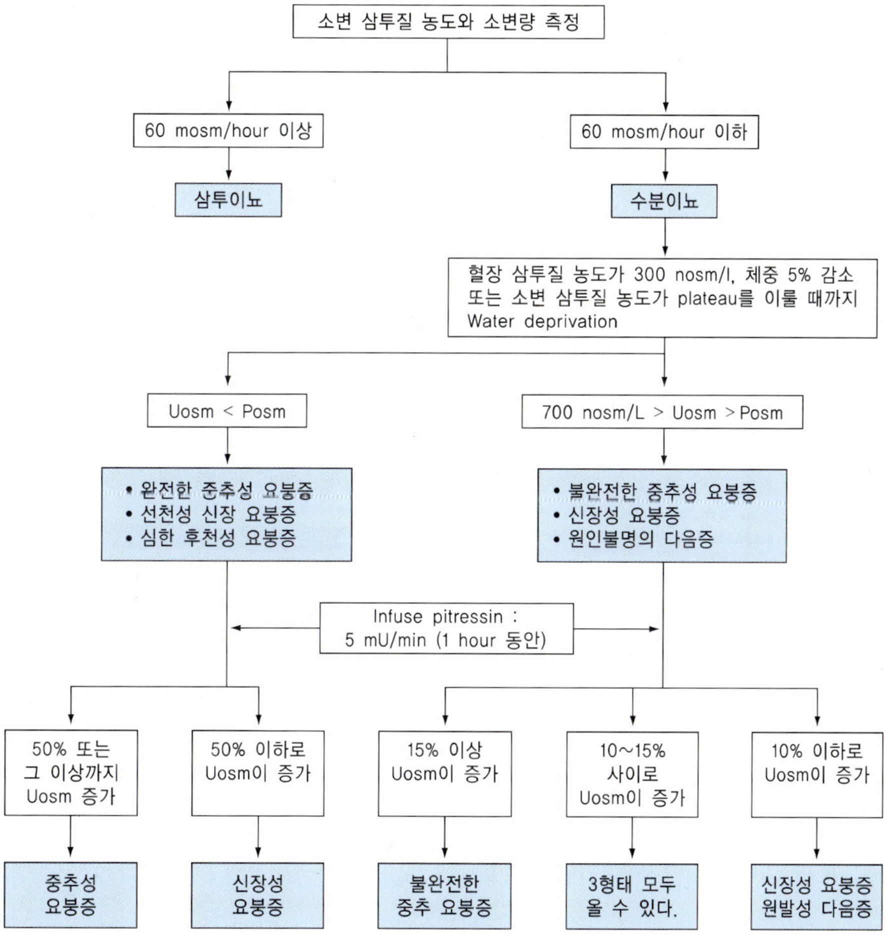

그림 4-7. 다뇨의 감별 진단을 하는 순서

(2) 다뇨의 치료

① 수분공급

환자가 수액을 마실 수 있다면 조속한 시간 내에 섭취하게 한다. 그러나 탈수상태로 야기된 뇌세포는 원인불명의 오스몰(osmol)이 세포내로 수분을 끌어들임으로써 뇌부종을 초래할 수 있고 이로 인하여 발작을 일으키게 된다. 이는 때로 너무 많은 정맥내 수분공급이 원인이 되기도 하는 것이다.

따라서 부족 된 수분량을 정확히 계산해야 한다.

즉, *체내 수분 부족량*

= 정상 총 체내 수분량 − 환자의 현재 상태의 총 체내 수분량 ············ ①

그런데 정상 체내 총 수분량 = 0.6 × 정상 시 환자 체중(*Kg*) ············ ②

따라서 현재 환자 총 체내 수분량$=\dfrac{\text{정상혈청 Na}\times\text{정상 체내 총수분량}}{\text{측정된 혈청 Na}}$ ············ ③

예를 들면 70 *kg*의 남자가 탈수로 입원하였을 때, 혈청 Na이 150 *mEq/L* 이었다면

①, ②, ③식에 대입하면 체내 총 수분량

$$=(0.6\times70)-\frac{140\times0.6\times70}{150}=42-\frac{140\times42}{150}=2.8\text{ 리터}$$

여기서 2.8리터는 순수한 수분의 부족이므로 총 체내 용질은 동일하게 남아 있기 때문에

정상 체내 수분량 ×정상 삼투질농도 =

현재 상태의 환자 체내 수분×현재 상태의 삼투질농도 ············ ④

예로써 체중 70 *kg*인 남자의 혈청 삼투질농도가 310 *mosm/l* 이라고 할 때 ④에 대입하면 0.6×70 ×285 =현재 상태 환자 체내 수분×310 : 따라서 환자의 현재 상태 체내 수분량 = $\dfrac{0.6\times70\times285}{310}$ = 38.6 *l* 이다. 그러므로 ① 식에서 환자의 체내 수분 부족량 = (0.6×70)−38.6 *l* = 3.4 *l* 이다. 이런 간단한 설명은 체내 수분이 감소하는 율(%)이 혈청 Na의 증가와 비례할 것이라는 원칙에 입각한 것이다. 그러나 어떤 경우에는 탈수 시 혈청 Na이 정상일 때가 있는데, 이런 때는 도움이 안 된다. 그러므로 체내 수분 부족량이 결정되면 수액투여는 0.45% 식염수, 5% 포도당과 같은 저장성 식염수를 투여하는 것이 좋다. 그리고 처음 6시간 내에 계산된 양의 1/3을 주고 그 후 18시간 이내에 1/3, 그 다음 24시간 내에 1/3을 투여하는 것이 원칙이다. 따라서 매일 환자의 체중을 재고, 체외 수액량을 정확히 측정하고 또 소변량을 최소한 1,000 *ml* 을 유지시켜야 하며 기타 헤마토크리트, 요소 및 전해질도 반복해서 측정해야 한다.

② 특수치료

가. 중추성 요붕증

*Vasopressin*의 완전한 결핍을 가지는 환자는 보통 호르몬 보충 요법이 필요하고, 부분적으로 결핍

된 환자는 호르몬으로 치료하거나 또는 ADH 분비의 율을 증가시키는 약이나 ADH가 작용점에 반응을 잘 하도록 하는 약제를 사용하기도 한다. 어느 방법을 택하여 치료하든 간에 염분섭취 제한과 이뇨제를 사용하여 염분의 운반을 감소시킴으로써 소변량을 감소시키는 것이 중요하다. 중추성 요붕증 치료에 사용되는 약물은 ① ADH 유사 약제로는 *desmopressin*(desamino-8-D-arginine vasopressin : DDAVP)을 하루에 2회 비강살포(0.1 *ml* 에 10 *μg*) 하거나, 하루 1~4 *μg*을 근육 또는 정맥으로 주사할 수도 있다. 이 desmopressin은 작용시간이 길고 투여하기가 쉽고, 부작용도 적다. ② *lysine vasopressin* (*lypressin* : Diapid)은 반감기가 *desmopressin* 보다 짧은 4~6 시간이기 때문에 하루에 5~20 *μl*를 3~7회 코속에 뿌린다. ③ 액성 vasopressin(*pitressin*)은 장기간 사용하지 아니하고 *arginine vasopressin tannate*(pitressin tannate in oil)은 가끔 사용하는데 24~72시간 효과가 지속되며, 입원환자나 코점막질환이 있는 환자에게 사용된다. ④ *Chlorpropamide*는 부분적인 중추성 요붕증 환자에게 사용하는데, 하루 1회 50~500 *mg*을 사용하므로써 뇌하수체에서 ADH 유리를 촉진하고 신세뇨관에서 작용을 강화시킨다. chlorpropamide 사용으로 저혈당증은 잘 오지 않는다. 이는 음식을 섭취함으로써 또는 약을 감량하면 예방할 수 있다. ⑤ Thiazide 이뇨제는 중추성 및 신장성 요붕증 양자 다 사용하는데 장기간 사용하면 50%까지 소변량이 감소한다. 즉 thiazide을 사용하면서 염분을 제한함에 따라, 염분 부족 상태가 되어 사구체여과율이 감소되며, 근위 세뇨관에서 염분과 수분의 재흡수가 조장되어 원위 세뇨관에는 적은 양이 도달됨으로써 소변량이 감소하게 되는 것이다. 저칼륨증을 예방하기 위해 thiazide 투여시 K-보존 이뇨제로 *hydrochlorothiazide + amiloride*, 또는 *hydrochlorothiazide + triamterene*(Dyazide)을 사용한다. ⑥ *Clofibrate*와 carbamazepine을 부분적(partial) 요붕증시 사용하는데 *clofibrate*는 ADH 유리를 증가시키도록 자극하는데 사용되고, *carbamazepine*는 매일 1~2회 200 *mg*을 사용하는데 *chlorpropamide*와 작용이 비슷하다.

표 4-8. AVP (arginine vasopressin) 수용체 차단제

	Conivaptan	Lixivatan	Satavaptan	Tolvaptan
합성물	YM-087	VPA-985	SR-121463	OPC-41061
수용체	V1a/V2	V2	V2	V2
투여방법	주사	경구	경구	경구
소변량	증가	증가	증가	증가
소변삼투질 농도	감소	감소	감소	감소
24시간 Na배설	↔ 고용량시 ↑	저용량시↔	↔	↔

최근에는 펩티드가 아닌 4개 vasopressin 수용체의 차단제가 임상에 응용되고 있다(표 4-8). 이 중 Conivaptan은 V1aR와 V2R차단제를 복합한 것으로 강력한 수용체차단 작용을 한다. 또한 Conivaptan은 정상 혈량(euvolemia)성 저Na^+혈증이나 많은 혈량(hypervolemia)성 Na^+혈증시에도 사용하는데, 이들은 수분만 배설시키고 전해질 Na^+과 K^+는 배설시키지 않은 것이 특징이다.

나. 신장성 요붕증

신장성 요붕증 시 다뇨를 개선시키는 가장 효과적인 방법은 네프론의 소변을 희석시키는 부위에 수액이 도달되는 양을 감소시키는 일이다. 따라서 ① 이뇨제의 투여와 저염분식이를 해야 하는데 이는 중추성 요붕증 때와 동일한 이치이다. ② *Desmopressin*(DDAVP)를 대량 사용하는데, 신장성 요붕증 시 신세뇨관은 전반적으로 ADH에 대한 반응이 없는 것은 아니기 때문에 DDAVP의 대량 사용은 세뇨관의 ADH에 대한 저항을 극복할 수 있다. 그리고 DDAVP는 대량 투여하여도 혈관 수축의 효과는 없다. ③ *prostaglandin* 합성 억제제인 *indomethacin*을 투여하면 근위 세뇨관에서 Na^+의 재흡수가 조장되고, 또 ADH 작용에 대한 *prostaglandin*의 억제효과를 개선시킴으로써 항이뇨효과가 있다. ④ 리튬이나 *demeclocycline*을 사용 시는 prostaglandin투여를 중지해야 한다. 만성 신부전 환자에서는 요농축능에 장애가 있어 농축된 소변을 배설하는 능력이 제한되어 있다. 이런 환자는 특수한 치료는 필요하지 않으나, 적당한 수분공급을 해야 한다. 따라서 매일 900 *mosm*의 염분을 배설하는 환자나 300 *mosm/l*까지 농축할 수 있는 환자에게는 절대 필요한 수분의 요구량 3 리터(900/300)에다 불감수성 수분 상실량을 더하여 공급해야 한다.

다. 원발성 다음증

만족할만한 치료법이 없는데 이는 그 원인이 보통 심인성이기 때문이다. 그러므로 소변을 희석시키는 것을 장애하는 약물은 피해야 하며, 기타 삼투성 이뇨를 일으키는 원인을 알고 대처해야 한다. 따라서 당뇨 환자는 당분을 적게 섭취할 것이고, 단백을 많이 섭취하여 발생하는 요소 이뇨 시는 단백 섭취를 감소시킬 것이며, 염분상실성 신질환(*salt losing nephropathy*)을 가진 환자는 염분 섭취를 점차 감소시키면 염분소실도 점차 감소할 것이다.

고나트륨(Na)혈증

고나트륨혈증(*hypernatremia*, 고Na^+혈증)은 수분의 순수한 상실 또는 Na의 섭취로 발생할 수 있는데 대부분의 고Na혈증은 Na 및 수분 이뇨가 원인이 되고, 또 일차적으로 체액량 부족은 순수한 수분상실로 발생하며, 그 결과 신장에서 Na의 저류를 유발시킨다. 고Na혈증은 충분한 수분을 투여하지 않았거나 급성 요붕증 때처럼 Na 섭취 없이 수분이 상실될 때, 혹은 의식불명환자가 피부, 폐, 그리고 신장을 통해서 수분이 상실 될 때, 정상 체내 Na 양을 가지면서 순수한 수분 상실이 있을 때 발생한다.

때로는 염분과 수분이 동시에 상실되기도 하나, 수분 상실이 염분 상실보다 많을 때 결과적으로 체내 Na 양이 감소하면서도 고Na혈증이 발생한다. 실례로 삼투성 이뇨나 삼투성 설사, 땀 그리고 구토가 심할 때 이런 증상이 발생한다. (표 4-9)에는 고Na^+혈증의 원인을 나타내었다. 그리고 (그림 4-8)에서는 고Na^+혈증이 발생하는 여러 조건에서 체내 세포내외액의 조성에 따라 일어나는 변화를 나타내었다.

표 4-9. 고Na혈증의 원인

I. 총 체내 Na 양 증가 1. 요붕증이 있건 없건 간에 원발성 hypodipsia 2. 염분이 함유된 수액으로 급성 요붕증을 치료 시 3. 심장 정지시나 젖산 산증 치료 시 고장성 $NaHCO_3$ 투여 시 4. 수분이 결핍된 의식불명 환자에게 Na 함유된 수액 투여 시 II. 총 체내 Na 양이 정상 1. 불충분한 수분 보충으로 급성 요붕증 치료 시 2. 간호하지 않은 의식불명 환자 3. 수분 및 음식에 접근 안하는 환자	III. 총 체내 Na 양이 감소 1. 삼투성 이뇨 2. 땀 3. 삼투성 설사 4. 구토

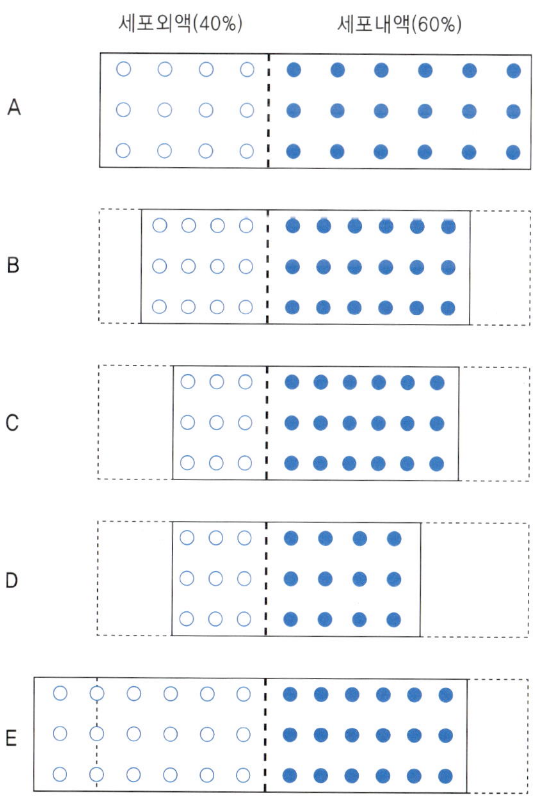

그림 4-8. 정상 및 고Na혈증시 세포내외 분획의 변화. (A) 정상상태에서는 세포내외의 분획이 각각 총 체액의 40%와 60%이다. (B) 요붕증처럼 순수한 수분상실은 각 분획에 비례해서 세포의 크기가 감소하여 고Na^+혈증이 발생한다. (C) 세포외액의 Na량은 변하지 않고 있는데 수분의 2.5 리터 중 1 리터는 세포외액에서 상실된다. 구토에서처럼 저장성Na^+소실은 세포내액보다도 세포외액의 용적에 비해 비교적 많이 소실되어 고Na^+혈증이 발생하는 경우이다(구토). (D) 삼투압성이뇨시 저장성Na소실과 더불어 K소실은 세포내액분획이 더 감소하여 고Na^+혈증이 발생한경우이다(삼투질이뇨). (E) 심폐소생시술시 고장성 $NaHCO_3$을 주입하면 세포외액을 증가 시키나 세포내액은 감소한다.(고장성 중탄산나트륨주입)

O: Na, ●: K, ▒ : 혈관내 용적을 나타낸다.

고Na혈증시 임상 증상

고Na^+혈증은 흔히 중추신경계 질환을 동반하고 있기 때문에, 때로 세포탈수와 저혈액량증 때문에 발생한 것인지 구별하기가 어려울 때가 있다. 고Na^+혈증의 흔한 징후는 혼수나 경련, 근육 진동과 경직 등이 있기 전에 무관심(기면) 상태에 빠지는 것이다. 서서히 발생하는 고Na^+혈증은 급속히 발생하는 고Na^+혈증보다 더 좋은 방향으로 견디어 내나 만성적인 고Na^+혈증은 긴장성 근이영양증의 원인이 된다. 아주 급성으로 그리고 심한 고Na혈증 때는 전격적인 뇌탈수와 뇌축소가 발생하는데, 이는 세포외액으로 수분이 이동하기 때문이며 따라서 뇌척수막의 혈관이 터지고 뇌 내 출혈을 유발한다. 고Na^+혈증이 어느 기간 이상 지속되었을 때 뇌 세포는 체내 여러 세포처럼 용적-조절력이 증가되어 뇌세포의 용적이 정상으로 되돌아온다(그림 4-9). 뇌세포의 용적-조절력증가는 원인모를 오스몰(*idiogenic osmols*)이 만들어짐으로써 Na^+, K^+ 및 Cl^-의 세포내 이동을 수반한다. 이렇게 해서 만성적인 고Na^+혈증 시에는 뇌의 총 용질량이 굉장히 증가하고 뇌 용적은 정상이 된다. 이 시점에서 갑자기 세포외액의 삼투질농도가 정상화되면 삼투질 기울기는 뇌세포내로 수분 이동의 원인이 되어 뇌부종이 발생한다.

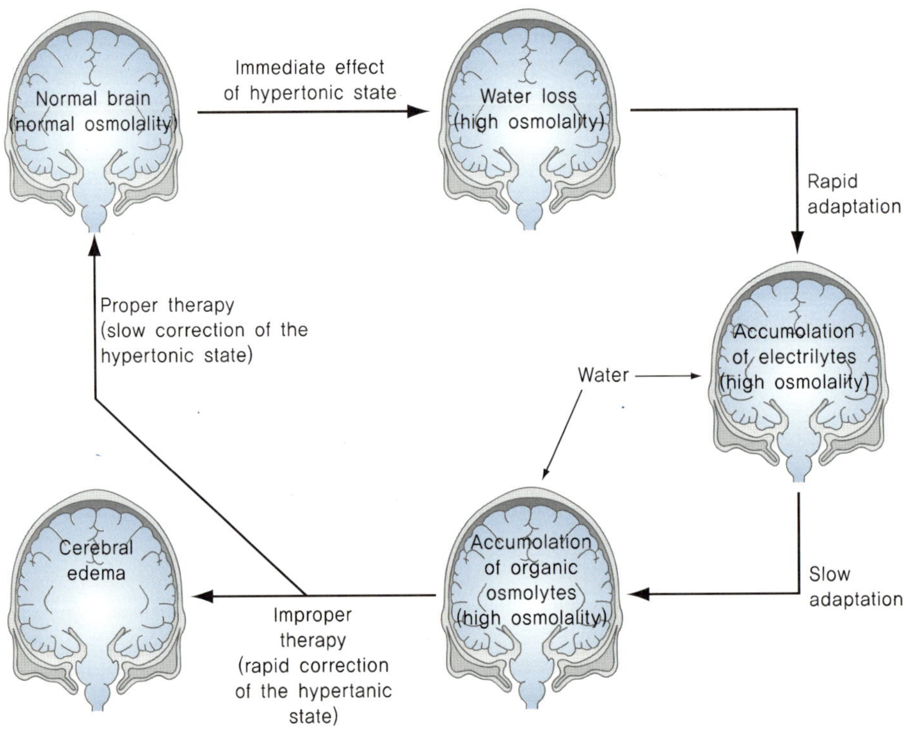

그림 4-9. 뇌세포에 고Na^+혈증의 영향과 뇌세포의 적응

그림 4-9에서와 같이 급격히 고Na^+혈증이 발생하면 뇌세포내로부터 수분이 급격히 빠져나온 결과 뇌세포용적이 감소한다. 그러면 뇌세포용적을 정상으로 하려는 적응과정이 빠르게 일어나므로 첫 24시간 동안에 뇌세포내로, 전해질이 유입되면 부분적으로 뇌세포용적이 정상화된다. 그러나 organic solute 가 점차 뇌세포 내에 축적되어 뇌세포 내 osmolality가 증가하여 뇌세포용적이 정상으로 되는 데는 7일이 소요된다. 고장성 상태가 발생하면 수분내 뇌세포에서 수분이 빠져나가 뇌 용적이 쪼그라듬에 따라 osmolality농도가 증가하여 뇌용적이 부분적으로 회복되는데, 이는 뇌세포안으로 전해질이 수시간 내에 들어가기 때문이다(급속한 적응). 뇌용적의 정상화는 organic osmolytes polyol (myo-inositol), 아미노산 (taurine, proline), methylamines (betaine, glycerylphosphoryl choline)의 세포내 축척의 결과로 수일 내 완성되지만(완만한 적응) 뇌용적이 정상화 되였음에도 불구하고 높은 삼투압은 지속된다. 이때 고장성 상태를 서서히 교정하면 뇌부종 없이 뇌삼투질 농도가 정상으로 되돌아오는데 이는 수분보충으로 축적된 전해질과 organic osmolytes을 분산시키기 때문이다. 반면에 빠른 속도의 교정은 축척된 전해질과 organic osmolality의 분산을 더 빠르게 진행시킨 결과 뇌세포에 의해 수분이 섭취되므로써 부종이 발생한다.

고Na혈증의 원인 진단

고Na^+혈증의 원인은 ① 과량의 Na 투여 ② 불충분한 수분 섭취 ③ 대량의 수분상실중 하나 또는 그 이상이 복합적으로 관여한다.

원발적인 결함이 무엇이든 간에 고Na^+혈증은 수분섭취를 충분히 하면 예방할 수 있다. 따라서 고Na^+혈증의 평가에서는 항상 불충분한 수분섭취의 원인을 생각해야 한다. 고Na^+혈증의 원인으로서 과량의 Na 투여는 병력에서 명확히 알 수 있고, 불충분한 수분 섭취이거나 과량의 수분 상실일 때는 소변량과 소변 삼투질 농도를 측정하여 원인을 결정할 수 있다(그림 4-10). 즉 정상적으로 소변 삼투질 용도가 700 *mosm/L* 이상이면 불충분한 수분 섭취를 암시하고, 700 *mosm/L*와 등장성 사이에 있을 때는 부분적 중추 요붕증, 삼투이뇨, 이뇨제 치료, 후천성 신장성 요붕증 또는 신부전을 시사한다. 이런 상황 하에서 소변량은 삼투성 이뇨시에만 높다. 그러나 소변 삼투질 농도가 혈장보다 낮으면 완전 중추성 요붕증과 신장성 요붕증을 생각해야 한다.

고Na혈증의 치료

일반적으로 만성 고Na^+혈증은 전신상태를 잘 견디어 내는 환자라도 급속한 교정이 이롭지 못한 이유는 뇌부종의 원인이 되기 때문이다. 만성 고Na^+혈증을 교정하는 율(2일 이상)은 그 투여속도를 0.7 *mEq* / 1 *hr*을 넘어서는 안 된다. 왜냐하면 12시간 이내에 급속한 치료를 할 수는 있으나 그 과정에서 뇌내 출혈 같은 것이 올 수 있기 때문이다.

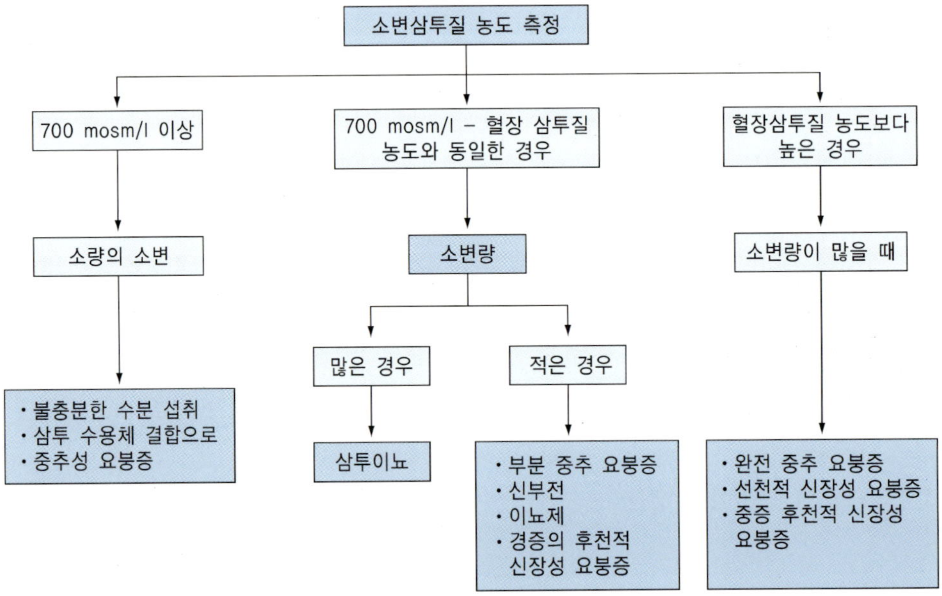

그림 4-10. 고Na혈증의 감별

체액의 용적 부족으로 혈역학적 변화가 있는 환자에게 첫 번째로 투여해야 할 용액은 혈장 Na^+에 적은 영향을 주는 등장성 식염수이다. 고Na^+혈증 교정에 필요한 수분량은 대개 혈청 Na^+ 농도에서 계산해 낸다. 만일 고Na^+혈증이 Na^+저류 때문에 왔다면 수분의 투여는 용적을 확장시키게 될 것이며, Na^+을 신장으로부터 배설시킬 것이다. 만일 소변내에 $Na^+ + K^+$이 혈장의 Na^+ 것과 비슷하다면 소변 배설은 혈장 Na^+ 농도에 거의 영향이 없다. 혈장 Na^+ 농도를 감소시키는데 필요한 수분의 양은 다음과 같이 계산한다(고장성 탈수증 참조).

$$\text{필요한 수분양(L)} = \frac{\text{실제 Na}^+}{\text{올리고 싶은 Na}^+\text{치}} - 1 \times \text{총 체내 수분량}$$

$$= \frac{\text{dNa}^+}{\text{desired Na}^+} \times \text{총 체내 수분} \cdots\cdots\cdots ①$$

예를 들어 총 체내 수분이 40 리터인 환자의 혈장 Na^+가 180 *mEq/L* 일 때, 혈장 Na^+을 24시간 이내에 12 *mEq/L* (168 *mEq/L*)로 감소시키려고 할 때 필요한 수분의 양은 12/168×40 = 2.9 리터이다. 따라서 총 체내 수분 필요량은 불감수성 수분 상실량(8 *ml /kg* /24 *hr*)과 소변에 전해질이 없는 자유수를 포함해야 한다. 만일 소변내 Na^+과 K^+의 농도를 합한 것이 혈장 Na^+ 농도의 것과 다르다면 혈장 Na^+만이 소변 내 수분상실에 영향을 준다. 만일 소변 내 $Na^+ + K^+$이 혈장 Na^+ 농도보다 크다면 소변배설양은 혈장 Na치를 감소시킨다. 그러나 소변 내 $Na^{+}+K^{+}$ 합이 혈장 Na^{+} 농도 보다 적을 때는 소변 배출량의 영향으로 혈장 Na^{+} 농도를 증가시킨다.

소변 내 전해질이 없는 자유수의 배설은 다음 식으로 계산한다.

$$\text{소변 내 전해질 없는 자유수량} = V - (UNa + UK) \times \frac{V}{SNa} \quad \cdots\cdots ②$$

위의 식에서 V는 소변량, UNa UK, SNa는 각각 소변 내 Na, K, 혈장 Na치이다.

만일 여기에서 계산된 수치(값)가 양(+)의 수이면 그 양을 공식 ①을 사용하여 Na의 교정을 위해서 계산된 수액 요구량에다 더 해야하고, 계산된 값이 음(−)의 수이면 계산된 수액 요구량에서 빼내야만 한다. 고Na^{+}혈증은 Na과 K의 소변배설에 의해서 부분적으로 교정이 된다. 또 이상적 수액 요구량의 계산은 전해질이 없는 수분 배설량을 측정해서 여기에 포함하여야 한다.

이때 전해질이 없는 수분 배설을 알 수 없다면 다음과 같은 가정을 할 수 있다. 만일 소변량이 24시간에 1,000 *ml* 이하일 때는 소변 내 전해질은 거의 없으므로 소변 내 전해질이 없는 수분 배설은 소변량과 동일하다. 또 소변량이 하루 2,000 *ml* 이상(수분이뇨 없이)으로 저류된 NaCl의 배설에 의한 삼투성이뇨가 될 때라면 소변 내 Na+K의 농도는 혈장 Na 농도와 비슷하며, 소변 내 전해질이 없는 수분 배설은 0에 가깝다. 그러므로 혈장 Na치를 반복해서 측정해야만 이런 과정에 어떤 잘못의 유무를 알아내게 될 것이다.

세포외액에 제한된 용질을 축적시키는 것은 저Na^{+}혈증과 더불어 고삼투질 농도를 초래하는 포도당과 만니톨인데 이들은 세포외액내 삼투질농도를 선택적으로 증가시키고, 세포에서 세포외액으로 수분의 이동을 초래하여 저Na^{+}혈증을 초래한다. 일반적으로 수분상실은 Na 상실 보다 더 많아 고혈당증을 가진 대부분의 환자는 병원에 입원 당시 혈청 Na^{+} 농도가 정상이거나 증가되어 있다. 수분 혹은 Na 상실이 수반되지 않을 때, 만니톨 또는 포도당의 축적으로 인한 혈청 만니톨 또는 포도당이 매 100 *mg/dL* 증가 시 Na^{+}의 감소는 1.5 *mEq/L*가 된다.

이런 용질의 축적으로 인한 고삼투질농도 시 임상적 증상은 고Na^{+}혈증에 의한 증상 때와 유사하다. 하지만 포도당은 뇌세포 내로 들어가고, Na은 들어가지 못하기 때문에 그 영향은 전적으로 동일하지 않다. 더구나 뇌세포의 뇌용적은 대사가 되지 않은 글리세롤이나 만니톨로 인한 것일 때 보다 포도당에 의한 고삼투질농도일 때에 더 신속하게 정상으로 돌아온다. 세포내로 자유롭게 들어가는 요소와 알코올 같은 용질의 축적은 혈장 삼투질농도를 증가시킬 수 있으나 세포에서 수분을 이동시키지는 못한다. 따라서 혈장 Na의 직접적인 영향은 없다. 즉 세포용적은 감소하지 않으므로 환자는 고삼투질농도의 영향으로 고생하지는 않는다. 최근에는 고Na^{+}혈증치료 시 사용되는 주입용액량의 산출에 사용하는 간편한 공식을 표 4-10에 예시 하였다.

표 4-10. 고Na혈증 치료의 계산방법과 및 주입용액의 특징

계산방법 (임상적의의)

1. 혈장 Na^+농도변화 = $\frac{\text{주입용액내 } Na^+\text{농도} - \text{혈장}Na^+\text{농도}}{\text{총체내수분량} + 1(\text{용액 1L 주입시 혈청Na에 대한효과})}$

2. 혈장내 Na^+농도변화 = $\frac{(\text{주입용액내 } Na^+ + K^+\text{농도}) - \text{혈장}Na^+\text{농도}}{\text{총체내수분량} + 1(\text{Na 및 K을 포함한 용액 1L주입시 혈청Na에 대한 효과})}$

주입액 종류	용액 내 Na농도(mM/L)	세포외액에 분포(%)
5%D/W	0(252 *mOsm/L*)	40
0.2%NaCl in5%D/W	34	55
0.45%NaCl in water	77	73
Ringer,s lactate	130(272 *mOsm/L*)	97
0.9%NaCl in water	154(308 *mOsm/L*)	100

* 총 체내 수분량의 계산 시 총 체내 수분율은 어린이 0.6, 젊은 남자 0.6, 젊은 여자 0.5, 고령 남자 0.5, 고령 여자 0.45를 곱한다. 정상인에서 세포내외의 총수액의 분포 비율은 각각 40%와 60%이다(사용되는 단위는 mEq/L).

(1) 교정 속도

고나트륨 혈증을 과도하게 빨리 교정하는 것은 저나트륨 혈증을 빨리 교정하는 것처럼 매우 위험하다. 고나트륨 혈증은 초기에 뇌에서 수분을 이동시켜 뇌세포의 위축을 일으키며, 이로 인해 여러 가지 중추신경계 증상이 발생하게 된다. 그러나 1~3시간 이내에 뇌척수액으로부터 수분이 이동하여 간질 용적이 회복되고, 뇌세포에 의해 용질의 섭취가 일어나 수분을 세포내로 이동시키면 세포용적이 회복되어 뇌 용적은 정상화된다.

뇌세포 용적 조절기전으로 전해질(KCl)의 뇌세포 축적은 24~48시간 내에 완성되나, 유기성 삼투물질인 myoinositol, phosphocreatinine, glycerophosphocholine 이나 아미노산인 glutamate, glutamine 및 taurine의 뇌세포 내 축적이 완성되는데는 5~7일이 소요된다. 이러한 유기성 삼투물질들의 뇌세포 내 축적은 고나트륨 혈증의 뇌세포 용적 조절을 위해서 뇌세포 내에 축적된 총 삼투성 용질의 약 1/3을 점유한다. 일단 이러한 적응현상이 일어난 이후에 혈장 나트륨을 급격히 낮추면 뇌세포 안으로 삼투성 수분이동이 일어나 뇌의 크기가 정상보다 증가한다. 이러한 뇌부종으로 인하여 발작, 영구적인 신경학적 손상, 또는 사망 등을 초래할 수 있다.

이와 같은 일련의 부작용은 고나트륨 혈증의 교정 속도를 시간당 0.7 *mEq/L* 이상 교정한 소아환자에서 주로 발생한다. 이에 반하여 혈장 나트륨의 하강 속도가 시간당 0.5 *mEq/L* 미만인 경우에는 어떠한 신경학적 후유증도 나타나지 않는다. 이런 원칙들은 위에 언급한 혈장 나트륨 농도가 168 *mEq/*

*L*이며 계산된 수분 결핍양이 4.8L 인 환자에 적용할 수 있다. 상승된 혈장 나트륨 농도(168－140=28 *mEq/L* 28 *mEq/L*)는 56시간 동안 교정되어야 하며, 이때 4.8리터의 물을 80 *mL/h*의 속도로 주입하면 된다. 그러나 수분 결핍은 교정하여야 할 양(+)성 수분 균형만을 계산하였기 때문에, 불감성손실(약 40 *mL/h*) 및 희석된 소변 또는 위장관을 통한 지속적인 유리수분 손실 역시 보충하여야 한다.

여기에서 '희석'의 의미는 손실되는 체액의 나트륨 및 칼륨 농도의 합이 혈장의 그것보다 더 낮다는 것을 의미한다. 소변 및 위장관 액은 요소 또는 다른 유기용질들을 함유하고 있으나, 이들은 총 삼투압 형성에는 관여하지만 비효율적 용질들이므로 혈장 나트륨 농도의 조절에는 관여하지 않는다. 따라서 단순히 삼투압만을 비교하는 것은 바람직하지 않다. 왜냐하면 소변에서의 Na^+ 농도는 혈장의 나트륨 및 칼륨 농도에 비해 절반밖에 되지 않으므로, 소변 배설양이 100 *mL/h* 인 경우 유리수분의 손실양은 50 *mL/h*이 되기 때문이다.

저나트륨(Na) 혈증

비정상적인 용질의 축적 없는 저Na^+혈증은 낮은 혈장 삼투질농도를 동반한다. 가끔 저Na혈증은 만니톨이나 포도당이 세포외액에 제한되어 축적됨으로써 세포에서 수분의 갑작스런 이동이 일어난 결과로 발생한다. 또 K상실시 Na이 K과 교환하기 위해 세포내로 이동함으로써 저Na^+혈증의 원인이 된다. (표 4-11)에서 보는바와 같이 흔히 저Na^+혈증은 수분의 저류 혹은 Na^+의 상실이 원인이 되고 있다. 정상에서는 유효 삼투질 농도의 감소에 의해서 혈장 Na^+ 농도가 약간 감소될 때 거의 완전하게 ADH의 익제를 초래하고, 희석된 소변을 신속하게 배설시켜서 혈장 Na^+치를 정상화시킨다. (표 4-12)에서 보는바와 같이 저Na^+혈증이 지속되는 4가지 기본적인 기전은 ① 너무 많은 수분의 섭취 ② 신장에서 ADH 조절이 정상임에도 불구하고 수분 배설의 장애 ③ ADH 분비가 적당히 이루어지든지 부적당하게 이루어지던지 간에 소변 희석의 장애 ④ 집합 세뇨관에서는 소변의 흐름이 늦기 때문에 ADH의 관여 없이도 비정상적으로 소변이 농축된다. 만일 낮은 GFR과 근위세뇨관에서 염분과 수분의 재흡수가 조성되는 것들이 복합적으로 된다면 집합관에 소변의 운반이 제한될 것이고, 소변의 흐름이 너무도 서서히 이루어지는 소변은 ADH 없이도 계속해서 농축이 될 것이다. 이런 현상을 "*distal trickle* 효과"라고 하며, 이는 유효동맥 용적이 감소함으로써 발생하고, 흔한 원인은 울혈성 심부전, 복수를 동반한 간경변증 때이다. 저Na^+혈증이 발생하는 여러 조건에서는 체내 세포내외액의 조성에 변화가 수반된다(그림 4-11).

표 4-11. 저Na혈증이 발생하는 기본적인 기전

1. 세포에서 수분의 이동 : 고혈당증, 만니톨 주입
2. 세포내로 Na의 이동 : K 상실
3. 수분의 저류 : SIADH, 부종상태
4. Na의 상실 : 신장, 소화기 또는 피부를 통한 상실

표 4-12. 저Na혈증을 유지하는 기전

1. 과량의 수분 섭취 : 원발성 갈음증
2. 만성 신부전시 신장에서 수분 배설 감소
3. 과량의 ADH, 또는 세뇨관에 ADH에 대한 감수성 증가로 신장에서 수분 배설 감소
4. Distal trickle 효과 : 세뇨관내 소변 흐름이 늦어져 수분 배설 감소

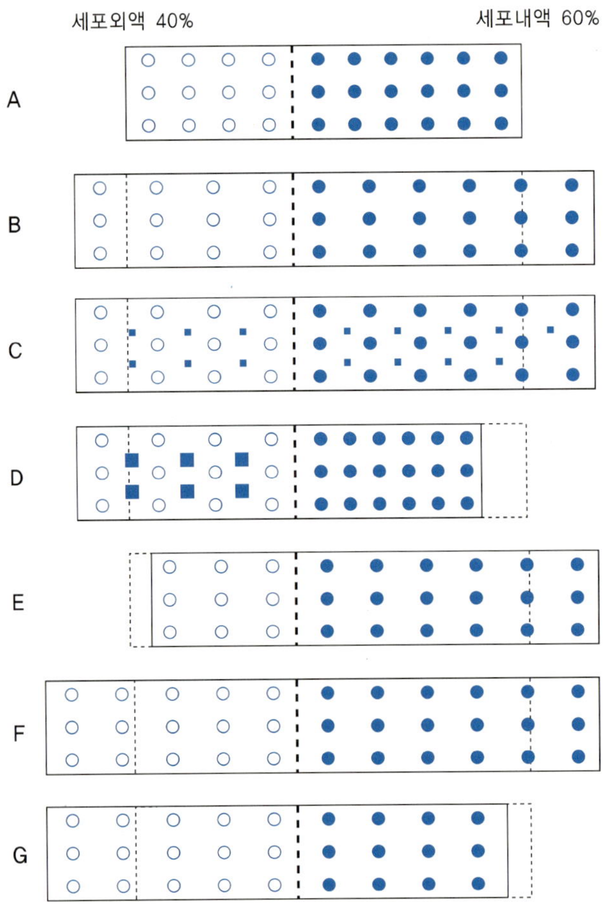

그림 4-11. 정상상태 및 저Na혈증 상태에서 세포외액과 세포내액의 분포

(A) 정상적으로 세포외액과 세포내액 분획비율은 각각 총 체액의 40% 및 60%이다.
(B) Na^+와 K^+ 모두 적은량의 상실이 SIADH 초기에 일어나지만 SIADH 환자에서 세포외액과 세포내액의 용적이 늘어난다(SIADH).
(C) 수분저류는 요소처럼 유효하지 못한 osmole이 축적되는 환자에서, hypo-osmolality 전구증상 없이 저장성 저Na^+혈증을 유발할 수 있다(신부전).
(D) 세포내액분획에서 세포외액분획으로의 수분이동은 세포외액내에 국한된 solute에 의해 운반되어 고장성 저Na^+혈증이 된다(고혈당).
(E) 2차적으로 수분저류에 의한 Na고갈은 보통 세포외액의 용적이 축소되나 세포내액 분획은 확장된다. 때때로 수분저류는 세포외액의 용적이 정상 혹은 심지어 정상이상으로 복원하는데 충분하다(설사).
(F) Na저류상태에서 저장성 저Na^+혈증은 세포내외를 확장시킨다. 그러나 세포외액 분획이 더 확장된다(신증후군).
(G) 이뇨제로 치료하는 울혈성심부전 환자에서 일어나는 것처럼 수분저류는 없으면서 Na^+는 증가하고 K^+는 소실되는 경우 세포외액 분획은 확장되나 세포내액은 축소를 유발한다(심부전시 이뇨제치료).
○: Na, ●: K ■: Na보다도 다른 solute가 통과 되지 않는다 ▪: solute가 통과할 수 있는 것. ▒: 혈관내 용적 ⁝: 세포내외액 사이의 세포막.

저Na^+혈증의 임상적 원인(표 4-13)

저Na^+혈증은 고지질혈증과 고단백혈증에 의해서 발생할 수 있는데 이를 가짜 저Na^+혈증(*pseudohyponatremia*)라고 하며, 세포외액의 Na 농도가 정상이기 때문에 임상적인 증상은 없다. 혈청 Na^+은 양이온 γ-globulin(IgG 골수종)의 축적으로 고단백혈증이 되었을 때 감소하는데, 이는 세포외액의 음이온이 균형을 유지하기 위해 γ-globulin 양이온 일부가 Na^+으로 대치하기 때문이다. 이런 결과로 혈장 Cl^-의 증가와 Na^+의 감소를 수반한다. 이때 혈장 삼투질농도가 변하지 않은 상태로 남아있기 때문에 혈장 Cl^- 증가는 혈장 Na^+ 감소와 동일하다(*polyvalent γ-globulin*이 갖는 적은 *osmolal*은 무시하고 있다). 동시에 전기적으로 중화를 유지하기 위하여 γ-globulin으로 인한 양이온 전하의 농도의 증가는 Na^+ 양이온 전하 감소의 총화와 Cl 음이온 전하의 증가와 같아야만 한다. 양이온 γ-globulin의 축적에 따르는 Na^+ 농도(혈장수분) 감소는 다음 공식으로 계산할 수 있다. 즉

$$\text{혈장 } Na^+ \text{ 감소} = \text{양이온 전하 증가} / 2$$

양이온 전하가 증가하는 것은 음이온격차의 감소를 초래하며, 이 감소는 혈장 Na^+의 감소와 동일해야만 한다. 그래서 혈장 Na^+ 감소 = 음이온격차 변화 / 2이다.

리튬 또는 *THAM*과 같은 1가 양이온이 축적되었을 때 혈장 Na^+ 감소는 축적된 양이온의 혈장 농도와 동일하다. 앞에 기술한 저Na^+혈증을 일단 배재하면 진짜 저Na^+혈증 시 유효 삼투질농도는 낮으며, 유효 동맥 용적이 정상이거나 증가 또는 감소하기도 한다. 유효동맥 용적이 낮음으로써 수반되는 저Na혈증 환자는 체내 Na 양이 많은 경우 부종이 발생하나 반대로 염분이 적은 환자는 탈수가 있다. 신장에서는 유효동맥 용적이 낮을 때는 염분을 보유시켜서 부종 형성에 기여하고, 경한 경우의 부종환자는 염분과 수분을 저류함으로써 유효동맥 용적을 정상화시킨 후 염분저류를 중단한다.

염분의 부족으로 유효동맥 용적이 낮은 것은 그 원인이 신장성 또는 신장이외의 경로로 염분 상실이 있어 발생하는 것이다. 만일 신장을 통한 염분 상실이 원인이라면 염분의 신장 배설이 부적절하게 높다(20 *mEq/L* 이상). 반면에 신장이외의 경로로 염분이 상실될 때는 신장은 염분이 배설 되지 않도록 보존할 것이다. 유효한 동맥량은 점액수종과 글루코코티코이드 부족 시에 감소한다. 점액수종과 글루코코티코이드 결핍시의 저Na^+혈증 양상은 심박출량이 낮고, GFR과 신장혈류가 감소함에도 불구하고 신장에서 왕성하게 Na^+을 간직하려 하지 않는다.

이론적으로 글루코코티코이드나 갑상선 호르몬의 부족은 신장에서 염분 낭비의 원인이 되고 있다고 할 수 있다.

표 4-13. 저Na혈증의 임상적 원인

1. 가짜 저Na혈증 : 정상 유효 삼투질농도
   1) 고지질혈증
   2) 고단백혈증
2. 증가된 유효 삼투질 농도로써 저Na^+혈증
   1) 고혈당
   2) 만니톨 축적
3. 정상 유효 삼투질 농도로써 진짜 저Na^+혈증
   1) γ-globulin
   2) lithium
   3) THAM
4. 진짜 저Na^+혈증 : 낮은 유효 삼투질 농도
   1) 낮은 유효 동맥혈량 및 저Na^+혈증
      (1) 저Na^+혈증 및 부종(Na 과량)
         ① 울혈성 심부전증
         ② 신증후군
         ③ 간경변증
         ④ 원인불명 부종
         ⑤ 영양실조나 소화관내 상실로 저알부민혈증
      (2) Na 부족으로 인한 저Na^+혈증
         ① 구토, 설사
         ② 이뇨제 치료
         ③ 알도스테론 부족
         ④ 만성 신부전시 저염분 식이
         ⑤ 과량의 땀 및 화상
         ⑥ 장내 배액
         ⑦ 염분 상실 신질환 (salt losing nephropathy)
         ⑧ Batter씨 증후군
         ⑨ 삼투이뇨
         ⑩ Addison씨 병
         ⑪ 갑상선 기능저하증
   2) 정상 또는 확장된 유효 동맥혈량으로써 저Na^+혈증
      (1) SIADH
      (2) 원발성 다음증으로 인한 수분 중독증
      (3) 진행된 신부전시 수분 과부하
      (4) 신혈관 질환과 염증

항이뇨 호르몬의 부적합 분비 증후군

항이뇨 호르몬의 부적합 분비 증후군(*syndrome of inappropriate secretion of antidiuretic hormone, SIADH*)은 수분의 저류를 초래하여 저Na^+혈증을 초래하는 원인이 되고 있다(표 4-14). 유효 동맥량의 확대는 여러 가지 염분 배설 기전을 자극하는 수분의 보존이 원인이 되고 있고, 또 신장은 염분과 수분을 배설시켜 혈액량을 정상으로 회복시키려 하고, 또 염분은 배설시키나 수분은 ADH의 효과에 의해서 보존된다.

표 4-14. ADH 부적합 분비 증후군(SIADH)의 원인

1. 종양
    1) 폐, 췌장, 12지장, 세뇨관, 방광, 전립선의 암
    2) 임프종, 흉선종 *mesothelioma*, Ewing씨 육종
2. 흉곽내 원인
    1) 세균성 및 virus 성 폐염
    2) 폐농양
    3) 천식
    4) 기흉
    5) 결핵
    6) Aspergillosis
    7) 양압성 호흡
    8) Cystic fibrosis
3. 중추신경계 이상
    1) 뇌염 및 뇌막염
    2) 두부 외상
    3) 뇌졸중
    4) 급성 간혈성 포르피리아
    5) 정신 분열증
    6) 급성 뇌신경증
    7) Caveronous 정맥 전색
    8) Shy-Dragger 증후군
    9) 진전섬망(delirium tremens)
    10) 뇌종양 및 농양
    11) 뇌막하 혈종
    12) G-B 증후군
    13) 루프스 대뇌염
    14) 다발성 경화증
    15) 로키산 홍반열
    16) 경련증
4. 약물
    1) ADH 유사물과 Oxytocin
    2) 직접 ADH 유리를 증가시키는 약물
        (1) Sulfonylureas : *Chlorpropamide*, Tolbutamide
        (2) 항대사제 : Vincristin, Vinblastin, Cytoxan
        (3) *Clofibrate*(Atromid)
        (4) *Bromocriptine*(Parlodel)
        (5) Carbamazepine(Tegretol)
        (6) Narcotics
5. 구역을 자극하여 ADH 분비를 자극하는 약물
    1) Tricyclic antidepressants 및 이와 관련된 약물 : Amitrypyline(Elavil), Prototriptyline(Vivactil), Desipramine(Norpramin), *Carbamazepine*(Tegretol)
    2) Monoamine oxidase 억제 : Tranylcypromine(Parnate)
    3) Phenothiazines : Thioridazine(Mellaril), Trifluoperazine(Stelazine) Fluphenazine(Prolixin), Thiothixene(Navane)
    4) Haloperidol(Haldol)
    5) Cyclophosphamide
    6) Narcotics: 모르핀, *Meperidine*(Demerol)
    7) *Clofibrate*(Atromid)
    8) *Cysplatin*(Platinol)
6. 신장의 ADH 작용에 영향을 주는 약물
    1) Chlorpropamide, Tolbutamide
    2) 이뇨제 : Thiazide
    3) *Acetaminophen* (Tylenol)
    4) 비스테로이드성 항염증성 약물 : Indomethacin
    5) Carbanazepine (Tegretol)
7. 수술 및 스트레스
8. 내분비 원인 : 글루코코티코이드 결핍, 점액수종
9. 원인불명성

그런데 사실은 유효 혈량 팽창으로 Na^+이뇨가 되고, 저Na^+혈증은 항 Na이뇨가 되므로, 염분 상실은 보통 많지 않다. 저Na^+혈증은 일차적으로 수분의 과잉 보존 때문에 일어난다. 유효 혈량 팽창과 저Na^+혈증은 ADH의 효과를 약화시켜 소변이 덜 농축된다. 순수한 수분저류는 ADH가 계속적으로 부적합하게 높은 치임에도 불구하고 ADH가 분비되어 발생한다.

Robertson 등은 *SIADH*의 4가지 형태를 알아냈는데 (그림 4-12)에서 보는 바와 같이 고장성 식염수를 주입할 때 ⓐ 혈장 삼투질농도가 증가하는 것과 관계없이 ADH 분비는 많고 또 기이하게 오르내림을 나타내고 있다(24%). 이런 형태는 급성 호흡부전증, 기관지암, 폐결핵, 정신분열증 등에서 발생하는데, 이는 삼투수용체의 조절에서 완전히 이탈하거나 비삼투성 자극의 결과로 생각된다. ⓑ 삼투조절의 결함이 완전히 다른 것으로 고장성 식염수 주입 시 혈장 삼투질농도가 자극되어 ADH가 계속 상승한다(36%). 이런 현상은 기관지암, 뇌졸중, 결핵성 뇌막염, 급성 폐질환 등일 때 볼 수 있다. ⓒ 혈장 ADH가 초기에는 상승하나, 고장성 식염수를 주입하고 있는 동안 즉 혈장 삼투질농도가 정상 범위에는 도달할 때까지 변하지 않는다(32%). 이런 현상은 중추 신경 질환, 기관지암, 인두암, 폐결핵 등에서 볼 수 있다. ⓓ ADH의 삼투조절은 수분 부하로 배설해야 할 능력이 현저히 장애되었음에도 불구하고, 완전히 정상으로 나타난다(8%). 혈장 ADH치가 측정되지 않은 형으로 기관지암, 당뇨 진단 시에 이 결함이 발견된다. SIADH의 원인은 여러 가지 종양, 중추신경계 이상, 폐질환과 약물이 있으나 때로는 그 원인을 모를 때도 있다(표 4-14).

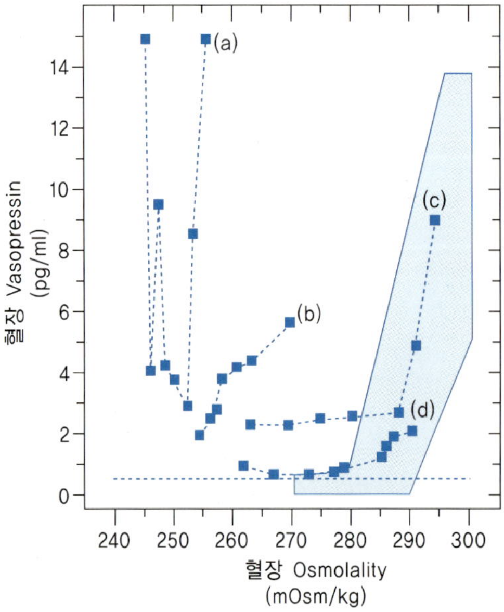

그림 4-12. 임상적으로 SIADH 환자의 4군에 고장성식염수를 주입시 혈장 삼투질농도의 기능으로서 혈장 ADH변화. 검은부분은 정상치의 영역임.

저Na^+혈증의 임상적 증상

저Na^+혈증은 혈장 내 Na^+농도가 136 *mEq/L* 이하로 감소한 상태를 말하고, 혈장 Na^+ 농도의 감소는 저칼륨혈증, 저칼슘혈증 및 저Mg^{++}혈증 때처럼 직접적인 생리적 영향은 없다.

저Na^+혈증은 세포에 저삼투질농도를 초래하는 원인이 되고, 이때 근육경련, 쇠약감 등이 있으나 주 증상은 정신착란 및 방향상실과 같은 중추신경계 증상이 있으며, 심할 때는 발작과 혼수까지 발생한다.

저Na^+혈증의 감별진단

낮은 유효혈장 삼투질농도를 나타내는 저Na^+혈증을 진단하기 전에는 가짜 저Na^+혈증과 증가된 유효 삼투질농도를 동반한 저Na^+혈증을 배제해야만 한다. 가짜 저Na^+혈증은 고지질혈증과 고단백질혈증이 원인이 되고, 진짜 저Na^+혈증은 에탄올, 만니톨, 에티렌글리콜과 같은 비정상적인 용질이 축적되어서 나타날 수 있는데 혈청 삼투질농도는 정상이다.

실제로 Na 농도는 희석 후 혈청 삼투질 농도를 측정함으로써 확인할 수 있고, Na전극으로 혈청 Na을 측정할 수도 있다.

지질 또는 단백질로 인한 혈장수분의 이동에 의해서 혈장 Na^+ 농도가 감소하는 것은 알려진 지질 및 단백질에 비중의 값으로부터 계산해 낼 수 있다. 즉 중성지방의 비중이 0.9이기 때문에, 중성지방 매 *g/dl* 당 혈장 Na^+은 1.7 *mEq/L* 이 가짜로 감소하는 결과를 나타낸다. 마찬가지로 단백질 1 *g/dl*의 축적 시 혈청 Na^+은 약 1 *mEq/L*가 가짜로 감소한다. 증가된 유효혈장 삼투질농도시 저Na^+혈증은 수분을 세포외액으로(포도당, 만니톨) 이동시키는 물질로 포도당을 측정하거나 병력에 만니톨을 주입했다는 것을 알 때는 진단이 가능하다.

대량의 수분을 섭취하여 발생한 저Na^+혈증은 수분을 많이 섭취(*polydipsia*)했다는 병력과 희석된 소변을 많이 배출했다는 것으로 진단이가능하다.

신장에서 수분배설의 장애가 있을 때 오는 저Na^+혈증시 대부분의 소변은 많지 않고, 부적절하게 농축이 된다. 저Na^+혈증은 소변 삼투질농도가 100 *mosm/L* 이하로 조절이 되는 때를 말하는데 보통 저Na^+혈증의 감별진단에 소변 삼투질농도의 측정은 필요로 하지 않는다. 이는 희석된 소변량이 많기 때문이다. 그러나 드물게는 매일 배설되는 용질이 낮다면 소변량이 많지 않기도 한다. 예를 들어 24시간 용질의 배설이 280 *mosm*이라면 소변량은 4 리터이고, 삼투질농도는 70 *mosm/l* 이다. 혈청 Na 농도가 125 *mEq/L* 이고 혈청 삼투질농도가 250 *mosm/l* 인 환자가 있다고 할 때, 이 환자의 매일 수분섭취량은 3.5 리터, 매일 불감수성 수분상실이 0.5 리터, 매일 용질의 배설은 600 *mosm*, 그리고 소변량이 3리터가 되게 하여야 한다. 배설된 3리터의 소변 내 용질이 600 *mosm*이면 소변 삼투질농도는 200 *mosm/l*가 될 것이며, 이런 환자는 지속적인 저Na혈증을 가지면서 정확한 수분 균형을 유지할 것이다. 신장으로 수분배설의 장애를 나타내는 부적합하게 높은 소변의 삼투질농도는 다음 3가지 기전 중의 하나로 여겨진다. ① 진행된 신부전, ② ADH의 작용 ③ 집합 세뇨관을 따라 소변의 흐름이 늦은 것(*distal trickle* 효과)으로써, 진행된 신부전은 BUN과 크리아티닌 측정으로 배제할 수 있고, 정상내지 증가된 유효 동맥량으로써 저Na^+혈증이 있을 때 ADH의 분비는 진정으로 불합리하다. 그래서 SIADH라는 말을 사용하는 것이다. 그러나 저Na^+혈증시의 ADH 분비는 유효 동맥량이 감소되었더라도 불합리하다고 생각하지 않는다.

저삼투질농도와 저Na^+혈증을 가지는 거의 모든 환자는 적합하든 또는 부적합하든 ADH를 분비하지만, 이 둘 사이에 보이는 뚜렷한 차이는 유효 동맥량의 상태이다. 병력이나 이학적 소견은 이 둘 사이를 구별하는데 유용하나, 유효 동맥량의 변화를 알아내는데는 가끔 어려움이 따른다. 예를 들어 저Na^+혈증을 가진 환자에서 설사, 구토 및 이뇨제 치료의 병력은 유효 동맥량이 낮다는 것을 시사한다고 하지만 병력에서 염분상실의 양을 결정할 수는 없다. 유효 동맥량의 심한 부족을 제외하면 낮은 혈압, 기립성 저혈압, 심계항진과 같은 혈량 감소의 이학적 소견 등은 정상인 경우도 있다. 혈액량의 10%가 상실되면 압수용체기전을 통해서 ADH 유리를 자극하지만, 유능한 의사가 주의 깊은 이학적 검사를 한다하더라도 10%의 혈액량부족을 알아낼 수는 없을 것이다. 신장은 유효 동맥량이 낮은 것을 가장 예민하게 알아낸다. 즉 낮은 유효 동맥혈량은 GFR을 감소시키고, 세뇨관에서 Na, 요소, 요산의 재흡수를 조장하여 결국 BUN, 혈장 크리아티닌, BUN/creatinine 비, 혈장 요산염을 증가시킨다. 또 소변 내 Na 배설을 감소시키는데 이때에 Na는 보통 20 *mEq/L* 이하이다. 그러나 이러한 파라메터는 유효 동맥량의 상태를 정확히 반영하지 못한다. 만일 체액량 감소가 신장으로 염분이 상실되어 온 것이라면 소변 내 Na 배설은 유효 동맥혈량이 낮음에도 불구하고 높다. 신장자체 질환 시에는 요소, 크리아티닌, 요산의 혈장 농도의 신장 청소율이 감소하기 때문이다.

다음의 검사실 소견은 유효동맥량이 정상이거나 증가된 경우를 암시하고 있는데, ① BUN이 10 *mg/dL* 이하 ② 혈장 크리아티닌 1.0 *mg/dL* 이하 ③ 혈장 요산이 3.5 *mg/dL* 이하 ④ 소변내 Na 농도가 20 *mEq/L* 이상 ⑤ PRA가 낮은 경우 ⑥ BUN/혈청 크리아티닌 비가 10 이하 등을 들 수 있다. (그림 4-13)은 저Na혈증의 감별진단을 위한 일람표이다.

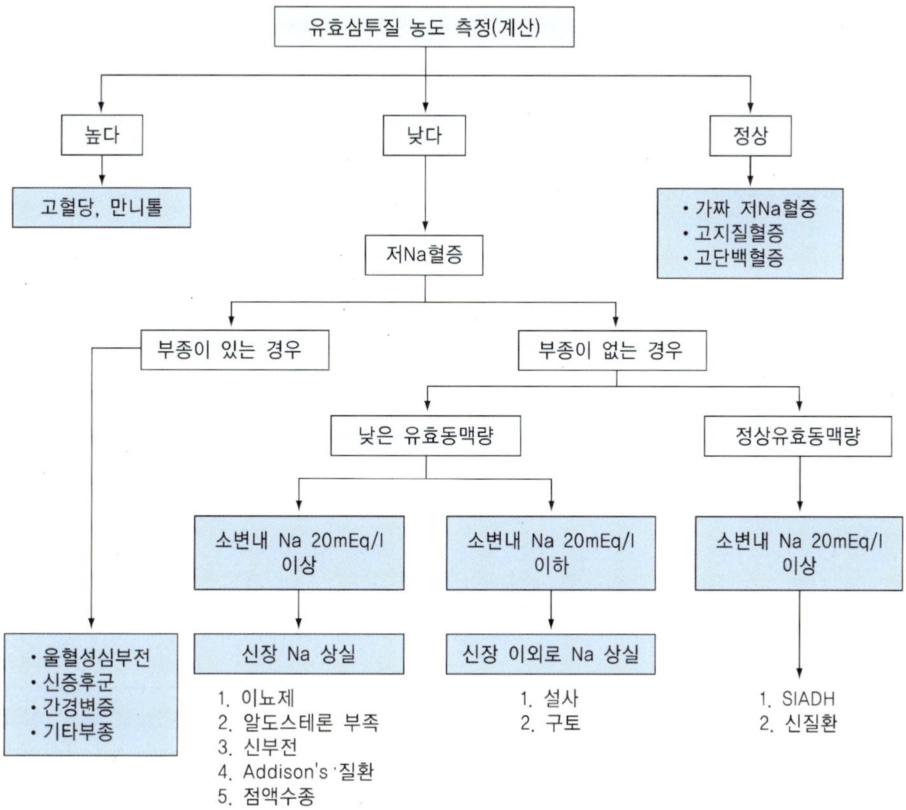

그림 4-13. 저Na혈증의 감별진단

저Na^+혈증의 치료

저Na^+혈증 치료의 속도와 방법은 세포외액량의 상태와 임상증상에 따라 다르다. 심한 체액량 부족에 의해서 동반된 만성 저Na^+혈증은 보통 저Na^+혈증에서보다도 체액량 부족으로 더 고통을 받는다. 만성 무증상 저Na^+혈증의 치료는 급성 증상성 저Na^+혈증의 치료와는 다르다. 심한 증상성 저Na^+혈증의 잘 알려진 2가지 위험성은 뇌부종과 잘 조절되지 않은 경련이다. 뇌부종과 경련은 만성 저Na^+혈증 때 보다는 급성으로 발생하는 저Na^+혈증 시에 자주 발생한다.

현재까지 저Na^+혈증의 급속한 교정에 따른 위험성은 혈관의 용적, 과부하와 뇌의 탈수(급속 교정을 시작하기 전에 용적조절기전을 통해 뇌용적이 이미 정상화되었다면)로 생각된다. 이 때 이뇨제를 동시에 사용하면 혈관의 용적과 부하는 쉽게 예방될 수 있다. 그러나 새로이 인식되고 보다 더 중독한 위험성이 있는 것은 뇌교(pons) 중심부에 침범되는 수초 파괴질환인 소위 중심성 뇌교탈수증(*central pontine myelinolysis*, CPM)이다. 최근 저Na^+혈증 치료방법을 제시한 것은 표 4-15처럼, 합리적인 방법이다.

표 4-15. 저Na혈증 치료시 혈장 Na농도의 계산방법과 및 주입용액의 특징

계산방법		(임상적의의)
1. 혈장Na농도변화 = $\frac{\text{주입용액내 Na}^{+}\text{농도} - \text{혈장Na}^{+}\text{농도}}{\text{총체내수분량} + 1}$ (용액 1L 주입시 혈청Na^{+}에 대한 효과)		
2. 혈장내Na농도변화 = $\frac{(\text{주입용액내 Na}^{+} + \text{K농도}) - \text{혈장Na}^{+}\text{농도}}{\text{총체내수분량} + 1}$ (Na^{+} 및 K을 포함한 용액 1L주입시 혈청Na^{+}에 대한 효과)		
주입액 종류	용액 내 Na^{+}농도(mM/L)	세포외액에 분포(%)
5%식염수	855	100
3%식염수	513	100
0.9%식염수	154	100
링거액	130	97
0.45%식염수	77	73
5%포도당액 내의 0.2%식염수	34	55
5%포도당액	0	40

* 총체내수분량을 계산 시 총 체내 수분율은 어린이 0.6, 젊은 남자 0.6, 젊은 여자 0.5, 고령 남자 0.5, 고령 여자 0.45을 곱한다. 정상인에서 세포내외의 총 수액의 분포 비율은 각각 40%와 60%이다(단위는 mEq/L이다).

(1) 저장성에 대한 뇌세포의 적응

세포외액의 삼투압 감소는 수분을 세포내로 이동시켜 세포내 용적을 팽창시키고 결국 조직의 부종을 일으킨다. 이때 두개골내의 한정된 공간에서는 뇌세포 부종에 의해 뇌압이 상승되고, 위에서 언급한 신경학적 증후군을 일으킨다. (그림 4-14)에서 대부분의 저나트륨혈증 환자들은 뇌부종 발생 초기부터 뇌부종의 발생을 예방하기 위한 신체방어 기전들이 작동된다. 저나트륨혈증 발생의 초기 (1~3시간 이내)에는 뇌 세포외액이 뇌척수액으로 이동하므로 뇌 세포외액 용적의 감소가 일어나며, 뇌척수액은 체순환으로 단락(shunt)되어 돌아간다. 이런 과정은 매우 신속히 일어나기 때문에, 저나트륨혈증 발생 30분 이내에 세포외액의 용질들(Na^{+} 및 Cl^{-})의 손실이 명백해진다. 저나트륨혈증이 3시간 이상 지속되면 뇌는 세포성 전해질 및 유기용질을 손실함으로써 수분의 획득없이 뇌의 삼투압을 낮춘다. 이런 방어기전은 저나트륨혈증 발생 1~3시간 이내에 뇌의 K^{+} 함량이 감소됨으로써 알 수 있다. KCl 손실은 24시간 이내에 완성된다. 그 후에도 저나트륨 혈증이 계속되면 다른 유기용질들 즉 phosphocreatine, myoinositol, 및 glutamine, glutamate, taurine 같은 아미노산 등이 손실된다. 이러한 유기 삼투성 용질(osmolytes)의 손실은 만성 저나트륨혈증에서 뇌세포 용적 조절 기전 작동시 총 뇌세포 용질 감소의 약 1/3을 차지하며, 저나트륨혈증 시 뇌세포에서 이러한 유기 삼투성 용질들의 손

실때문에 저나트륨혈증시 뇌세포 용적 조절기전은 일반적으로 48시간 내에 완성된다. 이런 용질들의 손실로 뇌세포의 용적은 현저히 줄어들기 때문에 72시간에서 96시간동안 천천히 발생하는 저나트륨혈증을 너무 신속히 교정할 경우 삼투성 탈수초 현상의 위험성이 증가한다.

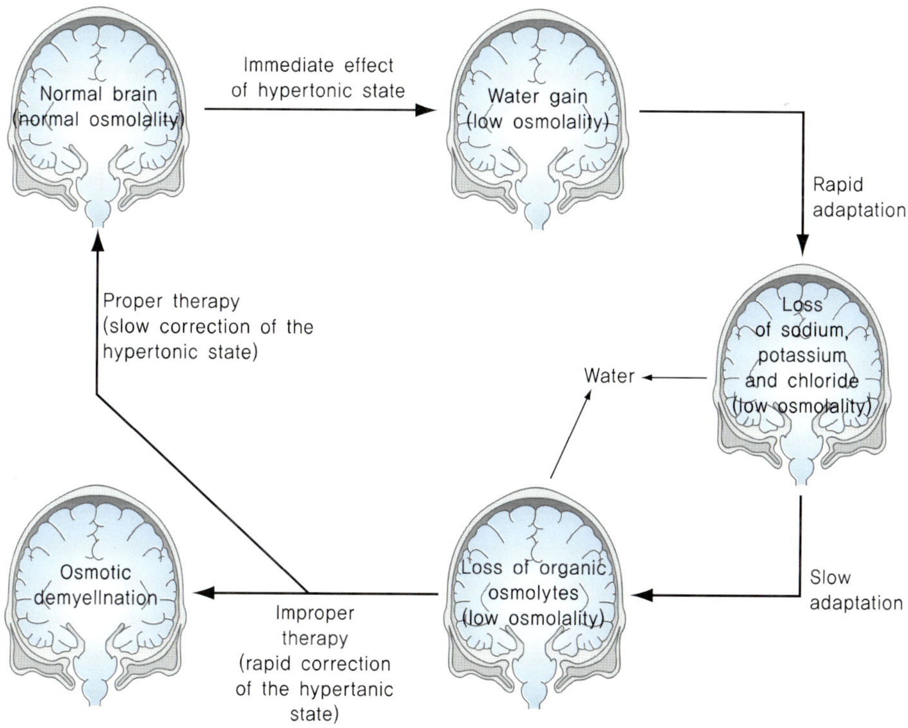

그림 4-14. 뇌 세포에 서Na^+혈증이 미치는 영향과 뇌세포의 반응

중심성 뇌교 탈수초증(central pontine myelinolysis, CPM)

1959년 Adams 등이 최초로 4예의 CPM를 보고한 이래 현재까지 300예 이상 보고되었는데, 만성 알코올중독증은 만성 저Na^+혈증의 가장 흔한 원인으로써 CPM과 관련이 있다. CPM의 가장 특징적인 임상소견에는 사지마비와 더불어 구어장애(말더듬이), 실어증(언어를 바르게 배열하지 못한 것) 등으로 소위 고정증후군(*locked-in syndrome*)이 있다. 이는 뇌교중심부의 수초파괴가 원인이 된다는 것이 사후 부검에서 확진되었으나, 최근에는 전산화 단층촬영(CT)과 자기공명영상(T2-weighted MRI)을 통해서 *posterior fossa*에서 진단이 가능하고(그림 4-15) 비정상적인 청각성 유발전위(*abnormal auditory- evoked potential*)로 뒷받침이 되고 있다. 초기에 만성 알코올중독증과 만성 영양실조는 CPM 발생이 잘 오는 인자로 생각하였고 아직도 많은 학자들이 같은 견해를 가지고 있다.

1976년 Tomlinson 등은 저Na^+혈증을 급속히 교정하면 CPM의 원인이 된다고 하였다. 이런 가설은 동물실험에서는 뒷받침이 되었으나 인간에서는 결론을 내리지 못한 상태이므로 CPM의 발생은 저 Na^+혈증이 장기간 지속될 때 중요한 원인이 되는 듯하다. 즉 인간에서 48시간 이내에 저Na^+혈증을 급속히 교정하고서 2~3일 내 삼투성 수초탈락(osmotic demyelinolysis, 병리적 소견으로는 CPM)이 발생한 예는 문헌상 없었기 때문이다.

렛트실험에서 3일 동안 저Na^+혈증을 급속히 교정하였을 때 하루 동안에 걸쳐서 저Na^+혈증을 교정하였던 것보다 CPM이 더 잘 발생하고 중독이 더 심하였다. CPM 발생의 대부분은 고장성 식염수를 주입하였을 때였으나, 등장성 식염수를 주입한 결과 매우 빠른 혈청 Na^+의 증가가 있을 때도 발생하였다. 등장성 식염수는 저장성 탈수의 치료 시 흔히 사용하는데 이때 CPM 위험성이 있을 수 있다. 그 이유는, ① 체액량이 부족할때 오는 저Na^+혈증은 급성으로 수분을 과부화하여 발생하는 저Na^+혈증 보다도 더 오랫동안 저Na^+혈증의 경향이 있다. ② 등장성 식염수는 혈청 Na을 급속히 증가시키는 원인이 된다. 특히 KCl과 함께 주입 시 혈청 Na^+이 증가하는데, 이런 혈청 Na이 급속히 증가하는 이유는 체액량 부족을 보충함으로써 수분이 급속히 배설되고 ADH가 억제되기 때문이다. 저Na혈증을 빠른 속도로 교정함으로써 인간에서 발생하는 CPM의 발생빈도를 계산해 내는 것은 어려운 일이나 부검예로 CPM의 발생빈도는 1 : 600에서 5.8%의 차이를 보여주고 있다.

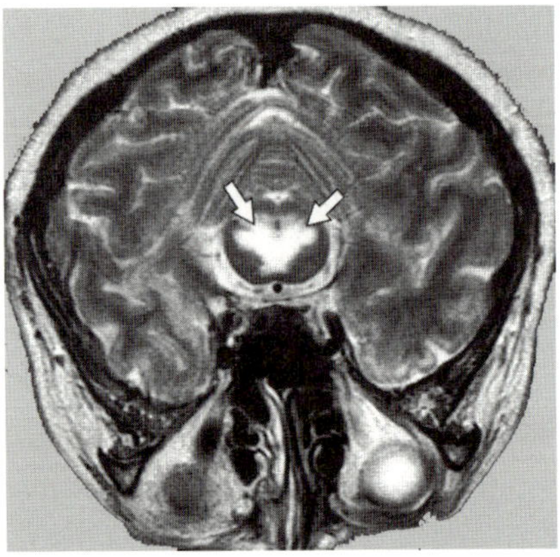

그림 4-15. 자기공명영상 T_2-weighted image. 화살표는 pontine 중심부에 탈수초된 부분

급성 저Na^+혈증의 증상은 비교적 24시간 내 발생하는 저Na^+혈증 시에는 흔하지 않고, 이뇨제 치료 후 또는 외과적 수술 수일 후 급성 저Na^+혈증을 동반 시에 흔히 발생한다. 저Na^+혈증의 급속한 교정은 아직도 논란이 많지만 혈청 Na^+을 130 *mEq/L*으로 증가시키고자 할 때 0.6 *mEq/(L·h)* 이상으로 증가시키면 서서히 정상으로 돌아온다. 보고에 의하면 급성 증후성 저Na^+혈증의 사망률은 0.6 *mEq/(L·h)* 이하로 서서히 치료하면 50%인데 0.6 *mEq/(L·h)* 이상으로 급속히 치료할 때는 8%이라고 한다. 이런 성적은 저Na^+혈증을 서서히 치료한 것에 대한 불만으로 보는데, 사실 원문을 자세히 살펴보면 서서히 치료한 군이라고 하였지만 대부분의 환자가 급속히 치료한 경우로써 결국 CPM으로

사망한 경우였다. 최근의 보고로는 전향적인 성적은 없지만 저Na혈증을 서서히 치료하는 것에 대하여 많은 장점들이 제시되고 있다.

혈청Na^+농도를 교정하는데, 실제로 증상이 없어질 때까지 2 *mM/L/h*로 하는데 대부분 3% NaCl을 1~2 *ml/h* (kg〈 체중)으로 주입하면서 루프 이뇨제를 투여하여 자유수를 배설시키는 것이 좋다.

연습문제

1 다음 약물 중 항이뇨를 나타내는 것은 ?

1. 모르핀 2. propoxyphene 3. colchicine 4. 리지움 5. 알코올	1. diphenylhydantoin 2. isoproterenol 3. epinephrine

2 다음은 vasopressin(VAP)의 세포반응에 관한 설명이다. 어느 것이 맞는 것인가 ?

① VAP는 세뇨관강 면에 있는 수용체에 결합한다.
② VAP는 세뇨관의 측저(basolateral) 면에 있는 수용체에 결합한다.
③ 수용체에 VAP이 결합한 후 phosphodiesterase가 활성화 한다.
④ 수용체 점유는 이뇨시기에 가장 높다.

3 다음 설명 중 옳은 것은 ?

① Uosm과 Posm이 같을 때 C_{H_2O}는 negative이다.
② Cosm와 소변량이 증가함으로써 C_{H_2O}는 감소한다.
③ Uosm이 Posm보다 높을 때 C_{H_2O}는 positive로 된다.
④ C_{H_2O}가 negative일 때 Cosm는 소변량보다 많다.
⑤ Uosm이 Posm보다 적을 때 Cosm는 요량과 같다.

설 명 [C_{H_2O}는 소변량에서 Cosm을 뺀 것이다. 그래서 소변이 농축되면 negative이다. 즉 TC_{H_2O}이다.]

4 다음 중 신장성 요붕증의 원인이 아닌 것은 ?

① Demeclocycline ② 신우신염 ③ 리튬
④ 폐쇄성 신병증 ⑤ 페니실린

설 명 [원위세뇨관, 집합관에 기능을 변화시켜 요붕증 발생]

5 인간에 소변 *osmolality*는 ?

① 수분이뇨로 100 *mosm/kg*에 도달한다.
② 수분이뇨로 30 *mosm/kg* 이하에 도달한다.
③ 수분이뇨로 혈장과 isosmolal이다.
④ 탈수로 900 *mosm/kg*까지 도달할 수 있다.

6 ADH 유리를 억제하는 것은 ?

① 스트레스 ② isoprotereuol ③ 세포외액량 위축
④ acetylcholine ⑤ dilantin

7 다음 약물은 ADH 유리를 자극한다. 원위세뇨관과 집합관에 ADH의 작용을 촉진하는 것은 ?

① chlorpropamide ② nicotine ③ narcotics
④ tricyclic 항우울제 ⑤ 전신마취

설 명 [ADH analogues인 oxytocin, PG 합성억제제가 있다.]

8 다음 중 ADH분비(유리)를 위한 강력한 자극인자는 무엇인가?

① 혈장삼투질농도 270 *m0sm/L* + 목까지 water immersion
② 혈장삼투질농도 265 *mOsm/L* + 혈장량 10%증가
③ 혈장삼투질농도 300 *mOsm/L* + headdown
④ 혈장삼투질농도 295 *mOsm/L* + 혈장량 10%감소

9 다음 어느 설명이 만니톨(고장성 식염수)의 효과에 관한 것인가 ?

① 자유수재흡수($T^{C}_{H_2O}$)을 떨어뜨리는 경향이 있다.
② 최대로 도달하는 자유수는 15 *ml/min*
③ hydrochlorothiazide는 자유수를 없앤다.
④ 헨레루우프 상형각에서 Na 이동이 감소한 것은 자유수를 증가시킨다.
⑤ 측정된 자유수는 집합관에서 수분 재흡수로 인해 반드시 과소평가된다.

설 명 [자유수는 수분 재흡수로 과소평가 되는데 이는 집합관에 유입되는 소변이 저장성이기 때문이고 또 solute는 집합관에서 재흡수되기 때문이다.]

10 30세 여성이 심인성 다음증이 의심된다. 다음 중 옳지 않은 것은 ?

① 저Na^+혈증 ② 다뇨증
③ ADH 투여 후 소변농축력 감소 ④ 혈장 삼투질 증가 + 부종

11 인체에서 Na^+ 축적작용이 가장 큰 호르몬은 ?

① 알도스테론 ② corticosterone ③ estradiol
④ 프로제스테론 ⑤ 테스토스테론

12 혈량이 정상인 저Na^+혈증 치료 예

51세 여성, SIADH 환자로 체중 60 *kg*, 혈청 Na^+/K^+는 108/3.9 *mEq/L*, 혈청삼투질농도 220 *mOsm/kg*, Scr. 0.5 *mg/dL*, 소변삼투질농도 600 *mOsm/kg*이다. 저Na혈증을 교정하라.

해설 : 총 체액량은 0.6×60=36 리터, 3% NaCl 1.0리터를 정맥주사하면 혈청Na 10.9 *mEq* 증가한다. 즉 (513-108)/ (36 +1)=10.9 *mEq*이다. 초기 치료목표는 첫 12시간 동안 혈청Na를 5 *mEq/L* 증가시키기 위해서는 0.46리터(5/10.9)의 3%NaCl 주입 또는 시간당 38 *ml* 주입한다. 상태가 호전되면 고장성 식염수 중단하고 수분제한 후 관찰한다.

13 혈장량 감소를 동반한 저Na^+혈증 치료 예

25세 여성, 체중조절에 신경을 쓰는 환자로 2일간 설사가 있어 대량의 물과 주스를 마셨다. 일어서면 현기증이 있었다. 평소 체중이 55 *kg*이였다. 혈압 85/60 *mmHg*, 맥박120/분(서서), 누워서 혈압 100/60 맥박 100/분이다. 체온 38℃이고, 현재 체중 46 *kg*이다. 혈청Na/K/Cl은 112/4.1/92 *mEq/L*이고, BUN/혈당/크리아틴인은 20/95/1.0 *mg/dL*이다. 소변 내 Na/Cl은 5/10 *mEq/L*이며 Osm은 228 *mOsm/kg* 이다.

해설 : 1) 왜 저Na^+혈증이 발생하였는가?

혈장량은 부족하나 수분이 너무 많은 상태다. 또 설사로 Na상실 상태이다. 혈액량부족(동맥내 유효혈액량 감소)은 근위세뇨관에서 염분과 수분재흡수를 자극하고, ADH유리자극으로 집합관에서 수분 재흡수 증가한다. 따라서 대량의수분과 주스 섭취, 그리고 자유수(free water)배설 장애로 저Na혈증이 발생.

2) 치료를 어떻게 해야 할까?

(a) volume depletion을 보충하기위해서는 46kg/50%/10%(저혈압이 있기 때문에 최소한 10%혈장량 부족으로 판단)=2.3리터의 0.9%식염수 정맥주사. (b)총 체액량은 23리터(0.5×46 *kg*)이다. 3%NaCl 1리터를 정맥주사 시 혈장Na16.7 *mEq/L*(513-112/23+1)상승한다. 첫 3시간 동안 혈장Na를 3 *mEq/L*상승시키기 위해 0.18리터(3/16.7)의 3%NaCl을 정맥 주사한다. 즉 시간당 60 *ml*를 주사한다. 다음 6시간동안 혈장Na을 3 *mEq/L* 상승시키기 위해서 3%NaCl의 주입속도를 시간당 30 *ml*로 조절한다.

14 고혈당을 동반한 저Na^+혈증예

70세 남자로 NIDDM 환자이다. Chlorpropamide 250 mg을 복용중이다. 혈압 130/70 *mmHg*, 맥박 72/분, 체중 75 *kg*이다. 혈청Na/K/Cl는 127/4.2/89 *mEq/L*이고 BUN/Scr/혈당은 10/1.0/400 *mg/*이다. 혈장 삼투질농도는 280 *m0sm/kg*, 소변 삼투질농도는 525 *m0m/kg*이며, 혈장 요산 1.5 *mg/dL*, 코레스테롤 220 *mg/dL* 이다.

해설 : a) 실제혈장 Na^+농도는 얼마인가?

127+(400-200)/100×1.8=131 *mEq/L* 혹은 127+3(정상혈당 100에서 400으로 증가하였으니 3배 증가)×1.8=132 *mEq/L*이다.

b) 환자의 free water excess를 계산하라.

75 *kg*×0.6×(1-127/140)4.2 리터.

15 심부전증에 동반된 저Na^+혈증 예

55세 남성, 과거력에 고혈압이 있었고 최근 심근경색으로 호흡곤란증이 있어 응급실에 왔다. 하지부종이 있고, 체중이 60 *kg*에서 현재 75 *kg*으로 증가하였다. 혈압 110/70 *mmHg*, 심박동수 100/분이고, 양폐에 수포음이 있었다. 혈청Na/K/Cl은 128/4.0/89 *mEq/L*이고 BUN/Scr/포도당은 70/2.0/126 *mg/dL*이고 혈청삼투질농도는 290 *mOsm/kg* 이다.

해설 : 1) 가짜 저Na^+혈증(pseudohyponatremia)란 무엇인가?

Effective solute을 ECF에 첨가시키면 발생하는데 이때 ICF에서 수분을 끌어내 ECF내에 Na가 희석된다. 본 증례의 혈장 osmolality는 정상이다. 그럼에도 불구하고 tonicity(2/Na^++포도당/18=256+6=264)는 현저히 감소되어 있다.

2) 이 환자에서 저Na혈증의 원인은 무엇인가?

이 환자는 vol-overload hyponatremia의 경우로 hyponatremia의 원인은 renal free water clearance보다 water가 너무 많기 때문이다. Scr증가는 감소된 GFR를 나타낸다. Cockroft-Gault 공식으로 GFR를 계산해보면 140-age/Scr/체중/70/(여자 0.85, 남자 1.0)이다. 본 증례 GFR은 47 *ml*/분이다. 심부전에서 가장 흔한 전해질이상은 저Na혈증이다. 감소된 심박출량은 직접 신혈류 감소를 일으킨다. 감소된 EABV은 근위세뇨관에서 재흡수증가, renin유리를 증가시키고 결과적으로 Angiotensin11증가, 증가된 A11 는 water clearence을 장애하는데 이는 갈증을 일으키고 수분섭취를 증가시킨다. 또 뇌하수체의 ADH유리를 자극하여 집합관에서 수분흡수증가로 희석뇨 배설을 장애한다. 이 환자의 치료는 주 문제가 심부전이지 저Na^+혈증이 아니다. Vol.overload의 증상을 완화하기 위해 심부전치료를 해야 한다. 동시에 수분배설 기전의 장애를 교정해야 한다. 즉 lasix 이뇨제를 사용함으로서 총 소변 배설량의 절반이 free water이다(저Na^+혈증교정). ACE억제제를 사용으로 A11생성을 억제시키고 수분섭취를 제한한다.

16 탈수증 때문에 발생하는 고Na^+혈증 예

75세 여성, 정신착란으로 응급실에 옮겨 왔다. 상기도 감염으로 고열이 있었다. 최근 3일간 못 먹고 항생제 치료를 받았다. 현재 혈압 105/75 *mmHg* 체온 38℃, 체중 50 *kg*, 피부는 탈수 양상이다. 혈청 Na/K/Cl/HCO_3는 각각 167/4.3/120/29 *mEq/L*이고 BUN/Cre./Gluco. 는 26/1.0/100 *mg/dL* 이있다. Hb 18 *g/dl*, Hct.44%이다.

해설 : 1) 고Na^+혈증이 발생한 기전은?

병력상 electrolyte-free water loss와 수분섭취 부족이 있고 고열, 불감수성수분소실(하루 500 *ml* 소실)증가, 정신상태가 좋지 않아 갈증을 받아드리지 못함. 정상혈압과 맥박 수는 혈액량 정상(euvolemia)암시. 그러나 탈수로 인한 고Na혈증 발생.

2) Free-water deficit를 계산하라. 정상 시 2Na×총체액량 = 환자의 현재2Na×총 체액량, 이기 때문에 2(140)×=2(167)(0.5×50)×=29.리터, 따라서 순수수분부족량은 29.8-25=4.8 리터이다.

3) 이 환자의 고Na^+혈증 치료는?

순수한 수분상실(electrolyte-free water)의 형태로 불감수성 수분소실에 의한 고Na혈증으로, 총 체액량은 25리터 즉0.5×50 이다. 따라서 Na가 없는 5%D/W 1000*ml* 정맥주입 시 혈청 Na 6.4 *mEq* 즉(0-167)/(25+1)감소한다. 초기 치료로 첫 24시간 동안 혈청Na을 10 *mEq/L* 감소시키기 위해 5%D/W 1.6리터 즉 10/6.4가 필요하고 24시간 동안 동반되는 필연적인 수분손실을 보충하기위해 1.5리터가 추가로 필요하므로 총 3.1리터의 포도당액을 129.2 *ml*/시간으로 24시간 동안 주입한다.

17 고장성 투여로 인한 고Na^+혈증 예

60세 남성으로 심폐소생술(CPR)을 시행하면서 10ampule의 $NaHCO_3$을 주사하였다. ICU로 옮겼을 때 혈압 150/100 *mmHg*, 맥박 100/분이고 체중 70 *kg* 이었다. 의식은 혼미하고 목 정맥은 부풀어 있고 흉부에서는 수포음이 들렸다. 혈청 Na/K/Cl/HCO_3은 각각 161/4.6/100/37 중은 1.021 *mEq/L*이었다. BUN/Cr/포도당 은 18/1.0/120 *mg/dL* 소변 내 Na/K은 180/50 *mEq/L*이고 비중은 1.021이였다.

1) 왜 고Na^+혈증이 발생하였는가?

해설 : 심정지시 $NaHCO_3$을 주입 받았기 때문이다. 1aMPULE $NaHCO_3$는 50 *ml* 내에 Na44 *mEq*와 HCO_3 44 *mEq*가 포함되어 있다. 이 환자는 hypervolemia 상태인데, 고혈압(150/100), 목정맥 확장, 울혈성심부전증 소견 등이 그 증거이다. 혈장 삼투질농도(345 mOsm), 유효 삼투질농도(339 mOsm)도 증가되어 있고, hypervolemia 인데 BUN은 정상이고 natriuresis로 소변량이 증가되어 있다.

2) 순수수분부족량(free water deficit)을 구하라.

해설 : 현재 체중이 50 *kg*라고하면 총 체액 수분은 0.6×50=30 *L*, 정상(TBW×Pna)=현재(TBW×PNa)따라서 α×140=30×167 α=35.8 *L* 그래서 부족수분량은 35.8-30=5.7 *L*이다.

3) 고Na^+혈증을 치료하라.

해설 : Lasix를 단독으로 투여하면 0.45% 식염수 투여와 같은 효과가 있으므로 고Na혈증이 더 악화된다. 따라서 lasix와 함께 전해질을 포함하지 않은 수분을 동시에 투여하여야 한다. 즉 총 체액량은 42 *L*(0.6×70)이고. 만일 5%D/W 1 *L* 주입 시 혈청Na 3.7 *mEq/L*[(0-161)/(42+1)=-3.7]이다. 첫 8시간 동안 혈청Na^+ 63.7 *mEq/L* 감소시키기 위해서는 5%D/W 1.6 *L*(6/3.7)를 200 *ml/h*(1.6/8)로 주입하면서 관찰한다.

18 60세 남성, 진행된 알코올성 간경변증과 간성혼수 치료를 위해 lactulose로 치료 중이다. 복수가 있고 혈압 109/60 *mmHg*, 맥박 110/분이다. 혈청Na/K는 160/2.6 *mEq/L*이다. 이 환자는 lactulose의 치료에 의한 Na 및 K 손실에 의한 고Na혈증이 발생하였다. 치료 대책은?

해설 : lactulose를 중단하고, 수액공급을 해야 한다. 총 체액량은 38리터(0.6×64)이다. 따라서 0.2%NaCl+KCl 20 *mEq/L*주입 시 혈청Na 2.7 *mEq* 감소[34+20)-160]/38+1)=-2.7한다. 첫 24시간 동안 혈청Na 10 *mEq/L* 감소시키기 위해서는 3.7 *L*(10/27)의 용액이 필요하고 지속되는 체액과 전해질 손실보충을 위해 1.5 *L*가 더 필요하므로 총 5.2 *L*의 용액을 24시간 동안 주입(220/*h*)한다.

19 17세 남성, 레슬링 선수로 시합을 앞두고 체중감량을 시도하다가 운동 중에 쓰러져 개인병원에 치료 중 3차 병원에 응급실에 옮겨져 왔다. 체중이 최근 3일 사이에 55 *kg*에서 46 *kg*으로 감량되었다. 개인병원에 도착 시 체온이 41℃ 이였으나 응급실에 도착 시는 36.9C이고, 혈압90/60 *mmHg*, 맥박 100/분, 호흡 23/분 이었다. WBC 10900/*ul*, Hb 13.1 *g/dl*, Hct.40%, 혈소판 148000/*ul*, BUN/Scr은 각각 42/3.5 *mg/dL* 이고 Na/K/Cl은 161/4.1/126 *mEq/L*이며, 이온화 Ca은 0.97 *mEq/L*, AST은 543*IU/L*, 총 단백 7.0 *g/dl*, CK 1250 *IU/L*, amylase/lipase는 1074/327 *IU/L*이다. 소변 pH 5.0, 단백(+++), 뇨당(trace)이며,혈액 pH 7.29, PO_2 49.5 *mmHg*, PCO_2 30.2 *mmHg*, SaO_2 81%, HCO_3 14.3 *mEq/L*이다.

진단 : 1) 산-염기대사이상?
high anion gap, hyperchloremic metabolic acidosis
2) 전해질대사이상?
pure water loss에 의한 hypernatremic dehydration
3) multiorgan failure로 ARF, Hepatitis, Rhadomyolysis, Pancreatitis상태이다.

치료 : 1) free water deficit은?
TBW_2=TBW_2×(1-정상Hct/Hct)=4.3리터.
2) 5%D/W1000*ml* 공급 시 ⊿SNa=(infusateNa-환자Na농도)/TBW+1)에서, △SNa는 0-161/46×0.6+1 =-5.6로 혈장 Na가 5.6 *mEq*가 감소한다. 초기 치료로 첫 24시간 동안 10 *mEq/L*을 감소시키기 위해서는 5%D/W 1.8리터(10/5.6)가 필요하고 24시간 동안 동반되는 수분손실을 보충하기위해서는 1.5 *L*가 추가로 필요하므로 총 3.5리터의 포도당액을 58 *ml/h*로 24시간 동안 주입한다.

20 고혈당으로 인한 고Na^+혈증 예

40세 남자, 고혈압과 비만이 있다. 좌측 허벅지에 cellulitis가 있어 응급실에 왔다. 지남력 장애가 있고, 대발작이 있었다. 혈압 90/60 *mmHg*, 맥박 100/분, turgor 감소가 있었다. 혈청 1800 *mg/dL*, 이고 소변 내 포도당(4+), 케톤체(-), 비중 1.030, 체중 70 *kg*이다.

1) 왜 고Na^+혈증이 발생하였는가?

해설 : vol-depletion(저혈압, 빈맥), cellular dehydration(정신상태, 조직turgor 감소), hyperosmolar non-ketotic state.

2)진성 혈장Na^+농도(true plasma Na 농도);

해설 : 혈장Na^+농도는 포도당 농도가 매 100 *mg/dL* 씩 감소할 때 1.6 *mEq/L* 상승한다. 따라서 17×1.6 *mEq/ L*=27 *mEq/L*(정상 포도당농도가 100 *mg/dL* 이니까 본 환자는 17배 포도당이 증가되어 있다)이다. 따라서 혈장Na농도는 135+27=162 *mEq/L*로 고Na혈증 상태이다.

3) 순수수분부족량(free water deficit)를 계산하라.

해설 : 정상 총 체수분량×정상 혈청Na농도=환자 총 체수분량×환자 혈청Na농도에서 0.6×70×140=α×162, α=36.3 *L* 따라서 부족량은 42-36.3=5.7 *L* 이다.

21 바닷물을 마시고는 살 수 없는가?

해설 : 물이 없는 사막에서 사는 캥거루 쥐는 신장의 소변 농축력 기전(대향류 증폭계)이 잘 발달되어 소금을 9%까지 농축할 수 있어서 0.9% NaCl과 같은 농도인 혈장 보다 10배나 농축된 요를 만들 수 있기 때문에 평생 물 한 방울도 마시지 않아도 살 수 있다. 그러나 사람 신장의 최대농축능력은 혈장의 약 2.5배(2.3% 소금물에 해당 Posm=300 *mOsm/l* Uosm=750 *m0sm/l* 농축, 750/300=2.5배)로 좋은 편이나 소금 농도가 3% 이상인 바닷물을 마시면 소변을 최대한도로 농축한다 하더라도 오히려 물을 빼앗기게 된다. 따라서 바닷물을 마시고는 살 수 없으며 난파 자는 결국 탈수증으로 사망하게 된다.

22 갈매기나 바다제비는 어떻게 살아갈까?

해설 : 조류는 포유류 보다 짧고 굵은 세뇨관을 가지고 있어 사람 신장보다 소변 농축력이 낮아, 많아야 체액의 약 2배까지 밖에 농축하지 못한다. 그러나 갈매기나 바다제비는 체액의 4배나 되는 바닷물을 마시고도 잘 살아간다. 어떻게 해서 0.9% 소금물과 같은 체액을 유지하면서 살아갈 수 있을까? 갈매기는 고기를 잡아먹고 난후 눈물을 흘리는데 그 눈물에는 5%의 소금이 있음을 알았다. 3%의 소금물을 마시고, 5%의 소금물을 배설하게 되면 순수한 물을 얻게 되고, 민물을 마실 필요가 없게 된 것이다. 따라서 갈매기의 눈물은 생명 유지에 필수적인 눈물을 배설한 것이다.

hapter 5

칼륨대사의 장애

칼륨의 분포와 기능

체내 총 칼륨(K^+)은 체중의 50 *mEq/kg* 또는 3500 *mEq*이고, 체내 K^+의 98%는 세포내액에 존재한다. 총 체내 K^+의 2%는 세포외액내에 있는데 정상 농도는 4 *mM*이다. 근육에서의 세포내액 [K^+]는 약 150 *mM*이고 이것은 세포외액(4 *mM*)의 35~40배에 해당된다. 이런 [K^+] 기울기는 Na^+-K^+ATPase에 의한 세포내에서 능동수송과 세포외에서 K^+의 수동적인 확산에 의해서 생긴다. 이러한 K^+의 움직임이 정지막 전위를 형성하고 있다. 세포내 K^+의 고농도는 많은 세포기능 즉 성장과 분화, 효소기능, 산-염기평형, 세포용적조절, 흥분성 및 수축 등에 필요로 한다. 저K^+혈증이나 고K^+혈증의 상태에서는 세포내액 보다도 세포외액의 [K^+]변화가 비교적 크다. 세포외액의 [K^+]의 상승은 세포를 탈분극시켜 부정맥을 불러일으킨다. 저K혈증에서 세포는 과분극의 경향이 되어 부정맥을 야기한다.

세포외액 [K^+] 방어 기전의 시간적 경과를 살펴보면 성인은 매일 세포외액에 포함되는 K^+량(1 *mM/kg* 체중)과 같은 정도의 K량을 소비하고 있다. 우선 식후 흡수한 K^+은 거의 전량이 세포내에 이동된다. 그후 신장에서의 K^+ 배설이 시작된다(시간단위). K대사가 정상인 사람에서는 하루 식사로 매 체중당 1 mM의 K를(1 mM/kg)를 섭취하고 있으나 인체에 치명적으로 되는 일은 드물다. 신장에서의 K^+배설은 소변[K^+]와 흐르는 소변량을 곱한 것이다. 소변이 흐르는 양을 결정하는 것은 알도스테론으로 피질에 있는 원위 *nephron*에서의 [K^+]를 상승시켜 Na^+, 수분균형 그리고 혈역학적 인자이다.

체내 K의 대부분은 근육에 저장되어있어 생검에 의한 근육 K^+의 측정은 체내K 저장을 평가하는데 사용한다. 체내K 저장은 방사선 동위원소 K로 총 교환성 K의 측정에 의해 결정하거나, 전신계수장치(whole body counter)을 사용하여 총 체내 저장 K량을 측정할 수 있다.

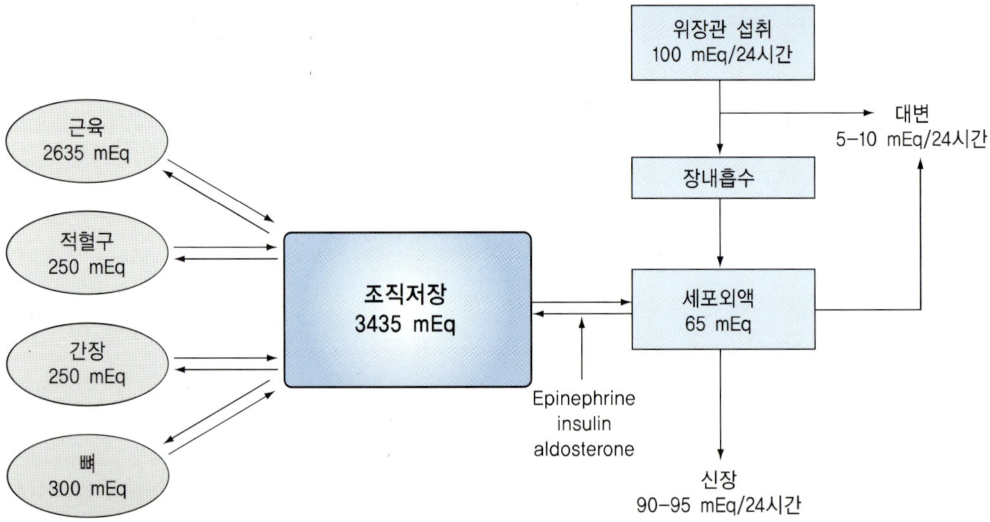

그림 5-1. 인체의 체내 K평형. 세포내외간에 K의 분포는 *epinephrine, insulin*과 *aldosterone*에 의해 조절된다. 이런 호르몬은 근육, 적혈구, 간 및 뼈세포의 K섭취를 자극하고, 세포외액 K의 증가 시는 배설시킨다. 체내K량은 신장에 의해 조절되는데 소화관에서 흡수된 양과 소변으로 배설된 양은 같다. 소화관에서 흡수되는 K은 비교적 일정하다. 소화관에 들어온 K의 일부는 흡수되지 않은 것도 있고, 흡수된 K 일부는 세포외액에서 장관내로 분비되기도 하여 대변으로 나간다.

병원에 입원한 성인 남자에게서 총 교환되는 K의 정상치는 체중 당 42.7 *mEq/kg*이다. 여자에 대한 계산은 여기에서 10% 더 적게 한다. 총 교환성 K의 정상치는 총 체내K의 값보다 8~15% 적다. 그러나 각 개인의 총 체내 K과 총 교환성 K 값은 연령, 성별, 근육량 그리고 비만의 정도에 크게 영향을 받는다. 만일 측정값이 큰 차이가 없다면 총 체내 K 또는 총 교환성 K의 일회 측정은 개개인의 K평형의 상태를 평가하는데 사용할 수는 없으므로 동일한 사람에서 반복측정이 K용량 변화를 평가하는데 유용하다.

칼륨$^{+}$분포의 정량분석

소화관에서는 세포외액 K^{+}평형을 유지하기 위하여 실제로 흡수된 K^{+}의 대부분은 신장을 통해 배설된다. 신장을 통해 서서히 배설되는 K은 6시간 후면 체내에서 제거된다. 이렇게 세포외액 K^{+}이 조절됨으로써 K평형이 유지되고, 혈장내의 K^{+}의 증가에 따라 세포내로 K^{+}섭취를 조장하는 여러 호르몬이 있어, 고K^{+}혈증을 예방하는 역할을 한다.

(그림 5-1)에서와 같이 K조절 호르몬으로서 에피네피린, 인슐린, 그리고 알도스테론이 있다. 이런 호르몬은 Na^{+}- K^{+}ATPase자극에 의해서 골격근, 간장, 뼈, 그리고 적혈구세포내의 K^{+}섭취를 증가시킨다. 소화관에서 K흡수에 따른 고K^{+}혈증시에는 췌장에서 인슐린분비가 자극되고, 부신피질에서 알도스테론

이 유리되며, 부신수질에서 에피네피린이 분비되는데 저K^+혈증시는 이런 호르몬의 유리가 억제된다.

(1) 체중 70 *kg* 인 성인의 경우 위장관을 통하여 하루동안 K의 흡수는 70 *mM*의 K^+이다.

급속(분 단위)한 K의 처리로 정지막 전위에 아무런 변화를 미치는 일없이 70 *mM* 중 69 *mM* 의 K^+가 세포내액 중으로 들어간다. 세포내액으로의 K^+분포는 호르몬(β_2-아드레날린성 작용, 인슐린)이 정지막 전위를 상승시킬 때 다량 발생한다. 세포외액 [K^+]의 상승에 따라 소량이기는 하지만 알도스테론이 부신피질에서 분비된다.

(2) 세포외액에 K의 평형을 유지하기 위해서 위장관에서 흡수된 K^+은 신장을 통해 소변에 K^+ 70 *mM*가 서서히 배설된다.

완만하게(시간단위) 이루어지는 K의 처리는 알도스테론이 신장에 작용하는 지체기가 필요하다. 알도스테론은 원위 세뇨관과 피질 집합관에 작용한다. 그 작용은 다음과 같은 기전에서 세뇨관강액 [K^+]에 영향을 준다. 즉 관강측 Na^+통로를 개방하고 Na^+-K^+ ATPase을 활성화하며, 관강측 K^+통로를 개방하는 것이다. 그리고 관강막에 있어서 Cl의 전도도를 저하시킨다. K^+ 69 *mM*의 세포내에서의 이동은 이미 알고 있듯이 ① 세포내 [K^+]는 세포외 [K^+]의 37.5배를 넘는다. ② 세포내액량은 세포외액량의 2배이다. 따라서 세포내에서는 세포외보다 75~80배 이상의 K^+가 존재한다. 만일 정지막 전위에 아무런 변화가 없다고 하면

- 세포외액 K^+가 1 *mM* 상승하면 세포내액 K^+가 69 *mM* 상승한다.
- 새로운 세포외액 [K^+]는 61 *mM* (4 *mM* × 15리터 + 1) / 15리터 = 4.1 *mM*이다.
- 새로운 세포내액 [K^+]는 4,569 *mM* (150 *mM* × 30리터 + 69) / 30리터 = 152 *mM*이다.
- 상기의 K^+분포를 얻기 위해 정지막 전위를 상승시키는데는 호르몬작용이 필요하다.

세포내외액 경계막에 작용하는 힘

K의 가장 중요한 생리적 기능은 세포막전위에 대한 영향과 세포내 이온의 힘을 결정하는 역할이다. 대부분 세포막전위는 세포내의 K농도 비율에 의해서 결정되는데, 세포 막전위의 변화는 골격근과 심근활동에 심각한 영향을 미친다.

K농도경사에 의해서 전위가 발생하는 기전은 (그림 5-2)에 묘사하였다. K은 세포내농도(150 *mEq/L*)가 세포외액 농도보다 높기 때문에 세포 밖으로 확산하려 한다.

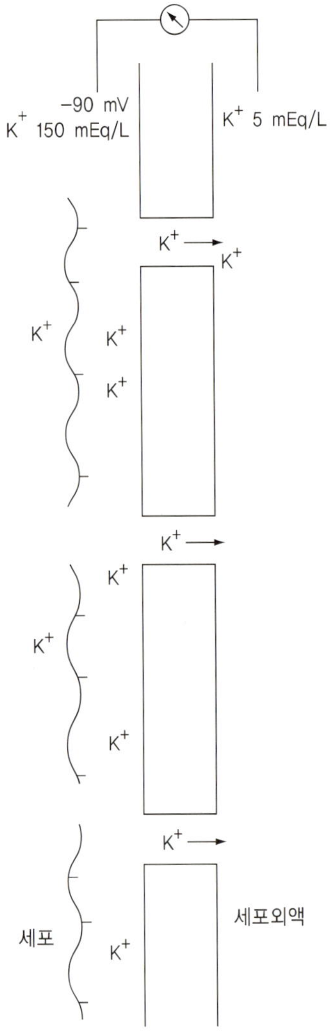

그림 5-2. 세포내외 K^+기울기(150 : 5) 때문에 K^+는 세포막의 통로를 통해 세포 밖으로 확산되려 한다. 여러개 음전하 된 통과 못하는 유기음이온의 대부분이 전기적으로 끌어당기므로 소수이온만 통과한다.

복합다가이온(*complex multivalent*)인 유기산의 음이온들은 세포막을 통과할 수 없어 K^+만이 세포 밖으로 확산되고 유기산 음이온은 세포내에 남게 된다. 세포 밖으로 확산되어 나오는 K^+양은 세포내 음이온들의 음전하가 끌어당기고 있기 때문에 극히 제한된다.

세포막전위(Em)는 Nernst공식에 의해 계산이 된다. 즉 Em = -60 *log Kin/Kex*이다. 여기서 Kin은 세포내, Kex는 세포 밖 K농도이다.

세포내외 K^+의 비율이 30 : 1로 될 때 세포막전위는 정상으로 - 90 *mV*이다. 세포외액 K농도는 임상적 질환상태에서 쉽게 변화되기 때문에 세포막전위는 세포내 K농도에 의해서라기보다도 세포외액 K에 의해서 더 영향을 받는다.

K^+는 pump로 Na^+-K^+ ATPase 작용에 의해 세포내로 퍼 넣어진다. 그리고 K^+는 확산에 의해 세

포외로 나오는데 정지막 전위는 근육 내에서 -90 mV에 가깝다.

세포내액 [K^+]는 주로 세포내액에 국한하고 있는 일부의 음이온(대개가 유기인산)의 수에 의존하고 있다.

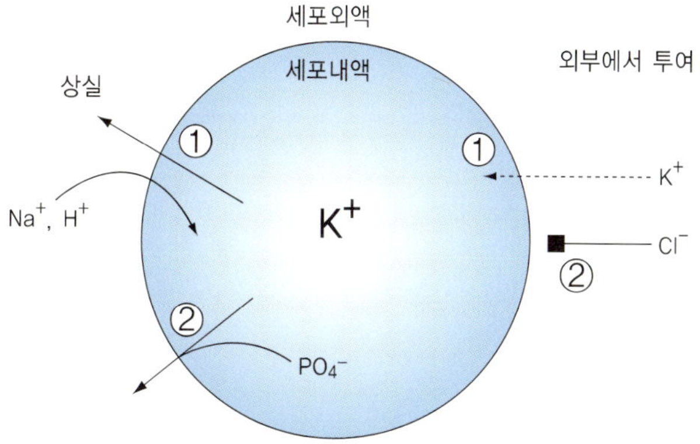

그림 5-3. K^+결핍 환자에 대한 KCl투여의 효과

이 [K^+]는 전기적 중성을 유지하면서 세포내 K^+를 다른 양이온으로 치환하는 것에 의해 바꿀 수가 있다. 세포내액의 K^+와 치환할 수 있는 양이온은 Na^+와 H^+이다. 이 양이온 대 양이온의 교환은 단지 세포내외액 [K^+]비를 바꿀 뿐만 아니라 세포내액의 pH 및 양의 변화도 일으킨다. 세포막을 투과하는 K^+이동에 필요한 K^+와 Na^+ 또는 H^+와의 교환과 K^+와 세포내 음이온의 이동이 동시에 일어난다고 본다.

세포내 음이온의 역할

체액구획 내에서는 양과 음의 하전은 같다. 세포내액에서 음으로 하전된 분자는 세포막을 통과하지 않는 경향이 있다(주로 유기인산, DNA, RNA, ATP, 크리아티닌, 인산). 세포내 단백은 이 음의 하전에는 크게 관여하고 있지 않다. 정상에서 세포내의 음의 하전 성분은 비교적 일정하다(특수한 인산화합물은 장기에 따라서 다르지만). 그렇지만 특수한 병태(예컨대 당뇨병성 케토산증)에서 일어나는 유기인산의 상실은 세포내액 K^+의 상실을 동반한다. 이 K^+가 소변 내에 배설되지 않으면 고K^+혈증이 일어난다(일반적으로 삼투압 이뇨에 의한다). 당뇨병성 케토산증에서 보이는 이러한 세포내 음이온 상실의 효과는 예컨대 소아마비 시 나타나는 근육의 위축과는 현저하게 대조적이다. 근육의 양이 감소된 환자는 신체 전체의 K^+함량도 감소되어 있으나, 세포내액 [K^+]는 정상이며 세포막을 경위해서 [K^+] 기울기도 정상이다. 세포내액 K^+를 회복하기 위해서는 세포내액 음이온을 투여할 필요가 있다. 이것은 당뇨병성 케토산증이나 중증빈혈의 치료에 왜 K^+와 함께 인산을 주지 않으면 안 되는가 하는 질문의 설명이 된다(표 5-1, 그림 5-3 참고). 마찬가지로 세포의 성장(동화작용)이 재개될 때 환자의 저K^+혈증을 피하기 위해서는 여분의 K^+뿐만 아니라 인산, Mg, 아미노산 등의 세포내액 구성 성분을 필요로 한다.

표 5-1. 세포내액에서 세포외액으로 K^+ 이동을 일으키는 인자

- 호르몬
  - 인슐린결핍, β_2-아드레날린작용 길항약, 알도스테론 결핍
- 산염기장애
  - 급속한 HCl 저류 혹은 $NaHCO_3$ 상실
- 세포내 음이온의 변화
  - 이화작용, 유기인산의 상실
- 세포괴사
- 드문 인자
  - 탈분극(succinylcholine)
  - K^+투과성의 변화(barium중독)
  - 드믄 경우로 양이온 저류(lysine, arginine중독)
  - 고장성액

인산 대사산물(*glucose-6-phosphate*)의 세포내 축적도 K^+의 세포내 이동을 불러일으킨다. 이것은 당뇨병성 케토산증 치료 시에 보여지는 저K^+혈증의 원인의 하나이다. (그림 5-3)의 좌측에서와 같이 K^+는 세포내에서 2개의 기전으로 상실된다. 즉 ① 양이온-양이온 경로와 ② 세포내액 음이온인 인산과 함께 K^+이 상실되는 것이다.

치료시 우측에서처럼 K^+결핍은 모두가 양이온-음이온 교환이(기전 ①)에서 발생하지 않으므로 Cl^-가 세포외액의 주요한 음이온이기 때문에 KCl 단독으로는 세포내액 K^+결핍을 모두 교정할 수는 없다. 그러므로 세포내액 K^+결핍을 회복하기 위해서는 세포내액에 분포되는 음이온(기전 ② Cl^-는 아니고 인산)과 K^+를 함께 투여하지 않으면 안 된다.

세포내 단백의 하전

세포내액 pH가 7.4일때 단백의 음으로 하전은 *glutamate*와 *aspartate*산의 C-말단 carboxyl기 상에 있다. 반면에 양으로의 하전은 lysine, *arginine* 및 *histidine* 1/2 이하의 N-말단 아미노산기 상에 있다.

세포내액에서 음이온군이 양이온군을 초과하는 일은 없다. 그러므로 일반적으로 단백질은 특수한 세포내액 환경에서 pK에 현저한 변화가 일어나지 않는 한 세포내액의 주요한 음이온이 되지 못한다.

양이온-양이온 교환

K^+와 그 밖의 양이온과의 교환은 세포내 음이온 수를 바꾸는 일없이 세포내외액의 $[K^+]$비를 수정할 수 있다. 이 교환에는 세포막을 통과하는 양이온을 수송하는 역할을 담당하는 *Na^+-K^+ ATPase*라는 효소가 필요하다. 또 양이온의 움직임은 세포내액의 pH와 세포 내액량의 변화를 일으킨다.

1) Na^+-K^+ ATPase

*Na^+-K^+ ATPase*는 세포내액 $[K^+]$를 상승시키는 역할을 하는데, 이 때 ATP 사용 당 3개의 Na^+를 세포 밖으로 나가게 하고 2개의 K^+를 세포내로 들어오게 한다(그림 5-4).

이 효소는 Na^+를 세포 밖으로 나가게 하고 K^+를 세포내에 취하도록 *pump*하기 때문에 ATP를 사용한다. 이 움직임이 세포막을 통하여 $[Na^+]$기울기를 만들어 정지막전위를 형성한다. 세포내액의 음이온은 주로 세포막을 통과할 수 없는 고분자이므로 세포내액의 음의 하전은 '고정되어 있다'고 할 수 있다.

Na^+혹은 K^+는 이들 음의 하전과 평형되어 있지만 2가지 이유에서 Na^+는 이 평형에 주요한 역할을 하지 못한다. 첫째는 세포내액 $[Na^+]$가 정상치인 약 10 *mM*를 넘자마자 *Na^+-K^+ ATPase*에 의해 세포외로 능동적으로 퍼내지는 일과, 둘째로는 형질막이 비교적 Na^+에 대한 투과성이 낮기 때문이다. 따라서 정상상태에서는 Na^+의 대부분이 세포내에 매우 천천히 확산되어 들어가고 있다.

Na^+-K^+ ATPase 활성 : 정상에서는 모든 세포막이나 신장 및 위장관 세포의 측저(*basolateral*)막에서 Na^+-K^+ ATPase가 과잉활성을 일으킨다. *Pump*활성을 올리기 위한 Na^+−K^+ATPase는 세포내액 $[Na^+]$를 올리는 것이기 때문이다. 신장의 알도스테론 작용에서는 이 호르몬의 지연효과가 많은 *Na^+-K^+ ATPase*효소를 유도한다. 이것은 세포측저막 표면면적의 확대를 동반한다. *Na^+-K^+ ATPase*의 일반적인 기능에 대해서는 (그림 5-4)에 제시하였다.

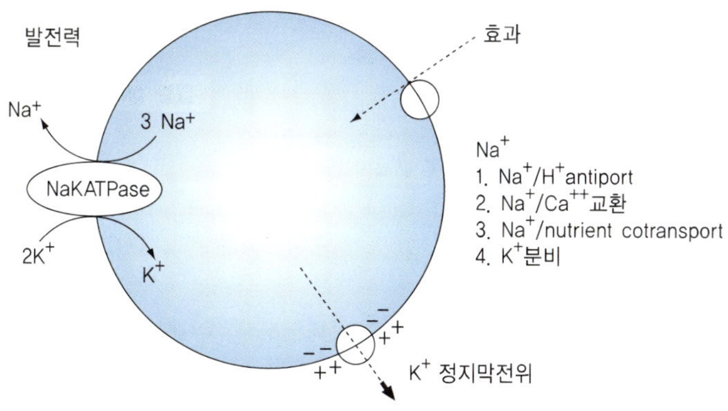

그림 5-4. 이온수송 및 거기에 관련된 기능에 대한 Na^+-K^+ ATPase의 역할

혈장[K^+]에 미치는 catecholmine의 작용 : 세포외액 [K^+]에 대한 카테콜아민 효과는 복잡하다. β_2-아드레날린 작용은 K^+의 세포내 이동을 촉진하며, β_1-아드레날린 작용은 신장에서 레닌을 분비시켜 알도스테론 생산을 증가시키고 K^+배설을 촉진한다. 카테콜아민은 해당을 촉진하고 고혈당을 초래하여 인슐린분비를 촉진하고 인슐린은 K^+를 세포내로 이동시킨다. α-아드레날린은 췌장 β-세포에서의 인슐린분비를 억제하여 고K혈증을 일으키는 경향이 있다. α-아드레날린의 직접작용은 저K혈증시에 K^+를 세포외로 이동하는 것이다.

2) 호르몬과 세포내액 [K^+]

K^+이동에 중요한 호르몬은 인슐린, β_2-아드레날린 작용물질(교감신경성)과 알도스테론이다(그림 5-5). 이 3가지 호르몬은 K^+이동에 대해서는 속효성으로 작용한다. 동화작용과 같은 기타의 효과는 장시간을 필요로 한다. ① 인슐린은 K^+를 세포내로 이동시킨다. 여기에는 몇 개의 기전이 관여하는데 예를 들면 인슐린은 *Na^+-K^+ ATPase*의 활성을 높이고 정지막 전위의 상승을 불러일으켜, 이 상승이 K^+를 세포내에 둘러싸이게 할 것이다.

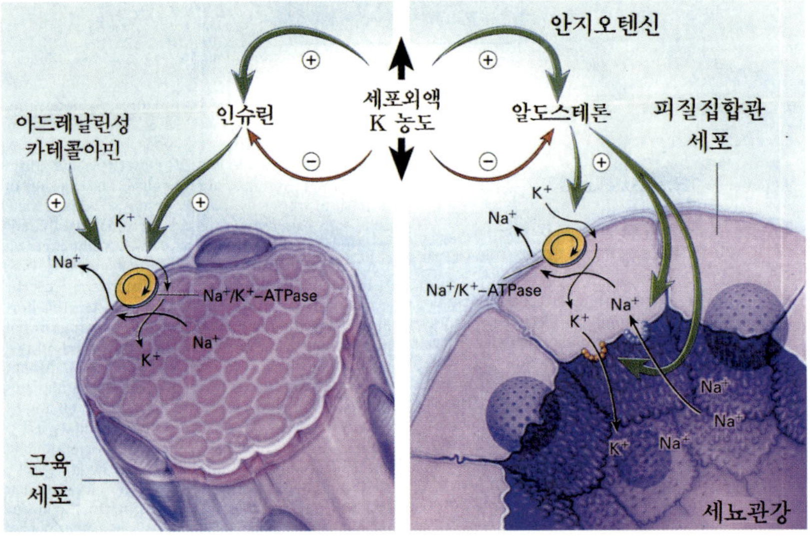

그림 5-5. 정상 K^+ 균형에 관여하는 호르몬. 인슐린과 β-아드레날린성 카테콜아민은 *Na^+-K^+ ATPase*을 자극하므로써 근육세포내로 K^+을 유입토록 촉진시키고, 알도스테론은 *Na^+-K^+ ATPase*와 집합관세포내 상피세포의 Na^+과 K^+ 통로에 영향을 미쳐 K^+배설을 촉진시킨다. 인슐린과 알도스테론은 feed-back기전이 있는데 세포외액내 K^+농도가 증가하면 이런 호르몬이 각각 분비되도록 자극하며, 세포외액 K^+이 감소하면 이들 호르몬 분비가 억제된다.

인슐린은 세포내액에서 인산에스테르(*phosphate ester*)의 생성을 촉진하여(*hexose phosphate*, RNA 등) 이들의 음이온이 K^+를 세포내에 둘러싸이게 한다. 양적으로는 인슐린의 기저농도가 반감하면 세포외액 [K^+]는 30분 이내에 약 0.5 *mM* 상승하는 것으로 된다. 인슐린 투여는 세포외액 [K^+]의 현저한 저하를 초래하게 한다. 이런 작용은 특히 당뇨병성 케토산증이나 고K^+혈증의 치료에 중요한 점이 되고 있다. ② β_2-아드레날린성 작용물질인 카테콜아민은 세포 통과전에 K^+분포를 결정하는 중요한 역할을 하고 있다. 연구에 의하면 β_2수용체 작용약(*salbutamol*, soterenol)은 K^+의 세포내 이동을 촉진한다. β_2수용체를 차단하는 *butoxamide*나 비선택 β차단제(*propranolol*, nadolol)은 K을 차단하여 고K혈증이 온다. 반대로 저K혈증시 α-아드레날린 작용약은 K^+를 세포외로 이동을 촉진하는 경향을 나타내고 있다. ③ 알도스테론과 K의 실험성적은 일정하지는 않지만 알도스테론은 K^+를 세포내액으로 이동시키는 움직임이 있다. 이 작용은 인슐린 결핍 시에만 양적으로 중요하다.

인슐린과 알도스테론 2가지 모두 결핍 시에는 치명적인 고K혈증을 야기하는데 특히 고혈당이 있을 때는 문제가 된다. 알도스테론은 K^+의 항상성을 엄격하게 유지하는데 중요한 역할을 하고 있다. 이것이 피질 집합관에 작용하여 소변 내 K^+배설을 촉진한다고 하는 것이다.

*Angiotensin II*는 고K혈증에 의해서 유발된 알도스테론을 생산하도록 자극하는 협동효과를 나타낸다.

(그림 5-5)의 좌측에는 *Na-K ATPase*의 작용에 의해 세포막 내외에서 [Na^+]와 [K^+]의 기울기가 되는것을 제시하고 있고, 이 기울기의 효과를 그림 우측에 제시하고 있다. [Na^+]기울기는 Na^+와 함께 물질의 상호운반(cotransport)을 가능하게 하며(예로 위장관이나 신장에서의 포도당이나 아미노산 흡수), $NaHCO_3$ 재흡수나 세포용량을 유지하기 위해 Na^+와 H^+의 대항수송(countertransport), Na^+-linked Ca^{++}수송을 교환하며, 신장에서의 K^+분비를 촉진한다. [K^+]기울기는 세포내에서의 K확산을 일으켜 그것에 의해 정지막전위를 형성하고 있다.

산-염기상태와 세포막투과에 의한 K^+ 이동

간질시 대발작이 있으면 젖산산증이 발생하는데 이때 보통 혈장 K^+치는 변화하지 않으나, 당뇨병케토산증이나 폐혈증으로 인한 젖산산증 시에 발생하는 유기산혈증시에는 때로 고K^+혈증이 발생한다. 이는 당뇨병케토산증시 인슐린부족, 고삼투성혈장, 탈수로 인한 신부전 등의 인자가 고K^+혈증이 발생하는 기전으로 생각된다.

혈장 HCO_3^-농도는 pH와는 독자적으로 혈장K치에 영향을 미치는데, 혈액 pH를 일정하게 유지시킬 때 혈청 HCO_3^-치가 감소하면 K^-치가 증가하고, 반면에 혈청 HCO_3^-치가 증가하면 혈청 K^+치가 감소한다. HCO_3^-의 이런 효과는 대사성 산증 때보다 호흡성 산증시 혈청K^+치 변화가 아주 적은 것을 설명해주는 근거가 된다.

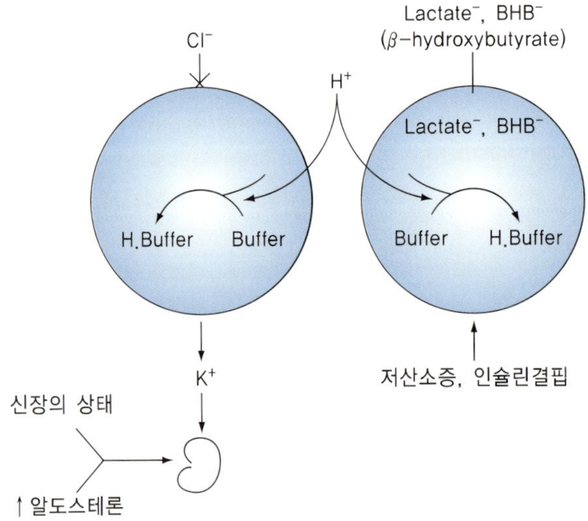

그림 5-6. H^+의 완충과 그 결과로서의 K^+이동

유기산혈증과 호흡성산증시에 세포막에서 H^+-K^+교환이 덜 되는 것은 유기산 음이온과 HCO_3^-가 H^+과 함께 어느 정도 세포내로 들어가기 때문이다. 그러나 HCl나 HNO_3같은 무기산에 의한 산혈증시는 음이온이 세포내로 들어갈 수 없고, H^+대부분이 세포내로 들어가서 세포내 양이온과 교환한다. 이것이 전통적인 세포외액 구획에서 H^+완충학설인데, 최근에는 완충으로서 뼈의 역할이 중요시되고 있다. 즉 산혈증시 세포외액에 들어오는 K량은 뼈에서 유래할 것이라는 설이다.

염산을 투여하면 세포외액 $[H^+]$는 세포내액으로 이동하고(부하된 H^+의 약 60%가 세포내에서 완충된다), K^+이온은 하전평형을 유지하기위해 세포외로 이동한다. HCl와는 반대로 탄수화물(젖산)이나 지방(케토산)에서 생산된 유기산 음이온은 H^+이온과 거의 같은 정도로 세포내로 들어간다.

그런데도 유산이나 케토산의 세포내액에서의 완충의 결과로는 불과 얼마 안 되는 K^+이동을 유발한다(그림 5-6). 따라서 이들 유기산의 축적에 의한 대사성 산증 때 고K^+혈증은 산혈증자체보다도 그 이외의 여러 인자의 결과로서 일어난다고 하겠다.

$NaHCO_3$ 상실에 의해 일어난 대사성산증의 경우 H^+는 세포내액에서 완충된다. 그 때문에 이런 형의 대사성산증에서는 초기에 고K^+혈증을 합병한다. 그러나 부신과 신장이 정상인 경우는 시간이 지나면 신장에서 K^+가 배설되기 때문에 고K^+혈증은 반드시 교정된다(그림 5-6). ① 급성 대사성 산증에서는 K^+가 세포내에서 방출된다. 급성 대사성 알칼리증에서는 K^+가 세포내로 들어간다. ② $NaHCO_3$ 상실에 의한 대사성 산증만이 세포내 완충 때문에 초기에 고K혈증을 일으키지만 시간이 지나면 신장과 알도스테론의 정상반응에 의하여 혈장 $[K^+]$는 정상으로 회복된다. ③ 반대로 유기산의 생산이 초기의 고K혈증을 불러일으키는 것 같은 일은 없다. 인슐린 결핍이나 저산소증은 K^+를 세포외로 이동시키므로 고K혈증이 발생한다.

급성호흡성 장애에서는 K^+는 이동하지 않는다. 호흡성의 산-염기 이상은 혈장 $[K^+]$를 조금밖에 변화시키지 못한다. 때문에 P_{CO_2}의 변화에 따라 $[K^+]$가 변화할 경우 단순한 산-염기 이상보다도 다른 원인을 검사하지 않으면 안 된다.

HCl 부하시와 젖산 혹은 케토산증시 K의 이동 : 375 *mM*의 산(무기산 또는 유기산)을 투여하면 H^+의 60 % 즉 225 *mM*가 세포내액 중에서 완충된다. 특히 산이 염산일 경우 부하된 H^+가 세포내액으로 들어가면 225 *mM* 가까운 Na^+와 K^+가 반대방향으로 이동하지 않으면 안 된다(대사성산증시 세포내액에서 나오는 Na^+, K^+의 약 2배이다). 반대로 유기산에 의한 산증일 경우는 H^+과 함께 225 *mM*의 음이온(젖산, *β-hydroxylhytyrate*)이 세포내액으로 이동한다. 그 때문에 젖산이나 케토산부하에서는 얼마 안 되는 K^+가 세포내에서 이동하는데 불과하다(그림 5-6).

(그림 5-6)에서 원은 세포막을 나타내고 Cl^-는 좌측의 원에 표시한 것처럼 세포외액에 국한하고 있다. 세포외액의 $[H^+]$가 무기산의 부하에 의해 상승할 때에는 H^+은 세포내액으로 들어가 완충된다. 이 경우 K^+는 전기적 중성을 유지하기 위해 세포내액에서 방출된다. 반대로 유기산 부하에서는 유기산 음이온(젖산, *β-hydroxybutyrate*)이 세포내액에 H^+와 거의 같은 양으로 세포내액으로 들어간다. 따라서, 전기적 중성 때문에 K^+가 이동하는 것을 필요로 하지 않는다(우측 원). 이와같은 경우 산소결핍(세포괴사) 혹은 인슐린결핍 때문에 고K^+혈증이 일어난다. 고K혈증은 알도스테론을 자극하고 그 결과 소변내 과잉의 K^+상실이 일어난다. 그 때문에 고Cl성 대사성산증에 있어서 지속적인 고K혈증은 신장 기능부전이 있다든가 알도스테론 활성 저하 시에만 볼 수 있다.

급성 호흡성 산-염기 이상에 있어서 K^+이동 : 급성 호흡성 산증이나 알칼리증에서는 세포외액 $[HCO_3^-]$은 거의 변화가 없고 약간의 K^+가 세포막을 투과할 뿐이다. 급성실험에서는 P_{CO_2}에 4배 이상 변화가 인정되는데도 대부분 세포외액$[K^+]$의 유의한 변화를 볼 수 없다.

만성 호흡성 산증에서의 K^+이동 : 만성 호흡성 산증시 혈장$[HCO_3^-]$은 상승하지만 혈장$[K^+]$의 변화는 적다. 만성호흡성 산증시 HCO_3^- 상승으로 세포내액에서 어느 정도의 K^+이동이 가능한가를 추정하는데는 3가지 점이 중요하다. ① $[HCO_3^-]$의 상승은 신장에서의 결과로써 나타나고 본질적으로는 소변내 NH_4Cl 상실과 같다. 이것은 세포외액에서 보면 Cl^-와 HCO_3^-의 교환과 같고, 세포막을 투과하는 H^+와 K^+의 이동과는 관계가 없다. ② 세포외액의 HCO_3^- 저류와 같은 정도의 pH의 변화를 보이는 대사성산증시 K^+의 이동은 세포막을 이동하는 H^+량보다는 적다. 이 때문에 만성 호흡성산증에서는 양이온의 이동이 상당히 적다고 예상된다. ③ 이 기간 중 부신, 신장에서는 혈장$[K^+]$의 상승을 최소한으로 방지하려고 한다.

신장에서 K^+ 조절

세포외액의 K^+평형은 음식으로 섭취되는 K^+의 92%가 신장을 통하여 배설됨으로써 유지된다(그림 5-7). K^+의 소변 내 배설량과 음식으로의 섭취량은 동등하며, 이는 K평형을 유지하는데 신장의 중요성을 알게하는 것이다. 비록 K의 소량이 매일 대변이나 땀(8%)으로 소실된다고 하여도 이 양은 일정하며, 조절 받지도 않는다. 따라서 소변 K배설량은 원위세뇨관과 집합관계의 세포에 의해 혈액에서 세뇨관강 내로 K가 분비되는 양이다. 각 네프론분절에서 K의 운반형태는 (그림 5-7)와 같다. K^+는 혈장단백질과 결합하지 않기 때문에 사구체에서 자유롭게 완전히 여과된다. 정상적인 소변의 K^+배설량은 여과된 양의 15%이므로 나머지 K은 재흡수 되었다는 뜻이다. 여과된 K^+의 67%가 근위세뇨관에서 재흡수되고 20%는 헨레루프에서 재흡수 된다. 원위세뇨관과 집합관은 K^+의 재흡수 및 분비능력이 있다. 형태학적으로 피질 집합관과 원위세뇨관세포는 비슷하기 때문에 K^+을 분비하는 태도 역시 비슷한 것이다.

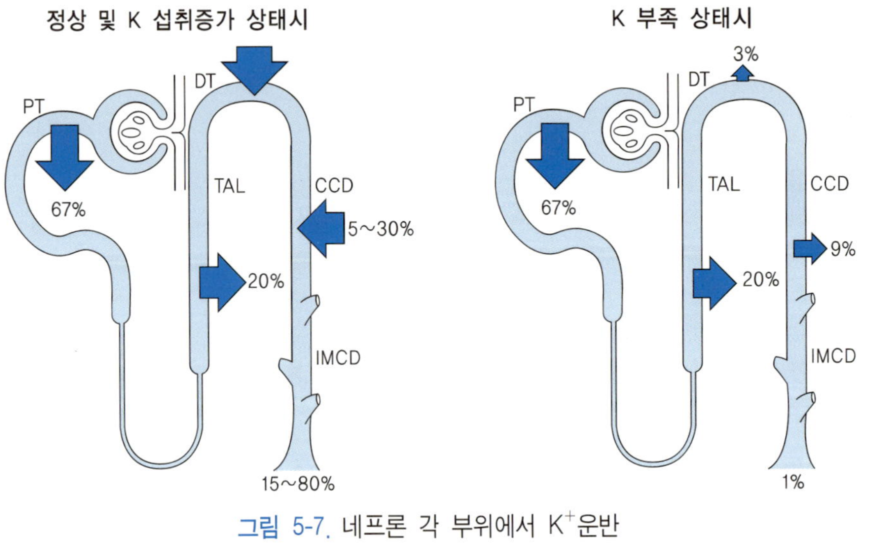

그림 5-7. 네프론 각 부위에서 K^+운반

이 두 부위의 K^+재흡수 또는 분비율은 여러 가지 호르몬과 기타인자에 의해서 변화할 수 있다. K 섭취가 정상일 때(하루 100 *mEq*) 이 두 부위의 K^+분비는 음식에서 K섭취를 증가시키면 증가된다. 그렇게 해서 소변 내에 K^+의 양은 여과된 양의 80%까지 나타난다(그림 5-7).

K없는 음식물 섭취 시 원위세뇨관 및 집합관에서 K^+재흡수가 활성화되기 때문에 사구체에서 여과된 K^+의 1%가 소변으로 배설된다(그림 5-7, 우측). 신장은 Na^+에서 보여준 것과 같이 K^+배설을 감소시킬 수 있는 능력이 없으므로 결국 K부족 음식을 섭취 시 저K^+혈증이 발생한다.

K배설은 원위세뇨관과 집합관에서 K분비의 율과 방향에 의존한다. 화살표와 %는 각 네프론부위에

서 여과된 K^+재흡수와 분비의 양을 나타내고, 우측에서는 음식 내 K이 부족 시 여과된 K의 1%가 배설되고, 좌측에서는 음식에 의한 K섭취가 정상 및 증가시킬 때 여과된 K의 15~80%에 상당한 양이 배설된다. 그림에서 TAL는 두꺼운 상행각, DT는 원위세뇨관, CD는 피질집합관, IMCD는 내수질집합관이다.

원위세뇨관과 집합관에서 K^+ 운반기전 : 원위세뇨관 및 집합관의 주세포(*principal cell*)에서 K^+분비 기전은 (그림 5-8)에 나타내었다. 혈액에서 세뇨관강으로 K^+의 분비는 2단계과정을 거치는데, 기저측막에 *Na^+-K^+−ATPase*에 의해 K^+이 세포내로 섭취되고, 세포에서는 세뇨관강으로 전기화학적 경사를 이루어 K^+의 확산이 이루어진다.

여기에서 *Na^+-K^+−ATPase*는 세포내 K^+농도를 증가시키고, 선단막(*apical membrane*)의 K통로를 통해 K^+을 배출시키는 화학적인 힘을 제공한다. 선단막에서는 K^+이 우선적으로 세포밖 세뇨관강액에 들어간다. 여기에는 선단막을 통과하는 K^+의 전기화학적 경사도가 세뇨관강으로 내리막운동을 하기 좋게 되어 있고, 또 K에 대한 선단막의 투과성이 기저측막의 것보다 훨씬 크다. 반면에 원위세뇨관 및 집합관의 K^+재흡수 기전과 세포통과에 대해서는 충분히 알려진바 없으나, 현재 제시되고 있는 것은 K^+은 선단막에 위치한 [H^+-K^+]ATPase을 통해서 개재세포(*intercalated cell*)에서 재흡수 된다는 것이다.

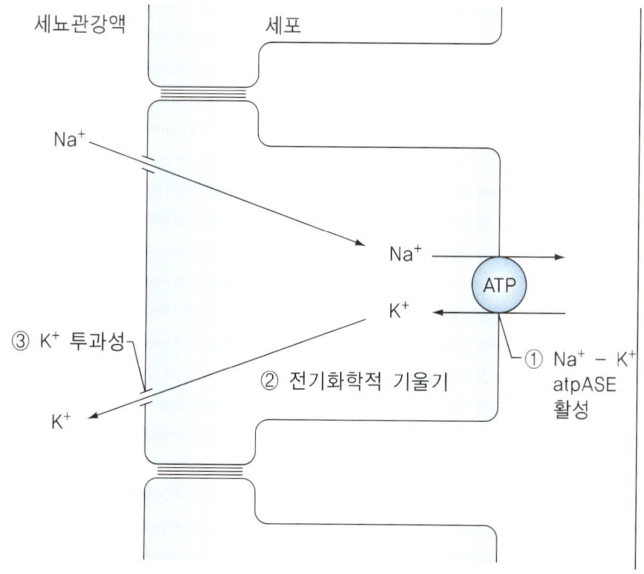

그림 5-8. 원위세뇨관 및 집합관에서 K^+분비 기전

(그림 5-8) ①은 Na^+−K^+−ATPase가 K^+분비를 조절하는 장소 ②는 전기화학적 경사도(움직이는

힘)이 K^+을 세포막 밖으로 품어내고 ③은 세포막의 K^+투과성이다.

이런 운반은 선단막을 통과하여 K 섭취를 조정하나, 개재세포에서 혈액내로 들어가는 K^+출구는 알려지지 않았다.

1) 세뇨관강액으로 K^+ 분비

(1) Nephron 부위

정상적인 신장에서는 여과된 K^+(혈장K 4 *mM* × GFR 180 *l* /하루 = 720 *mM*/24시간)의 거의 모두가 원위 네프론으로 오기전에 재흡수된다. 따라서 K^+배설은 주로 원위 세뇨관과 피질 집합관(이하 피질 원위네프론으로 표시함)에서의 K^+분비에 집중되어 있다.

(2) K^+배설에 있어서 수질집합관의 역할

K^+배설에 대하여 수질 집합관에서는 임상적으로 2가지 중요한 현상이 일어난다. 제1의 현상은 수분이 여기서 재흡수 되기 때문에 [K^+]가 상승함으로(K^+: 수분비) [K^+]를 평가할 경우에는 이점을 고려하지 않으면 안 된다. 또 수질 집합관에서 생기는 제2의 현상은 K^+의 재흡수 또는 분비이다. 이 규모는 비교적 적기때문에 저K^+혈증이나 고K^+혈증시에만 [K^+]가 중요하다고 생각된다.

사실상 소변 내 K^+의 전부는 피질 원위 *nephron*에서 분비된 것이다. 알도스테론은 세뇨관강액 [K^+]를 상승시킨다. 그 기전은 관강막의 [K^+]통로를 열고 측저막의 $Na^+-K^+-ATPase$ 활성을 증가시킨다. K^+배설은 "피질 원위네프론에 흐르는 소변양이 많아질 때 증가한다.

(3) K^+ 배설기전

알도스테론은 세뇨관강측 Na^+ 통로를 여는 작용을 하는데 여기에는 2가지 효과가 있다.

즉 관강막을 통과하는 막전위를 저하시켜 관강내에 양이온을 분비하는데 용이하게 한다. 그리고 세포내의 [K^+]가 높으면 측저막의 $Na^+-K^+-ATPase$에 의해 수송이 증가한다. 이 $Na^+-K^+-ATPase$은 K^+를 세포외액에서 주세포내로 수송하는데 순효과는 세포외액에서 관강으로 K^+수송이다. 그 결과 알도스테론의 작용은 관강내 [K^+]의 농도를 세포외액보다 약 10배로 증가시킨다(그림 5-9, 5-10).

신장에서 K^+처리의 임상적 분석은 K^+배설 = 소변내[K^+] 농도 × 소변량 = 알도스테론작용 × 수분이다. 결론적으로 생체에 신장 K^+배설을 분석하기 위해서는 [K^+]와 소변량의 평가가 필요하다. 소변량이 중요한 이유는 원위세뇨관강측 상피세포의 세포막이 선별적으로 K^+의 투과성이 높은 구조적 특성 때문에 소변양이 증가하면 K이 씻겨 내려가기 때문이다.

(4) 원위 네프론의 관강 액내에 Na^+ 이용

Na^+가 원위 네프론 관강내에 운반되지 않는다면 K^+를 분비할 수 없다. 랫트실험에서는 최대 K^+분비량의 절반량을 배설하기 위해 필요한 $[K^+]$는 13 *mM*이다. 따라서

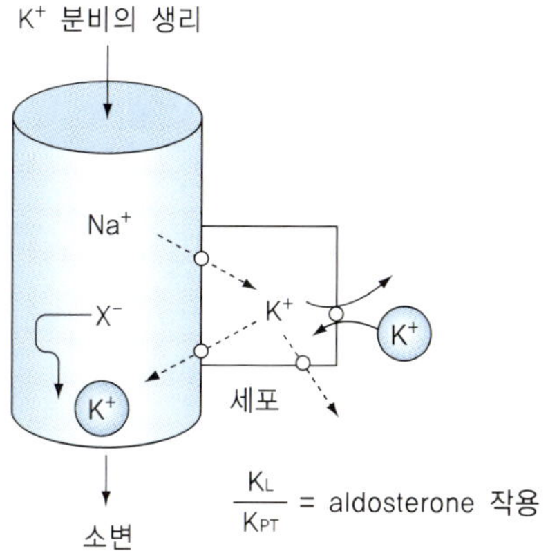

그림 5-9. 알도스테론에 의한 K^+분비

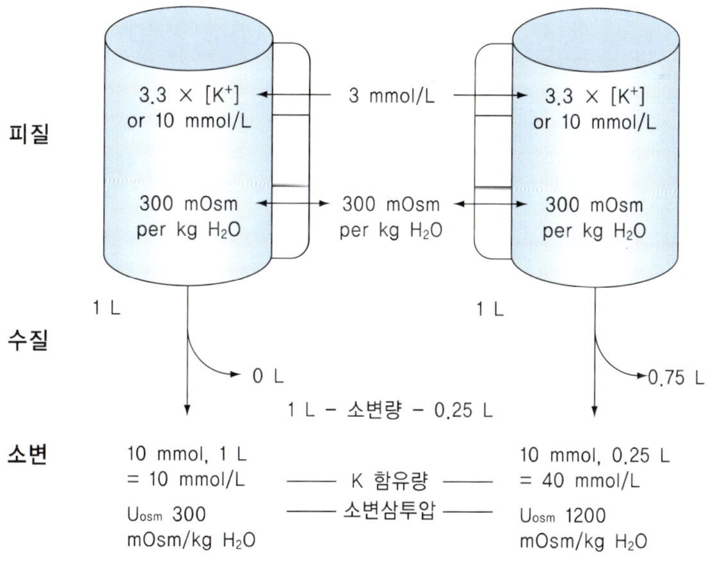

그림 5-10. 소변내 $[K^+]$에 대한 수질내 수분 재흡수의 역할

$[K^+]$가 25 *mM* 있으면 K^+의 배설이 Na^+에 의해 제한되는 일은 없다. 유효 순환혈액량의 감소에 의해 GFR이 현저하게 낮을 경우는 운반되어 오는 Na^+도달 량이 감소하여 이 과정을 제한하는 것이 된다.

(5) 원위 네프론의 관강액에 흐르는 속도와 K^+배설

K배설량 = 소변[K^+] × 소변량이다. 알도스테론은 관강 내 [K^+]를 혈장[K^+]의 약 10배로 상승시킨다.(그림 5-9) 즉 혈장 [K^+]가 4 *mM*의 경우 관강액 [K^+]는 40 *mM*(10 × 4 *mM*)로 된다. 그러므로 원위 네프론의 관강액량이 5리터이면 200 *mM*의 K^+가 배설되는 것이 된다. 바꾸어 말하면 10 리터의 세뇨관강액량에서는 같은 [K^+]기울기에서 400 *mM*이 배설된다는 것이다. 따라서 원위 네프론까지 운반되는 여과량의 중요성을 인식하지 않으면 안 된다.

(6) 부신과 알도스테론 분비

알도스테론분비의 주요한 자극은 고K^+혈증과 세포외액량 감소의 2가지이다. 알도스테론분비는 고K혈증, *angiotensin II*, 혹은 뇌하수체 전엽에서의 알도스테론 방출인자(ACTH와는 관계없이)에 의해 자극된다. 레닌이 신장의 *juxtaglomerular*에서 분비되면 *angiotensin II*치가 상승한다. 레닌의 분비는 세포외액량의 감소, 신동맥경화, β_1-아드레날린성 작용약에 의해 자극되고, 반대로 세포외액량의 증가나 β_1-차단약에 의해 억제된다.

당뇨병에서 *juxtaglomerular*장치가 파괴되면 레닌분비도 낮아진다. 그러나 레닌 레벨이 높은 치임에도 불구하고 *angiotensin II*치가 상승하지 않은 증례도 있다. 이것은 약제가 *angiotensin I* 에서 그 활성형 *angiotensin II*(captopril과 같은 전환 효소 억제제)로의 전환을 저지하는 경우에 일어난다. 심방성 Na^+ 이뇨인자(ANF)는 부신의 *zona glomerulosa* 세포에서 알도스테론분비를 감소시킨다.

(7) 생체내에서의 알도스테론 작용을 어떻게 평가하는가?

다음에 기술하는 것에 대해서는 먼저 직접 입증된 성적이 그다지 없다는 점에 유의하자. 그럼에도 불구하고 이 접근방식은 K^+배설장애에 관한 알도스테론작용을 임상적으로 분석하는데 이론적 기초를 제공하고 있다. 임상가는 생체내에서 피질 원위네프론의 세뇨관을 통과하는 [K^+]의 기울기 (*transtubular K gradient* : TTKG)를 측정하려고 시도하고 있다. 간단히 표현하자면 혈장[K^+]는 신피질의 세뇨관 주위의 [K^+]를 반영하고 있는 것이다. 피질 원위네프론의 세뇨관강내 [K^+]는 소변[K^+]와 삼투압의 역산(back-calculate)에 의하여 가능하다(그림 5-10).

요약하자면 소변[K^+]를 소변 혈장 삼투압비로 나누면 된다. 즉 [K^+]소변/(소변/혈장)삼투압이다. 이 값은 *mineralocorticoid*가 작용하고 있으면 높게 되며(혈장[K^+]의 7배나 그 이상), 작용하고 있지 않으면 낮아진다(혈장[K^+]의 4배 이하). 생체내에서의 알도스테론작용을 반영하고 있는 이 분석법이 시행되기 위해서는 소변에 적어도 25 *mM*의 Na이 포함되어야 한다. 그리고 소변이 저장성이 아니어야 한다.

$$\mathrm{TTKG} = \frac{[\mathrm{K}^+]\ \text{소변}}{(\text{소변}/\text{혈장})\ \text{삼투압}/\mathrm{K}^+\text{혈장}}$$

(그림 5-9)에서 알데스테론의 작용은 *transtubular*[K^+]기울기를 증가시킨다.

(그림 5-9) 원추형의 그림은 피질 원위네프론 관강을 나타내며 네모꼴은 주세포를 나타내고 있다. 알도스테론의 제 1중요한 작용은 음이온(X^-)을 동반하지 않고 Na^+ 통로를 통하여 관강내의 Na^+를 [Na^+] 기울기가 낮은 쪽으로 이동시키는 것이다. 그러므로 음이온(X^-)은 관강내를 음으로 하전시키고 있다(알도스테론은 Cl^- *conductance*을 감소시킨다). 세포내 Na^+는 $Na^+-K^+-ATPase$의 세포내 [Na^+] 상승작용에 의해 측저막에서 퍼내진다. 관강막이나 측저막양쪽에서의 세포내액 K^+의 누출은 전기적인 힘에 의해 관강내로 많이 나타난다. 이와 같은 현상의 결과로서 세뇨관강내에 K^+가 첨가된다. 관강내 [K^+](KL)과 세뇨관 주변의 [K^+](KPT)의 비는 K^+배설과정(보통에서는 *aldosterone*작용)의 지표가 된다.

(그림 5-10)에서 원추형 그림은 피질 집합관을 나타내고 있다. 좌우 원추형은 모두 *transtubular*[K^+] 기울기가 작다. 즉 세뇨관강내 [K^+]는 10 *mM* 혹은 3.3 × 세뇨관 주변의 [K^+] (3 *mM*)이다. 이를 간단히 이해하기 위해 1리터의 관강액이 수질집합관을 흐를 때 일반적으로 무엇이 일어나는가를 생각해보자. 좌측의 예에서는 수질에서의 수분재흡수가 없으나, 우측의 예에서는 75%의 수분이 재흡수 된다. 즉 어느 쪽의 경우도 수질에서 K^+의 재흡수도, 분비도 행해지지 않는다. 따라서 두집합관에서 K^+배설이 같을 때 수질에서 수분이 재흡수 되면 소변 내[K^+]는 4배 높게 된다(우측). 이것은 소변[K^+]를 평가할 때에 고려되어야 할 것이다.

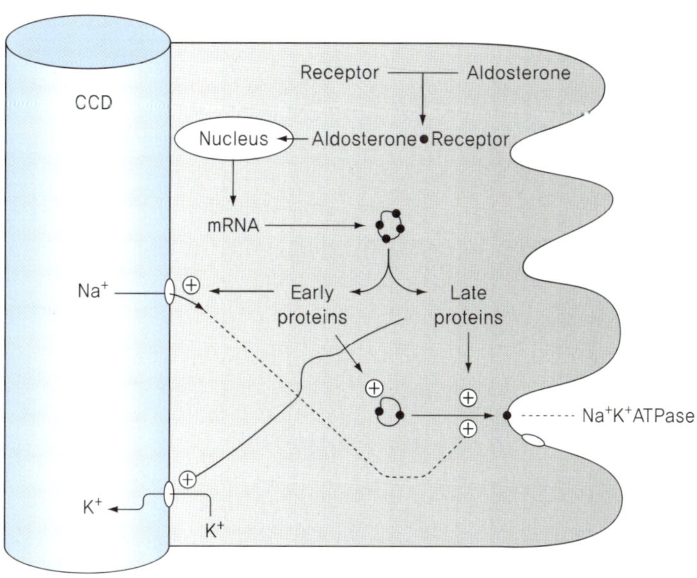

그림 5-11. 피질 원위 nephron의 주세포내 aldosterone의 작용 요약

(그림 5-11)에서 알도스테론은 측저막에서 주세포 내로 들어가는데 일단 세포질 내로 들어가면 특이 수용체(Rec)와 결합한다. 이 알도스테론 수용체 복합체는 핵중에 들어와 mRNA 생합성을 유도하며 이 mRNA가 새롭게 단백합성을 개시한다. 이들의 단백은 알도스테론 작용 초기와 후기의 효과기로 나눌 수 있는데, 초기의 작용은 관강측의 Na^+ 통로를 열고 아마도 *Na^+-K^+ ATPase*의 전구물질을 합성할 것이다. 그리고 알도스테론 후기작용은 측저막내에의 활성 Na-통로의 삽입이나 관강막에의 K-통로의 삽입이 포함된다. 알도스테론의 이러한 후기작용은 세포내액[K^+]의 상승에 의해 유발되는 것 같다.

K배설은 Na을 보전하고 이로 의해 세포외액량을 유지하고 있는 것일까? 배설되는 K^+은 어디에서 오는 것일까? Na^+과 K^+의 생리학에 대한 알도스테론 작용의 통합 나타내는(그림 5-12)에서 제1번은 피질집합관에서의 Na^+재흡수이다. 그러나 세포외액 Na^+를 유지하는데 여과된 Na의 재흡수가 필요치는 않다. 예컨대 1a의 경로를 생각해 보면 좋다. Na^+를 재흡수하기 위해서는 세포외액에서 K^+이 소변 내에 운반된다. 세포외액 중에는 K^+가 거의 없으므로 K^+가 진짜 나가는 장소는 세포내라고 볼 수 있다. 그러므로 세포내액에서의 K^+운반 때문에 Na^+가 세포내로 들어온다. 따라서 최종적인 통과는 세포내 K^+를 소변에, 세포외액 Na^+를 세포내액에 이동케 하는 것이다(1a경로). 이러한 작용은 세포외액량(Na^+ 함유량)이나 세포내구성물(K^+)의 유지에 의존하지 않게 된다.

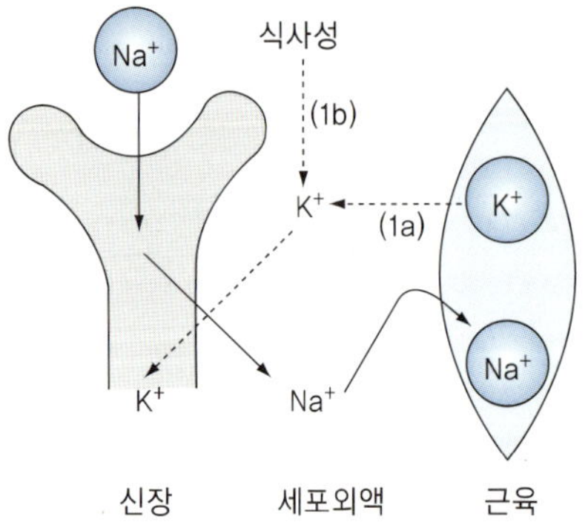

그림 5-12. 세포외액량이 유지되어 있을 경우. K^+배설의 원인이 결정된다. K^+분비와 여과 된 Na의 재흡수는 K^+의 공급원이 식사일 때만이 세포외액량을 유지한다.

그러나, 좀 더 넓은 의미로 생각하면 만일 ① 소변내 [K^+]이 나오는 장소가 식사성 [K^+] (1b경로)이든가 ② Na^+의 재흡수가 암모늄 배설(저K혈증은 암모니아 생산을 조장한다)과 관련되어 있든가 ③ NaCl이 재흡수 되어 있든가 하면 세포외액량을 유지하는 것이 된다. 이 때문에 Na^+와 K^+ 및 산-염기의 생리학을 종합적으로 고려하는 폭넓은 고찰이 필요하다.

저칼륨혈증

저칼륨혈증(*hypopotassemia*, *hypokalemia*, 저K혈증)은 임상에서 흔히 접하게 되는 전해질이상으로 혈청K농도가 3.5 *mEq/L* 이하일 때를 말한다. 음식 섭취나 정맥주사를 통하여 체내에 들어온 K^+은 대부분 세포내로 이동하여 저장된 후 신장을 통하여 배설된다. 따라서 K섭취감소, 세포내로의 이동 증가 그리고 신장을 통한 배설의 증가가 저K혈증을 초래할 수 있다. 저K혈증을 초래하는 원인은 (표 5-2)에 나타내었다.

1) K^+의 세포내로 이동에 의한 저K^+혈증

세포외액의 pH증가는 대사성이나 또는 호흡성 알칼리증시 K^+의 세포내 이동을 초래하는데, 이 경우 세포외액의 pH 변화를 최소화하기 위해 H^+이 세포밖으로 나오고, 동시에 전기적 중성을 유지하기 위해 K은 세포내로 이동한다.

이런 효과는 비교적 적어서 pH가 0.1 증가하는데 따라서 혈장K은 0.4 *mEq/L* 로 하강한다. 저K혈증은 대사성 알칼리증에서 흔히 관찰되는 것으로, 추측컨대 그 중요한 이유는 기존의 질환이나 임상상태(이뇨제, 구토, 고알도스테론증)에서 H^+과 K^+소실이 동시에 일어나기 때문이라고 생각된다. 흔히 포도당 및 인슐린 투여 후 K^+가 세포내로 갑자기 이동되는 저K혈증이 관찰되는데, 특히 총 체내 K^+가 부족한 환자에서는 잘 나타난다.

당뇨병성 케토산증으로 인슐린 치료받고 있는 환자는 세포내로의 K이동 때문에 심한 저K혈증을 일으킬 수 있다. 인슐린은 Na^+-K^+ *ATPase* 펌프의 활성도를 증가시켜 골격계 근육과 간세포안으로 K이동을 촉진한다. β_2작용물질(*salbutamol*, soterenol, ritodrine)사용시에도 세포내 K이동으로 인하여 저K혈증을 일으킨다. 급성 심근경색시도 급작스런 스트레스로 카테콜아민 유리가 증가되어 세포내로 K이동이 온다. 또 저K^+혈증의 원인이 되는 바리움 중독은 세포내에서 K확산을 억제하기 때문이며, 저체온(*hypothermia*) 때도 마찬가지이다. 바리움(위장관 검사에 사용되는 바리움은 독성이 없고 장에서 흡수는 안 되나 산에 녹는 바리움은 장에서 흡수되고 독성이 있다) 중독은 심한 설사의 원인이 되고 K^+소실이 온다.

가족성 저K^+혈증성으로 인한 마비시 K가 세포내로 이동하는 기전은 잘 모르고 있으나 바리움 중독시와 같은 현상으로 보고 있으며, 심한 운동, 고탄수화물 음식섭취 *Spironolactone*, K공급, 그리고 *diamox*는 예방을 위해 사용한다.

갑상선기능항진시에는 저K혈증성 주기성마비의 산발성 형태로 관찰된다. 이때 *Propranolol* (비선택적 β차단제) 사용으로 저K혈증이 개선된다. 골수성 백혈병 시 신장에서의 K소실은 *lysozymuria*에 의한다.

표 5-2. 저K^+혈증의 원인

▶ 세포내로 K^+이동
- 혈액 pH가 급격히 증가(특히 HCO_3^- 증가에 의해)
- 포도당과 인슐린의 투여
- 저K혈증 주기성 마비(가족성)
- 바리움 중독
- 카테콜아민 증가(급성심근경색, β_2 작용성으로 천식치료)
- 급속한 세포성장(거대적아구성 빈혈의 치료, 골수성 백혈병 치료)
- 저체온
- β_2-아드레나린성 약물
  - 에피네피린
  - 충혈완화제(peudoephedrine, phenylpropanolamine)
  - 기관지확장제(albuterol, terbutaline, pirbutarol, isoetharine, fenoterol, ephedrine, isoproterenol, metaproternol)
  - 진통 용해제 (ritodrine, nylidrin)
  - Theophyline
  - Caffeine
  - *Verapamil* 중독
  - 인슐린과용량
  - Chloroquine 중독

▶ 신장배설증가로 저K^+혈증
- 이뇨제 – *acetazolamide*, *thiazide*, chlorthalidone, *indapamide*, metolazone, quinethazone, bumetanide, ethacrynic acid, *furosemide*, *torsemide*
- 과량 미네랄코티코이드
  - 일차성고알도스테론증(부신선종, 부신암, 양측부신과증식)
  - 선천성부신과증식(유전성) : 11β-hydroxylase 부족, 17α-hydroxylase 부족
  - 레닌분비종양
  - 이소성 ACTH 증후군
  - Cushing 증후군 – 뇌하수체성, 부신성
  - 글루코티코이드 – 반응성 알도스테론증(유전성)
  - 신-혈관성 고혈압
  - 악성고혈압
  - 혈관염
- 현저한 과량의 미네랄코티코이드
  - Liddle 증후군(유전성)
  - ★11β-*hydroxysteroid dehydrogenase* 부족(Licorice)
  - *Fludrocortisone*
- Cl동반 Na수송장애
  - Bartters 증후군(유전성)
  - Gitelmans증후군(유전성)
- 미네랄코티코이드 효과를 나타내는 물질
  - 감초, *carbenoxolone*, gossypot
- Mg부족을 동반한 약물 – *aminoglycoside*, *cisplatin*, rifampin,foscarnet, *amphotercin B*
  재흡수가 안되는 음이온 운반시 – HCO_3 이뇨, 케톤음이온 배설, 페니실린, 암피실린, *carbenicillin*, ticarcillin, nafcillin
- 원위세뇨관에 Na의 운반 증가 – 이뇨제, Bartters증후군, 대사성 알칼리증, 다뇨증

▶ 대변에 K^+ 대량배설로 저K^+혈증
- 감염성 설사 : 콜레라, 살모넬라, strongyloides, *yersinia*, AIDS시 설사
- 종양 : *VIPoma*, 대장에 villous 선종, Zollinger-Ellison증후군
- 장이온-수송장애 : 선천성 Cl설사
- 암치료 : 화학요법, 방사선 조사후 장염
- 기타 – jejunoileal bypass, enteric fistula, 흡수 장애증후군, geophagia

★감초성분 glycyrrhetinic acid는 11-β-hydroxylsteroid dehydrogenase(11-β-HSDH; cortisol에서 cortisone으로 변화시키는 효소)을 억제하므로써 cortisol농도가 증가하고 aldosterone 수용체에 결합하므로써 aldosterone과 유사한 작용을 한다 그래서 pseudohyperaldosteronism이라한다.

2) K섭취감소에 의한 저K^+혈증

K의 하루 섭취는 40~120 *mEq*이며 이중 대부분은 소변으로 배설된다. K부족 시 신장은 K^+배설을 최소한 24시간에 5~25 *mEq*로 감소시킨다. 따라서 K의 섭취부족 한가지의 이유만으로 저K혈증이 오는 경우는 드물다. 예를 들어 7일 동안 하루 15~30 *mEq*의 K를 섭취하였다면 약 250 *mEq*의 K^+부족을 나타낸다.

3) 위장관 K^+ 소실에 의한 저K혈증

흔히 구토 시 저K혈증을 동반하나 토액에는 K^+이 거의 없다. 구토 시는 대사성 알칼리증의 발생으로 인한 신장으로의 K소실이 중요한 기전이 되고 K섭취가 감소되면 더욱 심해진다. 또한 구토 시 위액소실에 따른 대사성 알칼리증은 혈장 HCO_3^-농도를 증가시키고 이에 따른 여과된 HCO_3^-부하는 재흡수역치를 초과하게 된다. 결과적으로 위액소실에 따른 체액감소에 의한 알도스테론의 분비증가와 더불어 더 많은 $NaHCO_3$과 수분이 원위세뇨관의 K분비 지역으로 수송된다. 따라서 부적절하게 많은 K의 분비에 따른 소변내 K소실을 초래하게 된다.

위장관 분비에 의한 K소실과 연관된 소변 내 K소실은 전형적으로 첫 수일 내에 가장 현저하다. 따라서 수일 후에는 HCO_3^-재흡수 능력이 증가하여 소변 내 Na, HCO_3^-, K소실의 감소를 초래한다. 상부 위장관과는 달리 하부 위장관을 통한 K소실에서는 설사로 인한 $NaHCO_3$의 소실로 대사성 산혈증이 발생한다. 설사의 원인이 *villous* 선종 또는 췌장성콜레라(*vasoactive intestinal peptide secreting tumor, VIP-secreting tumor*)이면 많은 양의 K이 상실된다. 설사약 남용이나 빈번한 관장으로도 K소실이 되어 저K혈증이 온다.

4) 신장의 K배설에 의한 저K혈증

신장의 K배설작용은 특히 신피질 집합관의 주세포(*principal cell*)에 의하여 원위세뇨관에서 이루어진다. 이 장소에서 K배설은 알도스테론 및 Na과 수분의 이동에 영향을 받는다. 알도스테론은 Na재흡수에 작용하며, 이때 양이온 Na의 제거는 세뇨관내강을 전기적으로 음성으로 만들며, 결과적으로 관강막의 특수한 K통로를 통해 세뇨관 세포로 부터 관강내로 수동적인 K이동을 촉진한다. 그러므로 소변내 K의 소실은 알도스테론 또는 원위세뇨관내 Na과 수분이동의 증가에 의한 것이다.

고알도스테론증 및 과잉 미네랄코티코이드 상태, 저염식, 신장이외에서 Na상실, 심한 복수형성, 심부전시에는 소변내 K상실이 없음에도 불구하고 알도스테론이 증가한다. 그러므로 유효동맥혈량이 감소된 결과로 근위세뇨관에서 Na의 재흡수가 증가되고, 원위세뇨관내 Na의 이동이 감소된다. 만일 유효 동맥혈량이 심하게 감소되면 원위세뇨관강에 Na운반이 아주 감소되어, 현저한 2차성 고알도스테론 증이 있음에도 불구하고 고K^+혈증이 일어날 수 있는 것이다. 다시 말하면 증가된 미네랄코티코이드는 원위세뇨관강에 Na의 운반이 정상 또는 증가가 있을 때 신장에서 많은 K^+배설을 일으킨다는 것이다.

심부전시 이뇨제 사용으로 저K혈증이 올 수 있는데, 만일 이런 환자가 저염식을 할 때는 2차성 고알도스테론증이 있음에도 불구하고 저K혈증은 발생하지 않는다.

(표 5-3)은 과잉 미네랄코티코이드증의 형태에 따른 저K혈증의 원인을 나타내었다.

표 5-3. 미네랄코티코이드 과잉증에 의한 저K혈증

- 1차성 고알도스테론증 : 부신 선종 또는 양측부신과잉증식
- 2차성 고알도스테론증(원위세뇨관 Na수송 정상)
  - ·악성 고혈압
  - ·이뇨제 치료
  - ·신동맥협착
  - ·레닌분비 종양
  - ·Bartter 증후군
  - ·Mg 부족증
  - ·L-DOPA
- 알도스테론이 아닌 미네랄 코디코이드 과잉증
  - ·11-β hydroxylase 부족
  - ·17-α hydroxylase 부족
  - ·Cushing 질환
  - ·부신 암 또는 선종
  - ·이소성 ACTH 분비 종양
  - ·미네랄코티코이드와 유사한 물질 섭취 : 감초, *carbenoxolone*

(1) 1차성 고알도스테론증

부신의 선종이나 양측 부신 증식 때 알도스테론 분비가 많아진다. 그러나 염분섭취는 혈장 알도스테론 농도에 영향을 거의 미치지 않는다. 따라서 Na섭취를 증가시키면 K상실이 많아지고, Na섭취를 감소시키면 K상실이 적어진다. 진단은 PRA가 억제되어 있고 혈장 알도스테론 농도가 증가되어 있으면 기대할 수 있다. 그러나 혈장 K이 알도스테론 분비에 강력한 영향을 주기 때문에 심한 저K^+혈증 환자는 선종시에도 혈청 알도스테론치가 정상일 수도 있다.

(2) 2차성 고알도스테론증(저K^+혈증)

PRA의 증가로 인하여 알도스테론 분비가 증가되는 것을 2차성 고알도스테론증이라고 한다. 이중

신장에서 Na상실에 의한 것이 아니고, 다른 원인으로 유효 동맥혈량이 감소되어서 레닌분비가 증가되는 것은 2차성 고알도스테론증을 초래하나 저K^+혈증의 원인이 되지는 않는다. 반면에 신장 자체에서 염분의 소실로 2차성 고알도스테론증이 왔을 때(유효 동맥혈량 감소와 관계없이 레닌 분비가 증가시) Na의 원위세뇨관의 부하가 적당하면 저K^+혈증이 발생한다. 고혈압은 거의 언제나 2차성 고알도스테론증이 오는 소견으로 이때 레닌 분비는 증가되나 이것이 낮은 유효동맥 혈량 때문에 발생한 것은 아니다.

(3) 비알도스테론에 의한 과잉 미네랄코티코이드

Cushing 질환, 부신선종이나 암, 이소성 ACTH분비 종양, 11-*hydroxylase*와 17-*hydroxylase*부족이 저K혈증의 원인이 되는 것은 *deoxycorticosterone*과 *corticosterone*의 생산증가로 인한 것이다.

또 외부에서 미네랄코티코이드나 대량의 글루코코티코이드를 투여하면 저K^+혈증이 발생한다. 미네랄코티코이드의 농도 증가로 신장에서 염분 저류가 일어나고 세포외액량이 증가하면 생리적으로 PRA와 알도스테론 분비가 억제된다. 그러나 글루코코티코이드 분비(cushing질환, 이소성 ACTH 분비)가 증가될 때는 엔지오텐신노겐의 생산이 증가됨으로 정상 PRA가 유지된다.

(4) 유사 미네랄코티코이드 물질

감초를 대량 또는 장기간 복용시 저K혈증과 고혈압이 발생하는데, 감초는 글리시레직산(*glycyrrhizic acid*)을 포함하고 있어 미네랄코티코이드와 같은 작용을 가지고 있기 때문이다.

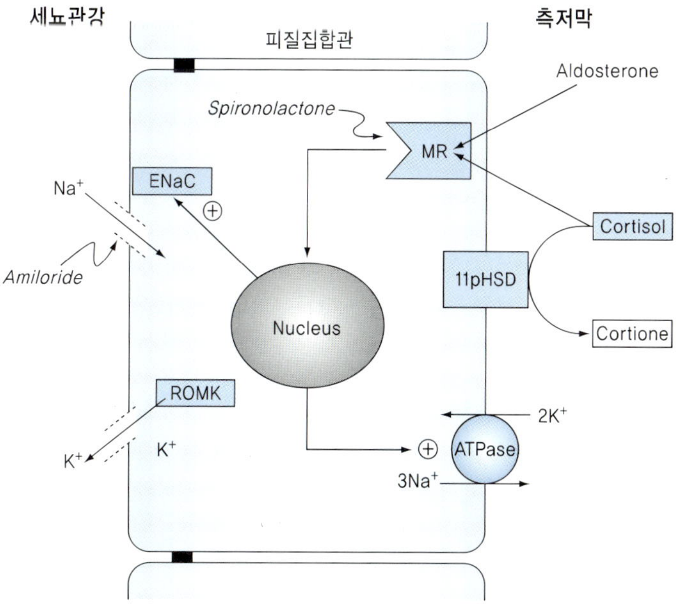

그림 5-13. 피질집합관의 세포에서 K^+의 운반. MR; mineralocorticoid receptor. 11β-HSD; 11β-hydroxylsteroid dehydrogenase, ENaC; epithelial Na channel; ROMK; luminal ATP-regulated inwardly rectifying K channel.

또 씹는 담배에도 동일한 물질이 들어있으며, 궤양시 사용하는 *carbenoxolone*도 비슷한 작용을 한다.

글리실레틴이크산(glycyrrhetinic acid)은 직접 미네랄코티코이드의 활성을 가지고 있는데, 이 산의 주 작용은 *11β-hydroxysteroid dehydrogenase*(cortisol을 cortisone으로 대사하는 효소)을 억제함으로써 *cortisol*이 미네랄코티코이드 수용체에 작용하여 알도스테론의 효과를 나타낸다.

즉 Na^+재흡수와 K^+분비가 증가됨에 따라 세뇨관강은 Na^+을 제거하기 위해 전기적으로 negative를 조성하기 때문에 ROMK통로를 통해 세뇨관강으로 수동적인 K분비를 조장한다.(그림 5-13)

5) 원위세뇨관으로 Na^+의 운반 증가

알도스테론 분비의 감소 없이 원위세뇨관으로 Na운반이 증가할 때 소변으로 K소비가 일어난다. 즉 고염분 섭취 시 원위세뇨관강내 Na운반은 증가되나 원칙적으로 저K^+혈증 일어나지 않은데, 이는 알도스테론 분비가 혈액량 증가에 의해 억제되기 때문이다.

원위세뇨관내 Na운반의 증가는 여러 상태에서 저K^+혈증이 발생하는 중요한 역할을 하는데, Bartter 증후군, 이뇨제치료, 만성대사성 산증(RTA)과 같은 질환시 혈장 알도스테론치는 정상이거나 증가되어 있다. 또한 만성 대사성 산증 시 여과되는 HCO_3^-량이 적어서 결과적으로 근위세뇨관 Na^+ 재흡수가 감소됨에 따라 원위세뇨관에 Na운반이 증가한다.

6) 원위세뇨관에서 재흡수가 잘 안되는 음이온 운반

잘 흡수되지 않은 음이온은 세뇨관강내에 음전하를 증가시키기 때문에 K^+분비가 증가한다. *β-lactam* 항생제는 재흡수가 잘 안되는 음이온인 Na염이어서 신장으로 거의 배설된다. 따라서 대량의 페니실린, 암피실린, *nafcillin*, *carbenicillin*, ticarcillin으로 치료받는 환자에게서 저K^+혈증이 관찰된다.

호흡성 산증 및 대사성 알칼리증에서 HCO_3^-의 배설이나 *Diamox* 치료 중에도 저K^+혈증이 발생한다. 케톤산증시에는 케톤음이온 배설로 K^+배설이 증가된다.

7) 원인불명의 신장성 K^+ 낭비

(1) Mg부족시 저K혈증이 함께 일어난다. 설사, 흡수불량증후군, 이뇨제 치료, 삼투성이뇨, Bartter 증후군, 일차성 고알도스테론증 그리고 가족성 특발성 저Mg^+혈증시에는 K과 Mg이 함께 상실된다. 어떤 경우에는 저Mg^+혈증 때문에 저K^+혈증이 오기도 한다. 이때 Mg을 정상으로 교정하면 혈장 K은 정상으로 된다. 예를들면 세뇨관 질환(Bartter 유사증후군)시에 저K혈증성 알칼리증이나 *cisplatin* 및 *gentamycin*에 의한 저Mg^+혈증과 같은 경우이다.

(2) Bartter 증후군은 소변 내 K소실, 저K^+혈증, 대사성 산증, 정상혈압, 증가된 PRA와 알도스테론 그리고 소변 내 PGE_2 배설의 증가를 특징으로 한다. K^+상실에 관한 여러 가지 학설이 제안되었지만 정확한 기전은 알려지지 않았다. 그 중 믿을 만한 3가지 기전은 프로스타글랜딘의 과량생성, 레닌-알도스테론계의 자극 유도하고 염분의 재흡수와 K재흡수의 1차적 결함이다. K^+상실에 관한 기전 설명으로 첫째 프로스타글란딘(PGE_2)의 신 배설이 Bartter 증후군 환자에서 현저하게 증가되어 있었으며 이 PGE_2는 레닌 유리를 강력하게 자극한다. 이때 PG억제제인 비스테로이드성 항염증성 약을 투여하였던 바 대사성 장애가 완전히 교정 되지 않는 것은 PG생산의 증가가 1차적인 이상이 아님을 암시하고 있다. 둘째로 K재흡수의 일차적인 결함은 신장에서 PG의 생산이 증가되고 있음으로 레닌과 알도스테론이 증가하는 것이다. K고갈은 어떤 경우에 프로스타글랜딘의 과량 생산을 유발한다. 셋째, 신장에서 염분 운반의 1차적인 결함이 가장 유력한 학설이다. 대부분 Bartter 증후군 환자들은 소변 농축 장애가 있고 또 가끔 신장에서 Mg 소실이 있어서 염분 운반장애 부위가 헨레상행각이라 생각된다. 이 부위에서 정상 소변 농축, Mg이 대량 재흡수된다. 이는 염분상실로 인한 혈액량 부족이 레닌과 알도스테론 분비를 증가시킨다는 것을 설명할 수 있고, 이는 Bartter 증후군에서 보편적으로 관찰된다. 그리고 2차적으로 신장의 프로스타글랜딘 생산을 증가시키는 것을 설명할 수 있는데, 이는 안지오텐신 II가 프로스타글랜딘 생산을 강력하게 자극하고 있기 때문이다.

8) 기타 잘못 생각하기 쉬운 경우

Bartter 증후군 환자에서는 흔히 소변내 많은 Cl 배설이 관찰되는데, Cl수송에서 헨레상행각의 세뇨관결함이 그 원인이라고 입증되었다.

그리고 정상인보다 더 많은 Cl를 섭취한 환자는 소변에 Cl 배설이 많아진다. 특히 Bartter 증후군 때 저K^+혈증시 KCl으로 치료하면 Cl배설이 많아진다.

(1) 급성 골수성 또는 단핵구성 백혈병

저K^+혈증은 흔히 급성 골수성 백혈병 시 또는, 보통 세포독성 약물 치료 시에도 관찰되는데 그 기전은 알 수 없다.

백혈병세포가 급격히 증식할 때 K가 소모되기도 하나, 세포에 의해 섭취된 양이 불충분함으로 저K^+혈증의 원인이 되기에는 불충분하다. 오히려 *lysozymuria*의 가능성에 대해 추구해야 할 것이다.

(2) K^+-상실성 신염

알도스테론 분비의 증가가 없는 K-상실성 신질환(대부분 신우신염)이 보고되었는데, 그 기전 또한 알 수 없다. Liddle's 증후군은 가짜 알도스테론증인데 이는 가족적으로 나타나고, 이때 Na재흡수 및 K배설의 증가가 특징이다.

기이하게도 신세뇨관에서 염분의 재흡수가 왕성해진 결과 혈액량이 팽창되면 PRA와 혈장 알도스테론이 억제된다. 염분재흡수의 촉진과 K분비 증가의 기전은 알도스테론에 대한 감수성을 증가시켜도 나타나지 않으며 *spironolactone*에 대한 반응이 없는 반면에 Na섭취를 감소시키고 *triamterene*나 *amiloride* 투여는 K소실을 감소시키는 효과가 있다.

(3) 피부의 K^+소실로 인한 저K혈증

열대 지방에서는 심한 육체 활동의 결과로서 심한 K고갈이 관찰된다. 이는 많은 땀으로 인하여 K 상실이 관여하지만 저K혈증임에도 불구하고 부적절하게 K가 신장으로 소실된다. 피부를 통한 K상실은 심한 화상 때도 발생한다.

저K^+혈증시 임상증상

혈장K농도의 감소는 세포K의 감소를 수반한다. 그러나 그렇지 않은 경우도 있다. 예로써 고혈압 치료 시 만성이뇨제를 사용할 때 저K혈증은 흔하게 관찰된다. 그러나 유의한 K고갈(총 체내 K의 5% 이상)은 아니다. 반면에 부종 시 만성이뇨제 치료는 가끔 체내 K고갈을 수반한다.

저K혈증과 세포K고갈이 함께 있을 때 임상증상이 어느 것에 의한 것인지를 결정하기는 어렵다. 세포K고갈 없는 저K혈증은 임상증상이 신경근육과 심혈관계 증상에 국한 될 수 있다. 세포K고갈이 있을 때는 세포대사의 장애와 여러 조직의 구조에 이상이 관찰된다(표 5-4).

신경근에 영향 : 저K^+혈증시 신경근 기능의 이상은 세포막 전위의 이상과 세포 K^+고갈에 이상에 따른 결과이다. 휴식세포막 전위는 아래와 같은 Nernst 공식으로 계산된다.

$$Em = -60 \times \log \text{세포내K} / \text{세포외액K}$$

저K^+혈증은 세포외액K^+ 농도 감소시 증가한다는 것을 예측할 수 있다. 그러나 심한 K^+고갈 시 골격근의 휴식막 전위는 증가하기보다는 감소를 나타낸다. 비슷한 예로 가족적으로 오는 저K^+혈증성 주기성 마비 시에는 근육의 휴식막 전위는 감소한다.

경한 근육마비는 경한 저K혈증(K 2.5 *mEq/L*)시에 흔히 보는 소견이고, 현저한 마비는 심한 저K^+혈증 때 볼 수 있는데 보통 하지에서 시작하여 호흡근육을 침범한다. 횡문근융해, *myoglobinuria*, 근육의 괴사 및 섬유화는 근육의 허혈증 때문에 오는 것이다. 운동 시 근육에서의 K유리가 혈관 확장을 유지하는 것은 K고갈 장애 때문이라고 사료된다.

표 5-4. 저K혈증의 임상 증상

• 신경근육계	
·근육허약감과 마비	·횡문근융해와 소변에 *myloglobin*
·근육의 괴사와 섬유화	
• 심혈관계	
·심전도 변화	·심근괴사 및 섬유화
·울혈성 심부전	·*carotid sinus* 반사 장애
·카테콜아민에 대한 반응감소	
• 신 장	
·신장성 붕뇨증	·아미노산뇨와 단백뇨
·사구체 여과율 감소	·암모니아 생산증가
·레닌 및 프로스타글랜딘 E2 생성 자극	·HCO_3^- 재흡수 증가
• 대사성	
·인슐린분비 장애	·*negative nitrogen balance*
• 위장관계	
·식욕부진, 구역 및 구토	·복통, 장마비

심근의 전기적 작용의 영향 : 저K^+혈증 시는 다음과 같은 기전으로 심근의 리듬과 전도에 이상을 초래한다. ① 휴식막전위를 증가시키고 ② *pacemaker* 조직의 자발적인 탈분극의 속도를 증가시킨다. 그리고 저K혈증은 심전도상 이상을 나타내는데 평평한 T－파와 U－파를 만드는 것이다. (그림 5-14)는 혈장 K치 변동에 따라 나타나는 심전도를 나타낸 것이다.

신장에 영향 : 보통 경한 소변농축 결함은 약 200 *mEq*의 체내 K고갈로 시작되는데, 400~600 *mEq*의 체내 K고갈일 때 소변삼투질 농도는 등장성(*isotonicity*) 이상으로 증가하지 못한다.

K고갈시 소변 농축의 장애에 대한 기전은 여러 가지로 제안되었지만, 가장 유력한 것은 수질에 간질 긴장성(*tonicity*)을 감소시키는 것으로 ㉠ 헨레 상행각의 염분 수송 장애 ㉡ 높은 긴장성을 유지하려는 대향류(*countercurrent*) 기전의 결함 때문이다.

다른 기전으로는 세뇨관에 ADH의 효과적인 작용이 감소된 것으로 이는 cyclic AMP의 생산과 작용의 감소 때문이다. PGE_2의 수질내 생산 증가는 원래 ADH의 작용이 장애되어 나타나는 것이다. 지금까지 연구로는 PG과량 생산은 K고갈의 환자에서 항상 관찰되는 것은 아니다. 그리고 PG 작용을 억제하여 소변 농축이 개선되는 것도 아니다. 아미노산뇨와 단백뇨는 K고갈시 발생하고, 사구체여과율도 심한 K고갈시 감소하는 경향이 있다.

K고갈시 신장의 형태적 변화로 만성간질성 신염의 소견이 나타나고 근위 및 원위세뇨관 세포에 공포화(*vacuolization*)가 나타난다.

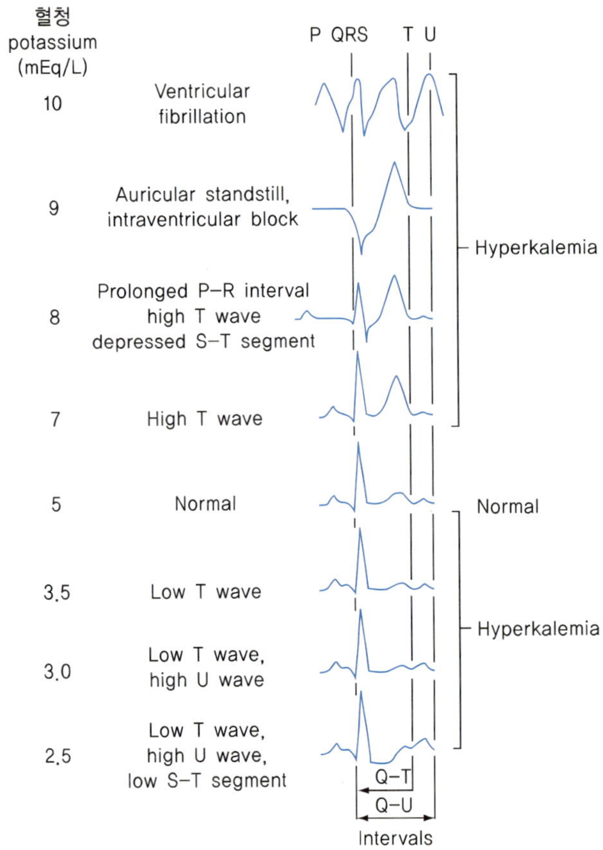

그림 5-14. 혈장 K^+치와 심전도 변화

저K^+혈증은 보통 암모니아 생산을 자극하여 많은 H^+분비를 초래한 결과 대사성 알칼리증을 초래하나, 동물실험에서 알도스테론 분비를 억제하면 경한 대사성 산증의 원인이 된다. 반면에 저K^+혈증은 레닌 유리를 자극한다.

기타 영향 : 고K^+혈증은 인슐린 분비를 촉진하는 반면 저K^+혈증은 이를 억제한다. 탄수화물의 불내성(*intolerance*)은 총 체내 K^+의 고갈 정도와 상관관계가 있는 것 같다.

고혈압 환자에게 이뇨제 사용으로 인한 저K혈증이 발생 시 체내 K고갈은 없거나 약간 있는데, 그 결과로 오는 탄수화물 불내성은 흔하지 않다. 기타 K고갈은 장운동장애로 구역, 구토 및 식욕 부진을 초래하고, 심장 비대, 울혈성 심부전은 심근에서 혈액 흐름에 장애가 생긴 결과이다. 심한 K고갈은 뇌기능의 변화를 가져오는데 무기력, 졸음, 혼수, 무감동, 흥분, 정신착란, 환각, 경련 등이 나타난다.

저 K^+혈증 진단

K^+의 세포내로 이동에 의한 저K^+혈증은 일시적인 것으로 병력(주기성 마비)과 임상소견(급성 알칼

리증, β-작용물질 치료)은 적절한 원인을 의미한다.

일단 만성 저K혈증이라 사료되면 24시간 동안 소변 내 K배설을 측정한다. 만일 24시간에 K^+이 20 *mEq* 이하이면 ① 섭취감소 ② 위장관 상실 ③ 이전의 이뇨제 치료에 의한 K상실 등을 암시하는 것이다.

만일 혈청K이 3 *mEq/L* 이하이면서 소변 내 K농도가 하루 40 *mEq* 이상이면 신장으로의 K상실이다. 저K혈증 원인인 이뇨제치료 또는 저Mg혈증은 병력과 혈청 Mg농도를 측정함으로써 감별이 된다.

표 5-5. 저K혈증시 renin-aldosterone 윤곽으로 평가

• 높은 레닌	– 높은 알도스테론치
	– 고혈압이 있을 때 : 악성고혈압, 신동맥협착, 레닌분비종양, 이뇨제로 치료하는 고혈압 환자, 경구피임제
	– 고혈압이 없을 때 : 이뇨제 치료, Bartter 증후군, Mg결핍
• 낮은 레닌치	– 높은 알도스테론치
	– 일차성 고알도스테론증
• 낮은 레닌치	– 낮은 알도스테론치
	– 알도스테론이 아닌 다른 *mineralocorticoid*
	– Liddles증후군
	– 감초 또는 *carbenoxolone*, 씹는 담배
• 정상 레닌	– 정상 알도스테론치
	– Cushings 증후군 어떤 예

만성 대사성 산증과 알칼리증은 혈액가스 측정으로 감별이 된다. PRA와 혈장 알도스테론의 농도 측정은 (표 5-5) 에서처럼 해석해야 한다.

(그림 5-15)의 일람표는 저K^+혈증 환자진단에 유용한 접근을 제공하고 있다.

신장 K배설의 평가는 신장성인가 또는 신장이외에서 오는 것인가를 결정하고, 만일 신장성 K배설이면 24시간 소변이나 spot소변을 모아 K^+/creatinine ratio을 결정한다. 이때 24시간 소변 내 K^+가 15 *mEq/L* 이하이거나 K^+(mM)/creatinine(mM) ratio가 1.0 이하이면 신외성 K^+상실에 의한 저K혈증이라고 할 수 있다. K배설에서 신장성이냐, 신장이외성이냐는 서로 비슷하지만 소변의 농축 또는 희석 상태에 따라 소변내 K배설은 유의하게 다르다. 이때에 TTKG는 유용한 도구이다. TTKG가 8~9가 정상인데 K섭취를 증가시키면 11 이상이 된다. 만성 저K혈증 환자가 5 이하이면 알도스테론 부족 혹은 저항의 결과 신장K배설의 장애가 있음을 의미한다. 신외성K상실로 인한 저K혈증 환자는 TTKG가 3 이하로 감소한다.

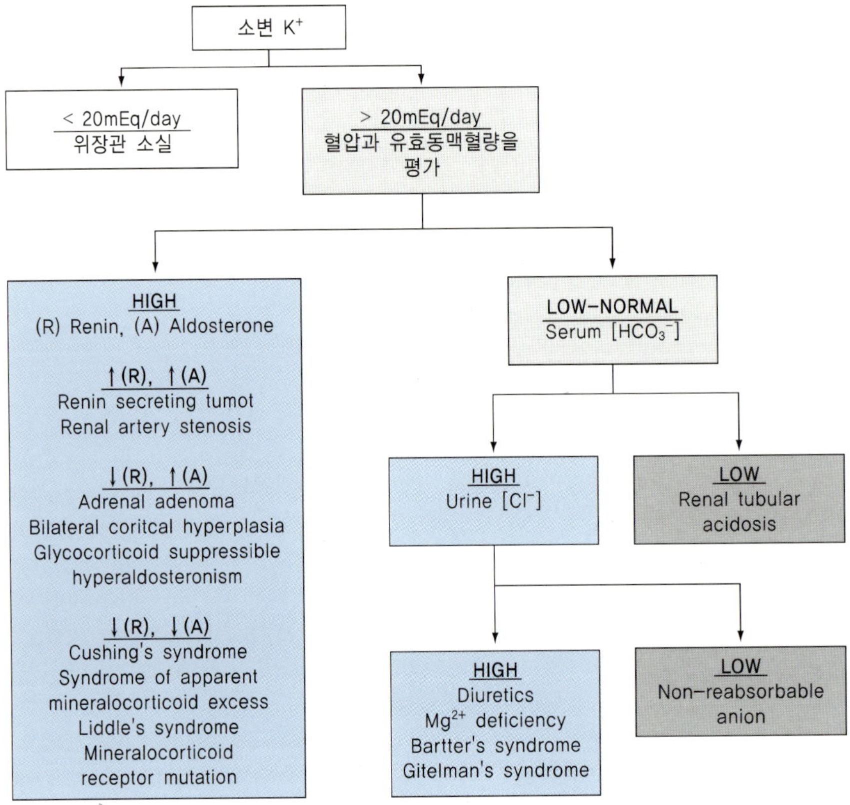

그림 5-15. 저K^+혈증 환자에서 진단적 접근방법

저 K^+혈증 치료

저K혈증의 원인이 부신선종일 때는 수술적으로 치료해야 한다. 또 어떤 경우는 K을 공급하기도 하나 K배설을 감소시키기도 한다.

K공급 : 심한 저K혈증 또는 심장 부정맥이 동반될 때는 곧바로 K를 공급해야 한다. 세포외액 K량이 총 체내 K량의 적은 분획이므로 K상실에 의한 저K^+혈증은 항시 세포 K 고갈을 동반하고 있기 때문이다. 혈청K 농도는 총 체내 저장량을 정확하게 측정하지 못한다.

성인에서 1 *mEq/L* 혈청 K^+농도 감소는 약 100~200 *mEq*의 총 체내 K부족량을 나타낸다. 만일 혈청K^+이 2 *mEq/L* 감소하면 300~600 *mEq*의 총 체내 K 부족량을 나타낸다. 또한 혈액 pH가 정상이 아닌 경우 총 체내 K부족량을 평가하기 전에 반드시 pH을 교정하고 나서 K부족량을 계산해야 한다.

pH를 교정할 때 pH 0.1단위당 K은 0.3~1.1 *mEq/L*이다. 그리고 HCO_3^-농도에도 의존한다. K부족량을 계산하는 것은(정상K치－환자혈청K)×0.4×체중(*Kg*)이다. 만일 60 *kg*의 여자환자 혈청 K이 2 *mEq/L*일 때 K부족량은 $(4.5 - 2.0) \times 0.4 \times 60 = 60$ *mM* 이다. 일반적으로 대사성 산증의 교정은 호흡성 산증의 교정보다도 혈장K을 더 많이 감소시키는 원인이 된다. 비슷한 예로 대사성 알카로스시의 교정은 호흡성 알칼리증의 교정보다도 더 많은 혈장 K이 증가할 것이다. 전신의 K치는 정확한 측정이 불가능할 뿐만 아니라 전신의 K부족을 교정할 필요가 없기 때문에 측정은 불필요하고, 혈청K농도를 자주 측정하여 부족한 양을 투여해야 한다.

저K혈증의 심각한 합병증이 있을 때, 즉 혈청K농도가 2 *mEq/L* 이하로 낮을 때, 또는 신세뇨관 산혈증 치료를 위하여 알카리 투여하는 동안이나, 당뇨병 케톤산증을 포도당과 인슐린으로 치료 할 때와 같이 K^+의 세포내 이동이 있을 때는 정맥으로 투여한다.

K을 정맥투여시 안정하고 편리한 양은 시간당 10 *mEq*이다(생명이 위험한 저K혈증 시는 15분내 80 *mEq*을 투여한다). 주입액내 K농도는 정맥의 자극을 피하기 위해 가능한 한 40 *mEq/L* 이하를 지켜야 한다.

여러 가지 K염은 경구로 사용하고, K고갈에 대사성 알칼리증이 동반되었을 때의 KCl투여는 이상적이다. 왜냐하면 대사성 알카로스 때는 언제나 Cl고갈이 있기 때문이다. 그리고 HCO_3^-가 배설되기 전에 교정해야만 한다. K고갈이 산혈증(RTA, 설사로 저K혈증)을 동반할 때는 유기음이온(구연산칼륨, K *gluconate* $KHCO_3$)의 K염이 산혈증 뿐만 아니라 저K혈증도 교정할 수 있다.

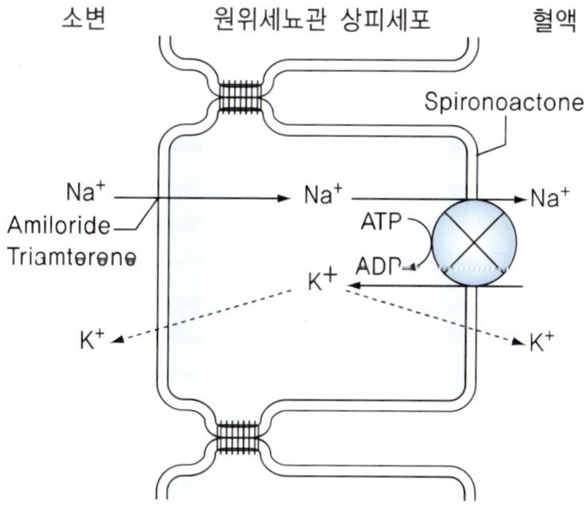

그림 5-16. 원위 및 집합세뇨관에 K-보존 이뇨제의 작용 기전. *Spironolacton*은 *basolateral*막에 Na^+-K^+ 교환을 방해하고, *amiloride*와 *triamterene*은 세포질내로 Na^+이 들어가는 것을 세뇨관강막에서 방해한다. 이런 이뇨제들은 Na 재흡수 및 K분비를 감소시킨다.

원위세뇨관 K^+-보존이뇨제

원위 세뇨관의 K-보존 이뇨제(*distal K-sparing diuretics*)는 2가지로 분류하는데, ① *aldosterone* 수용체와 반응하지 않은 이뇨제, 즉 직접 원위 세뇨관에 작용(*amiloride triamterene*)하는 것과 ② *aldosterone*에 대한 경쟁적 길항제(*spironolactone*)가 있으나, 이들 어느 것이나 이뇨제의 운반효과는 유사하다. 이뇨제들은 원위 만곡 세뇨관 후반부와 집합관이 시작하는 피질부위 세포에 작용하여 Na

의 흡수를 억제하고 2차적으로 *basolateral* Na^+K^+*-ATPase*의 활성을 억제한다(그림 5-16). 따라서 세포내 K감소와 K^+ 및 H^+ 분비를 위한 전기화학적 기울기가 감소한다.

K-보존 이뇨제는 그다지 많지 않은 Na이뇨를 야기하나, 더 중요한 작용은 K^+와 순수산의 배설을 감소시키는 점이다. *Amiloride*와 *triamterene*는 Ca^{++}과 Mg^{++} 배설을 감소시킨다. *Triamterene*는 잘 흡수되고, 신속하게 대사되어 신장으로 배설되고 반감기는 3~5시간이다. 간경변증 환자는 가수분해 및 담즙 분비가 감소하기 때문에 *triamterene*는 체내에 축적되고 고령자·신질환의 환자에서도 신장으로 배설이 감소되어 축적된다. *Amiloride*는 불안전하게 흡수되고, 활성형으로 신세뇨관에서 분비되며 작용기간은 18시간이다. *Spironolactone*은 활성형(canrenone)으로 대사되며 혈장 단백과 결합하고, 체내에서 제거되기 위한 반감기는 20시간이다.

임상적으로 K-보존 이뇨제는 응급이 아닌 상태의 부종을 없애기 위해서 1차적으로 사용하며, 저K혈증 환자에게도 사용한다. K-보존이뇨제의 사용은 원위세뇨관에서 Na의 재흡수와 K^+, H^+의 분비가 알도스테론에 의해 자극될 때 가장 효과적이다. 즉 원발성 알도스테론증(Conn 증후군)과 속발성 알도스테론증(thiazide나 루프 이뇨제, 신혈관성 고혈압) 및 Bartter증후군 같은 상황에서 가장 효과가 크다는 것이다. K-보존 이뇨제의 합병증은 고K혈증의 발생이다. 이는 용량 의존적이며 신부전이나 K을 보충받고 있는 환자에게 발생위험이 높다. 고K혈증은 K배설을 장애하는 약제, 혈장 K을 상승시키는 약제(ACE 억제제, NSAID, β-차단제), 그리고 알도스테론 합성을 제한하는 헤파린에 의해서도 발생한다. 또 순수산 배설을 장애하면 대사성 산증이 발생하여 고K혈증을 악화시킨다. 그러므로 *Amiloride*와 *triamterene*은 신부전이 있는 환자에게 사용하지 말아야 하고, *triamterene*는 간경병증 환자에게는 조심해야 한다. 드물게 *triamterene*는 집합관에 작용하여 신결석을 야기할 수 있고, *triamterene*을 *indomethacin*과 함께 투여한 경우, 심지어 정상인에게도 급성 신부전을 조장할 수 있다.

*Spironolactone*은 항암성호르몬효과(발기부전, 여성 유방화, 폐경기 후 출혈)을 발생시킬 수 있으나, 하루에 *spironolactone* 50 *mg* 이하 사용 시는 여성 유방화가 나타나지 않는다.

저염식 및 K식품

고염분 섭취는 K배설을 증가시키고, 저염분식이는 K배설이 감소하는 원인이 된다. K이 많이 포함된 식품은 (표 5-6)에 나타내었다.

표 5-6. K이 많이 포함된 식품

- 가장 많은 K식품(1000 *mg* 〈25 *mM* 〉 / 100 *g* 이상)
  - 건조 무화과, 당밀, 해초
- 아주 많은 K식품(500 *mg* 〈12.5 *mM* 〉 /100 *g* 이상)
  - 건조 과일(대추 야자, 말린 자두) 호도, 서양배, 밀기울, 곡물, 밀싹, 강낭콩
- 높은 K식품(250 *mg* 〈6.2 *mM* 〉 / 100 *g*)
  - 채소 : 시금치, 토마토, 브로커리, 겨울 호박, 사탕무우, 당근, 꽃양배추, 감자
  - 과일 : 바나나, 메론, 키위, 오렌지, 망고
  - 육류 : 쇠고기, 불고기, 돼지고기, 송아지고기, 어린양고기

고 칼륨혈증(Hyperkalemia)

세포외액에서 K농도의 상승은 가짜 고K^+혈증과 구별해야 한다. 백혈병 때 보는 혈소판증가 및 백혈구 증가는 가짜 고K^+혈증의 원인이 되는데, 이는 혈액 응고동안에 혈소판 또는 백혈구에서 K유리로 고K^+혈증이 발생하기 때문이다. 이는 혈청에서 보이는 영향이고 혈장에서는 나타나지 않는다.

표 5-7. 고K혈증의 원인

▶ 가짜 고K혈증
- 혈소판 증가증
- 지혈대 차고 주먹운동
- 심한 적혈구 증가증
- 시험관내 용혈

▶ 세포내에서 이동 때문에 고K혈증
- 급성산증
- succinyl choline
- 고삼투질농도
- 심한 운동
- 혈관내 용혈 또는 횡문근 융해
- 양이온성 amino acids
- 가족성 주기성 마비

▶ 신장배설장애 때문에 고K혈증
- 알도스테론 부족(표 5-8 참고)

▶ 알도스테론이 세뇨관에 반응 하지 않을 때
- 알도스테론이 전반적으로 반응 못한 것
  - ·선천적(가짜 저알도스테론증)
  - ·후천적(염분 상실성 신염, K보존성 이뇨제)
- 선택적으로 K 분비결함
  - ·선천적(제2형 가짜 저알도스테론증, Gordons증후군)
  - ·후천적(루프스, 신이식, 폐쇄성신염, 저레닌혈증성 저알도스테론증)
- 진행된 신부전
  - ·원위세뇨관에 Na운송의 심한 장애

혈청 K는 혈소판 10만 개당 0.7 *mEq/L*로 증가하여 혈장치보다 높다. 그러나 백혈구증가에서는 이런 관계가 나타나지 않는다. 팔에 압박대를 하고 주먹을 힘차게 움직이면 혈관내 혈청 혹은 혈장내 K이 1 *mEq/L* 증가하는데 이런 현상은 K이 근육세포에서 유리하기 때문이다. 시험관내 용혈은 고K혈증의 원인이 되며, 고K혈증을 일으키는 원인은 (표 5-7)에 제시하였다.

세포에서 K^+이동에 따른 고K^+혈증

급성산증 : 고Cl혈증성 급성대사성산증 혹은 요독성산증은 고K혈증을 초래할 수 있고, 유기산증 역시 고K혈증을 초래할 수 있다. 만성대사성산증(신세뇨관산증)에서는 K농도가 정상보다 증가하는 경향이 있고, 대사성산증은 Na의 원위세뇨관 운반이 증가하는 결과 K배설이 증가한다.

혈관내 용혈 또는 횡문근 융해 : 전혈 1리터에는 K^+ 40 *mEq*가 포함되어 있는데, 대량 용혈시에도 신기능장애가 없으면 고K혈증을 초래하지 않는다. 횡문근 융해시도 마찬가지이다. 그러나 급성세뇨관 괴사는 헤모글로빈뇨와 마이오글로빈뇨의 흔한 합병증으로 발생한다.

양이온의 아미노산 투여 : K과 교환하는 *arginine*, *lysine* 및 *e-aminocaproic acid*와 같은 양이온의 아미노산을 세포가 섭취함으로써 고K혈증의 원인이 된다.

Succinylcholine : 근육마비 환자에게 succinylcholine 투여는 고K혈증의 원인이 되는데, 약물에 의해서 근육의 탈분극이 발생하기 때문에 마비된 근육에서 많은 양의 K가 유리되는 것이 원인이 되는것 같다.

가족성 주기성 마비(Gamstor's 병) : 상염색체 우성으로 유전하는 가족성 주기성 마비는 주기적으로 근육마비가 고K혈증과 더불어 발생하는 것이 특징이며, 근육세포에서 K이동 때문에 발생한다. 발작시 심전도는 고K혈증을 나타내고 K의 신배설은 현저히 증가한다. 근육운동, 추운데 노출 그리고 많은 K섭취는 발작을 더 잘 오게 한다. 고탄수화물 식이, *thiazide*, *diamox* 그리고 β_2-작용물질인 *salbutamol*은 발작을 예방하는 데 사용하고 있다.

운동 : 규칙적인 운동은 혈청K을 증가시키고, 비선택적인 β-아드레날린 차단제 치료 시에 그 효과가 강화된다.

신배설 장애에 따른 고K^+혈증

알도스테론 부족 : 알도스테론 부족의 원인은 (표 5-8)에 제시하였다.

부신피질 부전의 일부로 알도스테론 부족 : 부신의 파괴는 21-*hydroxylase*부족(당코티코이드, 미네랄코티코이드 합성에 필요한 효소)이 원인이 된다.

선택적인 알도스테론 부족 : 정상 당코티코이드로서 알도스테론 부족은 부신의 결손 또는 알도스테론 분비를 조절하는 기전의 결손이 관여한다. 1차적인 부신결손의 원인은 사구층(*zona glomerulosa*) 기능의 선천적인 효소결합과 약물 유발성 결함 등으로 선택적으로 알도스테론 부족을 일으킨다. 또 *corticosterone methyloxidase I, II*의 부족은 알도스테론 생산에 선택적인 결함을 오게하는 원인이 된다. 비슷한 예로 헤파린의 장기사용도 선택적으로 알도스테론 부족을 일으킨다. 알도스테론 부족의 가장 흔한 원인은 혈장 레닌이 없는 것이다. 이런 질환을 저레닌혈증성 저알도스테론증이라고 한다. 오랜 기간 억제된 부신으로 저레닌혈증성 저알도스테론증(*hyporeninemic hypoaldosteronism*)환자에서는 *angiotensin II*를 갑자기 주입해도 알도스테론 분비를 증가시킬 수 없다.

*Angiotensin II*부족과 저알도스테론증은 *angiotensin* 전환효소의 억제, 또는 프로스타글랜딘 합성억제제에 의한 레닌 생산억제, 그리고 β-아드레날린 차단제의 결과로도 발생한다. 이런 약제들은 신기능장애 또는 저레닌혈증성 저알도스테론증에 의해서 고K혈증을 더 잘 발생하게 한다.

저레닌혈증성 저알도스테론증 : 만성 고K혈증의 가장 흔한 원인이다. 당뇨병성신증 환자가 50% 이상이고, 그리고 나머지는 간질성 신증(만성신우신염, 통풍신증, 폐쇄성신증, 고혈압성 신질환)에서 잘 발생한다. 대부분 환자는 50세 이상이고, 고혈압이 있으며, 경한 고Cl대사성 산증이 흔하다. 때로 혈청 K농도가 아주 증가되었음에도 불구하고 심전도에 고K^+혈증의 소견을 나타내지 않는 경우도 있다.

표 5-8. 알도스테론 부족의 원인

• 전반적으로 부신피질 호르몬 부족	
· Addison's 병	· 21-*hydroxylase* 부족
· 뇌하수체기능 저하증	· 양측 부신 제거
• 선택적 알도스테론 부족	
·부신의 일차적인 결함	· *corticosterone methyloxidase* 제1형 부족
·*corticosterone methyloxidase* 제II형 부족	· 오랫동안 헤파린 사용
· *zona glomerulosa* 결손	
• 알도스테론 분비조절의 기전에 결함	
· 레닌 및 *angiotensin II*의 생산에 영향을 주는 약물	
-전환효소 억제제, 프로스타글랜딘 합성억제제, β-아드레날린 차단제	
· 저레닌 혈증성 저알도스테론증	

저레닌혈증성 저알도스테론(hyporeninemic hypoldosteronism; HRHA)시 저알도스테론증이 발생하는 기전으로 알도스테론의 낮은 치는 저레닌혈증시 확실하게 보는 소견이다. 그렇지만 다른 원인에 의해서도 저알도스테론혈증이 올 수 있다.

*angiotensin II*는 알도스테론분비를 자극시키는 인자만은 아니다. 신장이 없는 환자는 고K^+혈증을 통해서 알도스테론 생산을 조절하기 때문에 저레닌혈증성 저알도스테론증 환자에서 고K^+혈증 발생시 알도스테론을 증가시키려해도 실패하는 것은 다른 결함이 있다는 것을 암시한다. 즉

· 저알도스테론증의 어떤 환자와 저레닌성 저알도스테론증과 비슷한 임상증상을 가진 환자에서 PRA가 정상이다.

· 저레닌성 저알도스테론증 환자에게 *angiotensin II*를 주입하면 보통 알도스테론 분비를 자극하지 못한다.

· 저레닌성 저알도스테론증이 있는 당뇨환자는 *18-hydroxy corticosterone*에서 aldosterone으로 전환하는데 이는 부신에서 생합성에 결함이 있다는 증거이다.

저레닌성 저알도스테론증에서 저레닌혈증의 발생기전은 명확히 이해되지 않고 있으나 몇가지 기전으로 생각되는 것은

· 신질환으로 레닌생산세포의 파괴

· 아직 잘 모르는 장소와 기전으로 신장에서 염분저류가 일어난 결과 혈액량이 확대 되어 생리적으로 억제된다.

· 아마도 PGI_2와 E_2의 부족으로 인해 전구 레닌이 활성레닌으로 전환이 되지 않는다.

· 순환카테콜아민치의 감소 등을 들 수 있다.

저알도스테론증은 저레닌성 저알도스테론증에서 고K^+혈증 발생의 주기전이 되고 있다. 그러나 알도스테론에 대한 세뇨관반응의 결함은 어떤 역할을 하는지 모른다. 왜냐하면 고K^+혈증은 보통 용량의 미네랄코티코이드 투여로는 교정되지 않기 때문이다. 저레닌성 저알도스테론증 환자들 중 가끔 풍부한 염분섭취로 정상범위내 혈청K^+을 유지할 수 있다. 원위세뇨관으로 Na^+의 운반이 증가하면 적당한 K^+분비가 유지되고 알도스테론치도 낮다. 고K^+혈증은 보통 원위세뇨관으로 Na^+운반이 Na섭취 감소, 위장관에 염분소실, 심부전, 레닌 또는 알도스테론 생산을 억제시키는 약물(인도메타신, 헤파린)에 의해서 감소될 때 발생한다. 혈청K치가 증가될 때의 K배설율은 K분비결합이 항구적으로 지속 될 때 정상으로 되돌아온다. 이는 고K혈증이 세뇨관과 세뇨관강의 K경사를 증가시키기 때문이다. 이처럼 고K혈증을 예방하기 위해서는 매일 섭취하는 K을 배설해야 할 것이다.

신부전 : 급성신부전시 사구체여과율의 급격한 감소는 원위신세뇨관의 염분과 수분의 뚜렷한 감소로 인한 원위세뇨관의 K분비 감소와 핍뇨의 발생으로 고K혈증이 발생한다. 또 만성신부전시 사구체여과율이 5 *ml*/분 이하로 진행하면 고K혈증이 온다. 최근에 대장 내 K배설이 촉진되는 말기신부전증 환자에서는 정상인에 비해서 3배나 많은 직장 내 K분비가 입증되었는데, 바륨(K통로 억제제)을 직장에 넣

게 되면 대장의 K분비가 45%가 감소하므로 대장 바륨 검사 시 이점을 유의해야 한다.

세뇨관의 무반응성에 따른 고K^+혈증

알도스테론에 무반응(가짜 저알도스테론증) : 선천적인 결함으로 오는 것은 유아기에 나타나는데, 혈액량 고갈과 고K^+혈증이 특징이며, PRA와 혈장 알도스테론이 현저히 증가되어 있다.

일반적으로 Na^+-K^+ APTase 부족이 기전으로 생각되고, 염분소모와 고K^+혈증은 시간이 가면 보통 개선되나 알도스테론치는 증가된 상태로 있다. 그래서 알도스테론이 세뇨관에 항구적으로 무반응성임을 암시한다. 알도스테론에 대해서 후천적으로 무반응한 것은 여러 가지 만성신장질환 특히 현저한 간질성 질환 시에 관찰된다. 대부분의 염분상실성 신염시에는 알도스테론이 세뇨관에 반응하지 못한다.

Na^+ 재흡수 능력은 정상이나 K^+분비가 선택적으로 결함(제II형 가짜 저알도스테론증) : 제II형 가짜 저알도스테론증은 정상 Na^+ 재흡수를 하면서 K^+분비가 선택적으로 결함된 것으로 염분소모 없이 알도스테론이 세뇨관에서 작용하지 못하는 것이 특징이다. 사실 이런 질환을 가진 많은 환자들에게는 고혈압이 있는데 이는 염분재흡수 장애가 없을 뿐만 아니라 실제로는 더욱 활발하기 때문이다. 제II형 가짜 알도스테론증의 한 변형은 Cl^-에 대한 세뇨관 투과성이 증가한다는 기전을 제시하고 있다. 정상적으로는 Na재흡수를 우선으로 하고 Cl^-는 지연되어 재흡수 됨으로 세뇨관강내는 음전위를 띄게 된 결과 세뇨관 강내로 K분비가 증가하도록 도와준다. Cl^-에 대한 세뇨관 투과성 증가는 염분의 재흡수를 증가시키므로 레닌과 알도스테론 분비는 억제된다. 동시에 세뇨관강내 음전하의 감소는 K분비를 억제시켜서 고K혈증을 유발한다. 고K혈증은 알도스테론치가 낮아지면 더욱 악화된다. 정상 알도스테론을 분비하면서 K의 세뇨관 분비가 선택적으로 되는 것은 루프스신증, *sickle cell* 신증, 폐쇄성 신증, 그리고 신장이식 등에서 관찰되는데 이때 PRA와 혈장 알도스테론치는 낮거나 정상이다.

심한 신기능장애로 인한 고K^+혈증

신장의 적응력은 탁월하여 K부하를 증가시켜도 고K^+혈증이 잘 발생하지 않는다. 심지어 신부전시에도 이런 소견이 관찰된다. 일반적으로 만성신부전환자는 고K혈증이 일어나기 전에 투석을 해야 한다. 그러나 혈청 크레아틴 농도가 10 *mg/dL* 이하이거나 사구체여과율이 5 *ml/min* 이상에서 고K혈증이 발생하였다면, 고K혈증의 원인을 다른데서 찾아봐야 한다.

원위 세뇨관으로 Na^+운반이 심하게 감소할 때

유효 동맥혈액량이 심하게 감소하면 원위세뇨관으로 Na의 운반이 감소함으로써 K분비가 장애되고, 알도스테론 분비가 보상적으로 증가함에도 불구하고 고K^+혈증이 발생한다. 원위세뇨관으로 Na운반이 많다면 적당한 K분비가 알도스테론이 없이도 일어난다지만, Na운반이 현저하게 감소되면 알도스테론분비가 보상적으로 증가 시에도 K분비는 장애된다.

고K^+혈증 임상증상

총 체내 K함량이 정상이거나 심지어 감소 시에도 세포외액으로 K이동에 따른 고K^+혈증이 발생한다. K의 신배설 감소는 고K혈증의 원인이 되지만, 체내 K함량의 증가는 K을 보유하는 세포수용량이 극히 제한하기 때문에 수백 *mEq* 이상이 되지는 않는다.

고K혈증의 임상적 증상은 세포내 K이 많은 것보다는 전적으로 세포외액의 높은 K 때문에 나타난다. 저Na혈증과 저Ca혈증은 고K혈증의 해로운 영향을 더욱 증가시킨다.

심장에 미치는 영향 : 고K^+혈증 시 여러 가지 기전을 통하여 심근흥분의 전도와 리듬과 율동에 이상을 초래한다. 이는 휴식막전위를 감소시키어 여러 가지 부정맥의 원인을 초래하는데, 재분극(*repolarization*)의 속도가 증가하여 심전도상 뾰족한 T-파가 생기고, 이완기 탈분극(*depolarization*)의 속도가 감소하여 흥분전달의 속도가 늦어지게 된다. 즉 심전도상 P파의 진폭이 낮아지고 QRS와 T-파의 폭이 넓어진다. 고K혈증이 더 심해지면 P파는 완전히 사라지고 QRS는 T-파와 병합되는데 이는 마치 sine파와 같다. 고K혈증에서 관찰되는 심부정맥은 *pacemker*기능 장애를 일으키는 원인이 되고, 완전 심전도차단, 심실성 빈맥, 조동(*flutter*), 세동(*fibrillation*) 그리고 심정지를 일으킨다. 심한 고K혈증시 빠르게 진행하는 상행성 신경근 쇠약 또는 마비가 관찰되며 기타 정신혼란과 감각이상이 나타난다.

고 K^+혈증 진단

고K^+혈증은 검사오류를 배제하기 위해 K^+을 반복 측정한다. 그리고 고K혈증의 임상적 증후가 없을 때는 항시 가짜 고K혈증을 의심하고, 혈소판과 백혈구를 측정한다. 용혈 시 또 채혈이 어려울을 때는 가짜 고K^+혈증이 의심되므로 반복 검사한다. 급성 및 만성 심부전시의 고K혈증은 임상소견에서 나타난 것이다.

고K혈증의 원인으로서 K신배설 장애는 K을 대량 섭취 하지 않았음에도 불구하고 지속적인 고K혈증이 있음으로써 24시간 소변K 측정 없이도 고K혈증을 강력히 의심하게 된다. 고K혈증의 신장성 원인 가운데 감별진단은 PRA, 혈장 알도스테론 그리고 소변 Na배설을 측정하여 (표 5-9) 에서처럼 해석해야 한다. 유효한 동맥혈액량이 심하게 감소되었다는 또 다른 증거로 소변내 Na배설이 거의 없는 경우(5 *mEq/L* 이하)는 고K혈증 원인으로서 Na의 원위세뇨관에 운반이 감소되었음을 의미한다.

헤파린, 비스테로이드성 항염증성 약물, 비선택적인 β차단제, 안지오텐신 전환효소억제제, 그리고 K-보존이뇨제 등은 고K혈증을 촉진시킨다. 디지탈리스(대량), 양이온성 아미노산, 불소중독, 근육마비 환자에 *succinyl choline* 사용 시 급성 고K혈증이 발생한다.

표 5-9. 고K^+혈증시 레닌과 알드스테론 윤곽

- 고레닌-저알도스테론
  - 전반적인 부신피질 부전 : Addisons병, 21-hydroxylase 부족
  - 선택적인 알도스테론 부족 : 헤파린, 선칙적으로 효소 결함, 전환효소 억제제
- 저레닌-저알도스테론
  - 저레닌성 저알도스테론증, β-차단제, 프로스테글랜딘합성 차단제, 제II형 가성 저알도스테론증
- 고레닌-저알도스테론
  - 가성 저알도스테론증, K-보존이뇨제, 심한 탈수증
- 저레닌-정상알도스테론
  - 루프스신염, 폐쇄성신증, 신이식후 합병증

고 K^+혈증 치료

고K혈증 치료의 완급은 혈청K치와 심전도 소견에 따라서 결정한다. 혈청K농도가 7 *mEq/L* 이상이면 즉시 치료해야 한다. 그러나 심전도 소견이 정상이더라도 위험한 부정맥이 갑자기 나타나기도 한다. 고K혈증의 심전도 소견은 저Na혈증과 저Ca혈증에 의해서 악화되고, 고Na혈증과 고Ca혈증에 의해서 완화된다. (표 5-10)은 응급을 요할 때와 고K혈증 때 사용한다.

세포막에 K작용을 길항 : 세포막에 K의 작용은 Na^+ 혹은 Ca이온에 의해 길항 작용을 할 수 있다. 고K혈증은 *threshold* 전위에 영향을 미치지 않고 휴식세포막 전위를 감소시킨다(그림 5-17).

표 5-10. 고K^+혈증시 응급치료

	작용기전	용량	작용시간	저K혈증 효과기간
· 10%칼슘 gluconate	세포막에서 길항작용	10~20 *ml* 정맥주사	1~3분	30~60분
· $NaHCO_3$	세포막 길항작용과 세포내 이동	50~100 *mEq* 정맥주사	5~10분	2시간
· 3% NaCl	세포막 길항작용	50~100 *mEq* 정맥주사	5~10분	2시간
· 인슐린+포도당	세포내 이동	RI 20단위 + 50 *g* 포도당, 정맥주사	30분	4~6시간
· 양이온 교환시(kayexalate)	배설(대변)	25~50 *g*경구투여 +sorbitol	1~2시간	4~6시간
· 투석	배설(제거)		수분내	투석이 완료될 때까지
· 이뇨제(lasix)	신배설 증가	40 *mg* 정맥주사	이뇨 시작시	이뇨 끝날 때까지
· Florinef (염분섭취증가+이뇨제)	신장배설증가	하루 0.1~0.2 *mg*		

Threshold 전위와 휴식막 전위사이의 기울기가 감소한 결과 이완성 탈분극의 진행속도가 서서히 진행한다. 즉 혈청Ca^{2+} 농도를 증가하면 휴식막전위에 영향을 주지 않고 *threshold* 전위를 감소시킨다. 이처럼 휴식막 전위와 *threshold* 전위 사이에는 막기울기가 정상화된다. Ca염의 빠른 주입은 몇 분 내에 효과가 있다. 그리고 중독한 고K^+혈증에서 생명 보존을 위해서는 10% *calcium gluconate* 10~20 *ml*를 정맥에 일시에 주사해야만 한다. 그러나 10 % $CaCl_2$ 10 *ml*는 동량의 *calcium gluconate*를 주입시 Ca^{++}이 3배나 포함되어 있다는 것을 염두에 두어야 한다. 칼슘 주입의 효과는 일시적이고 약 30분간 지속된다. 고K^+혈증은 전도조직의 막에 Na통로 수를 감소시킴에 따라 전도속도를 감소시킨다. Na농도 증가는 고K^+혈증의 이런 효과와 반대이다. $NaHCO_3$는 pH를 증가시키고 세포내로 K^+를 이동을 시키기 때문에 많이 사용되고 있다. 칼슘염과 $NaHCO_3$를 투여할 때 이 두 수용액을 혼합해서는 안 된다. 왜냐하면 *calcium carbonate*가 침전을 형성하기 때문이다.

(그림 5-17)에서 세포외액내 K^+농도는 휴식막 전위에 영향을 미치는데 반하여 Ca^{++} 농도는 *theshold* 전위를 변화시킨다.

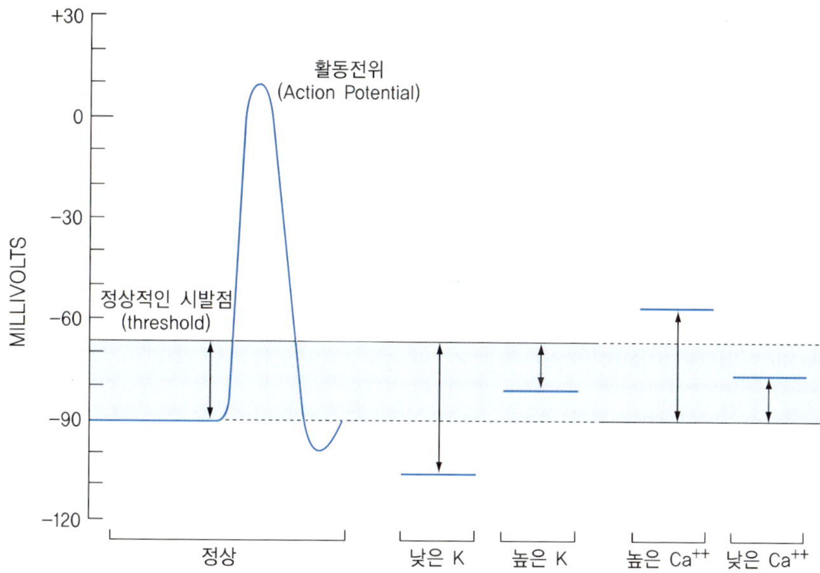

그림 5-17. 흥분된 조직의 세포막 전위에 혈정 Ca, K의 영향

세포내로 K이동 : 세포내로 K의 이동은 포도당과 인슐린을 정맥으로 주입함으로써 나타난다. 이때 포도당 25~50 *g*(50 % 50~100 *ml*)을 regular insulin(RI), 10~20단위와 함께 사용한다. 산혈증환자에서 $NaHCO_3$액 1~2 앰플을 정맥에 일시에 투여하면 K의 세포내로 이동이 일어난다. 그러나 이런 치료는 말기 신부전에서는 아주 효과적이지 못하다. 그래서 고K^+혈증에 β_2작용약을 사용하고 있다.

체내 K용량을 감소 : 체내 K용량의 감소방법은 급성 고K^+혈증보다 만성 고K^+혈증의 치료로 사용한다. 체내 K용량을 감소시키기 위하어서는 ① K의 섭취를 줄이고 ② 신장 및 대변으로 배설을 증가시키고 ③ 투석을 시행함으로써 달성할 수 있다. 대변으로 배설 증가는 교화수지 *Na polystyrene* (*kayexalate*)을 사용한다. *Kayexalate* 사용 시 매 *g*당 4.1 *mEq* Na을 가지고 있다는 점을 유의해야 한다. 그러나 생체내 교환은 수지 매 *g*에 1 *mEq*이다. Na 교환수지의 문제점은 무엇보다도 신부전 환자들에게 Na부하에 의한 고혈압과 부종 그리고 심부전을 야기할 수 있다. 즉 교환수지 1 *g*당 2~3 *mEq*의 Na이 흡수되므로 하루 15~60 *g*의 교환 수지를 투여하여 30~180 *mEq*의 Na을 부하시킨다. 그러나 Na교환 수지는 인산의 농도를 증가시킨다. 이에 비하여 Ca수지(*calcium polystyrene sulfonate : kalimate*)는 이런 단점을 보완하는데, Ca교환 효과가 1 *g* 당 K이 1 *mEq*이며 하루 15~25 *g* 투여로 혈청 K^+이 1 *mEq/L* 로 억제된다. 30~45 *g*의 *kayexalate*에 70 % sorbitol 15~20 *ml*를 혼합하여 매 6 시간마다 경구 투여한다. *Kayexalate*는 단독 사용시는 심한 변비가 발생하며 구역과 구토가 있을 수 있다. *Kayexalate*는 직장관장 때도 사용하는데 이때는 보통 50 *g*에다 물 100 *ml* 에 50 *g*의 sorbitol을 혼합한 것을 사용한다. 만일 알도스테론 분비가 부신의 결함에 의해 온 것이라면 *fludrocortisone* (*Florinef* : 9-α-fluoro-hydrocortisone)으로 치료하는데 하루 0.1~0.2 *mg*을 투여한다. 만일 환자가 저레닌성 저알도스테론증일 때는 *fludorcortisone*은 혈청K^+은 감소시키나 고혈압을 악화시킨다. 이런 환자에게는 정상염분을 섭취하면서 루프 이뇨제나 thiazide을 투여하여 것이 이상적인 치료이다. 그리하면 알도스테론 분비를 자극하고 Na의 원위세뇨관내 운반을 증가시켜서 K배설을 증가시키는데 도움이 될 것이다. 제II형 가짜 저알도스테론증시에는 *desmopressin* (DDAVP)을 코 속에 살포하면 K배설이 정상화된다. K는 혈액투석으로 시간당 40 *mEq*의 비율로 제거되나 복막 투석시의 제거율은 시간당 5 *mEq* 밖에 안 된다.

연습문제

1 30세 여배우가 심한 전신쇠약감과 무대 공포감 때문에 내원했다. 더구나 상당량의 다뇨도 있었다. 또 서 있으면 혈압이 일시적으로 떨어지고 근육 쇠약이 있었다. 혈청 K^+ 2.7 *mEq/L* 이고, 24시간에 소변 내 K^+는 9 *mEq* 이었다. 다음 설명이 옳으면 ○, 틀리면 ×하라.

① 이 환자는 결국 설사제 남용으로 입원했다.
② 이 환자는 몰래 이뇨제를 복용하였다.
③ 수분제한으로 소변 *osmolality*는 1,000 *mosm/l* 이상이 된다.
④ 이 환자는 결국 감초를 과량 먹었다는 것을 알았다.
⑤ 치료는 Ca을 정맥 주사한다.

설 명 [1-○, 2-×, 소변에 K이 낮은 것은 extraremal K loss를 암시, 3-×, K 고갈은 신장성 요붕증의 원인임, 4-×, 감초는 renal K loss 원인이 됨, 5-×, Ca은 고 K혈증시 사용]

2 50세 남성, 폐렴으로 인한 고열 및 폐혈증으로 입원했다. 백혈구 25,500 /mm^3, 혈장 K^+ 6.3 *mEq/L* 이다. 그러나 심전도에는 이상이 없었고 신기능은 거의 정상이다. 다음 설명이 옳으면 ○, 틀리면 × 하라.

① 이 환자는 응급 혈액 투석을 해야 한다.
② 응고 및 응고되지 않은 혈액시료는 혈장 K^+ 농도를 반복 측정해야 한다.
③ 혈소판 측정은 유용하다.

설 명 [1-×, 2-○, 3-○]

3 44세부터 당뇨병이 있는 55세 남성이 호흡곤란 때문에 입원하였다. 혈압 160 / 110 *mmHg*이고, 약간의 부종이 있다. 혈장 Na^+ / K^+ / Cl^-는 140 / 6.5 / 114 *mEq/L* 이고, HCO_3^- 15 *mEq/L* 이고, 혈당은 170 *mg/dL* 이다. 이뇨제, Kayexalate로 치료 후 반복해서 혈청 K을 측정한 결과 4.0 *mEq/L* 이다. 다음 설명이 옳으면 ○, 틀리면 × 하라.

① 이 환자 혈청 cortisol 치는 낮은 것이 좋다.
② 만일 혈청 cortisol이 정상이라면 혈장 알도스테롤도 정상이다.
③ 이 환자는 혈청 cortisol 정상이고 PRA는 낮다.
④ 이 환자는 대사성 산증이 있어 NH_4 분비가 감소한다.

설 명 [1-×, 2-×, 3-○, 4-○]

4 심한 당뇨병 케토산증인 21세의 남성이 입원했다. 혈청 $Na^+/K^+/HCO_3^-$는 128 / 6.2 / 9 *mEq/l*이고, 음이온격차는 27 *mEq/l*, BUN 60 *mg/dl*이다. 혈액 pH는 7.10이다. 인슐린과 Nacl 주입 후 혈청 $Na^+/K^+/HCO_3^-$는 138 / 2.5 / 18 *mEq/l*이고, 음이온격차는 16 *mEq/l*, BUN 34 *mg/dl*, 혈액 pH 7.28이다. 다음 설명이 옳으면 ○, 틀리면 × 하라.

① 입원 시 고K혈증은 총 체내 K이 증가했다는 것을 의미한다.
② 세포 K은 세포외액 K이 높아있는 동안은 낮다.
③ 케테콜아민은 K을 세포내로 이동시킴으로서 환자의 고K혈증을 교정하고, 당뇨병 환자에서 발견되는 고K혈증은 자율신경 부전 때문에 발생한다.
④ 저K혈증을 피하기 위해서 입원 시 K을 정맥 투여를 하였다.
⑤ 만일 입원 시 K 부족이 있었다면 심전도는 혈청 K이 증가되었더라도 K 고갈의 소견을 보인다.

설명 [1 - ×, 고K은 이동 때문에 왔다. 2 - ○, 3 - ×, 카테콜아민은 세포내로 K 이동을 시키나, 자율신경 부전시는 고K혈증의 원인이 안 된다. 4 - ×, 보통 혈청 K은 Ketosis 치료로 즉각 하강한다. 5 - ×, 고K 혈증시 심전도 소견은 KICF / KECF 비감소로 나타난다.]

5 K^+ 재흡수는 ?

① 대부분 수동적이다.
② 음식 내 K에 주로 의존한다.
③ 원위에 네프론에서 주로 일어난다.
④ 알도스테론이 조정한다.
⑤ 집합관에서 일어난다.

6 다음 중 원위세뇨관 K^+ 분비를 감소시키는 것은 ?

① 근위세뇨관 Na 재흡수 증가
② K 부하
③ 알도스테론
④ 호흡성 산증
⑤ 대사성 산증

7 K^+ 배설의 조절에 가장 중요한 장소는 ?

① 근위세뇨관
② 헨레 상행각
③ 원위 세뇨관
④ 집합관
⑤ 헨레 하행각

8 다음 중 K^+ 고갈시 가장 흔히 나타나는 소견은 ?

① 소변농축능 상실
② 사구체여과율 감소
③ 소변희석능 상실
④ 자유수 청소율 장애
⑤ PAH 청소율 감소

9 신장성 K^+ 배설을 증가시키지 않는 것은 ?

① 소변 유속 증가
② furosemide
③ 저알도스테론증
④ 대사성 알칼리증
⑤ Na_2SO_4 주입

10 Na^+-K^+ ATPase는 세포내 Na^+ 농도에 의하여 활성도가 크게 좌우된다. Km 값이 2×10^{-6}이고, 세포내 Na^+ 농도가 5 *mM*에서 20 *mM*로 증가한다면 Na^+ 펌프의 활성도는 어떻게 변할까 ?

① 3배 이상 증가 ② 2배 증가 ③ 변화 없다. ④ 감소한다.

11 70 kg 남성의 세포외액에 있는 K^+량은 얼마나 될까?

해설 : 총 체액량은 0.6×70 kg=42 리터
세포외액량은 1/3×42 리터=14 리터
정상 세포외액내 k농도는 4.0 mEq/L 이니까 총 세포외액내 K농도는 4.0 mEq/L×14리터=56 mEq 이다.

12 장기간 알코올리즘의 병력을 가진 55세의 남성이 4일 동안 구토, 복통 그리고 근육 쇠약을 보였다. 탈수 현상이 있어서 혈액을 검사하였다. $Na^+/K^+/Cl^-/HCO_3^-$는 각각 130/2.3/75/40 *mEq/L*이고, Ca^{++}은 7.2 *mg/dL*, amylase 1124, pH7.52였다. 저K혈증에 대한 원인을 설명하라.

해설 : 구토 후에 이차적으로 발생하는 대사성 알칼리증 상태로 구토와 관련된 저K^+혈증은 소변으로 K^+소실을 초래하는데 그 이유는 세포외액량 고갈이 알도스테론분비를 자극 하기 때문이다. 또 높은 HCO_3농도는 집합관으로 Na운반의 증가로 K배설을 증가시킨다. 계속 구토와 저K혈증과 저Ca혈증이 함께 가진 알코올 중독환자에게서 Ca^{++}치가 낮다는 것은 췌장염 이외에 전해질이상의 합병증으로 Mg고갈을 생각해야 한다. 또한 이런 환자에서 횡문근융해증이 발생하고 저Ca혈증을 일으킬 수 있다.

13 문제 12에서 치료로 3일간 K^+을 보충 받았으나 여전히 혈중 K^+농도가 2.6 mEq/L이었다. 왜 그런가?

해설 : 이 환자에게는 신장으로의 K소실을 초래하는 Mg고갈이 있을 가능성이 높다. 이런 상태에서 신장이 K을 보존하지 못하면 Mg부족이 보충될 때까지 K부족을 교정하기는 불가능하다. 또한 Mg보충은 이런 환자의 저Ca를 교정하는 데 도움이 된다.

14 24세 여성, 전신 쇠약감 때문에 찾아왔다. 구토나 설사를 부정하고 있다. 혈압정상이다. 혈청 $Na^+/K^+/Cl^-/HCO_3^-$는 각각 138/2.9/110/18 *mEq/L*이다. pH 7.33 그리고 소변 Na^+/K^+는 각각 8/10 *mEq/L* 이다. 저K혈증의 가장 가능성 있는 원인은 무엇인가?

해설 : 소변 내 낮은 K^+농도로 보아 신장 이외의 K^+소실이다. 소변 내 Na^+농도가 낮다는 것은 체액량이 부족하다는 것이고, 대사성 산증과 음이온격차가 정상인 것으로 보아 비밀리에 설사제를 남용에 의한 것으로 짐작할 수 있다.

15 65세 여성, 최근에 고혈압이 발견되어 정밀검사를 하기위해 내원하였다. 설사나 구토 병력이 없고 캔디를 먹은 사실이 없다. 혈압 160/105 *mmHg*, 혈청K^+는 하루 K^+ 120 *mEq*가 포함된 보통 식사를 하고 있는데 2.1 *mEq/L*이고, Na^+ 140 *mEq/L*, HCO_3^- 29 *mEq/L*이며, 24시간 소변 내 K^+는 150 *mEq*이고, 혈액pH 7.50이다. 혈청 코르티솔 치는 정상이나 PRA와 aldosterone는 심한 감소를 나타내고 있다. spironolactone 투여로 K배설에 변함이 없다. 그러나 triamterene 투여로 혈압, 혈청 K^+, PRA와 aldosterone치 모두 정상화 되었다.

해설 : 이 환자는 Liddles 증후군이다. K 배설이 증가하고, Na가 저류된 상태로 Na저류는 혈장을 증가시키고 고혈압을 발생시킨다. 혈장증가로 레닌 분비가 억제되고, 이어서 aldosterone 분비도 억제된다. 따라서 spironolactone에 반응이 없는 것이다.

16 30세 여성, 근육쇠약감을 호소하였으며 2주일간 소변량이 증가하였으나 약을 복용한 사실이 없다. 지난 2년 동안에 2번 소변에서 신결석이 나왔다. 혈청 $Na^+/K^+/Cl^-/HCO_3^-$는 각각 140/2.7/112 *mEq/L*이고 BUN/ creatinine는 16/1.2 *mg/dL* 이고, 소변 pH 6.0 비중 1.005이고, 혈청 pH 7.33, PCO_2 34 *mmHg*, HCO_3^- 16 *mEq/L*이며, 24시간 소변 내 K^+ 배설량은 65mEq이다. KUB상 신석회가 있다. 이 환자의 저K혈증을 설명하는 진단은 무엇인가?

해설 : 정상 음이온격차(10 *mEq/L*)의 대사산증으로 신장으로의 K^+ 소모성 배설 때문에 저K혈증이 발생하였다. 따라서 신세뇨관성산증(RTA)가능성이 있다. RTA는 저K혈증(근위세뇨관과 전형적인 원위세뇨관성 RTA)형과 고K혈증성형으로 나눈다. 근위세뇨관산증은 근위세뇨관에서 HCO_3^- 재흡수장애 때문에 발생하고, 저K혈증은 원위 세뇨관에 $NaHCO_3$의 운반이 증가하는 것과 관계가 있고, Na소모성배설은 2차성 고알도스테론증을 유발한다. 전형적인 원위세뇨관산증은 원위세뇨관세포에서 H이온 분비 결함 때문에 발생한다. 전형적인 원위 RTA는 소변에 Ca배설이 증가하고 또 구연산배설이 감소한다. 따라서 신결석이 흔히 발생한다. 장기간 저K혈증 시는 신장비대와 간질성 신염을 동반하므로 소변 농축력에 장애가 오고 신수질의 hypertonicity 감소하여 더욱 소변 농축력이 감소한다.

17 24세 간호사가 신체검사에서 저K^+혈증이 있어 내원했다. 혈액 $Na^+/K^+/Cl^-/HCO_3^-$는 각각 138/2.0/98/30 *mEq/L*이고, BUN 13 *mg/dL*, Creatinine 0.8 *mg/dL* 이다. 이 간호사의 저K혈증에 대한 감별진단을 하라.

해설 : 스테로이드 과량투여 가능성을 배제해야 한다. 좁은 의미로는 은밀한 구토, 혹은 이뇨제, 설사제 남용을 고려해 보아야 한다. 그래서 첫 단계로 24시간의 소변 K량을 검사하여 신장성인지 또는 소화관으로의 K과량 소실에 의한 것인지를 알아야 한다. 다음 단계로는 소변 내 CL를 검사하여 10 *mEq/24h.* 이하이면 은밀한 구토를 암시하고, 10 *mEq/24h.* 이상이면 이뇨제 남용, Mg결핍, 혹은 Batter증후군을 생각해야 한다. 24시간 소변 내 K배설은 50 *mEq* 이고 spot 소변 내에는 30 *mEq* 이었고(혈장 K 2.5 *mEq/L*일 때) Mg농도는 낮았다. 우리는 간호사가 의약품을 쉽게 취급하므로 체중조절을 위해 은밀하게 이뇨제를 남용 한 것과 상기 검사 소견이 일치 한다. 이는 소변 내 이뇨제 분석으로 확진할 수 있다. 이뇨제 남용은 Batter 증후군과 아주 흡사하기 때문에 꼭 배제해야 한다.

18 45세 남성, 만성 피로감과 가끔 복통과 설사, 혈압 100/60 *mmHg*, 손과 발바닥 주름진 부위가 검다. 혈청 $Na^+/K^+/Cl^-/HCO_3^-$는 각각 129/6.8/99/20 *mEq/L*이고 혈당 60 *mg/dL*, BUN 28 *mg/dL*, creatinine 1.2 *mg/dL*, 혈청 osmolality 280 *mOsm/kg* 이고 소변 내 Na^+ 60 *mEq/L*, K^+ 36 *mEq/L*, 소변 osmolality 560 *mOsm/kg*이다.

① 이 환자의 TTKG를 계산하라.

TTKG=Uk/Pk×Posm/Uosm=36/6.8×280/560=2.7이다.

TTKG가 낮은 것으로 보아 mineralocorticoid 부족의 어떤 형태로 생각된다.

② 가능성 있는 진단?

해설 : 저혈압, 피부색소침착, 낮은 TTKG 치, 저혈당 등을 종합할 때 원인불명의 부신부전증 가능성이 있다. 부신부전증에서 가장 흔한 전해질 이상은 저Na혈증이다. 이는 주로 신장으로의 Na배설과 관계가 있다. 이 환자는 저Na혈증인 데도 소변에 Na농도는 60 *mEq/L*이다. 낮은 HCO_3^-와 정상음이온격차(10 *mEq/L*)는 설사로 인한 정상 음이온격차성 대사성산증과 관계가 있는 듯하다.

19 45세 남성이 길거리에 누워 있는 것을 경찰이 발견하고 밤중에 응급실로 운반해 왔다. 의식이 명료하지 못하고 신경학적반사가 거의 없다. 혈압 100/60 *mmHg*, 맥박 100/분, 체온 36℃, naloxone과 포도당 주사를 하였으나 정신상태가 좋아지지 않았다. 사지에 군데군데 점상출혈이 있고 타박상이 있었다. 혈청 $Na^+/K^+/Cl^-/HCO_3^-$는 각각 146/7.8/110/15 *mEq/L*이고 포도당/BUN/creatinine는 180/75/4.5 *mg/dL*, 분당 2리터 산소공급 하면서 pH 7.3, PCO_2 30 *mmHg*, PO_2 110 *mmHg*, HCO_3 14 *mEq/L*이었다. 소변 검사상 RBC(++), 붉은색 과립원주가 있었다.

① 신부전과 고K혈증의 원인은 무엇인가?

해설 : 신부전과 높은 음이온격차의 대사산증 및 고K혈증 상태로 소변 검사상 급성신세뇨관 괴사소견이다. 횡문근융해증시는 혈뇨가 없다. myoglobin(heme을 가지고 있는 근육단백)은 직접 신세뇨관 toxin으로 작용한다. 혈청CPK 치 상승은 횡문근융해증을 암시 한다. 급성신부전으로 GFR감소로 K배설이 되지 않고 또 횡문근융해로 근육세포의 파괴에 따른 세포내 K유리로 심한 고K^+혈증이 발생한다.

② 이 환자의 고K혈증 치료는?

❶ 고K혈증의 세포막 탈분극효과 (depolarizing effect)을 위한 antagonism을 하는 calcium gluconate 주입 ❷ 세포내로 K 재분배를 위해 인슐린과 포도당 주입, β_2-adrenergic agonist 또는 $NaHCO_3$투여 ❸ 혈액투석이나, Kayexalate을 투여하여 체액에서 K제거 등을 한다.

Chapter 6

칼슘 및 인의 대사

1. 칼슘대사 장애

정상 성인의 체중 70 *kg*에는 약 1.2 *kg*의 칼슘(Ca)을 포함되고 있으며 이의 99%가 뼈내에 수산화인회석(*hydroxyapatite*: $Ca_{10}(PO_4)_6(OH)_2$, 결정 형태로 되어 있다. 뼈의 결정 표면의 Ca은 세포외액내 Ca^{++}과 쉽사리 교환할 수 있게 되어있고, 세포외액 이온화 Ca^{++}농도를 일정하게 유지하기 위한 중요한 저장고로 공급된다. 세포내 Ca^{++}농도는 세포의 종류에 따라 다르고, 비록 세포내 농도가 세포외액내 농도 보다 높다고 하더라도 대부분 세포내 Ca은 결합된 형태이다. 근육세포의 세포질내 이온화 Ca의 농도는 10^{-7} *mol/l* 이고 세포외액내 농도보다 10,000배나 낮으나 근육이 수축 시 10^{-5} *mol/l* 로 증가한다. 이런 커다란 농도 기울기로 인하여 간질액내에서 세포질내로 또 Ca의 높은 농도를 가지고 있는 미토콘드리아 소포체와 같은 세포 소기관으로 확산되는 작용은 Ca^{++}이 일정하게 유지되기 때문이다.

세포질내에서는 Ca이 유입되는 것을 잘 조절하고 있으며 이는 특수한 Ca통로를 통해서 일어나고 있다. 세포내의 유리 Ca 농도가 낮은 것은 세포외액내 또는 세포질 소기관의 혈장막을 통과하는 Ca의 능동력 운반에 의해서 유지된다. 그리고 *calmodulin* 과 같은 Ca 결합 단백질의 결합에 의해서도 유지된다.

세포외액내 Ca은 3가지 각기 다른 형태로 존재하는데 이온화Ca, 단백질결합Ca, 그리고 이온화되지 않으나 모세혈관을 통과하는 초여과 형태의 Ca으로 나눈다. 이온화 및 이온화되지 않은 초여과 Ca을 합하여, 초여과 Ca이라고 하는데 혈장 및 간질액내에서는 동일하나 단백질이 보다 높은 농도여서 혈장 내 단백결합 Ca은 간질액보다도 혈장 내 총Ca의 농도가 더 높게 된 것이다. 이온화되지 않은 초여과 Ca는 인산이나 구연산과 같은 해리가 잘 안 되는 음이온과 복합체를 만든다.

표 6-1. 혈액내 칼슘, 인 및 마그네슘의 정상농도

	칼슘 *mg/dL* (%)	인 *mg/dL* (%)	*Mg mg/dL* (%)
총농도	10(100)	4.0(100)	2.0(100)
이온화칼슘	4.5(45)	3.4(85)	1.1(60)
복합체 칼슘	1.5(15)	0.2(5)	0.3(15)
단백결합 칼슘	4.0(40)	0.4(10)	0.6(25)

표 6-2. 혈청 칼슘, 인산, 마그네슘 농도를 상호전환

	mM/L	*mEq/L*	*mg/dL*
칼 슘	1	2	4
인 산 염	1	1.8	3.1
마그네슘	1	2	2.4

혈장의 총 Ca 농도는 10 *mg/dL* (8.5~10.5 *mg/dL*)가 정상이다. 이 중 40%는 단백과 결합되어 있고 15 %는 음이온과 복합체를 이루고 있으며, 나머지 45%는 이온화되어 있다(표 6-1). 이온화 Ca는 생리적 역할을 하는데 여러 가지 기전에 의해 잘 조절되고 있다. 하지만 이온화Ca의 측정은 기술적으로 어려워 임상검사실에서 이온화 Ca농도를 판단하기 위해서는 아직도 대부분 총Ca농도를 측정한다. 혈청 Ca, Mg, 인산염의 농도는 서로 다른 단위로 표현되고 있는데 이들 단위의 상호전환은 (표 6-2)에 나타내었다. 인산염의 *mM/L* 을 *mEq/L* 로 전환하기 위해서는 인산염 1.8의 인자가 기초가 되는데 이는 세포외액내 HPO_4^-의 비율이 4 : 1이기 때문이다.

단백결합 Ca의 75 %는 알부민과 결합하고, 나머지는 α, β-글로불린에 결합하지만 칼슘이온은 거의 γ-글로불린에 결합하지 않는다. 그러나 고Ca^{++}혈증이 발생하는 다발성 골수종시 γ-글로불린에 Ca이 결합한 것은 보고된 바 있다. Ca의 단백결합은 혈액 pH에 영향을 받는데 H^+이 단백질 음이온 결합부위에 Ca과 경쟁적으로 결합하기 때문이다. 그 결과 단백에 결합하려는 Ca는 산혈증시 감소하고 알카리혈증 시는 증가한다. 또 알부민 농도가 1 *g/dl* 가 증가하면 단백결합 Ca농도는 0.8 *mg/dL* 증가하고 감소 시는 그 반대 효과이다. 또 글로불린 1 *g/dl* 의 증가는 단백결합 Ca 0.16 *mg/dL* 증가하며 감소 시는 그 반대 효과를 나타낸다.

한편 혈액 pH 0.1 단위 증가 시 단백결합 Ca는 0.17 *mg/dL* 증가하며, 감소 시는 그 반대 효과이다. 단백결합 Ca(*mM*)의 농도에 혈장알부민(*g/l*)과 혈액 pH 변화의 영향은 다음 공식으로 계산할 수 있다.

$$\text{Ca} \cdot \text{단백} = (0.0211 \times \text{알부민}) - (0.42 \times \text{알부민} / 47.3) \times (7.42 - \text{pH})$$

이온화 Ca농도는 급성 산혈증시 증가하고, 급성 알카리혈증시는 감소한다.

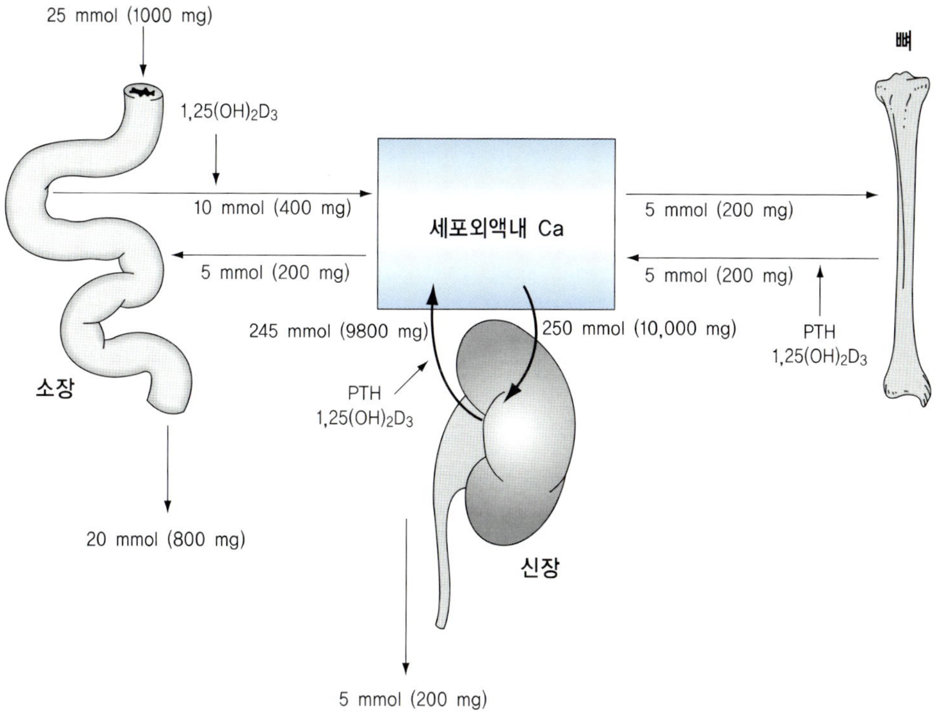

그림 6-1. 세포외액과 뼈, 신장, 소장간에 칼슘 상호교환의 장소

1) 칼슘 항상성

세포외액내 이온화Ca^{++}의 농도는 뼈에서 교환, 신장 배설 및 장에서의 흡수 등의 조절 기전에 의해 제한되어 일정한 범위를 유지한다(그림 6-1). 이런 균형의 원칙적인 조절자는 부갑상선 호르몬(PTH)이다. 이온화Ca^{++} 농도가 감소하면 PTH의 분비가 자극되어 뼈에서 Ca이 유리된 결과 세포외액Ca을 증가시키고, 또 신장에서 1.25$(OH)_2D_3$의 생성을 촉진시켜 Ca의 장내 흡수를 증가시킨다. 또 PTH는 Ca의 신세뇨관 재흡수를 촉진한다. 즉 혈청 Ca이 증가하면 PTH분비는 억제되고 감소하면 증가된다(그림 6-2).

2) 장의 칼슘 흡수

인체는 하루에 600~1000 *mg*의 Ca을 섭취하는데 1,25$(OH)_2D_3$의 농도에 따라서 섭취한 Ca의 25~70 %가 흡수된다. 칼슘 흡수는 소장의 모든 부위에서 주로 일어나고 또 대장에서도 일어난다(그림 6-3).

Ca의 장내분비량은 1일 100~150 *mg*인데, 장내분비에 의해 불가피하게 Ca의 소량이 대변을 통하여 상실된다. Ca의 섭취 또는 장내흡수의 감소는 Ca 평형에 지장을 초래하는 주원인이 된다.

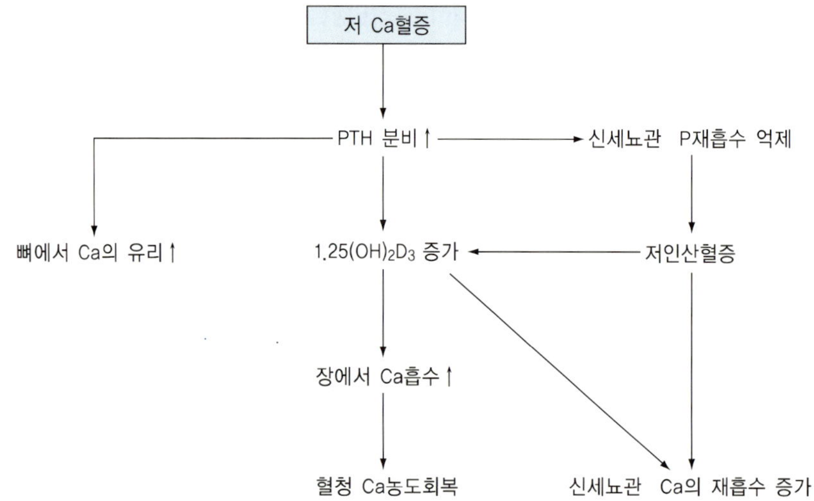

그림 6-2. 혈장 칼슘의 조절

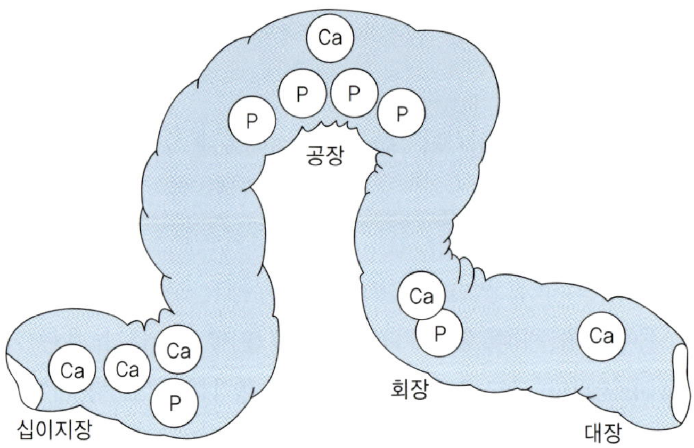

그림 6-3. 칼슘의 장흡수 부위

칼슘은 능동적 및 수동적으로 흡수되며, 장내에서 Ca의 능동적 흡수를 조절하는 가장 중요한 인자는 $1,25(OH)_2D_3$이다. 그러나 하루에 3~4 *g* 외 Ca을 섭취를 하게 되면 비타민D 없이도 Ca의 정상량이 흡수된다. 비타민 D는 Ca-결합단백 및 Ca-ATPase을 만들어 Ca에 대한 장벽막의 투과성을 증가시켜 Ca의 흡수를 자극한다. 성장호르몬, 프로락틴, 에스트로겐은 신장에서 $1,25(OH)_2D_3$을 생산하도록 자극함으로써 Ca흡수를 촉진시킨다. 한편 글루코티코이드는 Ca흡수를 억제하는데 이는 $1,25(OH)_2D_3$ 생성을 억제함으로써 온다.

칼슘의 장내 흡수에 영향을 주는 인자들을 (표 6-3)에 열거하였다.

표 6-3. 칼슘의 장내 흡수에 영향을 주는 인자

1. 흡수감소	2. 흡수증가
• 음식요인 · phytic산 · 음식에서 낮은 Ca섭취 · 음식에 높은 인산 · 지방식 · 알코올 · 기타 불소, 수산염 • 비타민 D 대사 이상 • 만성신부전 • 노 인 • 호르몬 요인 · PTH 부족 · 글루코코티코이드 · 갑상선호르몬 · Somatostatin • 기 타 · 흡수장애군 · 위절제후 · 당뇨병 · 골다공증	• 음식요인 · 낮은 인산식이 · 락토스 및 전분 · 단백질 및 아미노산 · 담즙산 · 기타 중성지방, 비타민C, 항산제 • 칼슘 요구량이 증가하는 생체상태 • 호르몬 · 부갑상선 호르몬 · 성장호르몬 · 프로락틴, 에스트로겐 • 기 타 · Sarcoidosis · 특발성 고Ca혈증, 칼슘결석 · 밀크-알카리증후군 3. 불확실한 인자 • 장내 pH • Mg • 칼시토닌 • Substance P

3) 뼈에서 칼슘의 교환

세포외액의 이온화 Ca^{++} 농도를 일정하게 유지하는 것은 뼈에서 Ca교환을 조절함으로써 가장 효과적으로 이루어지고 있다. 매일 뼈와 세포외액 사이에 Ca가 교체되는 양은 250~1000 *mg*으로, 매일 상내 흡수와 신장배설이 250 *mg* 이하인 것과 비교할 때 많은 편이다. 뼈에서 Ca의 교환은 일차적으로 PTH에 의해 결정된다. 뼈에 대한 PTH 효과의 정확한 기전은 불확실하지만, PTH는 뼈 파괴 세포와 뼈 형성 세포를 자극한다.

뼈에 대한 비타민D의 효과는 해석하기가 어려운데 비타민 D가 부족한 동물에 비타민D을 투여했던 바, 뼈에 무기질 침착이 증가하고 또 $1,25(OH)_2D_3$ 농도가 증가하는 것을 관찰하였다. 어떤 실험에서는 비타민 D에 의해 Ca-P생성이 증가됨에 따라 무기질 침착이 증가하는 것을 관찰하기도 하였다. 따라서 비타민이 직접 뼈의 석회화를 촉진시키는 것으로 추정된다. 세포외액의 칼슘과 인산농도는 뼈의 형성과 파괴에 영향을 주는데 고Ca^{++}혈증 및 고인산혈증은 뼈 흡수(파괴)를 억제하는 동시에 뼈 무기질 침착을 자극한다. 그러나 저Ca^{++}혈증이나 저인산혈증 시는 그 반대의 결과가 나타난다.

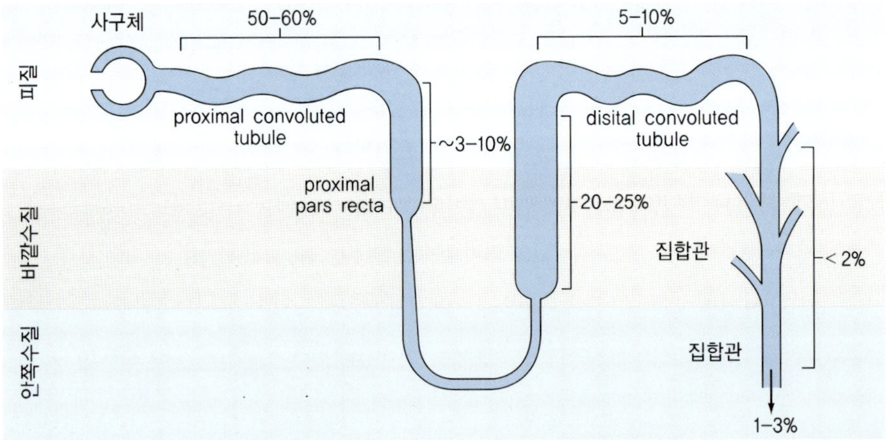

그림 6-4. 네프론 각 부위에 칼슘 재흡수. 숫자는 세뇨관에서 재흡수된 칼슘의 %를 나타냄

4) 신장에서 칼슘 대사

신세뇨관에서는 사구체에서 여과된 Ca^{++}의 98 % 이상이 재흡수 된다. 그중 50~60%가 근위세뇨관에서 이루어지고 있는데 이 부위세뇨관의 재흡수는 세뇨관막과 1.0대 1.2의 Ca비율로 초여과된 양을 유지하면서 Na과 수분의 재흡수와 아주 밀집하게 평행한다. 또 헨레루프에서는 여과된 Ca^{++}의 20~25 %, 원위곡세뇨관에서는 5~10 %가 재흡수 된다. 그러나 집합관에서는 적은 역할을 하는 것 같다. 능동적 과정으로 일어나는 칼슘재흡수는 측저막에 있는 2개의 수송기전인 $Na^{+}-Ca^{++}$역수송과 Mg^{++}의존성 Ca^{++}-ATPase에서 이루어진다.

근위세뇨관 및 헨레루프의 Ca 재흡수는 Na재흡수와 관련되어 있기 때문에 의무적이며, 원위세뇨관은 Ca^{++}의 가변성 재흡수가 주역할을 한다. 그래서 이런 현상을 Ca의 조절성 신장배설이라고 한다(그림 6-4).

많은 인자 특히 PTH, *thiazide* 이뇨제, pH 등은 원위곡세뇨관에서 선택적으로 Ca^{++} 재흡수에 영향을 준다. 그러므로 Ca-ATPase는 Ca^{++} 재흡수의 주 역할을 한다(표 6-4).

5) 세뇨관세포에서 칼슘이온 재흡수기전

Transcellular 및 paracellular 통로를 통한 근위세뇨관에서의 (그림 6-5A)에서와 같이 Ca 재흡수기전의 1/3이 근위세뇨관에서 일어나며 이는 2단계로 나누어진다. 첫단계의 Ca^{++} 재흡수는 첨단막(*apical membrane*)에서 확산으로 일어나는데 세포안쪽의 전기화학적 차이가 낮으므로 세포안으로 확산된다.

표 6-4. 칼슘 배설에 영향을 주는 인자

배설증가	배설감소
유효동맥량 증가	유효 동맥량 감소
루프이뇨제, 삼투성 이뇨	thiazide 이뇨제, amiloride
고 Ca^{++}혈증	저 Ca^{++}혈증
thyrocalcitonin	PTH, 비타민D
산혈증	알칼리증
인산결핍	인산과다
Sulfate, gluconate	

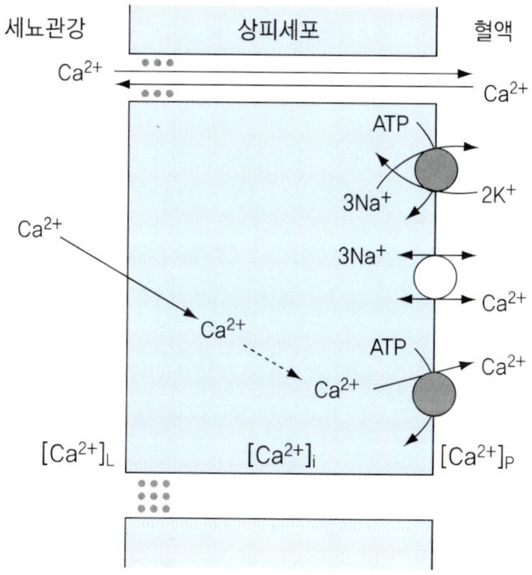

그림 6-5A. 신세뇨관에서 칼슘 재흡수기전. *Apical tight junction* 부위에서 양방향으로 수동적으로 이동한다. $[Ca^{2+}]_i$: 세포질내 free Ca농도이고, $[Ca^{2+}]_L$: 세뇨관강내 이온화 Ca농도, $[Ca^{2+}]_P$: 혈장내 이온화 Ca 농도

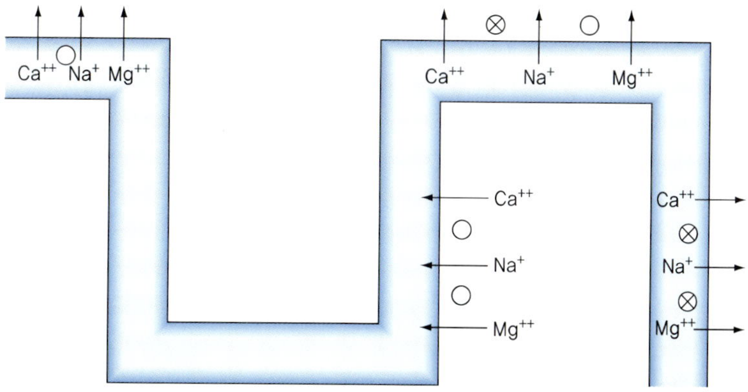

그림 6-5B. 근위 세뇨관 및 상행각 헨레루프에서 Ca^{++}, Na^{+}, Mg^{++} 재흡수관계

이런 전기화학적 경사는 세포내 Ca 농도가 0.3 *μEq/l* 이고, 세뇨관강내 Ca 농도는 3 *mEq/L* 이어서 세포안이 10,000배나 낮으므로 급경사를 이루고 있다.

따라서 세포내부는 첨단막의 세뇨관강내에 비하여 전기적으로 음전하(negative) 상태이다. 이것은 Ca^{++}이 세포내로 유입되기 좋은 상태이다. Ca^{++}은 전기화학적 경사 때문에 측저(basolateral)막을 뛰쳐나간다. 이때 능동적으로 Ca이 밀려나가는 기전은 확실치는 않으나, Ca^{++}-ATPase 또는 $3Na^{+}$-Ca^{++} 역수송체에 의해서 일어난 것 같다(그림 6-5A).

다음 단계로 Ca^{++}의 2/3는 근위세뇨관을 따라 끌어당기는 용매에 의해서 paracellular 통로를 통해 재흡수 되고, 근위세뇨관의 절반 이상에서는 세뇨관강이 상피세포를 통과하도록 하는 양전하(*positive transepirthelial voltage*) 때문에 수동적 확산에 의해 재흡수 된다. 헨레루프에서 Ca 재흡수는 두꺼운 상행각으로 제한되어 있다. 근위세뇨관과 두꺼운 상행각의 Ca^{++}과 Na^{+} 재흡수는 서로 평행선으로 이루어진다. 이는 Ca 재흡수가 수동적인 paracellular 기전에 의해 일어나고, 2차적으로 Na^{+} 재흡수가 일어나기 때문이다(그림 6-5B).

이 부위 세뇨관에서는 세뇨관강내에서 *positive transepithelial* 전위를 만들고 있다. 그래서 Na^{+} 재흡수의 변화는 근위세뇨관 및 두꺼운 상행각의 Ca^{++} 재흡수에도 평행선적으로 변화를 준다. 원위세뇨관과 집합관에서 세뇨관강액의 전하(charge)는 혈액에 비하여 음전하이다. 그래서 Ca^{++} 재흡수는 전기화학적 경사에 대항하여 재흡수하려면 전적으로 능동적이어야 한다. 원위세뇨관 및 집합관에서 Ca^{++}재흡수 기전은 불명확하다. 시발점인 원위세뇨관 및 집합관의 Ca^{++}과 Na^{+}의 재흡수는 독립적이고, 소변 내 Ca^{++}과 Na^{+}배설을 평행적으로 변화시키지 않고 다르게 조절한다. 근위세뇨관과 헨레루프에서는 Ca의 재흡수가 Na의 재흡수와 평행선이 되나, 원위곡세뇨관과 집합관에서는 이런 이온들의 재흡수관계가 분명하지 않다. (그림 6-5B)에서는 근위 및 헨레루프 상행각에서 Na, Ca, Mg은 평행선적으로 재흡수가 일어나는 것을 보여주는데, 원위세뇨관에서는 Na과 Mg이 평행하게 재흡수 되고, Ca과 Na은 각기 다르게 재흡수하고 있다.

유효 혈량을 증가시키거나 또는 근위세뇨관과 헨레루프에 작용하는 이뇨제 Na^{+}이뇨는 반드시 Ca 이뇨를 동반한다(Na^{+}재흡수가 억제되고 Ca^{++}재흡수도 억제되기 때문이다). 다시 말하면 이뇨제(*thiazide, amiloride*)에 의한 Na^{+}이뇨가 될 때 원위세뇨관의 조절은 Ca이뇨를 감소하는 경향이 있다는 것이다. 이런 현상은 아마 유효 혈량 감소로 인해 근위세뇨관에서 Ca재흡수가 증가하기 때문에 발생한 것이다. 또 원위세뇨관에서 *thiazide* 이뇨제는 직접 Ca이동(재흡수)을 자극하고, *amiloride*는 집합관에서 재흡수를 자극한다. 반면에 알도스테론 길항제인 스피로락톤은 일시적으로 Ca배설을 증가시킨다고 하지만 이런 현상이 어떤 기전으로 발생하는 지에 대하여는 더 추구해야할 것이다. 아세타졸아마이드(*Diamox*)는 Ca이뇨를 일으키지 않는데 이는 근위세뇨관에서 운반되어온 많은 Ca이 원위세뇨관에서 재흡수 되기 때문일 것이다.

사구체여과율의 변화는 Ca배설에 아주 적은 영향을 주는데 이는 Na^{+} 및 Ca^{++}의 배설을 위해 사구체-세뇨관 균형이 잘 되어 있기 때문이다. 혈장 Ca농도는 세뇨관Ca 배설에 큰 영향을 주는데 고Ca^{++}혈증 시에 신장에서 Ca배설이 증가하고 저Ca^{++}혈증 시는 감소한다. 실제로 혈청 Ca농도가 7.5 *mg/dL* 이하이면 Ca배설은 멈추게 된다. 여러 가지 호르몬 중 PTH는 신장의 Ca조절에 가장 중요한 영향을 주는데 근위세뇨관에서는 Ca재흡수를 억제하고, 원위곡세뇨관에서는 Ca재흡수를 증가시킨다. 그러나 전체적으로 보아서 PTH는 Ca재흡수를 증가시키는 역할을 한다. 또 비타민D는 Ca재흡수를 증가시키고 *thyrocalcitonin*은 억제하나 후자의 효과는 아마도 적은 것 같다. 알도스테론은 장기간 투여 후 유효 혈량 증가를 초래하여 Ca배설을 증가시킨다.

대사성 및 호흡성 산혈증시에는 Ca배설이 증가되고, 대사성 및 호흡성 알칼리증에서는 감소된다. 그러나 대사성 산혈증시에 임상적으로 보다 더 유의한 효과를 미친다. 호흡성 산혈증 보다는 대사성 산혈증시 소변에 Ca이 많이 배설되는 것은 전신적인 pH결과라기 보다는 근위세뇨관 상피세포의 세포 내 pH 때문이다. 세뇨관의 pH는 호흡성 산혈증에서 보다도 대사성 산혈증시에서 낮다. 고인산혈증시에 신장으로 Ca배설은 감소하나 인산이 고갈되었을 때는 증가한다. Ca^{++}이 음이온(*gluconate, sulfate*)과 결합하여 소변 내 배설이 증가하면 Ca배설도 증가한다.

6) 칼슘, 마그네슘 및 인산 항상성의 호르몬조절

(1) 부갑상선 호르몬

부갑상선 호르몬은 폴리펩타이드로 분자량이 약 9500달톤이며, 부갑상선의 주세포에서 합성된다. 이 호르몬(PTH)의 분비는 일차적으로 이온화된 칼슘의 농도에 의해 조절된다. 즉 저Ca^{++}혈증 시는 자극되고, 고Ca^{++}혈증 시는 억제된다. 하지만 PTH분비는 고Ca혈증일 때는 완전히 억제되지 않고, 심지어 기저 호르몬 분비율은 현저한 고Ca혈증 시에도 계속된다. 원인불명의 부갑상선기능항진처럼 또는 만성신부전의 부갑상선기능항진증시 부갑상선이 현저히 커져 있을 때 억제 되지 않은 기저 PTH 분비는 고Ca혈증 임에도 불구하고 비정상적으로 높은 치의 혈장 PTH 농도를 유지할 수 있다. 급성 저Mg혈증은 PTH유리를 자극하고 고Mg혈증 시에는 억제한다. 그러나 그 효과는 Ca보다는 약하다. 또 지속적이고 심한 Mg 고갈은 PTH 분비를 억제시킨다.

β-아드레날린성 작용물질은 *adenylate cyclase*에 영향을 미치어 PTH 유리가 촉진된다. 비타민D는 PTH유리에 이온화된 Ca의 조절을 조정한다. 알루미늄은 PTH 분비를 억제시키기 때문에 알루미늄 독성을 가진 요독증 환자는 알루미늄 독성이 없는 환자보다 PTH치가 낮다.

PTH는 간 및 신장에서 아미노산(NH_2^-말단)과 *carboxy*($COOH^-$말단) 분절로 대사된다. NH_2^-말단 분절은 신장과 뼈에서 대사되나 간에서는 대사가 되지 않는다. 즉 $COOH^-$말단 분절은 신장에서만 대사되고, 그 대사산물은 사구체에서 여과되고, 세뇨관에서 재흡수 된다. 그래서 신부전 환자에서는 $COOH^-$말단 분절의 농도가 높다.

현상태 농도 측정은 $COOH^-$말단 분절, NH_2말단 분절, 호르몬 중앙부위 및 원래 PTH에 대한 항체가 만들어진 것을 이용한다. 신부전시 또는 호르몬 분비율이 아주 빠른 변화시는(부갑상선 제거 후) $COOH^-$말단 assay을 모니터 하는 것을 피해야 한다.

$COOH^-$말단 분절은 부갑상선에서 분비되는데, 분비된 양은 저Ca 혈증보다도 고Ca혈증 시 비례적으로 높다. 결과적으로 원천적인 PTH 또는 N-말단 PTH가 같은 치이기 위해서 $COOH^-$말단 PTH의 농도가 고Ca혈증 환자에서 보다 높게 유지된다. 이는 저Ca혈증이라기보다 일차적 부갑상선기능항진증이고 비타민D 결핍이다.

(2) 뼈에 작용

PTH는 뼈의 흡수를 촉진하고 Ca과 인의 유지를 증가시킨다. 뼈 흡수의 촉진은 뼈파괴세포 및 뼈세포의 활성화에 수반된다. 뼈에 대한 PTH의 작용은 비타민D결핍, Mg결핍 및 알루미늄 독성으로 장애된다.

비타민D결핍 시 PTH에 대한 Ca의 반응이 되지 않는 것은 비타민D결핍 그 자체라기보다는 만성 저Ca혈증 때문이다. 그러므로 칼슘을 주입하면 무기질 침착이 좋아지고, 연이어 PTH에 대한 뼈의 반응이 정상으로 된다.

(3) 신장에 대한 작용

신장에서 PTH의 주작용은 근위세뇨관에서 인산 재흡수를 억제하는 것이다. PTH는 또한 근위세뇨관에서 Ca재흡수를 억제하나, 원위곡세뇨관의 자극성 효과 때문에 PTH의 전체적인 효과는 Ca재흡수를 조장하게 된다.

장에서의 PTH의 작용은 장내 Ca 흡수에 대해 직접적인 효과는 없고, 전적으로 $1.25(OH)_2D_3$을 통해서 조절된다.

(4) 비타민D

비타민D 전구물질은 식물에서 유래하는 *ergosterol*과 동물에서 유래하는 7-*dehydrocholesterol*이다. 이들은 인체 내에서 합성된다. 피부에 자외선을 조사하면 이런 비타민 전구물질은 각각 *ergocalciferol*(비타민D_2)와 *cholecalciferol*(비타민D_3)으로 전환되기 때문이다.

비타민 D_2와 D_3는 간장에서 비타민의 25-*hydroxy* 형태로 전환되고, 이어서 신장에서 1,25-*dihydroxy* 형태의 비타민 D_2와 D_3로 각각 전환된다(그림 6-6). 정상에서는 $25\text{-}(OH)D_3$의 10~20 %만이 $1,25(OH)_2D_3$로 전환된다. $1,25(OH)_2D_3$의 반감기는 약 4시간으로 $25(OH)D_3$가 25일인 것과 비교해 보면 아주 짧다. 따라서 $1,25(OH)_2D_3$의 혈청 농도는 80 *pmol/L* 인데, 이는 $25\text{-}(OH)D_3$ 농도 60 *nmol/L* 의 약 1/1000이다(표 6-5).

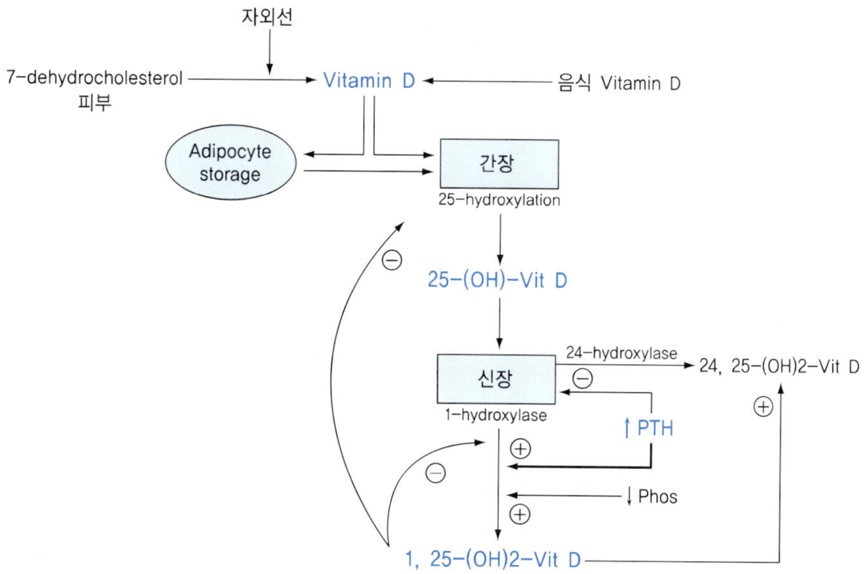

그림 6-6. 비타민D의 대사

표 6-5. 비타민D 대사산물의 농도와 반감기

	혈청농도(nmol / L)	반감기
비타민D	5	24시간 이내
25(OH)비타민D	60	25일
24,25(OH)$_2$비타민D	4	7시간
1,25(OH)$_2$비타민D	0.08	4시간

25(OH)D_3가 1,25(OH)$_2D_3$으로 전환하는 것은 주로 PTH농도에 의해서 조절된다. 즉 높은 PTH는 그 전환을 자극하고 낮은 PTH는 억제한다. 그러나 다른 인자들도 영향을 미치는데 고인산혈증과 고 Ca^{++}혈증 시에는 억제하고 저인산혈증과 저Ca^{++}혈증 시는 그 전환을 자극한다. 산혈증시는 아직 확실치는 않으나 대사성산증시는 1,25(OH)$_2D_3$의 생산을 억제한다고 주장되어왔다.

여러 가지 체액성 인자, 에스트로겐, 성장호르몬, 인슐린 및 프로락틴은 1,25(OH)D_3의 생산을 자극하고, 글루코코티코이드는 그 생산을 억제한다. 또한 1,25(OH)$_2D_3$는 그 자체가 생산을 하는 피드백(되먹임) 억제효과를 가지고 있다. 혈청 25(OH)D_3의 농도는 1,25(OH)$_2D_3$의 생산률을 결정한다.

25(OH)D_3의 대부분은 신장에서 전환되나, 다른 조직에서는 1,25(OH)$_2D_3$보다 24,25 (OH)$_2D_3$로 전환된다. 그러나 24,25(OH)$_2D_3$의 생리적 역할은 확실치 않다.

① 장내작용

비타민D는 Ca, 인산, Mg의 장내 흡수를 자극하나 Ca 흡수 효과가 가장 현저하다.

② 뼈에 작용

비타민D부족 환자에게 비타민D투여는 골연화나 구루병을 치료하는 결과를 가져온다. 이것은 뼈에 비타민D의 직접적인 효과인지, 장의 효과 때문에 Ca 및 인산의 세포외액 농도의 증가 결과인지는 분명치 않다. 다시 말해서 뼈배양액에 $1,25(OH)_2D_3$을 첨가하면 뼈 흡수가 일어난다.

③ 신장에 작용

비타민D는 Ca과 인산의 재흡수를 자극하나 그 효과는 뚜렷하지 않다.

④ 부갑상선에 작용

비타민D는 Ca의 장내 흡수를 증가시킴으로써 PTH분비를 억제시키기도 하지만 때로는 직접 억제시키는 효과도 있다. 투석 환자에게 $1,25(OH)_2D_3$의 투여는 혈청Ca이 증가하기 전 PTH의 억제원인이 된다. 비타민 D의 합성품인 *dihydrotachysterol*은 간장에서 25-hydroxylation을 시키나 신장에서 1-hydroxylation은 시키지 못하는 활성대사물이다.

⑤ 근육에 작용

비타민D의 부족은 근육허약의 원인이 되므로 비타민D를 투여하면 반응이 있다.

(5) Thyrocalcitonin

칼시토닌은 갑상선의 *parafollicular* 세포에 의해 생산되는 32-아미노산 폴리펩타이드 호르몬이다. 이 호르몬은 일차적으로 신장에서 대사된다. 칼시토닌의 분비는 고Ca혈증에 의해 촉진되고 저ca혈증에서는 억제된다. Mg은 칼시토닌분비에 Ca^{++}와 비슷한 효과를 가지고 있다. 장기간 사용에 대한 효과는 잘 알려지지 않았다. 글루카곤, 가스트린, PGE_2 그리고 *β-adrenergic agonist*는 칼시토닌의 분비를 촉진한다. 그러나 그들의 생리적인 중요성에 대해서는 의심이 간다.

칼시토닌 농도가 증가하는 경우는 갑상선의 수질성암과 Zollinger-Ellison증후군 시 관찰된다. 칼시토닌의 가장 중요한 기능은 뼈파괴세포의 억제이고, 뼈 흡수를 억제하는 것이다. 즉 뼈에서 Ca이 빠지는 것을 억제하기 때문에 세포외액의 Ca농도를 감소시키는 경향이 있다. 또한 PTH에 의해 뼈 흡수를 예방한다. 그러나 칼시토닌과 PTH에 오랫동안 노출 시에는 칼시토닌 효과가 달아난다. 신장에서 칼시토닌은 Ca, 인산, Na, Mg, K의 재흡수에 대한 억제효과를 가지고 있다(표 6-6).

표 6-6. 부갑상선호르몬, 비타민D 및 칼시토닌의 작용

	PTH	비타민D	칼시토닌
소장		↑Ca, P, Mg 흡수	
뼈	↑뼈 흡수	↑뼈 흡수, ↑무기질침착,	↓뼈 흡수
신장	↑P배설, ↓Ca, Mg 배설		↑Ca, P, Mg 배설

저칼슘혈증(Hypocalcemia)

저Ca혈증의 가장 특징적인 임상증상은 신경근육증상인데, 테타니, 근육경련, 후두천명(*stridor*), Chvostek 및 Trousseau증후, 간질성 경련, 그리고 추체외로의 증후들이 나타난다.

저Ca혈증의 정신증세는 정서불안 그리고 경한 우울증에서 정신병까지 다양하다. 유두부종은 뇌압증가로 볼 수 있다. 대뇌기저핵(*basal ganglia*) 석회화는 원인불명의 부갑상선기능저하증과 가성부갑상선기능저하증시 흔히 보는 소견이다. 피부증상은 모발이 가늘어지고 잘 빠지며, 피부는 건조하다. 만성적 저Ca혈증 시 눈에는 결막염, 각막염, 그리고 백내장이 발생한다.

저Ca혈증 시 심전도 변화는 ST-분절이 연장됨으로써 QT간격이 길어지는 원인이 된다. 저Ca혈증 시 골격계 침범은 인산농도에 좌우되는데 비타민 D부족, 저Ca혈증처럼 저인산혈증은 골연화증과 구루병을 유발할 수 있으나, 고인산혈증상태에서 뼈는 부갑상선기능저하증처럼 조직학적으로 정상이다.

저Ca혈증의 원인

저Ca혈증의 원인은 (표 6-7)에 제시하였다.

(1) 저단백혈증

단백농도, 특히 알부민의 감소 시는 단백결합 칼슘농도를 감소시키고, 총 칼슘치도 낮게 나타나는데 이온화 Ca농도는 정상이다.

(2) PTH 분비 감소

저Ca혈증의 원인이 되는 PTH분비 감소는 3가지 기전을 통해 일어나는데, 낮은 PTH로 인한 뼈에서 흡수 감소, 1,25$(OH)_2D_3$의 생산 억제로 오는 장의 Ca 흡수 감소 그리고 고인산혈증 때문에 뼈에 Ca침착이 증가하는 것을 들 수 있다. 고인산혈증은 흔히 있으나 저Ca혈증보다 늦게 나타나는 경향이 있다. 고인산혈증은 인산의 신세뇨관에서 재흡수가 증가하기 때문인데 이는 일차적으로 PTH부족이

관여하고 또 저Ca혈증이 부분적으로 관여한다. 1,25$(OH)_2D_3$ 부족으로 인산의 장내 흡수가 감소하는 경향이 있다.

표 6-7. 저Ca^{++}혈증의 원인

- 부갑상선 기능 저하증
  - 유전적
  - 원인불명
  - 수술후(부갑상선 주위조직 수술)
  - PTH분비의 억제 : 심한 Mg결핍, 급성 고Mg혈증
  - 후천적으로 부갑상선 파괴 : I^{131} 치료, *hemochromatosis*, *hemosiderosis*, 암전이
- 비타민 및 그의 대사산물(결핍 또는 저항성)
  - 비타민 D 결핍 : 영양 관계, 흡수장애, 햇빛노출이 없을 때
  - 25$(OH)D_3$ 부족 : 간담도질환, 항경련제, 신증후군, 흡수장애
  - 1,25$(OH)_2D_3$ 결핍 : 신부전, 고인산 혈증, PTH부족
비타민D 의존성 구루병(제1형), 가성부갑상선기능저하증, 고인산혈증
  - 비타민 D저항성(제II형 비타민 D의존성 구루병)
- PTH에 반응이 없는 것
  - 가성부갑상선기능저하증
  - Mg결핍증
- 뼈와 연부조직에 칼슘 침착 증가
  - 뼈 형성성 전이
  - 고인산혈증 : 임프종치료, 횡문근 융해
  - 급성 췌장염
  - 부갑상선 절재나 갑상선 절제에 따른 hungry-bone 증후군
- 기타 원인
  - 칼슘 chelation : 대량 수혈, 교환 수혈, 에틸렌 글리콜 중독, heparin(시험관내)
  - 신생아 저Ca혈증
  - 약물로 뼈 흡수를 억제 : colchicine중독, *mithramycine*, 칼시토닌, 에스트로겐, *propylthiouracil*
  - 골화석증(대리석 골병)
  - 패혈증
  - 심-폐정지
- 저알부민 혈증(이온화 Ca는 정상)

낮은 PTH가 생산되는 원인은 ① 유전성 부갑상선기능저하증을 들 수 있는데, 이는 국한되어서 일어날 수 있고, 면역결핍이 있는 흉선발육부전(DiGeorge증후군)을 동반한다. 또 원인 불명의 부신부전, 하시모토 갑상선염, 악성 빈혈, 성선기능저하증, 당뇨병, 모닐리아증, 자가면역성 갑상선염, 그리고 흡수증후군을 수반한 다발성 내분비 결핍 증후군의 한 부분으로서 발생한다. ② 원인 불명의 부갑상선기능저하증으로 부갑상선의 위축, 섬유화 및 지방조직 침습은 어느 연령에서도 발생한다. ③ 가

장 흔한 부갑상선기능저하증은 수술 중 우발적으로 부갑상선을 제거한 경우 또는 갑상선 제거 수술시 우연히 분포된 혈관을 절단한 경우로 2.4~3.2%의 비율을 점한다. ④ 기타 부갑상선 기능저하는 I^{131}으로 갑상선 조사, 헤모시데린 침착증(*hemosiderosis*)이나 혈색소증(*hemochromatosis*)시 철분 침착, 암전이로 인한 파괴 등으로 인하여 발생한다.

심한 Mg결핍은 PTH 분비를 억제하지만, 급성 저Mg혈증 시는 PTH 분비를 촉진한다. 한 보고에 의하면 조기 출산을 억제하기 위해 $MgSO_4$를 주입하여 혈중 Mg 농도를 6 *mg/dL*으로 급격히 증가시켰을 때 저Ca혈증이 발생하고, PTH치는 30분 내에 감소하여 저Ca혈증이 지속됨에도 불구하고 억제된 채로 남아 있었다.

(3) 가짜부갑상선기능저하증

이는 PTH에 대한 말단 장기의 저항으로 일어나는 것이 특징이다. 보상적 반응으로서 PTH 분비가 정상보다 높다. 말단장기에 반응이 없는 것은 전형적으로 신장에서 일어난 것이기 때문이다. cyclic AMP자극에 대하여 PTH가 작용할 수 없으므로 인산요를 유발한다. PTH에 대한 뼈의 반응은 분명하게 밝혀진 것은 없으나, 가짜부갑상선기능저하증에서 다른 모든 이상들이 근위세뇨관에 대한 PTH의 작용에 반응을 하지 않는다. 즉 고인산뇨, $1,25(OH)_2D_3$의 생성 억제, 그리고 비타민 부족과 고인산혈증 때문에 저Ca^{++}혈증이 발생하는 것 등을 들 수 있다는 것이다. 이 가설은 여러 가지로 뒷받침되는데 ① 가짜부갑상선기능저하증 환자에서 섬유성 골염(*osteitis fibrosa*)이 관찰되는 것은 증가된 PTH에 대한 뼈의 정상반응이다. ② 가짜부갑상선기능저하증 시 혈장인산의 동일한 치에 대한 혈청 Ca농도는 수술적 또는 원인불명 부갑상선기능저하증 때보다도 더 높은 경향이거나, 또는 혈청인 혈청 Ca의 동일 한 치에 비해 더 높다. 실제로 혈청 Ca는 고인산혈증인에도 불구하고 정상이다. ③ Ca의 소변을 통한 소실은 혈청 Ca의 동일치에 비하여 적게 나온다. 이는 Ca의 세뇨관에서 PTH에 의한 재흡수의 자극이 덜 손상되었음을 의미한다.

(4) 비타민 D결핍

비타민 D결핍시 저Ca^{++}혈증은 결국 Ca의 장내 흡수가 장기간 불량하여 오는 것이나 뼈의 PTH의 효과가 감소하는 결과를 낳는다. 2차성 부갑상선기능항진증은 오랜 기간을 지나면 정상 혈청 Ca을 유지하는 경향이 있으나 저인산혈증을 가져온다.

어린이들에서 저Ca^{++}혈증은 보통 저인산혈증이 오기 전에 발생한다. 그에 반하여 성인에게서는 반대 현상이 발생한다. 때로 저Ca혈증과 불충분한 PTH반응 때문에 인산 배설에 장애가 발생하여 정상이거나 또는 약간 증가된 혈청인산치가 관찰되는데 이는 일차성 부갑상선 기능저하증처럼 보인다.

저Ca^{++}혈증과 비타민 D결핍임에도 불구하고 뼈의 변화는 특유하게 섬유성 골염을 나타내는데 이는 2차성 부갑상선기능항진증이 원인이 되고 있다. 비타민 D결핍은 항시 25-(OH)비타민D의 결핍을 초래하는데 초기에는 1,25$(OH)_2$비타민D가 그렇게 많이 감소하지는 않는다. 이는 PTH가 보상성으로 많기 때문이다. 비타민D의 결핍은 섭취 감소, 햇빛에 의한 자외선 노출 감소, 또는 흡수장애 증후군에 의한 것이 많다.

지방 흡수장애 증후군은 비타민 결핍의 원인중 하나가 되고, 위 절제는 비타민D 부족의 가장 흔한 원인의 하나가 되고 있는데, 맹계제(blind loop)에서 세균의 과증식, 위공장 문합술후 음식물 운반이 잘 안되거나 빠른 통과 등이 그 기전이다.

비타민 D의 적당한 이용에도 불구하고 25(OH)비타민D의 결핍은 간담도 질환, 항경련제 복용, 신증후군의 결과이다. 간담도 질환시 25(OH)비타민D결핍은 효소 활성도의 감소와 장-간 재순환의 장애 때문에 발생한다. 항경련제(*dilantin, phenobarbital*) 치료에서는 불활성 25(OH)비타민D로 전환을 많이 시키는 것이 발생기전이나 영양결핍이나 장내 Ca 흡수를 직접억제 함으로서 저Ca혈증이 발생하기도 한다. 1,25$(OH)_2$비타민D 농도는 PTH 분비가 보상적으로 증가하지만 이런 상황에서도 정상을 유지하는 경향이 있다. 신증후군에서 25(OH)비타민D는 비타민 D결합단백과 함께 소변으로 소실된다.

25(OH)비타민D에서 1,25$(OH)_2$비타민D로 전환 장애는 급성 및 만성 신부전시 흔히 발생한다. 그리고 그 기전은 네프론 수의 감소 혹은 PTH의 작용저하 또는 고인산혈증 때문이다. 선천적으로 1-α-hydroxylase결핍(상염색체성 열성 유전)은 1,25$(OH)_2$비타민 D의 결핍을 초래한다. 임상적으로 이런 상태는 영양 결핍성 비타민 D부족과 유사하다. 이때 낮은 상대적 용량 1,25$(OH)_2$비타민D의 투여도 대사 장애를 교정할 수 있다. 1-α-hydroxylase결핍시는 제1형 비타민D의존성 구루병이라 하고, 반면에 제II형 비타민D의존성 구루병은 가족적으로 발생하며, 비타민D에 대한 말단장기가 반응하지 않은 것이 그 원인이다. 제II형은 1,25$(OH)_2$비타민D 농도가 정상보다 높고, 치료로 1,25$(OH)_2$비타민D를 대량 투여한다.

뼈와 연부조직내 Ca침착이 증가되어 발생하는 저Ca^{++}혈증은 보통 일시적이나 오래 끌 수도 있다. 증가된 PTH분비에 대한 반응으로 인한 뼈 흡수의 증가는 결국 저Ca혈증을 교정할 것이다. 뼈 흡수는 일차성 부갑상선기능항진증과 갑상선기능항진증시 증가하나, 뼈를 형성하기도 한다.

부갑상선 절제나 갑상선 절제로 인한 뼈 흡수호르몬의 갑작스런 감소는 뼈 형성과 흡수사이의 균형에 이동이 오기 때문에 대량의 뼈 형성을 초래한다. 이것을 *hungry-bone*증후군이라 한다. 이때 저Ca혈증, 저인산혈증 그리고 저Mg혈증의 결과를 가져온다.

여러 가지 기전으로 급성췌장염시 저Ca혈증이 발생하는데 Mg결핍, 부적합한 PTH반응, 가스트린 및 글루카곤에 의한 칼시토닌의 자극 그리고 저알부민혈증이 관여한다. 그리고 지방산과 함께 칼슘비누를 형성하는 것이 주요한 기전으로 나타난다.

전립선암 또는 유방암의 뼈 형성 기전으로써 뼈 형성 증가는 저Ca혈증을 유발하고, 급성백혈병 시에도 저Ca혈증이 관찰된다. 혈청인산농도의 갑작스런 증가는 뼈와 연부조직에 대한 Ca-P 침착의 증·가를 가져온 결과 저Ca혈증의 원인이 된다. 예로써 횡문근융해 그리고 임프종의 세포독성 치료

시에 고인산혈증이 발생하는 것이다. 이때 고인산혈증은 급성 및 만성신부전시에 저Ca혈증의 발생에 중요한 역할을 한다.

1,25$(OH)_2$ 비타민D 억제는 급성 고인산혈증시 저Ca^{++}혈증 발생에 관여하나, 2차성 부갑상선기능항진증시에는 만성 고인산혈증이더라도 정상치의 혈청Ca을 유지할 수 있다.

드물지만 갑상선 수질성암(*medullary cancer*)시에는 *thyrocalcitonin*이 생성되며 저Ca^{++}혈증이 유발된다. *Colchicine* 과량 사용, *mithramycin, glutethimide, propylthiouracil, estrogen* 그리고 칼시토닌 등은 저Ca혈증을 유발하는 약품들이다.

수혈을 빨리할 때, 구연산, 에티렌글리콜 중독성시 수산염에 의해서 Ca을 chelation하며 저Ca혈증을 초래한다. 헤파린은 지방산을 유리시켜 가짜 저Ca혈증을 일으키는 원인이 되고, 패혈증환자에서는 여러 가지 인자로 저Ca혈증이 발생한다.

저Ca^{++}혈증의 진단

저Ca혈증의 진단단계로서 먼저 저알부민혈증에 의한 저Ca혈증인지를 감별한 다음 병력을 주의깊게 관찰해야 한다. 즉 부갑상선기능저하증 시 가족력에서 저Ca혈증의 유무를 알아본다. 다음 갑상선 수술 여부를 알아봄으로써 수술에 의한 부갑상선기능저하증의심, 부갑상선절제 혹은 갑상선절제 후 *hungry bone*증후군을 생각해야 한다. 또 만성설사 병력이 있으면 비타민D 결핍을, 약물 특히 *mithramycine*, 에스트로겐, 콜치신(*colchicine*), *glutethimide*, *propylthiouracil* 그리고 항경련제 사용 여부를 알아야 한다. 갑작스런 고인산혈증병력이 있으면 임프종치료, 횡문근융해 등을 짐작하게 하고, 대량 수혈이 있었을 때는 칼슘 chelation을, 그리고 어렸을 때부터 발생하는 저Ca^{++}혈증은 가족력의 부갑상선기능저하증, 비타민D의존형 구루병(제 I ,II 형) 그리고 신생아 저Ca혈증을 생각해야 한다. 또 에틸렌글리콜중독, 급성췌장염, 횡문근융해증, 간담도질환, 그리고 신부전시에도 저Ca^{++}혈증이 발생함을 유의해야 한다.

저인산혈증은 2차성 부갑상선기능항진증(비타민D결핍, 칼슘흡수장애) 또는 Mg결핍 시 발생하고, 혈청인산이 정상이거나 높을 때는 부갑상선기능저하증 및 신부전증 때 발생한다.

비타민D 대사산물 측정시 25(OH)비타민D가 낮은 치일 때는 음식에서 비타민D섭취 부족, 간담도질환, 항경련제치료 그리고 흡수장애 때이고, 1,25$(OH)_2$비타민D가 낮은 농도이면 제1형 비타민 의존형 구루병, 신부전 그리고 부갑상선기능저하증 때문이다.

비타민D를 투여하면서 반응을 볼 때 비타민D나 25(OH)비타민 D에 반응이 없다는 것은 1,25$(OH)_2D_3$ 전환에 장애가 있다는 것을 암시하는데, 이때는 비타민D의존성 구루병 그리고 부갑상선기능저하 등을 암시한다.

PTH를 측정하여 낮은 농도이면 부갑상선 기능저하증이고, 높은 농도이면 비타민D결핍, 가성부갑상선기능저하증, *hungry-bone*증후군, 칼슘흡수장애, 고인산혈증인 경우이다. 그리고 칼슘 주입에 따른 칼시토닌 농도를 측정하여 갑상선의 수질암을 진단한다.

또 혈청Mg은 설명되지 않은 저Ca혈증의 모든 환자에서 측정해야 한다.

저 Ca^{++}혈장의 치료

임상적 증상이 있는 저Ca^{++}혈증은 Ca을 정맥으로 주입 치료한다. 주입속도는 50 *mg*(2.5 *mEq*)/분을 넘어서는 안된다. 그리고 혈청Ca을 반복 측정하지 않을 때는 주입총량이 1 *g*(50 *mEq*)을 넘어서는 안된다. 심장정지는 *digitalis*독성 환자에게 Ca를 빠른 속도로 주입했을 때 일어난다.

흔히 사용되는 Ca제제는 Ca *gluconate*와 Ca *chloride*인데 Ca *gluconate*의 Ca는 대부분 복합형태이고 Ca *chloride*는 대부분 이온화된 Ca이다. 그래서 이온화 Ca의 농도를 늘리고자 할 때는 Ca *gluconate*의 동량보다 Ca *chloride*($CaCl_2$)로 하는 것이 보다 더 효과적이다. 이온화된 Ca을 속히 증가시키고자 할 때는 $CaCl_2$이 좋다. 응급을 요하지 않을 때는 경구 Ca제제를 하루에 750~1000 *mg*을 투여한다. (표 6-8)은 칼슘제제이고 그 안에 포함된 Ca내용을 표시하였다.

표 6-8. 칼슘제품

	총무게(mg)	Ca함량(mg)	Ca함량(%)
·비경구적 제품(용액)	앰플당	앰플당	
칼슘글루콘네트(10% 10 *ml*)	1000	90	9
칼슘클로라이드(10% 10 *ml*)	1000	270	27
·경구적 제품(정제)	정제당	정제당	
칼슘글루코네이트	1000	90	9
칼슘락테이트	360	60	17
탄산칼슘(*Oscal*, Cal-sup, Biocal)	625	250	40
구연산칼슘(*Calcigard*, Citracal)	950	200	22
Tricalcium phosphate(Posture)	775	300	39
·시럽	tsp당	tsp당	
칼슘gluconate(N대-calglucon)	1800	115	6.4

기본 칼슘의 양은 칼슘염의 형태에 따라서 상당한 변화가 있는데, 예로서 탄산칼슘, $CaCl_2$, 그리고 칼슘 글루코네이트의 매 1 *g*에는 기본 칼슘이 각각 400 *mg*, 270 *mg*, 90 *mg*을 포함하고 있다. 주의해야할 것은 중탄산이 포함된 액에 Ca액을 혼합해서는 안된다. 이는 탄산칼슘이 침전 반응을 일으키기 때문이다. 만일 Ca 공급을 함에도 불구하고 저Ca 혈증이 지속될 때에는 비타민 D를 첨가하여 투여하여야 한다.

부갑상선기능저하증 환자 대부분은 Ca공급에다 비타민 D를 필요로 한다. 영양 결핍 및 흡수 장애 시에 1,25$(OH)_2$ 비타민 D보다는 비타민 D 또는 25(OH)비타민 D를 사용해야 한다. 영양결핍 시 보통 투여량은 하루에 400 단위(10μg)가 필요하고, 신부전, 비타민 D의존성 구루병 그리고 부갑상선기능저하증, 고인산혈증 상태처럼 1-α *hydroxylation*이 장애되었을 때 비타민 D를 대량 사용하거나, 또는 1,25$(OH)_2$비타민 D(*Calcitriol*, Rocaltrol) 보통 량을 사용한다.

표 6-9. 비타민 D제품의 유지용량

	비타민D(*mg* / 24시간)	DHT(*mg* / 24시간)	Calcitriol(μ*g* / 24시간)
매일 요구량	0.01~0.02	0.1~0.2	0.1~0.5
신부전 및 부갑상선기능저하증	1.25~12.5	0.2~1.0	0.5~2.0
작용기간	6~8(주)	2~4(주)	2~7(일)
정제당 용량	1.25	0.25 : 0.2 : 0.4	0.25 : 0.5

* 1μg (0.001) Vit D : 40 단위, DHT : dihydrotachysterol, Calcitriol : 1,25$(OH)_2$ D_3

비타민 D 저항성이 있는 환자는 대량의 1,25$(OH)_2$비타민 D를 필요로 한다. Dihydrotachysterol(DHT)은 비타민 D의 효력이 1/10이지만 1-α *hydroxylation*이 필요하지 않기 때문에 1-α *hydroxylation*이 장애된 경우 비타민 D보다는 DHT을 투여하면 더욱 강력하다(표 6-9).

대량의 비타민 D를 장기간 치료시 알아두어야 할 것은 비타민 D의 작용은 서서히 일어나고 장기간으로 나타나기 때문에 2~3주 내에 *ergocalciferol*의 용량을 증가시키지 않아야 한다는 것이다.

Thiazide 이뇨제의 사용은 고Ca혈증을 유발할 수 있다. 장기간 움직이지 못한 환자는 비타민 공급량을 줄여야한다. 만일 저Ca혈증이 신부전처럼 고인산혈증을 동반하고 있다면, 고인산혈증은 전이성 석회화 침착을 피하도록 치료해야한다. 부갑상선기능저하증시 Ca과 비타민 D로 혈청 Ca을 증가시키려는 시도는 하지 않아야 한다. 이는 Ca의 신세뇨관에서 재흡수가 감소되기 때문으로 Ca의 소변내배설의 원인이 되고 있다. 이런 때는 thiazide 이뇨제를 사용하면 Ca 재흡수에는 도움이 될 수 있다.

고칼슘혈증(Hypercalcemia)

저Ca혈증의 예방을 위한 방법은 잘 알려진 반면 고Ca혈증에 대한 체내의 방어기전은 잘 알려진 것이 없다. Ca은 필요할 때 뼈에서 흡수 및 유리를 능동적으로 자극할 수 있는 여러 가지 호르몬이 있으나 뼈 안에서 Ca의 침착은 Ca-P생산이 증가함으로써 촉진될 수 있다. 고Ca혈증은 PTH분비를 억제할 수 있다. 그래서 뼈 흡수를 감소시키나 이런 기전은 보통 비정상적으로 자극된 뼈 흡수를 예방하는 데는 효과적이지 못하다.

PTH에 의한 뼈 흡수의 증가는 고Ca혈증으로 유발된 Ca의 침착으로 평행을 이루고 있다. 즉 고Ca혈증은 PTH작용에 의해 Ca의 신세뇨관 재흡수와 장에서 흡수의 증가로 유지되고 있다. 따라서 고Ca뇨는 장의 흡수 증가 때문에 일어난다. 그러나 혈청Ca이 증가하는 어떤 경우이든 PTH분비가 억제되는 경향이 있다. 바꾸어 말하면 장내 Ca 흡수나 뼈 흡수가 감소할 것이다. 반면에 고Ca^{++}배설은 증가하는 경향이 있다. 이처럼 고Ca^{++}혈증이 안정이 되고 혈청Ca의 변동이 최소화된 것을 균형된 고Ca^{++}혈증(*equilibrium hypercalcemia*)이라고 한다. 반면에 악성종양의 고Ca^{++}혈증이나, 심한 1차성 부갑상선기능항진처럼 뼈 흡수가 뼈 형성보다 아주 많을 때 고Ca혈증은 혈청Ca의 증가 및 감소기복이 신장의 적응에 의해서 예방되기 때문에 불안정하다. 신기능이 정상일 때 Ca배설에 대한 신장수용능력은 아주 크다. Ca의 신장으로 배설은 혈청Ca의 증가가 2 *mg/dL* 시 3배나 증가한다.

고Ca^{++}혈증에 의해서 구토와 식욕부진은 탈수를 유발하고, 그 결과 GFR를 감소시키고 Ca의 세뇨관 재흡수를 증가시킨다. 고Ca혈증은 직접 GFR을 감소시킬 수 있고, 신석회화에 의해서도 감소시킬 수 있다. (그림 6-7)에서는 불균형 고Ca혈증의 기전을 나타내고 있다.

고 Ca^{++}혈증 임상증상

고Ca혈증의 임상증상은 정도와 기간에 따라 다르고 또 인산의 농도에 따라 좌우된다. 이때 흔한 임상증상은 (표 6-10)에 나타내었다. 소화성궤양과 급성췌장염은 일차성 부갑상선기능항진 때 가장 흔히 보이는 증상이고, 전이성석회침착은 비타민D 중독증이나 만성신부전증 보다 흔하지 않다. 이는 전자에서 혈청인산이 낮기 때문이다.

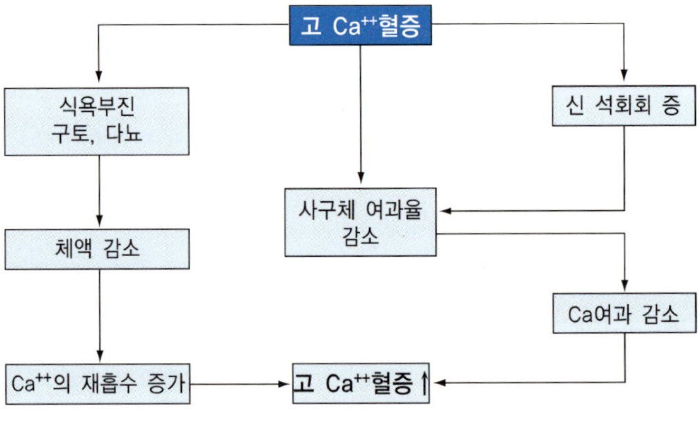

그림 6-7. 불균형 고Ca혈증 발생기전

표 6-10. 고Ca^{++}혈증시 임상증상

- 신경근육 영향
  - ·성격변화(장애), 정신이상, 혼미, 혼수
  - ·신경근육흥분성 감소, 근육쇠약, 피로
- 위장관 영향
  - ·복통, 구토, 구역, 식욕부진, 변비
  - ·위액분비 증가, 췌장염
- 심혈관 영향
  - ·QT간격단축(ST분절이 단축되기 때문)
  - ·고혈압
- 신장영향
  - ·신석회화, 신장성요붕증
  - ·신결석, 원위신세뇨관산증
- 전이성 칼슘침착부위
  - ·신장(신석회화), 폐(폐부증), 췌장(췌장염), 간장, 비장, 심장(전도장애), 혈관, 각막, 피부(소양증)

고Ca^{++}혈증의 원인

(표 6-11)에는 고Ca^{++}혈증의 원인을 제시하였다.

(1) 고알부민혈증

만성적으로 고알부민혈증은 존재하지 않으나 급성탈수증은 일시적으로 혈청알부민치와 혈청Ca치가 증가하는 원인이 된다. 고알부민혈증으로 인한 고Ca혈증시 채혈하는 동안 지혈대를 장시간 사용하는 것은 국소혈관 내에 혈장단백질농도의 증가가 더 자주 발생하는 원인이 된다.

Ca은 글로부린과 가볍게 결합하나, 다발성골수종시 감마글로부린의 증가에 의해서 고Ca혈증이 발생하는 것으로 보고되었다. 이런 모든 경우 이온화 Ca농도는 정상이다.

(2) 부갑상선호르몬분비증가(1차성 부갑상선기능항진증)

1차성 부갑상선기능항진증의 가장 흔한 원인은 단순(80%) 또는 다발성(20%)선종이다. 그리고 이때 부갑상선의 주세포의 과잉증식과 때로 투명세포의 과잉증식이 15%나 된다. 그러나 부갑상선암은 드물다. 1차성부갑상선 기능항진은 가족성이고, 상동염색체 우성으로 유전한다. 그리고 가족성 부갑상선기능항진증은 단독으로 발생하기도 하나, 다발성 내분비성 선종으로 발생한다.

Wermer's증후군(I 형)은 뇌하수체와 췌장섬(islet)세포의 종양을 동반하고 있다. 대부분 뇌하수체 종양은 기능을 하지 않고 있지만, 췌장종양에서는 가스트린을 자주 분비하므로 *Zollinger-Ellison*증후군을 유발한다.

표 6-11. 고칼슘혈증의 원인

1. PTH분비 증가 ·1차적 부갑상선기능항진증 ·3차적 부갑상선기능항진증 ·지속적인 2차적 부갑상선기능항진증: 이식후 고Ca혈증 ·리지움 중독증, 갈색종 2. 악성종양 ·체액성 고Ca혈증(폐에 편평세포암) ·국소성 뼈용해성 고Ca혈증(유방암, 다발성골수증) 3. 비타민D대사 ·증가된 25(OH)비타민D : 비타민D중독 ·증가된 1.25$(OH)_2$비타민D : ① 육아종성질환 : 폐결핵 사르코이도시스(*sarcoidosis*) 베릴륨증(berylliosis) 전신성캔디다증 폐호산구성육아종 Histoplasmosis Leprosis ② 혈액종양 : T-cell백혈병 및 림프종 조직구성임프종, 호드킨스병, 혼합성조직구/림프성림프종	4. PTH보다도 다른 약제에 의해 뼈 흡수 증가 ·비타민A중독 ·갑상선기능항진증 5. 칼슘의 신세뇨관재흡수 증가 ·밀크-알카리증후군 ·가족성 저Ca뇨성 고Ca혈증 ·Thiazide 이뇨제 6. 무기질침착(mineralization)비율 감소 ·움직이지 않은 것 ·Ca공급으로 알루미늄 중독 7. 기타원인 ·급성신부전에서 회복기 ·VIP분비 종양 ·유아에서 원인불명 고Ca혈증 ·전적으로 비경구적으로 영양공급시 ·*Tamoxifen*치료(폐경기상태에서) ·인산결합 제산제 ·급성골수섬유증 ·부신기능부전 ·저인산염요증

Sipple's증후군(II형)은 갑상선의 수질암과 갈색종을 동반하고 있는 것을 말한다. 제1형 다발성 내분비선종시 부갑상선기능항진증은 보통 선종(adenoma) 때문에 오며, 제II다발성 내분비선종은 대개 양측 부갑상선의 과증식 때문에 발생한다.

목에 방사선을 조사하는 것은 1차성 부갑상선기능항진의 발생에 유의한 위험인자로 생각된다. 리튬치료나 thiazide이뇨제는 부갑상선기능항진증의 원인이 된다고 하나, thiazide는 단순한 기존의 질환을 알아내게 한다. PTH의 분비증가는 저Ca혈증 또는 비타민D대사의 부족에 의해 오랫동안 부갑상선을 자극된 결과이다.

고Ca혈증은 PTH분비가 원인이 되는 질환을 없앤 후에도 PTH분비가 지속될 때 발생한다. 예를 들면 신장이식의 경우이다. 부갑상선의 세포는 원래대로 회복이 천천히 일어나기 때문에 복구에도 시간이 필요하다. 그러나 복구가 서서히 일어나거나 심지어 세포분열이 완전히 억제되기도 한다. 때로 오랫동안에 걸친 PTH자극으로 세포분열이 자율적으로 일어나서 선종이 발생하기도 하는데 이것을 3차적 부갑상선기능항진증(*tertiary hyperparathyroidism*)이라고 한다.

(3) 악성종양이 동반된 고Ca혈증

병원 내에서는 악성종양이 고Ca혈증의 가장 흔한 원인이 되고 있으나, 전반적인 원인은 1차성 부갑상성기능항진증이 라고 할 수 있다. 악성 종양 시 고Ca혈증의 2가지 기전은 ① 직접 뼈에 전이되는 고Ca혈증(국소 뼈 융해성 고Ca혈증)과 ② 체액성인자(체액성 고Ca혈증)에 의한 고Ca혈증의 발생이다.

종양형태 : 유방암이 고Ca혈증을 발생하는 흔한 원인이 되는데, 뼈에 광범위하게 전이함으로써 암의 후반기에 일어난다. 체액성 고Ca혈증은 단단한 종양, 즉 폐의 편평세포암, 두경부암, 신장이나 요로 및 식도의 암에서 흔히 발생한다. 폐의 소세포(oat cell)암 시에는 여러 가지 호르몬(ACTH, *vasopressin*)의 생산과 뼈에 전이가 잘 오는 경향이 있음에도 불구하고 고Ca혈증은 드물게 온다. 췌장, 위 그리고 드물게는 대장암에서도 고Ca혈증이 오는 것이 뚜렷하다.

체액성 고Ca혈증에서 뼈에 전이가 없거나 또는 약간 있을 때는 원발종양을 제거하면 혈청Ca은 정상화된다. 혈액암시에는 대부분 국소적 뼈 융해 기전에 의해 고Ca혈증이 발생하나 체액성인 경우도 있다.

다발성골수종은 혈액암중에서 고Ca혈증발생의 가장 흔한 원인이 되는데, 이런 현상은 환자의 1/3에서 관찰된다. 또 호즈킨스병 및 조직구/림프종도 고Ca혈증을 동반한다. T-세포 림프종의 거의 100%에서는 고Ca^{++}혈증이 발생하며 이는 체액성기전에 의해 중재된다. 림프종시 고Ca혈증은 보통 뼈 전이성 때문에 발생한다.

국소 뼈 융해성 고Ca혈증의 발생기전은 종양에 의해 뼈가 직접 파괴되어 고Ca^{++}혈증으로 나타나는 것이 아니고, 국소적으로 뼈 파괴세포를 자극하는 암세포가 체액성물질을 만드는 것이다. 다발성골수종시 고Ca혈증 원인으로 잘 알려진 뼈파괴세포 활성인자(*osteoclastic-activating factor*)는 뼈를 흡수시키는 단순물질로 생각된다. 뼈파괴세포활성인자는 조혈세포에 의해서 만들어지는 물질들이다.

현재 이런 뼈 흡수가 가능한 3가지 물질이 증명되었는데 ① 림프독신(종양괴사인자 : TNF-β), ② 인터루킨(IL-1) 그리고 ③ 집락자극인자(*colony-stimulating factor* : CSF-GM) GM과 CSF-1 등이다. 유방암 시의 뼈 흡수기전은 명확하게 알려지지 않았다. 국소적으로 만들어지는 프로스타글렌딘(PG)과 *transforming growth factor*(TGF)는 유방암 시 뼈 흡수의 가능성 있는 매개물질이다.

유방암 시 고Ca^{++}혈증을 교정하기 위해 프로스타글렌딘합성 억제제 사용이 실패하는 것은 뼈에 암세포의 전이 시 프로타글렌딘이 전이된 국소에서 생성하기 때문이라는 의심을 배제할 수 없다. 유방암 시 고Ca혈증은 때로 당질코티코이드 치료에 반응한다.

체액성 고Ca^{++}혈증의 기전 : 다음 4개의 다른 물질이 체액성 고Ca혈증의 가능한 매개물질로 알려졌다.

① PTH와 흡사한 펩타이드 : 악성종양시 체액성 고Ca혈증의 특징있는 검사소견 중 하나는 저인산

혈증이 있다는 점이다. 소변 내에 신장의 cyclic AMP의 배설증가가 동반되는 이런 소견때문에 악성 종양의 체액성 고Ca혈증의 원인이 PTH 유사 펩타이드라고 여겨진다. 이 펩타이드는 최초로 정제되었는데 그 구조가 PTH에 아주 유사하다. 그러나 PTH같은 펩타이드를 생산하는 종양은 PTH를 위한 mRNA가 없다. *Adenylate cyclase*을 자극하는 펩타이드를 위한 mRNA는 체액성 고Ca^{++}혈증을 만드는 종양에서 분리해내었다. 그리고 이것이 뼈 흡수의 원인이 되는 *adenylate cyclase*를 자극하는 것과 동일한 물질임을 알아내었다.

악성종양의 체액성 고Ca혈증이 있는 대부분 환자는 1,25$(OH)_2$비타민D치가 낮거나 정상 이하였다. 이는 PTH 아닌 PTH 유사 펩타이드가 1,25$(OH)_2$비타민D를 만들도록 자극하지 못한다는 것을 암시하고 있다. 그러나 1,25$(OH)_2$비타민D 생산을 자극하는 PTH 유사펩타이드의 능력이 25(OH)비타민D치가 낮거나 고Ca혈증과 같은 억제인자에 의해서 감추어질 수도 있다. PTH와는 다른 PTH유사펩타이드의 양상은 심한 골파괴세포의 뼈 흡수에도 불구하고 골형성세포활성이 없다는 것이다.

환자의 50%에서 혈청 *alkaline phosphatase*가 증가되어 있는데 이는 주로 간장침범을 반영하고 있다.

② Transforming growth factor : 체액성 고Ca혈증의 중간물질로서 *transforming growth factor*를 지지할 만한 증거는 주로 렛트 Leydig 세포종양의 실험에서 나왔다. 동물실험에서 뼈 흡수 활성은 *transforming growth factor*와 아주 유사한 표피성장인자에 대한 *polyclonal* 항체에 의해서 억제되고 있다.

③ **프로스타글랜딘** : 악성 종양의 체액성 고Ca혈증의 중요한 중간물질인 순환 프로스타글랜딘은 나타나지 않았다. 그러나 프로스타글랜딘 합성 억제제가 고Ca혈증에 효과가 없는 것이 프로스타글랜딘의 합성이 약물에 의해 억제 되지 않기 때문이라는 생각 때문에 프로스타글랜딘의 역할에 대하여 반박을 하지 못한다.

④ 1,25$(OH)_2$비타민D : 1,25$(OH)_2$비타민D치가 호즈킨스병, 조직구 림프종, 혼합된 조직구/림프구 림프종 그리고 T-세포 림프종 등의 많은 환자에서 증가되어 있지만, 림프종과 다발성골수종환자의 대부분은 1,25$(OH)_2$비타민D치가 감소되어 있다. 높은 치의 1,25$(OH)_2$비타민D는 신장세포암 환자 대부분에서 발견된다.

(4) **과잉비타민중독**(hypervitaminosis)

Calcitriol 상품이 소개된 이래로 부갑상선기능저하증시 대량의 비타민D로 치료하는 환자에게서 과잉비타민중독이 흔히 일어나고 있다. 그러나 *thiazide* 이뇨제와 동시 사용으로 고Ca^{++}혈증 등의 위험성이 증가하고 있으며, 에스트로겐의 뼈 흡수 억제효과가 없는 폐경기 여성에서도 증가하고 있다. 고Ca혈증은 PTH분비를 억제하고 있기 때문에 보통 1,25$(OH)_2$비타민D_3는 비타민D 중독을 증가시키지

는 않는다. 반면에 생리적으로 조절 되지 않거나 또 주로 비타민D 농도에 의존하는 25$(OH)_2$비타민D_3 생성은 변함없이 증가한다.

사르코이도시스(*sarcoidosis*)나 결핵 같은 여러 육아종 질환에서는 1.25$(OH)_2$비타민D_3의 농도가 증가하여 고Ca^{++}혈증을 초래하는데, 이는 육아종 내 대식세포에 의해서 만들어지는 것 같다. 그러나 육아종을 가진 어떤 고Ca^{++}혈증 환자는 1.25$(OH)_2$비타민D치가 증가하지 않았다. 많은 *sarcoidosis*환자는 고Ca^{++}혈증 없이 고Ca^{++} 소변을 초래한다. 스테로이드 치료는 육아종의 고Ca혈증에 효과가 있다.

(5) 신세뇨관에서 칼슘이 재흡수가 증가된 고Ca^{++}혈증

Thiazide이뇨제 투여는 흔히 고Ca^{++}혈증의 원인이 되는데 거의 모든 경우에 1차성 부갑상선기능항진증, 비타민D치료 및 다발성 골수종과 같은 고Ca^{++}혈증을 일으키는 원인이 되고 있다. 저Ca뇨 효과와 뼈에 PTH효과의 증대가 고Ca혈증에 관여한다.

가족성 저Ca뇨의 고Ca혈증은 상동염색체성 우성으로 유전하는 가족성으로 발생하는 질환으로 그 특징은 Ca의 신세뇨관의 재흡수 증가, 정상이거나 약간 증가된 PTH, 정상이거나 약간 증가되어 있으며, 약간 증가된 혈청Mg치 그리고 정상이거나 낮은 혈청인산치이다.

부갑상선의 과잉증식이 관찰되는 어떤 환자에서 증가된 Ca 재흡수는 PTH작용과는 독립적이다. 증가된 Ca의 재흡수 장소는 헨레루프의 상행각이라 믿어진다. 진단은 소변 Ca/creatinine 비율을 측정하여 0.01 이하일 때는 전형적인 이 질환으로 생각하면 된다.

밀크-알카리증후군은 증가된 Ca 흡수와 감소된 신배설에 비해 Ca섭취가 증가될 때 초래되고, 이는 고Ca^{++}혈증의 원인이 된다.

Ca배설의 감소는 대사성 알칼리증 때문에 초기에 발생하고, 원위세뇨관 Ca의 재흡수를 조장한다. 그러나 일단 고Ca혈증이 발생하면 (그림 6-7)에서 보는 것처럼 악순환이 진행된다.

(6) PTH보다도 다른 요인에 의한 직접 뼈 흡수로 발생한 고Ca혈증

갑상선호르몬은 뼈 재흡수율을 직접 자극한다. 고Ca혈증의 10~20%는 갑상선기능항진증으로 상당히 예방된다고 하지만 보통 아주 경하다.

비타민D 중독은 증가된 뼈의 재흡수와 뼈 피막의 석회침착의 증거로서 고Ca혈증이 동반된다.

(7) 기 타

갈색종환자에서 고Ca혈증은 보통 다발성 내분비 선종증후군의 일부로 부갑상선기능항진증이 있음을 시사하지만 증가된 PTH가 관찰되지 않기 때문에 PTH유사 펩타이드에 의한 것으로 사료된다.

뼈의 형성과 재흡수가 아주 활동적인 때인 16세 이하 어린이가 장기간 움직이지 않으면 고Ca혈증이 주로 발생한다. 고Ca혈증은 갑자기 움직이지 않음으로써(사지마비) 뼈 형성률이 감소 될 때 발생하며 뼈 재흡수과정은 활동성으로 남아 있다.

뼈의 재흡수의 억제제 치료는 움직이지 않는 환자의 고Ca혈증을 효과적으로 예방 할 수 있다.

감별진단

악성종양과 부갑상선기능항진증은 고Ca^{++}혈증의 가장 흔한 원인이 된다. 흔하지 않은 고Ca혈증의 원인을 배제시키지 않는데에 세심한 병력청취가 가장 중요하다.

약물치료 병력 : 이뇨제, Ca공급, 비타민D, 비타민A 그리고 에스트로겐이 원인을 제공한다.

자연경과 : 만성 고Ca혈증은 1차성 부갑상선기능항진증을 암시하고, 급성 및 심한 고Ca혈증은 악성종양에 의한 것임을 암시한다. 가족력과 조기발생 고Ca혈증(10세 이하)은 가족성 저Ca뇨와 고Ca혈증을 암시한다. 악성 종양 유발성 고Ca혈증의 환자 대부분은 분명한 암을 가지고 있으나 잠재성 종양시는 고Ca혈증이 드물다. 고Ca혈증시는 어느 질환이든 인산이 낮은 경향이 있다. 이는 인산의 소변내로 배설효과 때문이므로 혈청인산치는 진단적 가치가 적다.

임상소견 : 움직이지 않는 환자, 이식수술 후 상태, 육아종성 질환, 급성 마오글로불린뇨 신부전(*myoglobulinuric renal failure*)의 회복기, 갈색종, 갑상성기능항진증, 비경구적 영양공급상태 같은 위험인자에 따른 고Ca혈증은 원인적 관계가 있다.

종양형태 : 어떤 종양들은 고Ca혈증을 잘 동반한다. 즉 위장암보다는 다발성골수종, 유방암, 폐암 그리고 두경부암, 피부암, 요로계암, 생식계암 등이다. 또 T-세포백혈병, 림프종은 거의 고Ca혈증이 있다. 폐암 가운데서도 편평상피암과 역형성암(*anaplastic cancer*)은 고Ca혈증이 보다 많이 발생한다.

검사실소견 : 신부전 없이 혈청 PTH치가 높은 것은 1차성 부갑상선기능항진증을 강력히 암시한다. 그리고 약간 상승하는 것은 악성 암종과 가족성 저Ca뇨-고Ca혈증을 생각해야 한다. 소변내 Ca배설은 악성암종과 1차성 부갑상선기능항진증시는 높다. 고Ca^{++}혈증은 소변내에 인산 배설의 효과가 있다. 그러므로 인산은 어느 원인질환시든 고Ca혈증 시 낮은 경향이 있다. 그래서 혈청인산 치는 진단적 가치가 적다.

소변내 cyclic AMP는 1차성 부갑상선기능항진과 악성종양의 체액성 고Ca혈증 시 높다. 그러나 국소성 뼈파괴로 고Ca^{++}혈증과 가족성 저Ca뇨-고Ca혈증 시에는 정상이거나 낮다. 25(OH)D_3는 비타민D독성시 증가하는데 1,25$(OH)_2D_3$는 1차성 부갑상선기능항진증, *sarcoidosis*, 결핵, 기타 육아종질환시에 높다.

치료적 시험에서 비타민D독성, 비타민A과다증, 유방암, 다발성골수종, 그리고 다른 혈액종양 시 발생하는 고Ca혈증은 당코티코이드에 보다 좋은 반응을 보인다. 그러나 부갑상선기능항진증시는 당코티코이드 치료에 반응을 하지 않는다.

고 Ca^{++}혈증의 치료

혈청Ca이 14 *mg/dL* 이상일 때는 증상이 없는 데도 불구하고 연부조직 석회침착과 중추신경계 장의 예방을 위해서 응급으로 치료해야 한다. 이때 고인산혈증이 있으면 Ca의 낮은 농도에서 조차도 응급치료를 해야한다(표 6-12).

① **일반요법** : 칼슘공급 및 비타민D 제제의 투여를 중단하고 많이 움직이도록 권장한다.

② **염분과 수분투여** : 대부분 고Ca혈증 환자에서 탈수가 오는데, 이는 신장성요붕증과 고Ca소변으로 유발된 나트륨이뇨 때문에 발생한다. 이뇨는 0.45 % 또는 0.9 % 식염수로 유지시키는 것이 가장 좋고 식염수 매 리터에 K을 20~30 *mEq/L* 혼합하여 시간당 200~300 *ml* 비율로 투여한다. 만일 환자가 고Na혈증이 있다면 처음 투여할 수용액은 5 % D/W이다. 그리고 lasix 40~80 *mg*을 4~6 시간마다 투여하여 칼슘이뇨를 조장시킨다. 이때 이뇨제는 혈장량을 충분히 교정한 후 사용해야 하고, 혈장량이 증가되면 자연스럽게 이뇨도 유지된다. 그렇지 않으면 lasix 투여 시 소변의 칼슘이뇨 효과는 혈장량 감소를 유발하여 Ca재흡수가 증가하기 때문에 효과가 없을 것이다.

표 6-12. 고칼슘혈증의 치료

1. 일반치료 : 칼슘 및 비타민 공급을 중단하고 보행독려
2. 세포외액량 증가
3. 루우프이뇨제는 체액량부족을 교정후에만 사용
4. 뼈 재흡수의 억제 – mithramycine, 당코디코이드와 칼시토닌, diphosphonate, 기타 gallium nitrate, cisplatin 투여
5. 당코티코이드 투여는 비타민D독성, 유방암, 혈액악성종양시 고Ca혈증시 사용
6. 경구적으로 인산염 투여는 혈청인산이 3 *mg/dL* 이하일 때만 사용하여 Ca×P=50이하로만 유지한다.
7. 혈액투석
8. 원인질환제거로 종양제거, 부갑상선절제

만일 lasix를 첨가할 때는 혈장량을 확장시킨 상태를 유지하며 투여한 수액의 비율을 증가시켜야 한다.

③ **뼈 재흡수의 억제** : *Mithramycine*는 효과가 있으나 간과 조혈계에 영향을 끼치는 독성이 있으며 보통량은 25 *μg/kg*이다. 칼시토닌는 작용시간이 빠르고 안전하게 사용된다(400 MRC 단위, 또는 5단위/kg 피하로 매일 2회). 당코티코이드와 함께 사용하는 것은 환자의 호응도가 좋다. *Diphosphonate*는 *pyrophosphate* 유사물질로 Paget병 때 사용하나 고Ca혈증에 대한 특별한 효과는 없다. 기타 *cisplatin*이나 *gallium nitrate*는 성공적으로 사용되고 있다.

④ 당코티코이드 치료는 비타민D 중독, 유방암, 혈액 종양 시 유효하다. 보통 매일 40~60 *mg* 사용하거나 *hydrocortisone* 40 *mg*을 매일 3회씩 투여한다.

⑤ 경구 인산공급은 혈장인산이 3 *mg/dL* 이하 일 때만 투여한다. Ca × P = 50 이하로 유지될 때 전이성 Ca 침착을 예방할 수 있다. 매일 경구 사용량은 1~2 *g*/24시간이다.

⑥ 투석은 투석액내 Ca이 낮은 것을 사용하며, 급성신부전이 동반될 때 시행한다.

⑦ 악성종양에 의한 체액성 고Ca혈증은 종양을 제거하면 교정된다. 1차성 부갑상선기능항진증시는 고Ca혈증의 합병증에 따라서 수술적 또는 내과적 치료를 선택한다. 즉 뼈 질환이 진행성이고 또 신결석, 고혈압 그리고 뇌신경증이 진행성일 때는 수술적으로 접근하는 것이 좋다.

2. 인산대사 장애

인은 체내에서 6번째로 많은 원소이며, 총 자기 체중의 1%(500~700 *g*)를 차지한다. 전체 인의 약 85%는 뼈에, 14%는 연골조직 세포에 존재하며 약 1%만이 세포외액에 있다. 인산염은 뼈에서 무기질 침착과정동안 유기질에 침착하여 뼈의 힘을 받쳐주는 수산화인석의 구성 성분이 된다. 그러나 인은 뼈 무기질 침착에 기본적인 원소이므로, 인결핍은 무기질 침착을 방해하여 골연화증을 일으킨다. 인지질은 세포막과 세포내 소기관의 주된 구성성분이며, 인산염은 DNA와 RNA에 있어서 핵산의 기본적인 원소이다. 또한 인산염은 세포내 복합체의 가장 활발한 구성성분이다.

ATP의 가수분해에 의해 고에너지의 인산염이 분해되는데, 분해된 인산염은 다양한 대사과정과 근육수축의 주된 에너지원으로 제공된다. 즉 미토콘드리아에서 인산염을 포함한 단백질은 전자-전달 체계의 주된 역할을 하고 있다. 또 다른 인산염을 포함한 단백질인 cAMP는 부갑상선 호르몬, 항이뇨호르몬 및 에피네프린과 같은 다른 호르몬의 세포내 효과를 중계하는 중요한 제2차 전달자의 역할을 한다. 세포내에 있는 인의 농도는 해당 작용의 주된 조절인자이다. 그리고 적혈구내 2.3-DPG의 농도는 조직의 산소이용에 결정적인 작용을 하고 있다. 인결핍시는 2.3-DPG의 합성은 감소하고 혈색소에 대한 산소의 결합력을 증가시켜 조직으로의 산소분리를 감소시킨다.

혈중 인의 70 %는 인지질의 구성요소로서 유기체로 존재하며 남은 30 %는 무기인 (*orthophosphate*)이다. 임상에서 주로 측정되는 혈중 인산염은 무기인 형태로 측정된다. 혈중 무기인의 15 %는 단백질과 결합되고 85%는 유리형태로 존재한다. 생리적인 pH에서 유리인의 50 %가 HPO_4^{2-}, 10%가 $H_2PO_4^-$로서, 40%는 Na, Ca 및 Mg염의 구성분이고 0.01 % 이하에서는 PO_4^{3-}로 존재한다(그림 6-8).

성인에서 정상인의 혈장농도는 2.5~4.5 *mg/ml* (0.8~1.44 *mM/l*)이고, 유아에서는 50 % 정도 높고, 아동기에는 30 %가량 높다. 소아에서 혈장인이 더 높은 농도를 보이는 것은 성장호르몬 IGF-1(*insulin-like growth factor* 1)에 의한 신장 근위세뇨관에서 인재흡수 증가에 기인하기 때문이다.

혈장인은 다양한 인을 함유하고 인을 조절하는 기관(장, 골조직, 신장, 세포내 인)과의 상호교환이 가능한 대기소로써 제공된다. 또한 완충계로서 작용하는데 신장을 통한 인의 배설은 산-염기 평형을 유지하는데 중요한 기전 중 하나이다.

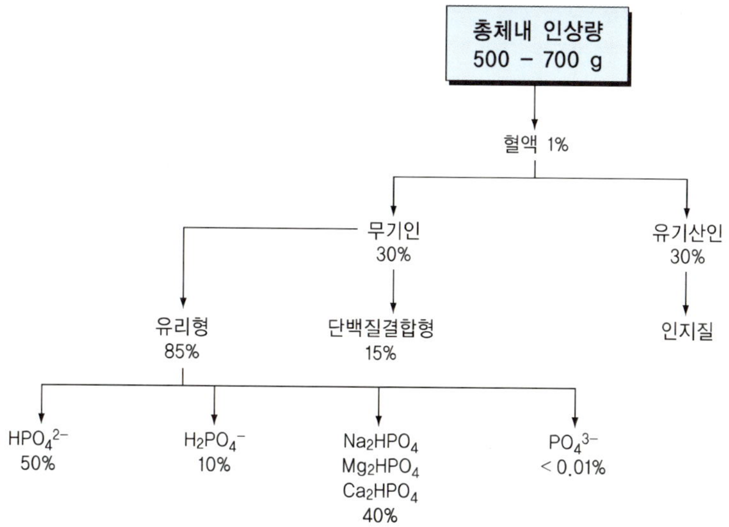

그림 6-8. 혈액내 인의 분포

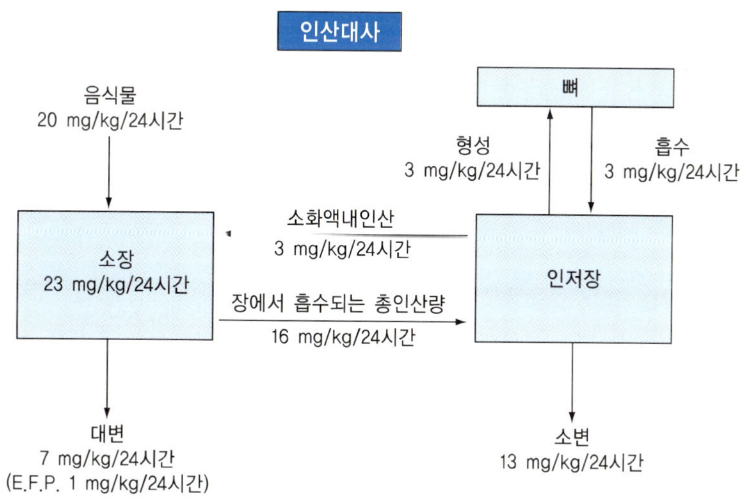

그림 6-9. 정상성인에서 인의 평형

1) 인의 항상성

혈장 인치는 Ca처럼 염격하게 조절되지는 않으며, 인 균형의 유지에 관련된 3대 기관은 장, 신장 및 뼈 조직이다(그림 6-9).

하루에 섭취되는 인의 양은 평균 800~1500 *mg*이고, 단백질과 칼로리가 풍부한 식사에는 적당량의 인이 포함되어 있다. 식품 중 우유와 그와 관련된 제품에 가장 풍부하고 육류, 생선, 계란 및 콩에 인이 풍부하게 함유되어서 실재로 불충분한 섭취로 인한 인 결핍은 드물다.

2) 장에서 인의 흡수

섭취된 인의 양은 정상적으로 하루 약 800~1500 *mg*이며 이 중 약 60~70 %가 공장에서 활발히 흡수되고, 그 다음 십이지장 및 회장에서 더 적게 흡수한다(그림 6-3). 인의 흡수는 원칙적으로 십이지장 및 공장에서 Na의존성으로 능동적인 이동기전으로 흡수되는데 이때는 장 내강에 반드시 Ca이 존재해야 한다. 소장의 Na^+의존성 인 흡수 시 인산염 흡수 추진력은 장세포의 기저외측막의 Na-K ATPase 작용에 의한 장세포의 기저외측막을 통한 Na^+의 기울기이다.

장의 나트륨-인 상호수송계(Na-Pi cotransport)는 신장 Na/Pi 상호수송계와 유사한 성상들을 가지고 있다. 이들 양자 Na/Pi 상호수송계들 사이에는 몇 가지 차이점이 있는데, 신장에서는 Na독립성 인산염 수송이 미미하지만, 장에서는 이러한 Na^+ 독립성 인산염의 수송이 훨씬 더 유의하다. 신장에서는 Na^+과 인산염 비가 3 : 1이지만, 장의 상호수송계는 1 : 1의 화학 중량법에 의하여 수송된다. 장의 Na/Pi 상호수송계의 분자 생물학적 성상에 대하여는 알려진 바가 없다. 그러나 최근 연구에 의하면 신장과 장의 Na/Pi 상호수송계는 서로 다른 mRNA로부터 전사되고, 아마도 서로 다른 단백질일 가능성이 크다.

공장 및 특히 회장에서 수동적인 농도의 구배기전을 통하여 총 흡수된 인의 30~50 %는 아마도 측세포 확산 기전으로 흡수될 것이며, *calcitriol*(1.25$(OH)_2D_3$)은 인의 능동적 이동을 촉진한다.

인은 Na^+의존성 능동적 이동기전으로 매일 약 1 *mg/kg*을 혈액으로부터 장내강으로 분비하며 *calcitriol*에 의하여 억제된다. 따라서 *calcitriol* 결핍 시에는 분비가 증가하고 흡수는 감소한다. PTH는 신장의 *calcitriol* 합성을 촉진함으로써 간접적으로 인 흡수 조절에 관여한다.

인의 흡수는 장내에서 복합체의 형성으로 인하여 방해되는데 이는 알루미늄과 Ca이 인과 비용해성 복합체를 형성하여 인의 흡수를 방해하기 때문이다. 또 신부전 시 인의 흡수는 계속된다. 그러므로 인은 장내 알루미늄 또는 Ca과 복합체를 형성하여 미흡수 된 인을 배설할 수 없는 신부전 환자의 장 흡수를 감소시키는 데 사용된다. 장에서 인과의 복합체 형성에 Ca이 선호되는데 알루미늄은 뇌와 골 조직에 독성을 주기 때문이다. 인산염의 장 흡수와 신장배설 사이에는 뚜렷한 연결고리가 있음에도 불구하고 그 기전은 아직 확실히 밝혀지지 않았다.

3) 뼈의 항상성 기전

골격계에 의한 인조절의 역할은 인의 뼈 조직에 대한 일차적 효과보다는 2차적인 반응을 반영하는 것 같다. 즉 인의 간접적 효과는 PTH분비의 자극, *calcitriol*의 생성 감소, 다른 호르몬성 자가 분비의 영향이다. 인의 농도와 뼈 조직의 재흡수물의 관계는 반비례적인 것으로, 인 농도의 증가는 Ca의 뼈의 기질과 장내 재흡수를 억제한다. 뼈 조직에서의 무기질 침착과 교원형성에 대한 인 농도변화의 효과는 1~4 *mM* 범위의 인농도, 그리고 무기질과 교원의 침착 사이에서 직접적으로 비례한다.

4) 신장의 인 배설

체중 70 *kg*의 남자의 사구체여과율은 1일 약 180리터이고 혈청의 농도는 1.25 *mM*인데, 이는 혈청 인의 약 85 %에 해당하는 양으로 하루 약 200 *mM*의 인이 초여과 된다(180 *l* /24시간 ×1.25 *mM* × 0.85). 인은 소변을 통하여 배설되기 때문에 사구체 여과의 12.5 %(3~20%)만이 소변으로 배설된다. 정상에서는 사구체에서 여과된 인의 약 85 %가 신세뇨관에서 재흡수 된다. 선단세포막(*apical membrane*)을 통한 근위세뇨관의 인운반은 Na/Pi 상호수송계에 의하여 일어난다. Na^+ 독립성 인산염재흡수, 즉 수동적 확산에 의한 인산염 흡수는 총인산염 수송의 10 % 미만이다. 인의 재흡수는 근위세뇨관에서 주로 일어나고, 여과된 부하의 약 60~70 %가 이곳에서 재흡수 되며, 초기 근위곡세뇨관(S_1분절)은 후기 근위곡세뇨관(S_2분절)보다 3~4배 더 많이 흡수한다. 근위직부(S_3분절)는 약 10 % 흡수하나 헨레루프에서는 인의 흡수가 일어나지 않는다. 특히 약 5~10 %에 이르는 소량의 인은 PTH가 없으면 원위세뇨관에서 재흡수 된다. 집합관에서는 2~3 %가 흡수된다는 보고가 있으나 아직 확실치 않다(그림 6-10).

신장에서 세뇨관 기저외측막을 통한 인산염 수송의 특성은 잘 규명되지 않았으나, 기저외측막을 통한 인산염 수송의 주기전은 아마도 Na^+-K^+ATPase에 의하여 추진된 세포막 외부로 향한 전기화학적 구배에 따른 단순확산에 의한 것 같다.

또 단순확산 외에 2가지 다른 수송기전이 관여하는데, Na 의존성 섭취와 Na독립성 음이온 교환이다. 그러나 Na^+ 의존성 수송계는 아마도 세포로부터 인산염 출구보다는 세뇨관내강으로부터 인의 출입인 듯하다. Na^+독립성 음이온 교환기전은 세뇨관 세포로부터 기저외측막을 통한 인의 촉진확산 기전으로 제안되고 있으나 그 역할은 아직 모른다.

또한 PTH는 인배설에 작용하는 주호르몬 조절인자이다. PTH는 $1,25(OH)_2D_3$와 같이 인산뇨를 일으키고 세포외액의 용적을 팽창시킨다. 인이 많이 함유된 음식의 섭취는 신장의 인배설을 증가시키며, 인이 적은 음식은 감소시킨다. 인결핍에 의한 저인산뇨는 PTH에 의해 야기된 고인산뇨를 압도한다. 신부전으로 사구체여과율이 정상의 25 %까지 감소될 때까지 소변의 인배설은 상대적으로 지속된다. 사구체여과율의 감소에도 불구하고 인 배설이 유지되는 것은 증가된 PTH농도 및 신장내 dopamine합성증가를 포함한 PTH 독립성 기전들에 의한 고인산뇨 효과에 의한 것이다.

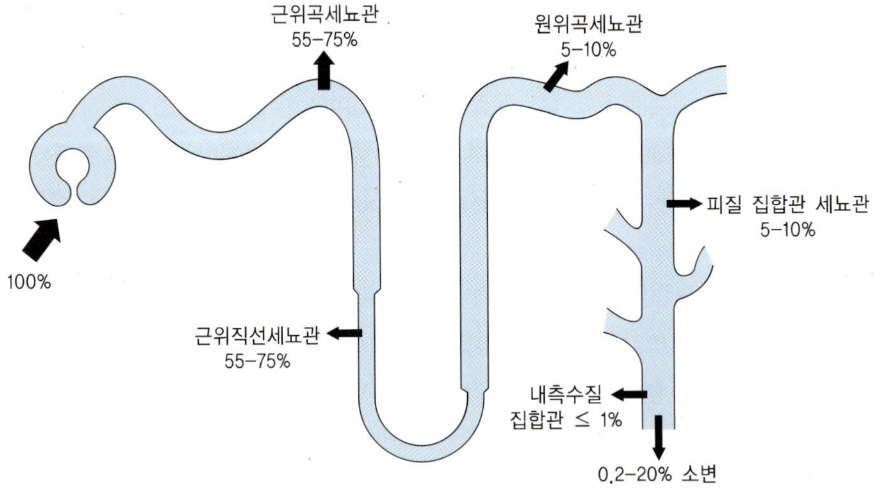

그림 6-10. 100 % 여과된 인의 재흡수 장소

5) 혈청인농도의 조절

인의 혈청 농도는 Ca처럼 엄격하게 조절되지는 않는다. 혈청인의 농도는 하루에 50%가 변동하게 된다. 인농도가 하루 중 변동이 있다하더라도 음식에서 인 섭취량의 변화가 주된 혈청인치의 결정인자가 된다. 또한 혈청인은 PTH와 1,25$(OH)_2D_3$과 같은 호르몬과 세포외액 용적과 신기능의 상태에 의해서 조절되어 진다

PTH는 근위 및 원위세뇨관에 작용하여 인산염 배설의 조절에 중요한 역할을 하는데, 신세뇨관 theshold을 감소시켜서 인산염의 배설을 증가시킨다. 그러나 인산염은 PTH을 분비시키도록 직접적인 조절을 하는 것이 아니고, 그대신 혈청 Ca농도를 통해서 조정한다. 즉 혈청인이 높으면 혈청 Ca은 낮나. 그리하여 PTH분비가 자극되고 PTH는 인산염의 소변 내 배설을 증가시킴으로써 결국 혈청인의 농도가 정상으로 된다.

저인산혈증(Hypophosphatemia)

혈청의 무기인산염의 농도가 비정상적으로 낮은 경우로, 실제 임상적으로 측정되는 혈장인은 무기인(*orthophosphates*)의 분획을 측정하며 총 혈액내 인의 30 %를 구성한다. 저인산혈증은 총체내 인의 1 %만이 세포외액에서 존재하기 때문에 총 체내 인의 결핍을 반영하지 않을 수도 있다. 같은 이유로 아주 심각한 저인산혈증에서 혈청인의 수치가 정상이거나 증가할 수 있다. 중등도 저인산혈증

(1.0~2.5 *mg/ml*, 또는 0.8~0.32 *mM/l*)은 흔하며 대개 증상이 없다. 반면에 중증 저인산혈증(1.0 *mg/dL* 이하)은 가끔 치료가 필요할 정도의 임상징후와 증상이 나타난다. 입원환자의 2%가 혈중인치가 2.0 *mg/dL* 미만이며 0.4%가 1.0 *mg/dL* 미만이다. 저인산혈증은 만성 알코올중독 환자에서 가장 많이 발견되며 입원한 만성 알코올중독 환자의 10%가 저인산혈증이다.

저인산혈증의 원인

인이 가장 많이 포함된 음식은 우유(1리터에 약 1 *g*의 인 함유)와 그와 관련된 제품이며 그외 육류, 생선, 가금, 달걀 및 콩 등에 많이 분포되어 있기 때문에 불충분한 식사에 의한 인결핍은 아주 드물다. 저인산혈증의 원인은 세 가지로 분류되는데, ① 장의 인 흡수 감소, ② 소변을 통한 인배설의 증가, ③ 세포외 분획에서 세포내로의 인의 이동(체내 재분배)으로 나눌 수 있고 두 개 이상의 원인이 동반되어 나타날 수 있다.

표 6-13. 중정도 저인혈증의 원인

·소변내 배설증가	·장 흡수감소
부갑상선기능항진증	제산제
비타민D 저항성 구루병(X-linked 저인혈증)	*Sucralyate*(caratate)
종양시 고Ca혈증	비타민D부족증
종양성 골영양증	흡수장애군
신경섬유종	기아 알코올 남용
알코올 남용	·세포내로 이동
조절 안되는 당뇨병	영양보충
저K혈증	그람음성균 패혈증
저Mg혈증	백혈병(blast crisis)
산혈증	호흡성 알칼리증
열사병	산혈증에서 회복기
신세뇨관이상	급성 통풍
신장이식	살칠산 중독증
세포외액량 팽창	인슐린
약물(calcitonin, 이뇨제, 부신피질호르몬, 알도스테론)	포도당
중탄산염, 지오피린	과당
	글리세롤

저인산혈증은 수많은 임상질환에 의해 발생할 수 있고, 중등도 및 중증 저인산혈증의 원인은 (표 6-13) 및 (표 6-14)와 같다.

표 6-14. 중증의 저인산혈증 주 원인

· 알코올금단	· 영양물보충(경구, 비경구)
· 당뇨병 및 당뇨병 케토산증	· 호흡성 알칼리증
· 열상(thermal burn)	· 백혈병
· 소변내 소실 증가	· 위장에서 흡수장애

인의 체내 재분배

당의 분해 촉진은 인슐린에 의하여 간과 근육에서 인산화 탄수화물형성을 증가시키는데, 인의 근원은 세포외액의 확산성 무기인염 집단이므로 결과적으로 혈장인의 농도와 소변의 인배설이 빠르게 감소하게 된다. 이러한 경우는 인슐린을 증가시킬 때 특히 재급식(*refeeding*)시 나타나는데, 정상인에서는 인슐린 또는 포도당을 주었을 때 혈장인의 농도가 약간 감소하는 것을 볼 수 있다. 글루카곤이나 *epinephrine*을 주입했을 때에도 역시 같은 기전으로 가벼운 저인산혈증을 일으킨다.

그러나 만일 기저 인결핍이 있다면 그때에는 심한 저인산혈증을 일으킬 수 있다. 이러한 결과는 당뇨병성 케톤혈증 또는 비케톤성 고혈당증 치료 중 그리고 영양 결핍된 만성 알코올중독자와 고영양 주입환자에게 재급식의 과정으로 탄수화물을 투여할 경우에 발생한다.

급성 호흡성 알칼리혈증으로 부분적인 이산화탄소 분압이 감소하면 세포내에서 비슷한 변화가 발생하는데 이것은 이산화탄소가 쉽게 세포막을 통과할 수 있기 때문이다. 세포내 pH의 증가는 *phosphofructokinase* 활성을 자극하여 당분해를 자극한다. 정상인에서 과다한 과잉호흡은 혈장인의 농도를 1.0 *mg/dL* (0.32 *mM/l*) 미만으로 감소시킬 수 있으며, 입원한 환자에게서 저인산혈증의 가장 흔한 원인은 호흡성 알칼리혈증이다. 또한 알코올중독자에서 가장 흔히 볼 수 있는 급성 호흡성 알칼리혈증은 저인산혈증으로 야기된 횡문근융해의 촉진인자가 될 수 있다. 그러나 이러한 경우 기저 저인산혈증은 손상된 근육세포에서 유리된 인산염때문에 표면상 가려질 수 있다. 부갑상선 절제술 또는 갑상선 절제술은 수술 후 즉시 뼈에 칼슘과 인의 뚜렷한 침착을 야기할 수 있는데, 이를 "*hungry bone* 증후군"이라 하며 증상이 있는 중증 저칼슘혈증과 저인산혈증을 일으킨다.

장의 인 흡수장애

정상적인 음식에서의 인 섭취와 장흡수는 인의 항상성에 중요한 영향을 끼치지 않는다. 그 이유는 음식에서의 인 섭취가 소화기계를 통한 인 소실보다 훨씬 더 많기 때문이다. 섭취한 인산의 약 70 %가 소장에서 흡수되며, 대장에서는 조절되지 않는 인의 분비가 하루 평균 150~200 *mg* 정도 배설된다.

단지 인 섭취 감소만으로는 심한 인 결핍을 거의 일으키지 않는다. 그 이유는 인의 배설은 결국 소변을 통해 나감으로 신속한 신장 적응에 의하여 보상되기 때문이다. 그러나 인 결핍이 장기화되고 심하게 되면(100 *mg*/24시간 미만) 계속되는 장의 인 분비 때문에 저인산혈증이 발생할 수 있다. 더구나 인 섭취 감소는 대개 만성 설사와 동반하게 되므로 중증의 마이너스(음성) 인 균형을 일으키게 된다. 또한, 이러한 경우 비타민 D의 섭취 감소와 흡수장애를 일으켜 2차성 부갑상선기능항진증을 일으키고, 동반된 저Ca혈증은 소변 인 배설을 증가시켜 인 결핍을 더욱 악화시킬 수 있다.

철저한 금식이 인슐린 결핍과 세포의 이화대사를 증가시키고 세포로부터 인의 유리를 야기하여 저인산혈증을 일으키지 않는다는 사실은 흥미롭다. 그러나 금식자가 재급식하게 될 때 인을 투여하지 않으면 흔히 심한 저인산혈증에 빠지게 된다.

알루미늄과 Mg을 함유하는 제산제는 인과 결합함으로써 체내로부터 인의 순 소실을 일으킨다. 그 이유는 인이 알루미늄 또는 Mg과 결합할 때 불용성 염이 생성되어 인 흡수를 억제하기 때문이다. 이렇게 제산제를 장기 복용하거나 과량 복용하게 되면 저인산혈증, 골연화증 및 근병증을 일으킨다. 그러나 현재는 궤양질환의 치료에 H_2 차단제나 *omeprazole*의 사용으로 크게 문제되지 않고 있다.

경증 또는 중등도의 저인산혈증은 지방변과 만성 설사에서 동반될 수 있다. 인결핍의 원인은 부분적으로 인흡수의 감소와 동반되는 비타민 D의 결핍으로 야기된 2차성 부갑상선기능항진증과 신장의 인 배설 증가에 의한 것이다.

신장의 인 소실 증가

신장은 인대사 균형에 주된 영향을 일으키는 기관으로 신장의 인 재흡수는 대부분 근위세뇨관에서 여과된 양의 60~70 %이며, 원위세뇨관에서 여과된 인의 5~10 %가 재흡수된다. 세포내로의 인의 반입은 세뇨관 선단내강막에 *sodium-phosphate cotransporter*을 경유한 Na^+ 흡수와 연결된다. Na/Pi 상호수송계는 세뇨관내강의 Na^+농도가 145 *mEq/L* 이고, 세포내 Na^+ 농도가 25 *mEq/L* 미만이므로 충분한 농도차에 의한 인의 세포내로의 이동으로 재흡수가 활발히 일어난다.

인의 재흡수는 두 가지 주된 생리적 조절계에 의해 발생한다. 하나는 혈청 인농도 자체인데 경한 인결핍이더라도 Na/Pi 상호수송계를 통해 인의 흡수를 자극한다. 다른 하나는 부갑상선 호르몬으로 Na/Pi 상호수송계의 활성도를 감소시켜 인의 배설을 증가시킨다. 또한 인의 재흡수는 알려지지 않는 기전을 통해 포도당에 의하여 억제된다. 저인산혈증에 의해 야기된 인의 재흡수 증가는 더 이상의 인의 소실을 억제한다. 이런 경우에 부적절하게 증가된 인의 배설은 부갑상선기능항진증이나 인수송의 내인성 결손에 의해서 발생한다.

부갑상선 호르몬의 과량분비는 저인산혈증을 일으킨다. 1차성 부갑상선기능항진증은 고칼슘혈증이 주된 증상이고, 2차성 부갑상선기능항진증은 비타민 D 결핍을 일으키는 어떠한 원인에 의해서도 발생한다. 1차성 질환에 의한 저인산혈증은 일반적으로 경한 저인산혈증을 나타낸다. 그러나, 비타민 D

결핍에 의한 경우는 그것이 원인이라 하더라도 저Ca혈증과 2차성 부갑상선기능항진증을 일으킨다. 이렇게 동반된 호르몬 이상은 더욱 심각한 인결핍을 일으키고 골연화증과 근병증까지 발생하게 한다.

비타민 D 결핍은 장의 인흡수를 방해하고, 고전적 비타민 D 저항성 구루병을 제외한 저칼슘 혈증과 2차성 부갑상선기능저항증을 일으킴으로서 인배설을 증가시켜 저인산혈증을 일으킬 수 있다. 비타민 D 결핍은 섭취감소나 흡수장애, 간의 이화작용 증가, 내인성 비타민 D 생성 감소, 또는 표적장기의 저항성에 의해 발생될 수 있다.

비타민 D의 약 50 %는 지방질이 풍부한 생선 등의 음식에서, 또는 우유 및 우유와 관련된 제품에서 얻어지며, 나머지 50 %는 자외선의 영향에 의해 피부에서 생성된다. 따라서 비타민 D 결핍은 태양광선에 노출되지 못한 지역에 사는 사람들이나 실제 섭취가 부적절했을 때 흔히 볼 수 있다. 비타민 D는 간에서 25번 위치가 가수분해되면서 calcidiol이 되는데 심한 간질환은 이 과정을 억제한다. 반면에 P-450 효소계를 자극시키는 약물에 의해 *calcidiol*의 간 대사가 증가한 결과 불활성 대사물이 증가된다. Phenobarbital, *phenytoin*, 알콜, *theophylline*, *isoniazid* 및 *rifampin* 등의 오랜기간의 투약과 특히 비타민 D가 함유된 음식섭취가 감소됐을 때는 저칼슘혈증을 일으킬 수 있다. 또한 *phenobarbital*과 *phenytoin*은 직접적으로 장에 대한 *calcitriol*의 작용을 억제한다. 치료는 하루 비타민 D 4000 IU을 보충함으로 비타민 D의 결핍을 예방할 수 있다.

대부분의 혈중 *calcidiol*은 비타민 D 결합 단백질과 결합되어 있다. 결합된 호르몬의 일부분은 장-간 순환에 의해 재순환되고 비정상 순환의 경우에는 체내에서 소실된다. 더구나 신증후군의 경우 비타민 D 결합 단백질의 여과와 소실로 때때로 저칼슘혈증을 일으킬 수 있다. 비타민 D의 마지막 과정은 가장 활성이 높은 대사산물인 *calcitriol*(1,25-dihydroxyvitamin D)의 신장에서 생성이다. PTH와 혈청인이 1-hydroxylase의 주된 조절인자이다. 따라서 *calcitriol*의 낮은 수치는 신부전증, 부갑상선기능저하증 및 고인산혈증에서 보이는 저칼슘혈증 발생에 기여한다.

상염색체 열성 유전질환인 비타민 D 의존성 구루병은 I형과 II형으로 분류되어 지는데 *calcitriol* 대사장애와 관련이 있다. 위의 두 가지 병에 이환된 어린이는 조기에 저칼슘혈증, 저인산혈증과 고전적 구루병의 임상징후를 모두 나타낸다. 1형은 1-*hydroxylase*의 결핍으로 *calcitriol*을 생성하지 못한 것을 특징으로 하고 있다. 이 질환은 경구용 *calcitriol*의 소량으로 치료될 수 있다. 제II형은 실제로 비타민 D 저항성의 형태를 보이는데 현재는 유전성 비타민 D 저항성 구루병으로 알려져 있다. 이 질환은 근본적으로 비타민 D 수용체를 암호화하는 유전자의 돌연변이, 즉 호르몬-수용체 복합체가 DNA에 결합하는 과정을 억제하는 수용체의 결손에 따른 *calcitriol*에 대한 표적장기의 저항으로 알려져 있다. 그러나 어느 경우에는 비타민 D 수용체 결합은 정상이고 수용체의 핵내 결손으로 이 원인으로 발생할 수 있다.

유전성 비타민 D 저항성 구루병뿐 만 아니라 몇 가지 추가적 형태의 *calcitriol* 저항성 질환을 일으킨다. 이 증후군들은 소변내 인소실을 특징으로 하며 저인산혈증이 구루병의 주원인이 되나 저칼슘혈증은 나타나지 않는다. 성염색체 유전성 또는 후천성 비타민D 저항성 구루병에서는 근위세뇨관에서 인 운반의 결손이 성염색체 우성 유전성이나 성인에서는 후천성이다. 후자의 경우 자발적인 돌연변이가 일어나고 드물게는 종양과 동반하는데 이 경우는 골원성 골연화증으로 칭한다. 이런 종양은 일반적으로 중간엽 세포에서 기인하며 주로 혈관종의 경화성 형태로서 자주 발생한다. 그리고 종양에서 분비되는 순환 인자가 근위세뇨관의 인 운반과 *calcitriol* 의 생성을 방해한다. 결론적으로 혈장 *calcitriol* 치는 비타민 D 저항성의 다른 형태와 같이 증가하지 않고 오히려 감소한다.

Fanconi증후군은 전반적인 근위세뇨관의 기능 손상으로 정상적으로 근위세뇨관에서 재흡수 되는 물질들이 소변으로 소실되는데 이때 저인산혈증 뿐만 아니라 신성당뇨, 저요산혈증, 아미노산뇨증과 소변으로 중탄산염 소실로 인한 제II형 신세뇨관산증 등을 포함하는 임상상을 보인다. 대부분의 인 재흡수 결손의 경우와 같이 혈장 *calcitriol* 의 수치가 감소하거나 부적절하게 정상을 보이게 된다. Fanconi증후군은 성인에서 드물게 발생되며 주로 다발성골수종 때문에 발생한다. 아동에서는 시스틴증, 윌슨병, 유전성 과당 과민성증이 가장 많은 원인이 된 기타 삼투성이뇨, 근위세뇨관작용 이뇨제 사용, 급성 체액 상승이 요중의 인 배설을 증가시킬 수 있다.

저인산염혈증의 임상상

저인산염혈증의 임상증상은 일차적으로 세포질내 무기인산염(*cytoplasmic inorganic phosphate*)의 고갈정도와 그것이 얼마나 오래 지속되었느냐에 따라 다르다. 만성적인 인산염 고갈은 골격근계에 주로 영향을 미쳐서 골연화증과 근육병증의 원인이 된다.

급성 저인산염혈증시 임상증상은 세포질내 무기인산염의 농도가 급격히 감소하였을 때 일어난다. 이는 조직에서 인산화잠재력(*phosphorylation potentiol* : PP)이 증가한 결과이다.

$$PP = \frac{ATP}{ADP \times \Pi}$$ 에서 ATP 생성이 감소하면 PP는 증가한다.

세포질내 무기인산염농도의 심한 감소는 오로지 기존의 인산염부족에서만 일어난다. 급성저인산염혈증 발생은 호흡성 알칼리증이나 당분해 과정을 자극하는 것이 원인이 된다. 세포질내 무기인산염이 급성으로 급격히 감소하는 것은 과당이나 *xylitol* 의 정맥주사 시 발생하지만 경구 투여 시는 발생하지 않는데, 이는 인산화가 장상피세포에서 서서히 일어나기 때문이다.

인 결핍이 단지 체내 재분배에 기인한 것이 아닌 경우의 저인산염혈증은 다양한 임상상과 증상을 일으킨다(표 6-15).

임상형태는 대부분이 인결핍의 중증도와 만성도에 좌우되는데, 대부분 증상이 있는 환자들의 혈장 인의 농도는 보통 1.0 *mg/dL* (0.32 *mM/l*) 미만이다. 또 증상이 있는 저인산혈증의 경우는 만성 알코올중독, 인 보충 없는 정맥으로 고영양공급시, 만성 제산제 복용 등으로 발생한 것이다. 또한 당뇨병성 케톤혈증 치료중 및 지속되는 과잉호흡의 경우에도 심한 저인산혈증이 발생한다. 그러나 이들 경우는 만성적인 인 결핍이 아니므로 증상의 발현은 흔하지 않다. 실제로 모든 장기에 영향을 미치는 세포내 인 결핍은 무기물 대사에 대한 효과를 제외하면 첫째, 적혈구내 2,3-DPG(*diphosphoglycerate*)가 감소되면 헤모글로빈의 산소에 대한 결합력이 증가하여 조직으로의 산소 유리가 감소하게 된다. 둘째, 심한 저인산혈증 시 세포내 ATP농도가 떨어지고 따라서 에너지가 풍부한 인화합물에 의존하는 세포들의 기능이 떨어지는 두 가지 결과에 의해 저인산혈증의 증상이 나타난다.

표 6-15. 인결핍시의 결과

·뇌신경계이상	·내분비 이상
혼미, 혼수	인슐린저항성
·근육 이상	케토산증
횡문근 융해	Calcitriol 생산 증가
·심장기능이상	·골연화증 및 구루병
대사장애	·신세뇨관 결손
심실 부정맥	고Ca뇨증
고혈압	Mg소비
·혈액학적이상	포도당요
적혈구내 2,3-DPG 감소	중탄산요
백혈구기능장애	신세뇨관산증(원위, 근위)
혈소판기능장애	간세포기능장애
	말초신경염

(1) 무기물 대사

지속되는 저인산혈증은 신장과 뼈에 여러 가지 효과를 나타낸다. 원위세뇨관의 칼슘과 Mg의 재흡수는 억제되고 현저한 칼슘뇨가 발생한다. 인 결핍에 대한 이러한 반응은 극적이나 그 기전은 알려지지 않았다. 특발성 고칼슘뇨를 가진 많은 환자는 경한 저인산혈증을 나타내는데 이는 인 균형 장애가 일차적이며 칼슘배설 증가는 2차적 효과로 나타날 수 있기 때문이다. 저인산혈증에 대한 뼈의 초기 반응은 뼈 흡수 증가이다. 동반된 뼈 칼슘 유리는 고칼슘뇨를 일으킨다. 이 효과는 부분적으로 인 결핍에 기인한 *calcitriol*의 생성 증가에 기인할 수 있다. 계속되는 저인산혈증은 뼈의 무기질침착에 의하여 구루병과 골연화증을 일으킨다.

(2) 중추신경계 증상

심한 저인산혈증은 조직 허혈에 의한 대사성 뇌병증을 일으킬 수 있다. 전형적인 증상은 흥분, 감각이상 등이고 착란, 섬망 및 혼수까지 진행될 수 있다.

(3) 심폐계 증상

심근 수축력은 ATP의 결핍과 함께 손상되고 횡격막의 약화로 호흡부전을 일으킬 수 있다. 심박출량의 감소는 임상적으로 중요하며 혈장인 치가 1.0 *mg/dL* 로 감소되면 울혈성 심부전을 야기할 수 있다.

(4) 골격근과 평활근계 증상

저인산혈증은 근위근병증, 연하곤란증, 장폐색증과 같은 근육 기능장애를 나타낸다. 또한, 기존의 심한 인결핍이 있는 상태에서 급성 저인산혈증의 발생은 횡문근융해를 일으킬 수 있다. 비록 CPK의 증가가 저인산혈증에서 흔히 보인다 할지라도 임상적으로 유의한 횡문근융해는 거의 대부분 알코올 중독자와 인 보충 없이 고영양공급을 받은 환자에서 발생한다. 손상된 근육세포로부터의 인 유리를 동반하는 횡문근융해의 발생은 두 가지의 임상적 결과로 나타난다. 즉 기존의 저인산혈증의 양상을 숨길 수 있고 다른 저인산혈증의 증상발생을 예방할 수 있는 것이다. 심한 근육파괴 전후의 낮은 혈장 인 농도는 기존 인 결핍의 단서로 작용할 수도 있다.

(5) 혈액학적 기능장애

저인산혈증은 조혈기관의 여러 구성세포에 영향을 줄 수 있다. 즉 적혈구의 세포내 ATP치를 감소시켜 적혈구 경직도가 증가하며 혈장인의 농도가 0.5 *mg/dL* 이하로 감소되었을 때 용혈을 일으킬 수 있다. 그러나 저인산혈증에 의한 용혈은 임상적으로 매우 드물다. 또한 백혈구 세포내 ATP감소는 탐식작용과 과립구 화학주성을 감소시킨다. 그리고 혈소판 감소증을 일으켜 점막 출혈을 악화시킬 수 있다. 이러한 합병증은 드물며 심한 저인산혈증에서만 볼 수 있다.

(6) 저인산혈증의 진단

진단은 종종 병력조사에서 나타난다. 그러나 진단이 명백하지 않다면 소변 내 인 배설을 측정해야 한다. 인 배설량은 24시간 소변 또는 무작위 소변에서 여과된 인의 분획(FE_{PO4})을 측정함으로써 가능하다. 후자의 계산에 사용되는 계산식은 FE_{Na}를 계산하는 식과 동일하다.

$$FE_{PO4} \equiv [\,UPO_4 \times PCr \times 100\,] \div [PPO_4 \times UCr\,]$$

(U : 소변, P : 혈장, PO_4 : 인산, Cr : 크리아틴닌)

인배설의 감소를 보이는 경우는 24시간 인 배설이 100 *mg* 이하이어야 하고, 만일 신장이 정상적으로 반응하고 신장의 인소실이 저인산혈증의 원인이 아니라면 인의 FE_{PO4}는 5 % 이하(정상은 5~20 %)이어야 한다. 신장의 인 보존이 적절한 경우 저인산혈증의 감별진단은 세포의 인흡수 증가, 소장흡수의 감소이다. 조절 되지 않은 당뇨병 치료 시 인슐린 주입을 받았거나, 급성 호흡성 알칼리증인 경우라면 세포내로의 인의 유입이 증가된다. 이러한 상황이 아니라면 가장 많은 원인은 만성 설사, 비타민 D 결핍 및 만성 제산제 복용 등이다.

소변 내 인배설이 하루에 100 *mg*을 넘거나 FE_{PO4}가 5 %를 넘는다면 이는 신장의 인 상실을 의미한다. 이 경우의 원인은 부갑상선 기능항진증이거나 신장세뇨관 결손 때문이며 양자 모두 Na/Pi 상호수송계 활성의 감소로 인한 근위세뇨관의 인 재흡수가 장애를 받은 결과이다.

저인산혈증은 1차성 또는 2차성 부갑상선기능항진증 양자 모두에서 볼 수 있다. 고Ca혈증, 저인산혈증 및 소변내 인 상실의 3대 징후는 항상 1차성 부갑상선기능항진증에서 나타나는 반면에, 저칼슘혈증은 2차성 부갑상선기능항진증에서의 부갑상선 호르몬의 과잉분비에 대한 자극으로 작용한다. 또한 지속적인 부갑상선기능항진증과 저인산혈증은 신장이식 후에 발생될 수 있는데, 이식이전의 신부전으로 인한 부갑상선 증식이 지연된 결과 나타나는 퇴화에 의한 것이다.

세뇨관의 결손은 상대적으로 드물게 나타나나 단독 근위신세뇨관의 인 운반 결손이나 근위세뇨관 기능의 전반적인 결손으로 나타날 수 있다. Fanconi 증후군은 전형적으로 근위세뇨관 재흡수의 이상, 즉 신성당뇨, 저요산혈증, 아미노산뇨증 등 소변 중탄산염 상실 등의 고Cl염소혈성 대사성 산증을 보이는 임상적 증거가 동반된다. Fanconi 증후군의 주된 원인은 시스틴증, 윌슨병, 다발성 골수종, 전신성 홍반성 낭창 및 중금속 중독 등이 있다.

단독 인 소실이 비타민D 저항성 구루병의 한 형태로서 나타날 수 있는데, 이는 주로 아동기의 질환이다. 중간엽 세포에서 발생한 종양에 의해 생긴 골원성 골연화증일 경우는 성인에서 발견된다. 이 질환의 존재에 대한 단서는 매우 낮은 혈장 *calcitriol* 농도이다. 이것은 정상으로 혈장인 농도를 증가시키기 위한 장흡수 증가와 뼈조직에서의 재흡수에 따른 저인산혈증에 의해 기대되는 *calcitriol* 생성과는 정반대의 경우이다.

저인산혈증의 치료

저인산혈증의 증상은 혈장인의 농도가 2 *mg/dL* (0.64 *mM/l*) 이하로 감소되기 이전에는 드물다. 그러므로 혈장인의 농도가 1 *mg/dL* (0.32 *mM/l*) 이하로 감소되기 전에는 횡문근융해와 같은 심각한 증상은 관찰되지 않는다. 이러한 이유에서 대부분의 저인산혈증의 환자들은 기저 원인질환의 원인교정 이외의 치료는 필요로 하지 않는다. 예를 들어 당뇨병성 케톤혈증의 치료 중에 발생한 저인산혈증은 정상적인 음식에서 인 섭취로 자연히 교정될 것이므로 예방적인 인의 보충은 별 이익이 없다. 반면에 비타민 D 결핍이 있는 환자의 경우에는 비타민 D의 보충이 필요하다. 이때 추천되는 하루 비타민 D의 섭취는 400~800 IU이다. 그러나 *calcitriol*의 간대사를 증가시키는 약물복용 환자는 4000 IU/ 24시간 정도의 비타민 D를 섭취해야 한다. 인의 보충은 증상이 있는 환자나 만성 인 소실을 일으키는 신세뇨관의 결손을 가진 환자에게 적용된다. 정맥주사를 통한 인의 보충은 아주 위험하다. 이유는 인이 칼슘과 작용하여 침전물을 만들 수 있고, 저칼슘혈증, 신부전증, 또는 치명적인 부정맥 등과 같은 다양한 부작용을 일으킬 수 있기 때문이다. 그러므로 인의 보충은 하루 2.5~3.5 *g*를 나누어서 경구로 투여하는 방법을 추천한다. 만약 증상이 있는 환자에서 정맥치료가 필요할 경우의 용량은 6시간 동안 체중 *kg*당 2.5 *mg*을 초과해서는 안 된다. 이 경우 혈장 인의 농도를 6시간마다 측정하며 2~25 *mg/dL* 에 이르렀을 때는 경구용으로 대체해야 한다.

고인산혈증(Hyperphosphatemia)

고인산혈증은 (표 6-16)에서와 같이 흔히 신부전시 사구체여과율이 20~30 *ml*/분 이하로 감소시 발생하며, 이는 2차성 부갑상선기능항진증에 의해서 신장으로 인산염의 배설이 촉진됨에도 불구하고 발생한다.

그리고 부갑상선기능저하증과 가짜부갑상선기능저하증시 PTH치는 부갑상선기능저하증 때에만 감소하고 가짜부갑상선기능저하증시는 표적 장기에 반응하지 않아서 오는 것이기 때문에 호르몬치가 높다. 고인산혈증은 신장으로 인의 배설이 감소된 결과로 온 것이다. 또한 세포에서 인산염의 유리는 급성 산혈증 때 발생하고 또 림프종이나 백혈병 시 세포독성 약물을 사용할 때 발생한다.

급성 고인산염혈증의 임상증상은 저칼슘혈증의 원인이 되나, 만성 고인산염혈증은 PTH 부족 또는 비타민D부족 시 나타나는 지속적인 저Ca혈증을 초래하지는 않는다. 급성 및 만성 고인산염혈증의 위험성은 연부 조직의 석회화인데, Ca × P = 70을 넘으면 신장, 심장, 폐, 결막 그리고 피부에 석회 침착으로 인한 합병증이 일어난다.

진단은 급성 고인산염혈증의 경우는 인산의 세포외액으로 이동 때문이거나 또는 위장관에서 흡수증가인 경우이다. 따라서 주의 깊은 병력 및 임상소견으로 대부분 진단할 수 있다. 반면에 만성 고인산염혈증은 대부분 신배설 감소 때문이다.

감별진단은 ① 가짜 고인산염혈증을 배제해야 하고 ② 24시간 소변 내 인산염 배설을 측정한다. ③ Tmp가 증가되었다면 PTH를 측정하고 또 혈청 Ca농도를 측정한다. Ca과 PTH치가 정상이면 가족성 종양 석회침착증, 성장 호르몬 증가, 갑상선기능항진증, *etidronate* 치료, 성선기능저하증 등을 암시한다. ④ Ca과 PTH치가 감소되어 있으면 부갑상선기능저하증을 암시하고, Ca치가 감소되어 있거나 정상이면서 PTH가 증가되어 있으면 가성부갑상선기능저하증을 시사한다.

치료는 Tmp를 감소시킬 수 있는 약제는 없으나 이뇨제는 일시적인 효과가 있고, *probenecid*는 Tmp를 감소시키나 그 효과는 미지수이다. 주 치료는 음식에서의 인산염의 섭취감소와 인산결합 제산제 사용이다. 혈액투석은 급성 및 중증의 고인산염혈증 시에만 한다. 고효율 투석막을 사용하여 4시간 투석 시에는 400~600 *mg*의 인산염을 제거할 수 있다.

표 6-16. 고인산염혈증의 원인

인산염 부하 증가
- 음식에 인산염 섭취 증가
- 인산염이 포함된 설사제 또는 관장

인산염의 신장 배설 감소
- 신부전
- PTH부족 또는 저항성 : 부갑상선기능저하증
가짜부갑상선기능저하증
- 기타 호르몬 장애 : 성장호르몬 과잉(말단비대증)
갑상선기능항진증, 유년성 성선기능부전증
폐경기 상태
- 가족성 종양 석회침착증(*familial tumoral calcinosis*)
- EHDP 치료(*disodium etidronate*)
- 일시적인 혈액량 고갈 상태

세포 외로 이동 또는 뼈에서 이동
- 급성 유기산산증(젖산)
- 급성 이화상태
- 횡문근 융해
- 혈액종양의 화학요법
- 악성 이상 고열
- 용혈

가짜 고인산염혈증
- 고지혈증
- 시험관내 용혈
- 원심 전에 전혈을 냉한 상태로 보관
- 시료에 heparin
- 고빌리루빈혈증 및 이상단백혈증

연습문제

1 **56세의 여성이 유방암 때문에 좌측 유방절제수술을 받았는데 정신혼미, 다뇨로 입원했다. 혈청 Ca 17.2 *mg/dL*, Na^+156 *mEq/L*, HCO_3^- 35 *mEq/L*, P 4.9 *mg/dL* 이다.**

A. 고Ca혈증으로써 악성 암을 암시할 만한 소견은 ?
① polydipsia(다음증)와 다뇨
② 혈장 고HCO_3^-
③ 혈장 고인산치

B. 심한 고Ca혈증임에도 불구하고 혈장 P가 4.9 *mg/dL*로 높은 이유는 ?
① 부갑상선기능저하증
② 부갑상선기능항진증
③ 신부전

C. 이 환자의 고Ca혈증을 다음 어느 것으로 치료될 수 있을까 ?
① 0.45% 식염수 주입
② 0.45% + lasix 주입
③ 0.45%식염수 + thiazide이뇨제
④ indomethacin
⑤ 당코티코이드

참 고 A : ②, ③ : 다음 증 및 다뇨는 고Ca^{++}혈증에 의한 요붕증 원인의 증후이다. 암으로 인한 고Ca혈증은 PTH는 낮다. 그래서 HCO_3^-는 높고, 고P혈증은 P의 신배설이 감소 자체로 온다.
B : ①
C : thiazide이뇨제는 체액고갈로 Ca재흡수가 증가하고, 또 이뇨제의 직접적인 영향으로도 Ca재흡수 증가

2 **35세 남성, 급성췌장염으로 입원했다. 입원 시 혈장 Ca 5.8 *mg/dL*, 알부민 2.8 *g/dl* 이다. 다음 설명이 옳으면 O, 틀리면 ×하라.**

① 저알부민 혈증으로 이온화 Ca농도는 정상이다.
② thyrocalcitonin 농도는 이 상황에서 증가한다.
③ 저Ca혈증의 원인은 지방산에 Ca의 침착 때문이다.

설 명 ① × : 혈장알부민 2.8 g%(정상 4.0 g%)는 약 1 *mg/dL* 총 혈중 Ca을 감소시킨다.
② O : 이는 저Ca혈증을 초래하기 위한 정상 반응이다.
③ O

3 **원인불명의 부갑상선기능저하증에 관한 설명이다. 틀린 것은 ?**

① 고인산혈증은 잘 온다.
② 인산의 신 배설은 감소한다.
③ 25(OH)D_3의 간내 합성은 감소한다.
④ Ca의 장내 흡수는 감소한다.
⑤ 비타민D의 상용량은 저Ca혈증을 교정하는데 효과가 없다.

설 명 ③ 1.25(OH)$_2$$D_3$의 신장에서 생산은 부갑상선기능저하 시에는 감소한다.

4 부갑상선 호르몬(PTH)은 다음 효과를 가지고 있다. 틀린 것은 ?

① 신장에서 P배설을 증가시킨다.
② 1.25$(OH)_2D_3$ 생산을 증가시킨다.
③ 뼈 흡수원인이 된다.
④ 소변 내 Ca배설을 증가시킨다.
⑤ 장내 Ca 흡수를 간접적으로 증강시킨다.

설 명 ④ × : PTH가 근위세뇨관에서 Ca재흡수를 억제시킨다지만 전체적인 신장에 대한 효과는 원위세뇨관 효과 때문에 Ca재흡수가 조장된다.

5 다음 설명이 옳으면 ○, 틀리면 ×하라.

① 만성 저Mg혈증은 부갑상선기능항진증을 유발할 수 있다.
② 저K혈증은 Mg부족 시 흔히 관찰되는 소견이다.
③ 고Ca혈증은 Mg부족 시 흔히 관찰되는 소견이다.
④ 고Mg혈증의 가장 흔한 원인은 섭취증가이다.

설 명 ① ×
② O
③ ×
④ × : 신부전시 Mg증가가 흔한 원인

6 비타민 D부족 환자에서 다음 중 틀린 것은 ?

① 골연화증 ② 고인산혈증 ③ 부갑상선기능항진증
④ 저Ca혈증 ⑤ 대사성 산증

설 명 ②

7 다음 설명이 옳으면 O 틀리면 ×하라.

① 급성 산증시 이온화 Ca과 총 Ca농도는 증가한다.
② 저알부민 혈증시 난백결합 Ca은 감소하나 이온화 Ca는 정상이다.
③ 만성 대사성 알칼리증은 단백결합 Ca이 증가한다.
④ 만성 대사성 산증시 이온화 Ca이 증가
⑤ 만성 대사성 알칼리증시 이온화 Ca이 정상이다.

설 명 ① × : 단백결합 Ca의 증가로 이온화 Ca이 증가
② O
③ O
④ × : 소변에 배설증가로 혈청 Ca떨어진다.
⑤ O

8 소변에 P 배설 증가는 저P혈증의 원인이 된다. 다음 중 틀린 것은 ?

① 만성 대사성 알칼리증 ② 비타민D부족 ③ 원인 불명, 부갑상선기능항진증
④ 급성 호흡성 알칼리증 ⑤ Fanconi 증후군

설 명 ④ 세포내로 이동은 저P혈증의 원인이 된다.

9 다음 서로 연결하라.

a. 원인 불명의 부갑상선기능항진증	b. 비타민D 부족
c. 비타민D 중독증	d. 밀크-알카리 증후군

① PTH 증가 Ca 감소 P 감소 $1.25(OH)_2D_3$ 감소
② PTH 감소 Ca 증가 P 증가 $1.25(OH)_2D_3$ 증가
③ PTH 증가 Ca 증가 P 감소 $1.25(OH)_2D_3$ 증가
④ PTH 감소 Ca 증가 P 증가 $1.25(OH)_2D_3$ 감소

설 명 a-③, b-①, c-②, d-④

10 Phosphaturia가 일어나는 것은 ?

① 고Mg혈증 ② 저Mg혈증 ③ 부갑상선기능저하증
④ 급성 고Ca혈증 ⑤ 알칼리증

설 명 PTH가 없어도 저Mg혈증시는 소변에 p가 나간다.

11 다음 어느 호르몬이 신장에서 인산 배설에 영향을 주는가 ?

① EPO ② 알도스테론 ③ 에스트로겐
④ PTH ⑤ thyroxine

12 다음 어느 것을 주입 시 인산 배설이 감소하는가 ?

① 포도당 ② 칼슘 ③ 아미노산
④ acetoacetate ⑤ PAH

13 다음 어느 것은 인산 재흡수를 증가시키는가 ?

① $NaHCO_3$ ② 세포외액양 증가
③ 포도당-식염수주입 ④ Mg염

14 다음 어느 것이 소변에 Ca배설을 감소시키는가 ?

① NaCl 주입 ② 고Ca혈증 ③ Furosemide ④ 인산염 부하

15 PTH는 세뇨관 어디에서 Ca재흡수를 증가시키는가 ?

① 근위세뇨관 ② 원위세뇨관 ③ 헨레상행각
④ 헨레하행각 ⑤ 집합관

16 원위곡세뇨관에서 Ca재흡수는 ?

① 총 여과된 Ca의 70%를 한다. ② PTH에 의해 감소 ③ thiazide 이뇨제에 의해 증가
④ Na재흡수와 평행 ⑤ 비타민D에 의해 감소

17 급성 고Ca혈증은 ?

① Na배설을 감소 ② K배설을 증가
③ 적정산을 떨어뜨린다. ④ Mg배설을 증가

설 명 Mg과 Ca은 2가 양이온으로 재흡수기전으로 상경작용

18 원위 네프론에서 대부분 재흡수 되는 것은 ?

① Ca ② K ③ P ④ Mg

설 명 Mg는 80% 재흡수, 다른 이온은 근위세뇨관

19 고Mg혈증은 ?

① DTR을 억제 ② PTH자극
③ A-V conduction을 증가 ④ hydroxyapatite침착을 조장

설 명 Mg은 neurodepression의 원인이 됨

20 저Mg혈증을 초래하는 원인이 아닌 것은 ?

① 알코올중독 ② 흡수장애 증후군 ③ 요독증(Mg증가한다)
④ 영양결핍 ⑤ 이뇨제 치료

Chapter 7

마그네슘의 대사 장애

인체내 마그네슘(Mg^{++}) 분포

마그네슘(Mg^{++})은 동물 및 식물체 내에 가장 많이 존재하는 세포내 이온의 일종으로서, 2가 금속 이온으로 바다에서는 두 번째로, 육지에서는 세 번째로 많이 존재하는 원소이다. 생체내에서 마그네슘은 생명유지와 성장에 필수적인 이온이다. 정상인에서 마그네슘 결핍은 극히 드물며, 혐기성 해당작용과 같은 기본적인 에너지 생산 반응에서도 많은 효소반응의 활성체로서 마그네슘은 필수적이다.

생체내 마그네슘(Mg^{++}, 원자량 24.3)은 칼륨 다음으로 인체내에 가장 많이 존재하는 세포의 양이온이다. 체내에 존재하는 마그네슘의 양은 약 22~28 *g*으로, 이는 약 1,000 *nmol* (2,000 *mEq*)에 해당되는 양이다. 이 중 약 60 %가 뼈에 단단하게 결합되어 있다. 그 외에 미량의 마그네슘이 인회석 결정표면에 흡착되어 있다. 나머지는 근육(약 20 %)과 기타의 연조직세포에 분포되어 있다. 체내 Mg양과 그 분포는 (그림 7-1)에서와 같다. 마그네슘 결핍상태에서는 골격근의 마그네슘이 용이하게 이용된다.

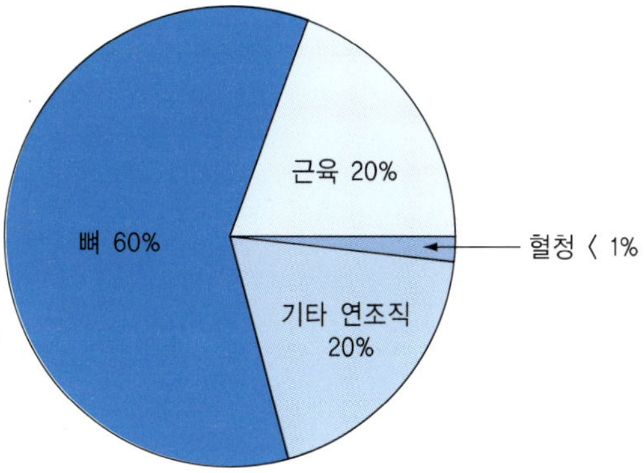

그림 7-1. 체내 마그네슘 분포

체내 마그네슘의 2 % 미만이 세포외액 및 혈청내에 존재하는데 그 양은 1.5~2.0 *mEq/L*이다(그림 7-2). 혈장중의 Mg^{++}의 혈장 농도는 일정하다. 정상 Mg 혈장농도는 1.7~2.3 *mg/dL* (1.4~1.9 *mEq/L*,

0.7~0.95 *mM*)이다. 혈장 Mg^{++}량의 30 %는 단백과 결합되어 있고, 나머지 대부분은 유리 이온형태(60%)로 존재하며, 이것이 신장에서 여과된다. 마그네슘은 세포내 K^{+} 다음으로 많은 이온이나, 실제로 세포내 Mg량의 대부분은 다양한 복합체(예 : ATP, ADP, 단백질, RNA, DNA 및 citrate)로 결합되어 있으며, 유리 이온화된 세포내 Mg의 농도는 상당히 낮아서 세포내 Mg이온의 농도는 세포내 H_2O 1 *kg*당 12.7~17 *mM* 정도이다.

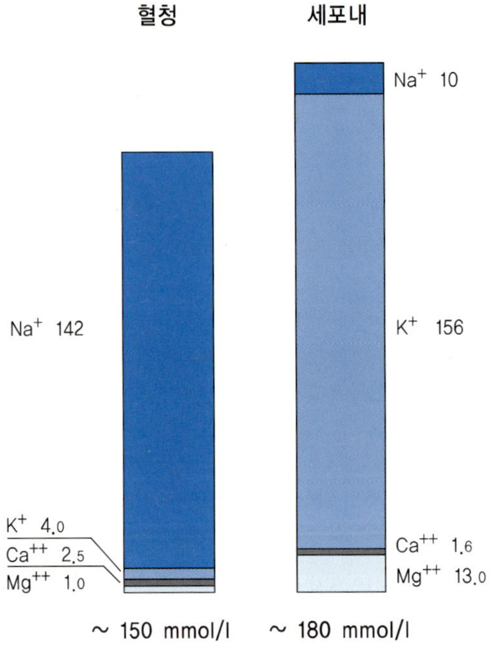

그림 7-2. 세포내와 세포외에 존재하는 각종 이온들의 분포도

표 7-1. Mg^{++}의 생체내 반응에 필수적인 인자

· 일부의 세포막 수송계
· 근수축
· 포도당 이용
· 단백 및 핵산 합성
· 산화적 인산화 반응

마그네슘의 기능은 많은 효소 반응계(약 300)의 필수적인 보조인자로서 인산기의 전이와 분해 반응에 매우 중요한 역할을 한다. 그러므로 마그네슘은 ATP 대사에도 필수적인 인자이다. ATP는 포도당의 이용 및 지방, 단백, 핵산의 합성과 조효소반응계, 근수축 및 세포막 수송계에 관련되는 물질이다. 따라서 마그네슘은 여러 요인으로 인하여 결핍될 수 있다(표 7-1).

동물계에 있어서 철이 헤모글로빈 분자에서 중요한 역할을 하는 것과 같이 식물계에 있어서는 마그네슘이 *chlorophyll* 분자에서 중요한 역할을 한다.

Mg의 생리적 작용으로서 세포내 Mg^{++}은 에너지 저장, 운송 및 이용에 필수적인 역할을 하는데, 이러한 기능은 세포막과 세포내 구획 내에 존재하는 여러 효소(*phosphates* 및 *phosphokinases* 등)의 기질인 Mg-ATP의 형성을 통하여 이루어진다.

Mg^{++}은 어떤 특별한 이온에 의하여 ATPase가 활성화되면 ATP는 가수분해가 일어난다. 즉 한 구획으로부터 다른 구획으로 이온이 이동하는 과정을 통해 세포내 전해질의 농도를 조절하게 된다.

알려진 Mg^{-}ATPase들은 Na^{+}, H^{+} 및 Ca^{++} 전달에 관여하는 $Mg^{++}-(Na^{+}-K^{+})$ ATPase, $Mg^{++}-(HCO_3)$ ATPase 및 $Ca^{++}-Mg^{++}-$ATPase 등이 있다.

Mg^{++}은 미토콘드리아 산화대사 및 당의 혐기성 인산화에도 관여한다. 생리 및 임상적 기초에서 세포내 Mg^{++}은 Ca과 K의 조절에 중요한 역할을 하고 Mg^{++}은 Ca결합장소에 경쟁적으로 결합한다.

마그네슘 항상성

Mg^{++}의 항상성은 신장, 소화기계 및 뼈의 3대 항상성 기전에 의하여 조절된다.

정상성인의 매일 Mg^{++} 섭취량은 약 12~15 *mM*(300~600 *mg*)이며, 이 중 25~60 %가 공장과 회장에서 흡수된다. 어린이와 임부는 더 많은 양의 마그네슘을 섭취해야 한다. 우리가 섭취하는 음식물 중에 함유되어 있는 Mg^{++}양을 측정하면 1일 6~12 *mM*이다.

동물성 식품에는 다량의 마그네슘이 존재한다. 그러나 Ca^{++}, 인산 및 단백질을 동시에 섭취하게 되면 Mg^{++}의 장관내 흡수는 저해된다. 야채, 현미, 기타의 곡류, 코코아, 건과류 및 어패류 등은 흡수될 수 있는 마그네슘을 함유한다(표 7-2).

표 7-2. 식품내 Mg 함유량

Mg	μg/g fresh weight	mg/100 *kcal*
야 채	166~321	63.8~229.3
콩	241~1697	49.2~92.8
현 미	1477	40.9
곡 류	1032	23.9~42.2
육 류	209~402	7.4~14.7
생선류	207~532	30.8~41.7
갑각류	154~530	94.9
코코아	4289	26.3~49.3
건과류	1583~3175	

마그네슘의 장내 흡수

Mg^{++}은 주로 소장 특히 공장에서 흡수된다. 섭취 후 2~8시간 내에 최고 혈중 농도에 도달하며, 특별한 경우에는 결장도 Mg^{++} 흡수에 중요한 역할을 한다. 즉 소장질환 시 보상적으로 결장에서의 Mg 흡수가 증가될 수 있다.

총 마그네슘 섭취량의 30 %는 인체내로 흡수되지만, 흡수과정에서 음식물 중에 포함되어 있는 여러 성분의 영향을 받으므로 흡수량은 일정하지 않다. 흡수는 음식물 중에 포함되어 있는 Mg^{++}의 절대량과 체내의 Mg^{++} 분포상태에 따라 달라진다. 음식물로부터 마그네슘을 소량 섭취(하루 1 *mM*)하는 경우에는 75 %가 흡수되는 반면, 다량 섭취하는 경우(하루 25 *mM*)에는 24 %로 흡수가 저하된다. Mg^{++} 결핍 시에는 부갑상선 호르몬 분비의 증가로 흡수는 증가될 것이며, 이때 Ca^{++} 흡수는 이와는 반대이다. 대변으로 배설되는 마그네슘의 양은 매우 적다.

Ca^{++}, 인산 및 단백질은 Mg^{++} 흡수를 방해하는데, 이러한 현상은 Ca^{++}이 세포막 동일한 부위에서 마그네슘과 경쟁적으로 작용하기 때문이다.

신장의 Mg^{++} 조절

체내 총 Mg 평형 조절은 사구체여과 및 세뇨관 재흡수기전에 의해서 이루어지며, 이때 세뇨관 분비 기전은 알려지지 않았다. 총 혈장 Mg(0.65~1.2 *mM*)의 80 %가 사구체막을 통하여 여과되고, 여과된 Mg(0.5~0.9 *mM*)중 약 15~25 %가 근위 세뇨관에서 흡수된다. 이것은 Na^{+}와 Ca^{++}이 근위 세뇨관에서 각각 70 %와 60 %가 흡수되는 것에 비하면 매우 특이한 현상이다. 따라서 헨레루프의 두꺼운 상행각에 도달하는 Mg은 Na^{+}와 Ca^{++}에 비해 매우 많은 것이다. 즉 헨레루프에서 흡수되는 Mg의 비율(60~70 %)은 Na^{+}(20~25 %)와 Ca^{++}(30~35 %)에 비해 많다. 특히 피질부위는 Mg 흡수의 결정에 중요한 역할을 한다. 여과된 Mg의 10~15 %가 원위 세뇨관에 도달하며 이곳에서 70~80 %가 흡수된다. 결국 정상적으로 여과된 Mg의 3 %가 소변으로 배설된다(그림 7-3).

① 근위세뇨관

근위세뇨관에서 Mg 재흡수기전은 잘 알려지지 않았으나 세포횡단(*transcellular*) 이동가능성이 많다. 흡수는 근위세뇨관내 Mg 농도에 좌우되며, 근위세뇨관내 Mg 농도는 사구체 여과액 농도의 1.5배가 된다. 또한 세포외액의 증가는 NaCl 및 수분의 흡수를 억제시키나 Mg 흡수분획에는 거의 영향을 미치지 못한다.

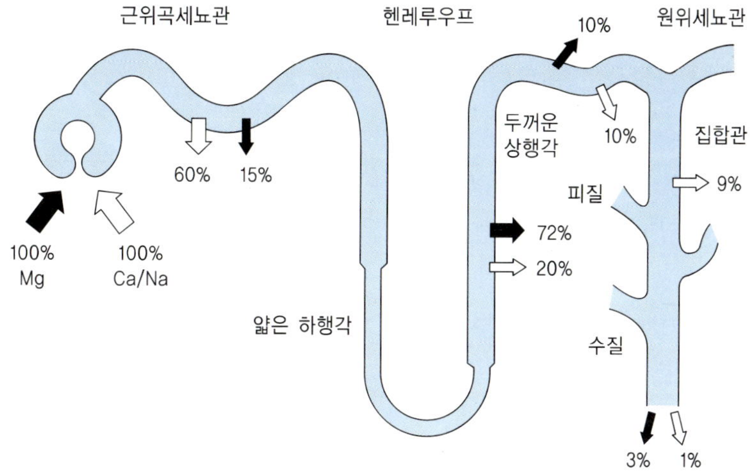

그림 7-3. Ca/Na 재흡수와 비교 하에 nephron 각 부위에서 Mg 흡수실태

② 헨레루프

Mg은 헨레루프 두꺼운 상행각에서 주로 재흡수 된다.

여기에서 Mg 이동이 주로 수동적으로 이루어지고 있고, Mg 흡수는 상피세포 전압(*transepithelial voltage*)에 의존하며, 세뇨관내가 양(⊕)전압을 가지면 세뇨관강 내에서 세포내로 Mg가 이동하고 반대로 세뇨관강 내가 음(⊖)전압을 가지면 세포로부터 세뇨관내로 Mg이 분비된다. 만일 전압이 영이라면 Mg의 수동적 수송은 관찰되지 않는다. 헨레루프의 두꺼운 상행각에서 Mg 흡수를 조절하는 인자들은 상피세포 횡단 전압의 변화 또는 측세포(*paracellular*)경로 투과성을 변화시켜서 작용한다(그림 7-4).

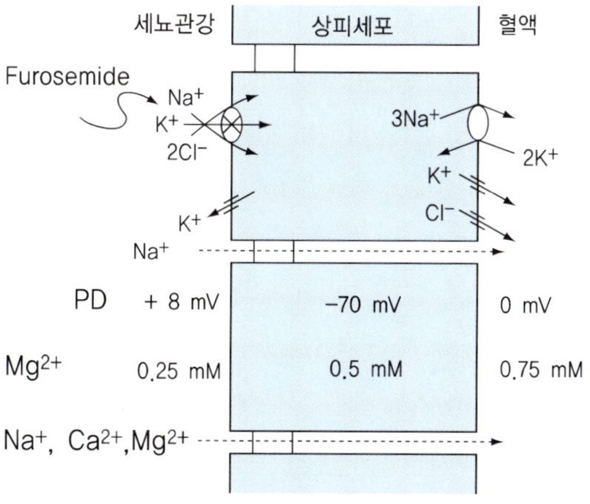

그림 7-4. 헨레루프 두꺼운 상행각에서 Mg 흡수기전. 점선 화살표는 전도성(전압)이동이고 실선 화살표는 운반체 매개이동. 능동적 운반과정은 ◡로 표시

③ 원위세뇨관

원위세뇨관에서는 사구체를 통하여 여과된 Mg의 10 %가 재흡수 된다. 비록 이것은 적은 양으로 생각되지만 원위세뇨관으로 운반된 Mg의 70~80 %를 흡수하는 것이다.

원위세뇨관은 세뇨관내강쪽 음(⊖)의 상피세포전압과 높은 상피저항을 특징으로 한다. 따라서 이 부위의 Mg 수송은 능동적이며 세포횡단 경로에 의한 것으로 생각된다. Mg 흡수의 세포횡단 경로는 (그림 7-5)에 도식화하였다. Mg은 상피세포횡단의 전압에 의해 수동적으로 세뇨관내강막을 가로질러 Mg 통로를 통하여 세포내로 이동한다. 원위세뇨관내 Mg 농도는 0.2~0.7 *mM*이며, 세포내 유리 Mg^{++} 농도는 0.5 *mM*이다. 따라서 농도구배(기울기)와는 반대로 Mg^{++}이 유입된다.

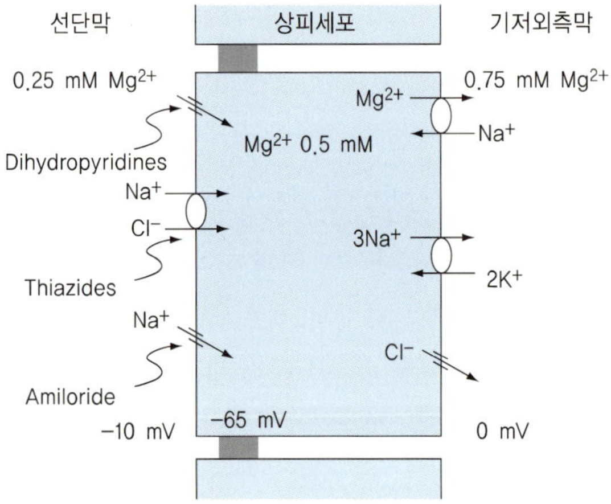

그림 7-5. 원위세뇨관에서 Mg^{++} 흡수모델. 전도성 및 운반체 매개이동은 실선화살표이고 능동적 운반과정은 ◡로 표시

Mg 유입은 세뇨관강막 전압에 의존하는 독특한 통로와 수송을 통하여 이루어진다. 세포횡단 경로의 능동적 단계는 Mg이 전기적 및 농도적 구배(기울기)에 반하여 측저막(*basolateral membrane*)을 통하여 세포를 떠날 것이라고 생각된다. 기저외측막을 통한 능동적 Mg 이동의 기전은 아직 모르나 비상피세포를 이용한 연구에서는 Na^{+}와 Mg^{+}의 교환이 일어난다. 즉 세포내로 Na이 유입되면 Mg은 세포 밖으로 유출된다.

신장에서 Mg^{++} 흡수와 호르몬 조절

(표 7-3)에서와 같이 많은 호르몬들은 신장에서 Mg 보존에 관여하는데, 부갑상선호르몬(PTH), 칼시토닌, 글루카곤 및 *vasopressin* (AVP) 등은 헨레고리의 두꺼운 상행각 및 원위곡세뇨관에서는 Mg 흡수를 자극한다. 인슐린은 렛트의 피질 두꺼운 상행각에서 Mg 흡수를 증가시키고, 스테로이드 호르몬

들은 두꺼운 상행각 및 원위곡세뇨관에서 NaCl 및 Mg 흡수에 영향을 준다.

표 7-3. 신장에서 Mg 재흡수에 변화를 주는 중요 요인들

·헨레루프 두꺼운 상행각	·원위세뇨관
【증 가】·호르몬 – 부갑상선호르몬(PTH) – 칼시토닌 – 글루카곤 – AVP – isoproterenol – 인슐린 ·Mg 섭취제한 ·대사성 알칼로시스	【증 가】·호르몬 – 부갑상선 호르몬 – 칼시토닌 – 글루카곤 – AVP ·이뇨제(amiloride, chlorothiazide) ·Mg 섭취제한 ·대사성 알칼리증
【감 소】·고Mg혈증(Ca^{++}/Mg^{++} – 감수성 수용체) ·고Ca혈증(Ca^{++}/Mg^{++} – 감수성 수용체) ·이뇨제(*furosemide, bumetanide*)	【감 소】·대사성 산증 ·인산부족증 ·K 부족증

① 헨레루프 두꺼운 상행각

PTH, 칼시토닌, 글루카곤, AVP 및 *β-adrenergic agonist* 등의 수용체는 두꺼운 상행각에서 *adenylate cyclase*와 연결되어 있다. 더구나 이들 수용체들은 cAMP를 통하여 상호작용을 하는 다른 신호전달경로와도 연결되어 있다.

스테로이드 호르몬은 두꺼운 상행가에서 NaCl 흡수와 상피 횡단전압을 증가시킨다. 비록 두꺼운 상행각에서 미네랄코티코이드의 직접효과에 대한 연구는 없지만 전압의 증가가 Mg 흡수를 증가시킬 것으로 생각된다. 그러나 만성 고알도스테론증의 경우 세포외액의 증가와 더불어 두꺼운 상행각에서 NaCl 흡수 감소가 발생한다. 따라서 소변 내 Mg 배설이 증가한다. 염분제한과 세포외액의 정상화로 알도스테론 유도성 고Mg뇨증을 완화시킬 수 있다.

② 원위세뇨관

*Adenylate cyclase*에 연결된 호르몬 수용체들은 원위곡세뇨관을 포함한 원위세뇨관을 따라 존재하고, 피질 두꺼운 상행각처럼 cAMP의존형 과정들 뿐만아니라 다른 수용체를 통한 신호전달 경로들이 있다. PTH, 칼시토닌 및 글루카곤 등은 원위세뇨관에서 Mg 흡수를 촉진시킨다. 그러나 그 기전은 아직 밝혀지지 않고 있으며, 원위세뇨관에서 Mg 흡수는 세포횡단 경로를 통한 능동적 수송이므로 호르몬들은 paracellular경로보다는 오히려 세포내에서 능동적 수송이 작용한다.

NaCl 상호수송, Na^+ 전도성 및 Na^+ 펌프 활성도에 관여할 것으로 생각되는 원위곡세뇨관세포에는

미네랄코티코이드 수용체가 존재한다. 이 미네랄코티코이드 상피세포에서 호르몬에 의한 cAMP생성을 증가시킨다. 실례로 부신기능저하증은 소변의 농축력에 장애를 초래하며, 부신절제술 후 AVP에 의해 자극된 *adenylate cyclase* 활성도가 떨어진다. 그리고 부신절제술 후 두꺼운 상행각 및 집합관에서 AVP 및 글루카곤 반응성 cAMP 생성이 감소한다. 또 알도스테론이 없는 상태에서도 호르몬 수용체와 *adenyl cyclase catalytic unit*와의 연결 장애를 일으켜 cAMP 생성을 감소시킨다.

③ Mg-K의 상호작용

신체의 Mg 상태는 세포내 및 세포외의 K 평형에 영향을 미치며, 이러한 현상의 원인은 명확하게 밝혀지지 않았으나 Mg이 *Na^+-K^+ ATPase*에 대한 필수적인 보조인자라는 것이다. *Na^+-K^+ ATPase*는 ATP를 분해함으로써 세포내외의 농도 차이에 대하여 K^+을 세포내로, Na^+를 세포외로 운송시키는데 필요한 에너지를 생산하는 효소이다. 만약 이 기전이 적절하게 기능을 발휘하지 못하면 세포내 Na^+는 증가하고 K^+는 감소하는 현상이 나타나게 된다. Mg이 부족하게 되면 이런 방법을 통한 세포내외의 K^+ 균형에 영향을 주게 된다(그림 7-6).

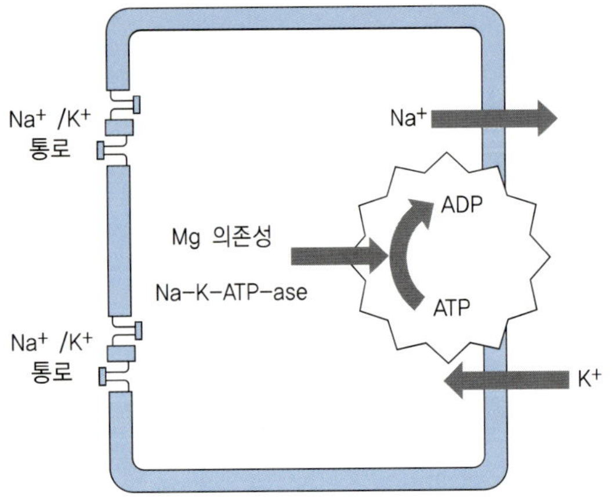

그림 7-6. 세포막의 Na^+-K^+-pump

한편 이러한 상태 하에서 K^+를 세포 간극에 투여하면 세포의 K^+가 충분히 공급되었을지라도 K^+는 충분히 세포내로 운반될 수 없으므로 신장을 통하여 배설될 것이다.

저K^+혈증 환자에서 Mg 결핍을 수반하는 경우에는 K을 투여하여 혈중K^+ 농도를 정상화시켜도 근육내 K^+ 농도는 상승되지 않는다는 사실이 밝혀졌다. 반대로 혈중K^+ 농도의 상승으로 인하여 근육내 K^+ 농도는 경미하게 저하되는 것으로 밝혀졌는데, 이는 알도스테론 분비의 상승에 기인된다.

단지 K^+ 결핍증만 있을 뿐 근육 Mg양이 정상인 환자는 K 공급만으로 세포내 K^+ 농도는 상승된다. Mg 결핍 환자에게 Mg을 주입하면 비로소 정상적인 혈중 K^+ 농도로 회복된다. 이러한 현상은 Mg이

K대사에 있어서 필수적인 중요한 역할을 한다는 이론을 뒷받침해 주는 것으로서, K 공급을 추가하지 않고도 K^+는 정상 수준으로 회복될 수 있다는 것을 의미한다. 심장에서 Mg은 세포내로의 Ca 유입을 차단하는 물질로서 심부정맥의 발생에 영향을 줄 수 있다. Mg과 Ca은 때로 서로 길항작용을 하면서 일반적인 수송체계를 이용한다. Mg 결핍은 세포내 Na 농도를 상승시키고 Na/Ca의 상호 수송체계를 자극함으로써, 세포내로의 칼슘 유입을 증가시키는데 그 결과 *oscillarory after potentials*(OAP)이 악화될 위험성을 증가시킬 수 있다. 이러한 현상은 디기칼리스 연속 투여에 의하여 일어나는 위급한 부정맥 현상에 있어서도 중요하다.

디기탈리스는 잘 알려진 Na^+-K^+ATPase 저해물질로써, 이 효소의 활성화에는 Mg이 요구된다. 그러므로 Mg 결핍 시에는 매우 적은 양의 디기탈리스에 의해서도 치명적인 부정맥이 유발된다(그림 7-7). 이러한 경우의 부정맥은 Mg 투여로 소실될 수 있다. 디기탈리스로 유발된 재발성 부정맥은 Ca과 연관된 OAP에 기인되는 것으로 믿어지며, 동시에 과잉칼슘 혈증 시에는 디기탈리스를 병용하지 않아도 일어날 수 있다.

Mg 대사의 변화는 신장에서 수산화칼슘염 결석을 형성시키는 데에 중요한 역할을 한다. Mg의 소변 내 배설 저하 현상은 Mg 결핍 시에 나타나는 바와 같이 수산염의 용해도를 감소시키게 되어 수산화칼슘염 결석을 용이하게 형성시키는 결과를 초래한다. 즉 소변 내 Ca/Mg 비율을 변화시키는 Mg 투여 효과는 결석의 형성을 현저히 저하시킬 수 있는 것이다. *Thiazide* 요법도 이와 유사한 결과를 초래한다. 이런 치료 양식은 Mg 치료에서와 동일하게 소변 내 Ca/Mg 비율을 변화시킴으로써 이루어지지만, 이 경우에는 Ca 배설을 감소시킴으로써 이루어진다.

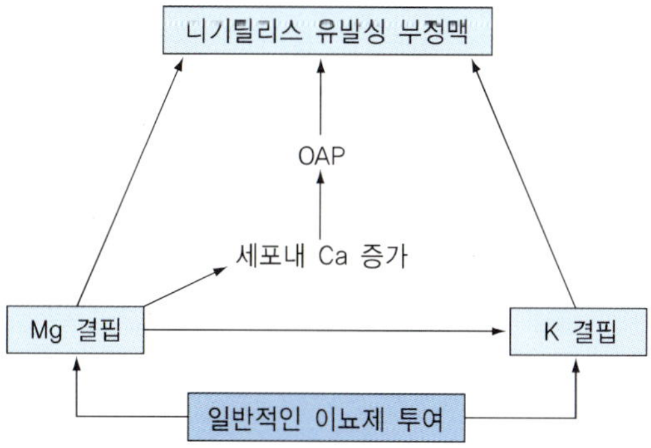

그림 7-7. 디기탈리스 유발성 부정맥에 수반되는 전해질 불균형

④ Mg 결핍시 저K^+혈증이 발생하는 기전

수분과 전해질 이상시 가장 흔한 것이 저K혈증으로 이는 50% 이상이 Mg 결핍을 동반한다. K와 Mg 결핍이 아울러 발생하는 것은 루우프스 이뇨제나 thiazide 이뇨제 치료를 받고 있는 환자에서 흔

하게 발생한다. 또한 알콜중독이나 신세뇨관 운반장애(Batter 및 Gitelman 증후군) 그리고 신세뇨관을 손상시키는 약물(aminoglycoside, amphotericin B, cisplatin)에 의하여 발생하기도 한다. 특이한 것은 Mg 결핍이 동반된 저K^+혈증 환자에서 때로 K치료에는 반응을 않고, Mg과 K을 함께 투여하여야만 저K^+혈증이 교정된다는 사실이다. Mg 결핍 시 저K혈증이 발생하는 기전은 아직 불확실하나 지금까지는 Mg 결핍으로 인해 세뇨관 측저막에 Na^+-K^+ ATPase 장애을 일으켜 세포내 K^+의 이동을 감소시키고 K^+낭비를 일으킨다는 것이다(그림 7-8). 이때는 Mg 보충으로 세뇨관에서 K^+ 낭비를 어느 정도 감소시킬 수 있다. Mg이 K^+분비를 감소시키는 세포수준에서의 기전은 무엇일까?

후반부원위세뇨관 및 피질집합관세포의 측저막에서는 Na^+-K^+-ATPase에 의해 K^+이 세포내로 섭취되어 apical K^+통로를 통해 세뇨관강내로 분비된다. 이 분비통로에는 ROMK와 maxi-K가 있는데, ROMK는 소변흐름으로 자극되지 않은 기저 K^+분비를 위한 것으로 세포내로 유입된 K을 세포내부에서 조정하는 K^+통로이다.

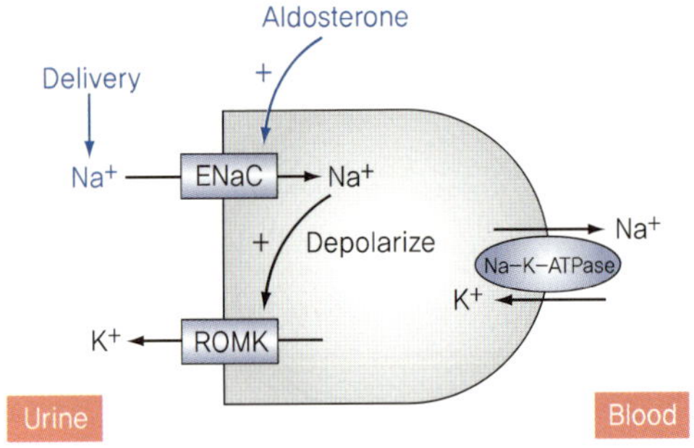

그림 7-8. 원위세뇨관의 K분비기전. K^+은 측저막에 Na^+-K^+ATPase에 의해 세포내로 들어오고 세뇨관강막에 ROMK통로를 통해 세뇨관강 내로 분비된다. ENaC을 통한 Na^+재흡수는 세포막 전위를 해소(탈분극)하여 K분비를 위한 추진력을 제공한다. 원위세뇨관강에 증가된 Na 운반은 K분비를 자극하고, K분비를 자극하기위해 ENaC를 통해 Na재흡수를 증가시킨다.

Maxi-K통로는 소변 흐름에 의해 자극이 되어 K^+를 분비한다. ROMK의 내부 조절은 세포내 Mg이 결합할 때와 내부 통로구를 차단할 때에 일어난 결과이다. 그래서 K^+이 빠져 나가는 것(efflux)을 제한한다. 그러므로 K^+이 세포내로 들어오려면(influx) 세포내 통로구에서 Mg^{2+} 이 이탈되거나 차단이 풀려야 한다. 그런데 Mg 결핍 시에는 신세뇨관 세포내 Mg^{++}이 감소로 인해 세포내 통로구에서 K이 쉽게 빠져 나가는 것으로 생각된다.

저마그네슘 혈증(Hypomagnesemia)

혈장 Mg량은 체내 총 Mg량의 0.3 %이기 때문에 체내 Mg 치를 정확히 반영하지 못할 수도 있다. 따라서 세포내 Mg 결핍이 있더라도 혈청 치는 정상이거나 또는 증가될 수 있다. 그럼에도 불구하고 혈청 Mg을 측정하는 것은 가장 간단하고 편리한 검사이며, 만일 의미 있게 낮으면 이것은 실제로 상당한 Mg 결핍을 의미한다.

간편한 검사는 24시간 소변에서 Mg양을 측정하는 것으로 Mg 결핍 시 신장의 Mg 분획 배설률이 0.5% (12 *mg*/24시간) 이하로 감소한다. 저Mg^{++}혈증 시 24시간 소변에서 Mg의 양이 24 *mg* 이상이면 이것은 신장으로의 Mg 소실을 의미한다. 이에 반하여 24 시간 소변에서 12 *mg*(0.5%) 미만으로 Mg의 양이 감소하면 Mg 결핍을 확진할 수 있다.

비경구적 Mg 부하검사는 혈청 Mg 농도는 정상이나 임상적으로 Mg 결핍이 강력히 의심되는 경우에 필요하다(표 7-4). 즉 첫 단계로 24시간 소변을 모아서 기저 치 Mg양을 측정한다. 그 후 황산마그네슘 체중당 2.4 *mg*을 5% 포도당 50 *ml* 에 섞어 4시간 이상에 걸쳐서 정맥주사 한다. 일단 주사가 시작되면 다시 24시간 소변을 모아서 Mg양을 측정한다. 부하 후 Mg양과 기저치의 차이를 이용하여 저류된 양을 계산한다. 이때 정상에서는 15% 미만으로 저류되나 주입량의 50% 이상 저류되면 Mg 결핍으로 확진할 수 있고, 20~50% 저류시는 Mg 결핍을 의심해야 한다.

신부전시는 이 검사를 해서는 안 되고, 신장성 Mg 결핍의 경우에도 의의가 없다.

표 7-4. 혈장 Mg이 정상인 환자에서 Mg 내성검사 순서

1. 기저치 Mg, creatinine 양측정(소변)
2. $MgSO_4$을 체중당 2.4 *mg*을 5% D/W 50 *ml* 에 혼합 : 4시간 동안 주입
3. 정맥주사 시작부터 24시간 소변모아 Mg : creatinine 측정
4. 저류된 $Mg\% = 1 - [\frac{\text{주입후 Mg 소변내 양} - (\text{주입전 소변내 Mg/Cr} \times \text{주입후 Cr})}{\text{주입한 Mg 총양}}] \times 100$
5. Mg 결핍 기준 ⓐ 24시간에 50% 이상 저류 : 결핍 확진
   ⓑ 24시간에 20% 이상 저류 : 결핍 가능성

저Mg혈증의 원인

(표 7-5)에서와 같이 저Mg혈증의 원인은 다양하다.

① 위장관성 요인

위장관이나 신장에서의 Mg 보존은 매우 효과적이어서 수 주간에 걸친 장기적인 식사제한이 아니고는 단시간, 식사제한에 의해서 Mg결핍이 유발되기는 매우 어려운 일이다. 따라서 이러한 상황은 단백질-열량 영양결핍(Kwashiorkor), Mg 보충이 없는 순전히 비경구적으로 영양을 공급할 때 발생한다.

드믄 일이나 신장결석 치료 시 Mg 결핍이 발생할 수 있고, 원발성 고칼슘 뇨증 환자에서 장내 Ca 흡수를 감소시키기 위해 처방되는 *cellulose phosphate*가 Mg에도 결합하여 Mg 결핍을 유발하기도 한다. 또 Crohn's병, 국한성 장염(*regional enteritis*), 궤양성 대장염, Whipples병, 소장절제 등의 장

관흡수 질환에서는 Mg의 흡수장애나 분비의 증가로 인해 Mg 결핍을 유발할 수 있다.

표 7-5. 마그네슘 결핍의 원인

· 위장관원인 　· 영양관계 　　· 단백-칼로리 영양결핍 　　· Mg 없는 수액 및 TPN 　　· 기아 　· 흡수감소 　　· 원발성 유아 저Mg 혈증 　　· 흡수장애군 　　· short bowel 증후군 　　· 만성설사 　· 장에서 Mg 소실증가 　　· 장관류(fistula) 　　· 장기간 nasogastric suction · 신장성 Mg 소실 　· 신세뇨관 결합 　　· 선천성 Mg 배설 　　· 간질성 신염 　　· 폐쇄제거후 이뇨 　　· ATN 이뇨기 　· 약물유발성 신장 Mg 낭비 　　· 루우프 및 *thiazede* 이뇨제 　　· *cisplantin* 　　· *aminoglycosides* 　　· *pentamidine*과 *foscarnet* 　　· *cyclosporine* A	· 내분비 질환 　· 고알도스테론증 　· 부갑상선기능항진증 　· 갑상선기능항진증 　· SIADH · 대사성 질환 　· 고Ca혈증 　· 저인산혈증 　· 세포외액양 증가 · Mg의 재분배 　· *hungry bone* 증후군 　· 급성 췌장염 　· *hyperadrenergic states* 　· 대량수혈 　· 급성 호흡성 알칼리증 　· 인슐린치료 및 refeeding · 기 타 　· 심한 화상 　· 심한 발한 　· 심한 유즙분비 　· 임신말기 · 복합적인 원인 　· 당뇨병 　· 만성 알코올 섭취

담즙, 위액, 췌장액의 Mg 농도는 0.2~0.5 *mM/l*이다. 따라서 하부 장관에서의 수분유실이 Mg 결핍을 보다 쉽게 초래한다.

② 신장성 요인

저Mg혈증이 있으면서 24시간 소변에서 Mg양이 24 *mg*을 초과한 경우는 신장성 요인임을 나타낸다. 신세뇨관성 산증, 고Ca뇨증, 신석회화증 등 특이한 세뇨관 질환에서 Mg운반의 장애가 보고되어 있으며, 저Mg^{++} 혈증과 저K혈증을 나타내는 가족성의 질환이 보고되어 있다. 선천성 신장 Mg 소실은 다른 형태의 임상양상으로 나타나는 이종질환이다. 신장을 통한 Mg의 소실은 흔히 K 소실과 대사성 알카리증을 보이는 Bartter 증후군과 Gitelman 증후군에서 동반된다.

1962년 처음 보고된 Bartter 증후군은 신장성 K 소실을 동반한 만성 저K^+혈증, 대사성 알칼리증, 고레닌혈증, 2차성 알도스테론과다증, 정상혈압 및 방사구체의 증식 등을 특징으로 하는 증후군이다. 이 환자들은 *angiotensin II* 및 *norepinephrine*의 혈압 상승 효과에 대한 혈관 반응이 감소하고, 신장에서 혈관 확장성 PGE_2, PGI_2의 생성이 증가한다. Bartter증후군은 최근 연구에 의하면 두꺼운 상행각의 세뇨관내관막의 *bumetanide* 감수성 Na-K-2Cl 상호운반체($NKCC_2$ 돌연변이 : 가장 많다), ATP 감수성 ROMK K^+ 통로($KCNJ_1$, 돌연변이), 또는 두꺼운 상행각의 측저막에 존재하는 CLC-Kb 통로의 장애(CLCNKB 돌연변이 : 드문형)임을 밝혀냈다. 이러한 장애가 상피횡단 전압을 감소시켜서 Mg 재흡수를 감소시킨다. Bartter 증후군은 높은 빈도의 고K뇨증을 보임에도 불구하고 신장의 Mg 조절에는 영향이 적다. Bartter증후군은 두꺼운 상행각의 전해질 상호수송이상으로 Mg과 Ca 흡수에 장애를 초래하여 원위세뇨관으로 많이 운반된다. 이러한 환자들 대부분에서 원위세뇨관의 Mg 흡수는 정상인 반면 Ca배설이 증가하는 이유는 아직 밝혀지지 않았다.

1966년 Gitelman 등은 저K^+혈증, 대사성 알칼리증, 저Ca뇨증, 신장의 Mg소실로 인한 2차성 저Mg혈증 및 정상혈압을 나타내는 환자를 보고하였고, Simon 등은 이 질환이 *thiazide* 감수성 Na-Cl 상호운반체의 장애(TSC 돌연변이)임을 밝혀냈다. 즉 Thiazide계 이뇨제는 원위곡세뇨관에서 Ca^{++} 재흡수를 촉진시키고 Mg 및 Cl 배설은 증가시킨다. 이처럼 원위곡세뇨관에서 Ca^{++}과 Mg^{++} 수송이 분리되어 있기 때문에 이 부위에 장애를 일으키는 Gitelman 증후군에서는 저Ca^{++}뇨증과 세뇨관의 Mg소실이 동반된다고 믿고 있다.

각종 약제 투여시 신장에서 Mg^{++} 소실을 유발하는 가장 흔한 원인은 이뇨제의 복용이다. *Furo-scmidc, bumetanide, ethacrynic acid* 등의 루프 이뇨제는 Mg^{++} 배설을 증가시킨다. 여과된 NaCl은 헨레루프의 두꺼운 상행각에서, 이 부위 내강막에 있는 Na-K-2Cl 상호운반체를 통하여 세포내로 유입된다. 비록 이러한 과정은 전기적으로 중성이나, 재흡수 된 K^+의 일부가 NaCl 수송을 유도하기 위하여 세뇨관내로 다시 누출됨에 따라 양이온인 K^+의 이러한 움직임은 세뇨관 내강을 상대적으로 전기적으로 양성(+)을 띠게 한다. 이렇게 전기적 경사를 발생시키면 Mg^{++}과 Ca^{++} 같은 양이온이 측세포경로를 통한 수동적 확산에 의해 재흡수를 촉진시킨다.

루프 이뇨제는 Na-K-2Cl 상호운반체의 Cl 위치에 경쟁적으로 작용한다. 루프 이뇨제는 이렇게 NaCl 재흡수를 억제시킴으로써 K^+의 역누출 및 세뇨관내 전기적 경사형성을 억제하게 된다. 그 결과 소변으로 Mg의 배설이 증가하게 된다(그림 7-4).

*Thiazide*이뇨제는 단기간 사용 시 Mg^{++} 배설을 증가시키지 않으나 장기적인 복용은 임상적으로 Mg^{++} 결핍증을 유발할 수 있다. *Thiazide*계 이뇨제는 원위세뇨관에서 Na-Cl 상호 운반체를 억제시킴으로써 NaCl 재흡수를 감소시킨다(그림 7-5).

저혈량에 의해 유발된 고알도스테론혈증시는 세뇨관내강막의 열려진 Na^+ 통로 수를 증가시킬 것이다. 결론적으로 *thiazide*계 이뇨제는 원위곡세뇨관에서 Mg^{++}의 흡수를 직접 촉진시키나, 임상적으로 장기간 복용시는 신장으로의 Mg소실을 증가시켜서 저Mg^{++}혈증을 유발시킬 수 있다. 이러한 기전에 대해서는 아직 확실히 밝혀지지는 않았으나 K결핍에 의하여 2차적으로 신장성 Mg^{++} 소실 증가에 기인할 것으로 생각된다. 반면에 K-보존이뇨제는 피질집합관의 선택적 Na^{+}통로에 작용하여 Na^{+}흡수를 억제한다. 이러한 효과는 Mg^{++} 재흡수를 증가시키기 때문에 결국 Mg^{++} 배설을 감소시키게 된다.

대량의 *aminoglycoside*계 항생제를 반복 투여 받은 환자에서는 신장을 통한 Mg 소실이 유발되고 저K혈증, 저Ca혈증이 동반된다. 아미노글리코사이드 항생제는 CaSR (Ca^{++}/poly양이온-sensing receptor)을 자극하는 양이온성 항생제이다. *Cisplantin*을 투여 받은 환자의 50%에서 저Mg혈증이 나타나는데 이는 투약시작 3주후부터 발생하여 평균 5개월간 지속되고, 중단 후 3년까지도 지속된다.

소변내 Mg 배설을 증가시킬 수 있는 기타 약물로는 *pentamidine*, *foscarnet*, *amphotericin B*, *cyclosporine* 등이 있다. 기타 요로폐쇄 후 이뇨기, 급성신부전증의 이뇨기, 신장이식술 직후의 전반적인 세뇨관 기능이상 시 극심한 Mg소실로 저Mg혈증을 발생하기도 한다. 또한 식염수 정맥주사, 포도당, 요소, 만니톨 등에 의한 삼투성 이뇨시, 세뇨관 특히 피질 두꺼운 상행각의 Na 운반을 방해하는 요인들에 의하여 Mg 배설이 증가되기도 한다.

③ 내분비 요인

1차성 또는 2차성 고알도스테론증의 경우 소변에 Mg^{++} 배설이 증가하는데, 이는 만성적인 체액량 증가로 인한 피질 두꺼운 상행각에서 Mg흡수가 감소됨에 기인한다. 1차성 부갑상선기능항진증에서는 혈장 Mg^{++}치가 보통 정상이거나 감소 또는 증가를 보일 수 있는데, 이렇게 다양한 결과를 초래하는 이유는 PTH는 Mg 재흡수를 증가시키나, 고Ca혈증은 Mg^{++}배설을 증가시키는 효과가 있기 때문이다. 갑상선기능항진증에서는 혈장 Mg^{++}치가 감소하며 기능저하증에서는 다소 증가하는 경향을 보인다. 부적절한 항이뇨 호르몬(ADH)분비를 보이는 환자에서 심한 저Mg^{+}혈증이 나타나는 것은 수분저류로 인한 신장의 Mg^{++} 소실로 사료된다.

④ 대사질환요인

모든 원인의 고Ca혈증은 Mg배설을 증가시킨다. 혈장 Ca과 Mg 농도의 증가는 서로 상대편의 헨레루프에서의 재흡수를 억제한다.

인산결핍 또는 저인산식사 역시 헨레루프 및 원위세뇨관에서 Mg 흡수를 억제시켜서 소변내 Mg배설을 증가시킨다. 인산 결핍으로 인한 Mg 소실 기전으로는 첫째 뼈로부터 Ca과 Mg의 동원, 둘째 부갑상선호르몬의 분비억제, 셋째 세뇨관 수송 이상 등으로 추정하고 있다. 체액량증가 역시 수동적 Mg 수송을 감소시킬 수 있는데 예를 들면 일차성 고알도스테론증이 지속되면 경한 저 Mg혈증을 초래하는 것이다.

저K^+혈증 및 K결핍은 헨레루프 및 원위세뇨관에서 Mg 흡수를 감소시켜서 소변에 Mg 배설을 증가시킨다. K결핍은 두꺼운 상행각의 NaCl 수송 장애를 일으켜서 Mg 및 Ca의 2가 양이온 흡수를 감소시킨다. 원위곡세뇨관에서 세포내 K결핍은 Mg 유입 감소를 일으킨다. Mg 유입 감소기전은 잘 모르나 막전압 변화에 기인한 것은 아닌 듯하다.

⑤ Mg의 재분포

Mg은 불용성의 유지를 형성하거나, Mg 복합체를 이루거나, 세포내로 이동하거나 하여 급속히 체내에 재분포 될 수 있다. 세포외액에서 세포내액이나 뼈로의 이동은 혈청Mg 농도 저하의 흔한 원인이 되기도 한다. 이런 현상은 당뇨병성 케토산증에서 인슐린주사나 공복환자의 재급식 후, 만성 호흡성 알칼리증의 신속한 교정 후에 볼 수 있다. 또한 심한 부갑상선기능항진증 치료 후에 나타나는 "*hungry bone*" 증후군에서 Ca와 인산의 뼈로의 침착을 동반하기도 한다.

부신피질 기능항진증시 Mg^{++}의 세포내 이동을 촉진하고, 카테콜아민은 혈액내 유리지방산을 증가시켜 유리 Mg과의 결합을 항진시킨다. 급성 알코올 금단증에서는 카테콜아민 농도가 증가하는데, 이 또한 저Mg혈증의 한 요인이 된다. 급성췌장염 환자의 20%에서 중등도 또는 중증의 저Mg이 관찰되며, 이는 연골조직 내 Mg-지방 복합물의 침착이 그 요인으로 생각된다.

⑥ 기타 요인들

심한 화상을 입은 환자에서는 노출된 피부를 통하여 Mg이 손실된다. 또 심한 발한 및 임신말기에도 Mg결핍을 일으킬 수 있다. 그 외에도 급만성 알코올 중독환자의 30%에서 저Mg혈증을 보이며 알코올 금단증상이 나타나는 환자에서는 혈청과 근육내의 Mg이 저하되어 있으나 Mg배설은 증가한다. 이는 알코올에 의한 가역성 세뇨관 기능장애 때문으로 생각된다.

알콜 중독환자가 병원에 입원하게 되면 급성 알코올 금단, 포도당 정맥주사, 호흡성 알칼리증 등에 의해서 저Mg혈증이 오는 것은 저K혈증, 저Ca혈증, 호흡성 알칼리증이 그 요인이 된다.

당뇨병은 Mg 결핍의 흔한 원인이 되는데, 인슐린 치료를 받고 있는 외래환자의 38%에서 저Mg혈증이 관찰되며, 혈청Mg치는 공복 시의 혈당치와 역상관계를 보인다. 이중 55% 환자에서 고Mg뇨증을 보이는 것으로 보아 신장을 통한 Mg의 소실이 주요한 원인으로 생각된다. 당뇨환자에서 신장을 통한 Mg 소실은 고혈당으로 인한 당뇨, 케톤산뇨 및 저인산혈증 때문이다.

마그네슘 결핍 증상

여러 효소계에 대한 Mg의 광범위한 생리작용을 생각하면 Mg의 결핍증상은 매우 다양하다. Mg 결핍 시 대부분 저Mg혈증의 증상이 없으나 혈청 Mg 치가 1.2 *mg/dL* (1.0 *mEq/L*) 이하시는 증상이나 증후가 나타날 수 있다. 그러나 혈청 Mg 치보다는 오히려 체내 총 Mg 결핍 정도나 Mg 결핍 속도가 증상을 더 좌우할 수 있다. 임상증상이 있는 Mg 결핍은 흔히 저K혈증, 저Ca혈증 및 대사성 알칼리증과 같은 다양한 생화학적 이상 등과 관련이 있다. 근본적으로 Mg 결핍 증상은 신경계, 골격근계, 위장관계 및 심혈관계에서 나타낸다.

저K^+혈증과 심혈관계증상

저K^+혈증은 저Mg^+혈증 환자의 40~60 %에서 발생한다. 이런 관계는 K^+와 Mg^+ 두 전해질 모두의 결핍을 가져올 수 있는 공통적인 원인(이뇨제 등)에 의해 기인되며, 또다른 일부 환자에서는 1차적인 Mg 결핍이 체내 K고갈을 유도하여 저K혈증을 일으킨다. Mg 결핍 상태에서는 헨레루프의 두꺼운 상행각과 피질 집합관에서 K^+분비의 증가로 인하여 소변내 K^+상실이 증가한다고 생각된다. 이는 원위세뇨관에서 K분비의 증가는 세포내 Mg^{++} 농도가 저하된 상태에서 Na^+-K^+-ATPase억제로 세뇨관내강막 K통로(ROMK)를 통한 K의 분비가 증가하기 때문이다(p.284 그림 7-8). 즉 세포내 Mg^{++} 농도 저하는 ATPase활성도를 저하시켜 ATPase 억제성 K통로의 수가 증가하게 되어 K^+분비가 증가하게 된다.

또한 K의 재흡수가 감소하게 되는데 이는 세포내 Mg^{++} 결핍으로 인한 기저 측저막 Na-K ATPase의 활성도 저하에 기인하는 것으로 생각된다. 신장에서 Mg^{++} 소실이 지속되면 세뇨관 기능이상은 현저해진다. 이런 상황의 저K^+혈증은 K보충만으로는 치료가 안 되며, Mg과 같이 보충해야만 반응이 있다.

Mg^{++} 결핍은 심전도 변화를 초래하는데, 중등도의 저Mg^{++}혈증에서는 QRS가 넓어지고 T-파가 뾰족해진다. 반면에 심한 Mg^{++} 결핍에서는 PR간격이 넓어지고 QRS는 더욱 확장되며 T-파가 감소한다. 저Mg혈증은 부정맥의 증가 위험, 특히 급성허혈성 심장질환, 울혈성 심부전 및 심폐우회술 동안 발생하는 부정맥과 관련이 있다. 저Mg혈증이 부정맥의 중요한 위험인자로 밝혀졌으나 부정맥을 일으키는 기전은 아직 모르고 있다. 부정맥에 대한 Mg 결핍 효과는 Na과 K의 세포내의 전달에 필수적인 세포막 Na-K ATPase 장애와 관련이 있을 것으로 생각된다.

또한 최근에는 Mg이 심장세포에서 지연성 정류기(*delayed rectifier*)를 통한 세포외로 K^+유출을 억제한다는 것이 밝혀졌다. 즉 세포내 Mg결핍으로 이런 억제 효과가 없어지면 K의 세포외 이동이 과도하게 이루어지고 결국 세포내 K^+농도가 감소하므로 세포의 재분극이 일어나 부정맥을 일으킨다는 것이다.

아울러 Mg^{++} 결핍 시는 심근에 *digoxin* 유입을 증가시켜 Na-K-ATPase에 대한 억제 효과를 강화한다. 그래서 세포내 K^+농도를 감소시켜 혈청 *digoxin* 치가 정상 또는 약간 상승 시에도 디기탈리스 독성을 일으킨다는 것이다. 울혈성 심부전증 환자의 장기적인 이뇨제의 복용은 저Mg^{++}혈증을 일으키고 이로 인해 디기탈리스 중독을 초래한다.

신경근육계 증상과 저Mg^{++}혈증

Mg 결핍은 Chvostek과 Trousseau징후 양성, 진전 그리고 강직성 경련 등의 신경 근육계 감수성을 증가시키는 요인이다. 지금까지 보고된 증상은 경련, 아테토이드운동, 안구진탕, 실어증, 감정 둔화, 근육경련, 반사이상항진, 급성기질성뇌증후군, 우울증, 전신쇠약, 식욕부진 및 구토 등이었다(표 7-6).

강직성 경련 및 신경근육계 흥분성의 정확한 병인은 잘 모르고 있으나, 이는 신경근육계 안에서 Mg과 Ca의 밀접한 관련성 때문에 발생할 것으로 생각된다. 즉 Mg 이온 농도의 감소가 신경 자극 역치를 낮추어 신경흥분성을 증가시키고 신경근육접합부에서 흥분전달을 쉽게 한다. 또한 낮은 Mg 농도는 신경말단부에서 에세틸콜린을 분비시켜 신경이나 근육의 흥분성을 증가시킨다. Mg과 Ca은 근육 내에서 상반된 작용을 갖는데, 낮은 Mg 농도는 근육수축을 유발하고 반대로 낮은 Ca 농도는 근육이완을 일으킨다. 근육세포내에서 Mg은 Ca의 길항제로서 역할을 한다. 낮은 Mg 농도는 근형질내세망에서 Ca 분비 통로로부터 Ca 분비를 일으킨다. 반대로 높은 Mg 농도는 이러한 과정을 억제한다. 저Ca혈증은 저Mg혈증을 갖는 중환자실 환자의 1/3에서 동반된다. 이러한 경우 Mg을 먼저 투여하지 않으면 Ca 보충에 반응하지 않는다.

표 7-6. Mg결핍의 임상증상

· 신경근육계 증상	· 정신질환증상
Chvostek 증후(+)	무관심
Trousseau 증후(+)	우울증
Carpopedal 수축(테타니)	망상
경련	성격변화
근육연축	
근섬유 속성 연축(muscle faciculation)	· 심장 증상
떨림(tremor)	심실 부정맥
	Supraventricular 부정맥
· 신경계증상	Torsade de pointes
현기증	
안구진탕	· 전해질 장애
연하곤란	저K혈증
아테토이드 운동	저Ca혈증
실어증	
편측부권마비	

Mg 결핍이 저Ca^{++}혈증을 일으키는 기전은 매우 복합적이다. 우선 PTH의 분비가 저하되고 그 결과 골격계에 PTH 저항성이 생기는 것이다. 심한 저Mg혈증(1.2 *mg/dL* 이하)의 가장 현저한 징후는

저Ca혈증이다.

저Mg뇨증

소변 내 Mg은 수산화칼슘 신결석의 결정핵형성의 억제 효과가 있다. 그러므로 신장외의 다른 원인에 의한 Mg 결핍 시는 소변 내 Mg농도가 저하되기 때문에, 이로 인해 수산화칼슘 신장 결석이 잘 생길 수 있는 것이다.

마그네슘 결핍의 진단

마그네슘 결핍을 진단할 수 있는 단순한 검사법은 없다. 따라서 골격근의 마그네슘량이 체내의 마그네슘 상태를 알 수 있는 유력한 지표라고 여겨진다. 혈청의 마그네슘이 골격근의 마그네슘과 상관관계가 없다는 사실이 일반적으로 인정되고 있으나, 그렇다고 해서 혈청 마그네슘이 전혀 가치가 없는 것은 아니다. 임상적 견지에서 마그네슘 결핍증상이 나타나거나, 마그네슘 결핍을 일으킬 수 있는 경우에는 혈청 마그네슘을 측정해 보아야 한다. 부정맥을 일으킬 수 있는 소지가 있는 상태에서, 장기간 이뇨제를 사용할 경우에는 반드시 혈청 마그네슘 치를 측정하여야 한다. 또한 디기탈리스 요법 시에는 꼭 혈청 마그네슘 농도를 측정해야 한다. 디기탈리스 중독은 마그네슘 결핍으로 악화될 수 있기 때문이다.

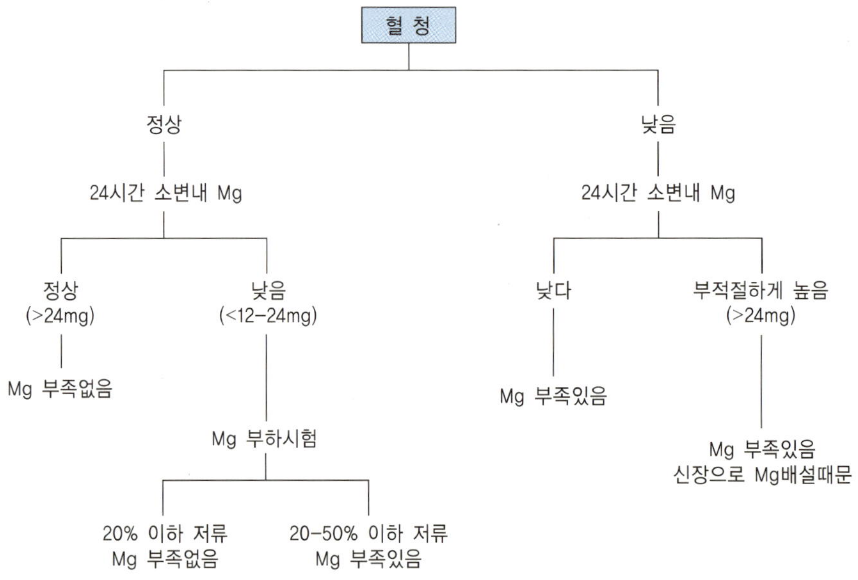

그림 7-8. Mg결핍이 의심되었을 때 진단접근양식

대부분의 경우 혈청 Mg 농도와 24시간 소변 내 Mg 배설량, 또는 무작위 소변을 받아 소변 Mg 배설 분획(*fractional excretion of Mg* : FEMg%)을 측정함으로써 Mg 결핍을 진단할 수 있다. 앞에서 기술한 바와 같이 때로는 비경구적 Mg 부하 검사가 Mg 상태 특히 저Mg혈증 수반 없이 Mg 결핍 상태를 평가하는데 필요하다(그림 7-8).

마그네슘의 결핍 치료

(표 7-7)은 일반적인 저Mg혈증시 치료의 지침이다. 일반적으로 성인들에게 저 Mg혈증의 예방목적으로 Mg을 하루 100~200 *mg*을 투여할 것이 추천되고 있다. 영양실조나 Mg 유실이 진행중인 환자는 더 많은 용량이 필요하다. 세포내 결핍 보충 후에는 정맥내 수액 1리터당 Mg 60 *mg*을 추가하지만, 당뇨병 케토산증 환자에서 Mg의 예방적 투여는 논란이 많다. 또 만성 이뇨제 치료를 받고 있는 환자에서 *amiloride* 5~10 *mg*은 *furosemide* 40 *mg*의 Mg배설 효과를 상쇄시킨다. 그래서 Bartter증후군이나 Gitelman증후군, 또는 *cisplantin* 신독성 같은 경우에 *amiloride*를 사용할 수도 있다. 증상없는 경한 저Mg혈증(1.4~1.7 *mg/dL*)은 Mg의 풍부한 식사만으로도 보충될 수 있다.

표 7-7. 저Mg혈증시 치료

- 비경구적 영양공급 : 하루에 50% $MgSO_4$을 2 *ml* 정맥주사
- 증상없을 때(1.4~1.7 *mg/dL*) : 치료안함
- 응급상황(경련) : 10분간 50% $MgSO_4$을 4 *ml* 정맥주사
- 경련은 없으나 : 3~4시간 간격으로 50% $MgSO_4$을 2 *ml*로 근육주사 또는 첫날 증상이 있을 때 $MgSO_4$ 12 *mg/kg*을 정맥주사 후 점차 감량
- 당뇨병 케토산증 : 하루에 $MgSO_4$로 60 *mg/l*로 Mg 공급
- 장내 Mg 상실(성인) : 하루에 경구적으로 240~720 *mg* Mg 공급

* 참고 : 50% $MgSO_4$ 2 *ml*에는 Mg 97.3 *mg*(8.1 *mEq* 또는 4.1 *mM*) 있음

만성적인 Mg 결핍은 Mg 경구제제로 치료할 수 있다. Mg *gluconate*는 부작용인 설사가 가장 적어서 다른 경구제제 보다 내성이 가장 좋다. Mg oxide는 Mg 360 *mg*을 함유하는 600 *mg* 정제로 공급된다. 증상이 있는 Mg 결핍 환자에서는 평균 Mg 결핍이 체중 1 *kg*당 12~24 *mg* 부족하다. 이러한 경우는 황산마그네슘($MgSO_4$)을 나누어서 정맥주사 함으로서 보충된다. 이때 투여된 양의 약 50 %가 소변으로 배설된다는 것을 기억해야 할 것이다. 황산마그네슘은 첫 24시간 이상에 걸쳐 총 8~12 *g*을 정맥 또는 근육 주사한다. 그 후 3~4일간 매일 4~6 *g*를 투여한다. 응급상황, 즉 경련이 있는 때에는 황산마그네슘 2 *g*을 5~10분에 걸쳐 정맥주사 후 지속적으로 정맥주사 한다. 특히 테타니를 수반한 저Ca혈증성 저Mg혈증 환자나, 저Mg혈증성 저K혈증성 심실부정맥 환자들은 8~24시간에 걸쳐서 Mg 50 *mg*을 정맥주사 하여야 하며, 혈장 Mg 농도가 1.0 *mg/dL* (0.8 *mEq/L* 또는 0.4 *mM/l*) 이상 되도록 상기 용량을 반복하여 투여할 수 있다.

치료 중에는 혈청 Mg치 및 심부건반사를 자주 측정해야 한다. 심부건반사의 소실은 Mg치가 4.8 *mg/dL* 이상임을 나타낸다. 심한 Mg 결핍은 K과 Ca의 결핍도 흔히 동반되기 때문에 K과 Ca을 동시에 투여하여야 할 필요가 있다.

비경구용 마그네슘 투여시의 금기사항

신부전의 경우 과잉의 마그네슘을 배설시킬 수 없으므로, 비경구적 마그네슘 투여는 상대적으로 금기이다. 따라서 투여가 꼭 필요한 환자에게는 신중한 관찰과 혈청 마그네슘 농도의 정밀한 조절이 필요하다. 그 이유는 마그네슘의 자극 형성과 전도에 대한 저하 효과로 인해 섬유속 차단과 A-V 차단에서 마그네슘을 전신적으로 투여하는 것은 금기이기 때문이다.

Mg 투여가 호흡을 억제하며, 이산화탄소를 축적하는 경향이 있으므로 심한 호흡계 부전은 또 하나의 금기 사항이다. 마그네슘 과량 투여 시에는 심부 건반사가 처음에는 감소되었다가 소실된다. 이것이 고Mg혈증의 대표적인 증상이라 할 수 있으며, 혈청 마그네슘치가 약 2.5 *mM/l* 이상일 때 나타난다.

고마그네슘 혈증(Hypermagnesemia)

고Mg^{++}혈증이란 혈청 Mg농도가 2.5 *mg/dL* 이상일 때를 말하고, 만일 정상 신기능을 가지고 있을 때 갑자기 Mg을 부하하면 24시간 이내에 투여한 Mg의 40~50 % 이상이, 48시간 이내에는 90% 이상이 소변으로 배설된다. 단순히 음식물에 Mg양이 많아졌다고 해서 혈청Mg치가 2.4 *mg/dL* 이상으로 증가하는 일은 없다. 이런 사실로 미루어 볼 때 Mg은 신장에서 잘 조절되고 있는 것이다. (표 7-8)에는 혈중 Mg 농도가 증가하는 원인을, (표 7-9)에는 고Mg혈증 시의 임상증상을 나타내었다.

신장을 통한 Mg배설의 능력이 크기 때문에 신부전이 없는 한 고Mg^{++}혈증은 드물다. 때로 임신중독증치료시 Mg투여로, 또 Mg염을 부주의나 자살목적으로 섭취되었을 때는 고Mg혈증을 초래한다.

일반적으로 혈청Mg 치가 5 *mg/dL* 가 될 때까지는 중독증상은 없다. Mg의 중독증상의 초기특징은 근육쇠약감이고, 이것이 심하여지면 근육마비가 온다. 이는 신경근육접합부에서 아세틸콜린의 유리가 억제되어 *post-synaptic excitability*가 감소하기 때문이다. 이때 심부건반사는 감소되거나 또는 없어진다. 호흡근육의 마비는 중독한 합병증이며 기도삽관술(인투베이션)을 필요로 한다. 그리고 심근전도장애는 심박출을 위태롭게 하고, 만일 고Mg혈증의 원인이 신부전이라면 여러 임상증상을 요독증의 증후로 왔다고 잘못 판단하기 쉽다.

표 7-8. 고Mg혈증을 초래하는 원인

- 섭취증가
  - Mg-제제 제산제, 설사제, 관장약
  - 임신중독증시 Mg염 사용
  - 투석액내 고Mg농도
  - 장파열시 섭취한 Mg 흡수
- 신장배설 감소
  - 신부전
  - 혈액양 감소 상태
  - 갑상선기능저하증
  - 부신기능저하
- 조직파괴가 증가된 경우(신기능저하)
  - 횡문근융해증(*rhabdomyolysis*)
  - 화상 및 조직외상(*tumor lysis*증후군)
  - 심한 당뇨병 케토산증

표 7-9. 고Mg혈증시 임상적 특성

- 신경근육기능 억제
  - 심부반사상실(Mg 7.5 *ml/dl* 이상)
  - 수의근 마비, 호흡근마비(Mg 12 *ml/dl* 이상)
  - 혼수(Mg 15 *ml/dl* 이상)
- 심-혈관 기능장애
  - 저혈압(말초혈관확장) : Mg 5 *ml/dl* 이상
- 심장정지
  - 심전도상 PR간격 연장(Mg 8 *ml/dl* 이상)
  - QT 및 QRS연장
- 위장증상
  - 오심, 구토

신부전증으로 인한 고Mg혈증의 치료는 혈액투석이 가장 좋다. 즉 Mg은 투석막이나 복막을 쉽게 통과할 수 있기 때문이다. 1회의 혈액투석으로 Mg은 700 *mg* 이상 제거될 수 있다. 기타 Mg에 의한 심전도 장애 시는 Ca을 정맥 내 투여하는 것이 가장 좋은 치료법인데, Ca은 직접 심근세포에 Mg에 대한 길항물질이기 때문이다.

연습문제

1 **원위세뇨관에서 80% 이상 재흡수 되는 전해질은 ?**

① 칼슘 ② 칼륨 ③ 인산 ④ 마그네슘 ⑤ 나트륨

2 **고Mg혈증은 ?**

① 심부 건반사를 억제 ② PTH을 자극 ③ 심방실전도율 증가
④ 혈관수축을 일으킴 ⑤ *hydroxyapatite* 침착을 조장

3 **Cisplatin 사용으로 동반되는 다음 전해질 이상은 ?**

① 저Na혈증 ② 저K혈증 ③ 저Ca혈증 ④ 저Mg혈증 ⑤ 저Cl혈증

4 **다음은 Mg에 관한 설명이다. 틀린 것은 ?**

① 여과된 Mg은 근위세뇨관에서 Na과 비례해서 재흡수 한다.
② 헨레루프 상행각에서 Mg재순환에 주요한 역할을 한다.
③ 부신제거는 혈청Mg농도를 감소시킨다.
④ 부신제거 환자에 알도스테론 치료는 소변Mg 농도를 증가시킨다.
⑤ $MgCl_2$ 투여는 Bartter증후군 시 혈청 K을 증가시킨다.

설 명 Mg과 K은 평행하여 변화한다. 부신제거는 혈장 K과 Ma치를 증가시킨다. Addisons병 때 Fluorohydrocortisone으로 혈청 고K과 고Mg을 교정한다. 1차성 알도스테론증시 Mg과 K부족이 동시에 있는데 이때 spironolactone 치료로 소변내 Mg과 K배설을 감소시키는 원인이 된다.

5 **다음 중 Mg결핍을 일으키지 않는 것은 ?**

① 신세뇨관 산중 ② 폐쇄 후 이뇨 ③ 저알도스테론증 ④ 만성설사 ⑤ 만이톨이뇨

설 명 고알도스테론시 호르몬 유발성 신세뇨관 Mg 상실의 원인이 된다.

6 **35세 여자가 급성신우신염으로 2주간 gentamycin으로 치료중이다. 고열과 옆구리통증 그리고 농뇨와 세균뇨가 없어졌음에도 불구하고, 지속적인 전신쇠약을 호소하였다. 혈압은 120/80 *mmHg*이고, $Na^+/K^+/Cl^-$은 140/2.5/110 *mEq/L*, HCO_3^- 20 *mEq/L*, Ca 7.6 *mg/dL*, P 3.5 *mg/dL*, Mg 0.8 *mg/dL*, 알부민 3.7 *g/dl*, BUN 25 *mg/dL*, Cr 1.4 *mg/dL* 이었다. 이 환자의 저Mg혈증의 원인이 무엇인가?**

설 명 이 환자에게는 저Mg혈증, 저K혈증 그리고 저Ca혈증이 있다. 저K혈증과 저Ca혈증이 복합해 있는 것은 기저질환에 Mg부족이 강력히 의심된다. 저Mg혈증의 원인가운데 많은 약물이 신장Mg재흡수를 방해하여 저Mg혈증의 원인이 되는데 aminoglycoside(gentamycin)는 소변으로 Mg이 많이 나가게 하는 원인으로 알려진 항생제이다. 기타 cisplatin, cyclosporin, capreomycin과 알코올이 있다. 부적합하게 K이 소변에 빠져나가는 기전은 알려지지 않았지만, 알도스테론의 분비를 촉진시키는 것이 중요한 역할을 한 것 같다. 저Mg혈증시 저Ca혈증 원인은 PTH 분비감소 때문이다.

Chapter 8

신세뇨관 전해질 운반의 유전적 질환

1950년대와 1960년대에 이르러 수분과 전해질 대사에 따른 여러 가지 유전적 질환이 기술되기 시작하였는데, 근본적인 장애는 신세뇨관의 특수한 기능적 장애로 나타났다. 이런 질환의 대부분은 전통적인 신장생리 연구방법을 통해 제시되어 왔다. 그러나 최근에 도입된 분자생물학적 연구기법을 통해 이런 질환들의 기저질환을 각 세뇨관의 세포와 분자수준에서 규명한 결과 분자의 결손에 의한 것들임이 밝혀졌다. 대표적인 것으로 근위세뇨관의 Na^+-H^+ *exchange type* 3(NHE_3), Na^+- *phosphate cotransporter*(NaPi), Na^+-*sulfate cotransporter*(Na-Si), Na^+-*dependent glucose transporter*(SGLT)와 헨레루프 두꺼운 상행각의 Na^+-K^+-$2Cl^-$ *cotransporter*(NKCC2, BSC-1)과 NHE_3, 그리고 원위세뇨관의 Na^+-Cl^- *cotransporter*(NCC, TSC)와 집합관의 *epithelial Na channel*(ENaC) 등이 있다.

이상과 같은 여러 가지 유전적 질환은 (표 8-1, 표 8-2)과 같이 특수한 신세뇨관상피세포의 수송기능을 변화시킨다. 이 질환들이 각 nephron segment에 영향을 미치는 이상은 (그림 8-1)에 총체적으로 표시하였다.

상피세포 Na통로(ENaC)에 영향을 주는 돌연변이

1) Liddle's 증후군

1963년 Liddle과 그 동료들은 고알도스테론증과 비슷한 저K혈증 및 대사성 알칼로시스가 가족적으로 발생한 증후군을 발표하였는데 이를 Liddle 증후군이라 부른다. 임상적으로 이런 환자들은 특이하게 알도스테론 분비의 율이 낮으며 저레닌혈증이고, *spironolactone*에 반응하지 않았고 *triamterene*과 염분제한에는 반응하였다.

표 8-1. 멘델유전에 의한 신세뇨관 질환

유전 질환	유전 방식	결손단백질
신성 당뇨	상염색체 열성, 우성	Na-glu 수송체-2
당 및 젖당 흡수부전증	상염색체 열성	Na-glu 수송체-1
아카르복실-아미노산뇨	상염색체 열성	Na-K 의존 글루타민
이염기 아미노산뇨	상염색체 열성	저측벽 이염기아미노
중성 아미노산뇨	불명	중성 아미노산 수송체
하트넛 질병		
청색 기저귀증후군		
호모시스신뇨		
시스트아티온뇨		
이미노글라이신뇨		
글라신뇨		
타이로신혈증		
유전성 저인성과 고칼슘 뇨증을 동반하는 구루병	상염색체 열성	Na-P 수송체
X-연관성저인산 구류병	X-연관성 우성	PHEX 단백질
로우의 안뇌신증후군	X-연관성	이노시톨 다인 5인산효소
유전성 판코니증후군	상염색체 열성	알돌레이즈 B
탄산탈수효결핍	상염색체 열성	안하이드레이즈II
원위신세뇨산증	상염색체 열성	프로톤ATPase B1부단위
	상염색체 우성	기저측벽 음이온 교환자
바터양 증후군		
출산전 바터증후군	상염색체 열성	†NKCC2, †ROMK, †ClC-Kb
고전적 바터증후군	상염색체 열성	†ClC-Kb
기틀만 증후군	상염색체 열성	†NCCT
가성저부갑상선증		
유형 Ia	상염색체 우성	G 5(구아닌 뉴클레오타이드 결합단백)
유형 Ib	불명	불명
가족성 양성 저칼슘뇨성 고칼슘혈증	상염색체 우성	칼슘감지수용체(불활성형
신생아 중증 주산기부갑상선항진증	상염색체 열성	칼슘감지수용체(불활성형
저레닌성 고혈압		
알도스테론증	상염색체 우성	11-β하드록실 및 알도스테
리들 증후군	상염색체 우성	상피소듐통로의 β 및 γ
현성 미네랄당항진	상염색체 열성	11-β하드록실 디하이드로
가성 저알도스테론증		
유 형 I	상염색체 열성	상피소듐통로의 α, β
	상염색체 우성	미네랄로코티코이드수용
유 형 II(고든증후군)	상염색체 우성	불명
신장성 요붕증		
X-연관성	X-연관성	바소프레신 V2수용체
상염색체성	상염색체 열성	아쿠아포린 2 수분
요로결석		
시스틴뇨증 I	상염색체 열성	첨부 시스틴이염기아미
시스틴뇨증 I과 II	상염색체 열성	불명
덴트 질병	X-연관성	†ClC-5
X-연관열성요로결석	X-연관성	†ClC-5
X-연관열성저인성구류병	X-연관성	†ClC-5
신석회화를 동반한 저분자단백뇨증	X-연관성	ClC-5
유전성 신 저요산혈증	상염색체 열성	요산 수송체
산틴뇨증	상염색체 열성	산틴 산화제

* NKCC2 : *bumetanide* sensitive Na-K-2Cl transporter
NCCT : *thiazide* sensitive Na-Cl transporter
ROMK : ATP-regulated K channel
ClC-Kb : kidney specific choloride channel
ClC-5 : renal chloride channed

Liddle 등이 설명하기를 실제로 *mineralocorticoid*가 없는데도 Na은 보존하고 K은 배설하는 것은 신장의 특이 기능에서 유래한 질환이라고 하였다. 이런 기전은 원래 가지고 있던 병을 발견하고서 25년 만에 신부전이 발생한 환자를 신장이식한 후에 Liddle 증후군이 해결된 사실로 입증되었다. Liddle 증후군은 원래 가계의 조사에서는 상동염색체 우성으로 유전하였다. 이는 알도스테론 감수성의 주세포인 상피세포 Na통로(ENaC)의 β-subunit의 돌연변이에 의해 ENaC 활성이 증가하므로써 Na^+저류가 발생한다. 이런 돌연변이가 집합관 세뇨관의 세뇨강막내 ENaC를 구조적으로 활성화(*constitutive activation*)시키는 원인이 된 결과이다. 비정상적으로 Na이 흡수되어 고혈압과 저K혈증을 초래한 것이다(그림 8-2). 이런 현상은 드물기는 하나 저레닌성 고혈압의 병태생리적 기초가 된다.

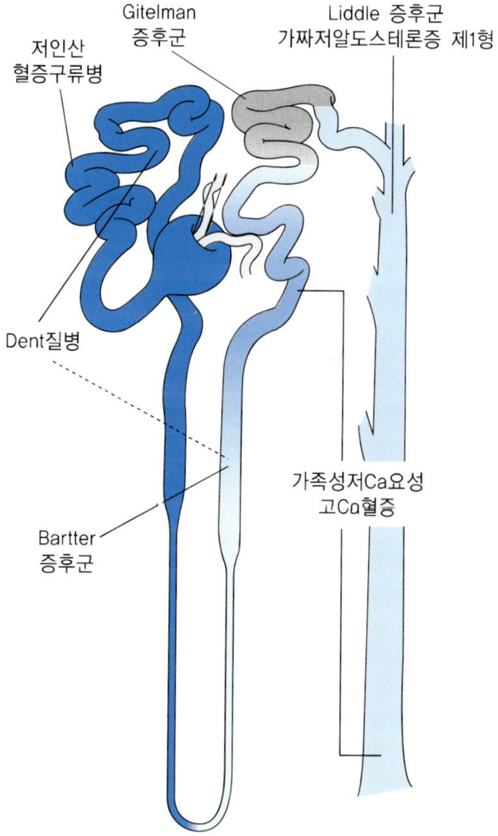

그림 8-1. 유전자가 clone된 유전 질환에 의해서 영향을 받는 네프론 부위

집합관에서 운반된 Na^+을 재흡수하는 것을 조절하지 못한 결과 체액량이 확장되어 레닌과 알도스테론 분비가 억제되고 고혈압이 발생한다.

최근에는 이와 비슷한 현상으로 Liddle 증후군은 돌연변이를 활성화시키는 ENaC의 γ-subunit에 영향을 준다고 한다. Subunit에 β이건 γ이건 *proline*이 풍부한 부위에서 역시 Na통로를 구조적으로 활성화시켜서 똑같은 병태생리적 영향을 미친다고 한다(그림 8-2 A,B,C).

Liddle 증후군을 구조적으로 활성화시키는 정확한 기전은 아직 논란이 많지만, 확실한 것은 활성화를 조절하는 *cytoskeletal* 단백과 ENaC의 상호작용이라는 점이다. 특히 지속적인 체액용적 확장 시에도 ENaC의 하향 조절이 없다는 것이 Liddle 증후군의 병태생리의 기본이 되는 것이다. 즉 ENaC의 β 혹은 γ-subunit의 COOH 말단부에 돌연변이가 발생하여 이뇨제 amiloride에 잘 반응하는 ENaC는 α와 β, γ의 subunits tetramer로 구성되어 있다(그림 A). NH_2와 COOH 말단부는 통로의 활성화를 조절할 수 있는 강력한 조절 부위이며 ENaC 활성화는 여러 호르몬계 특히 corticosteroid 및 vasopressin에 의해 긴밀하게 조절된다. aldosterone은 신장과 대장의 상피를 통해서 Na^+ 재흡수의 자극에 의해 작용하는 주 Na^+ 저류 호르몬이다. Liddles 증후군은 유전적인 고혈압 형태로 진전되는 것으로써 ENaC의 β- 및 γ-subunit의 세포질내 COOH말단의 돌연변이(붉은 화살표)로 인하여 통로가 과잉으로 활성화되어 발생한 증후군이다(그림 2B). Proline이 풍부한 아미노산으로 연결된 것을 PYmotif라고 하는데 여기에 돌연변이가 발생하여 전반적으로 변화가 오면, 특수한 Nedd는 ENaC subumits의 세포 내 COOH 말단부 내의 영역(domain)의 α-subunit에만 결합한다. 이는 apical 막에서 ENaC의 발현을 조절하는 것과 상호작용한다는 것을 시사한다.

즉 Nedd4와 α-subunit는 형질막내 ENaC subunits을 조립과 삽입 그리고 회수하는 역할로 나타난다(그림 D).

Liddle 증후군은 통로수가 증가하기 때문에 통로는 체질적으로 활성화가 유발되고 γ와 β-subunit의 prolinetyrosin motif에 돌연변이가 오면 Nedd4-WW에 결합이 되지 않는다(그림 C). 한편 Nedd4는 정상적으로 세포내 Na^+에 의해서 ENaC의 피드백(feedback)으로 조절된다. 따라서 Liddle 증후군은 이런 조절 피드백 계통에 상실이 관여함을 암시한다.

최근의 연구로는 ENaC는 세포내 반입(endocytosis)을 통해서 형질막에서 제거되고 Liddle 증후군의 돌연변이는 ENaC의 세포내 반입이 되지 않는다는 것이다(그림 D).

따라서 ENaC의 계속 활성화에 의해 신장에서 부적절하게 Na^+ 재흡수가 일어나고 Na^+배설이 잘 되지 않아 저레닌성 고혈압이 발생한 것이다. 이런 환자에서는 뇌졸중, 심혈관 등 위험도가 증가하는 신부전은 아주 드물다.

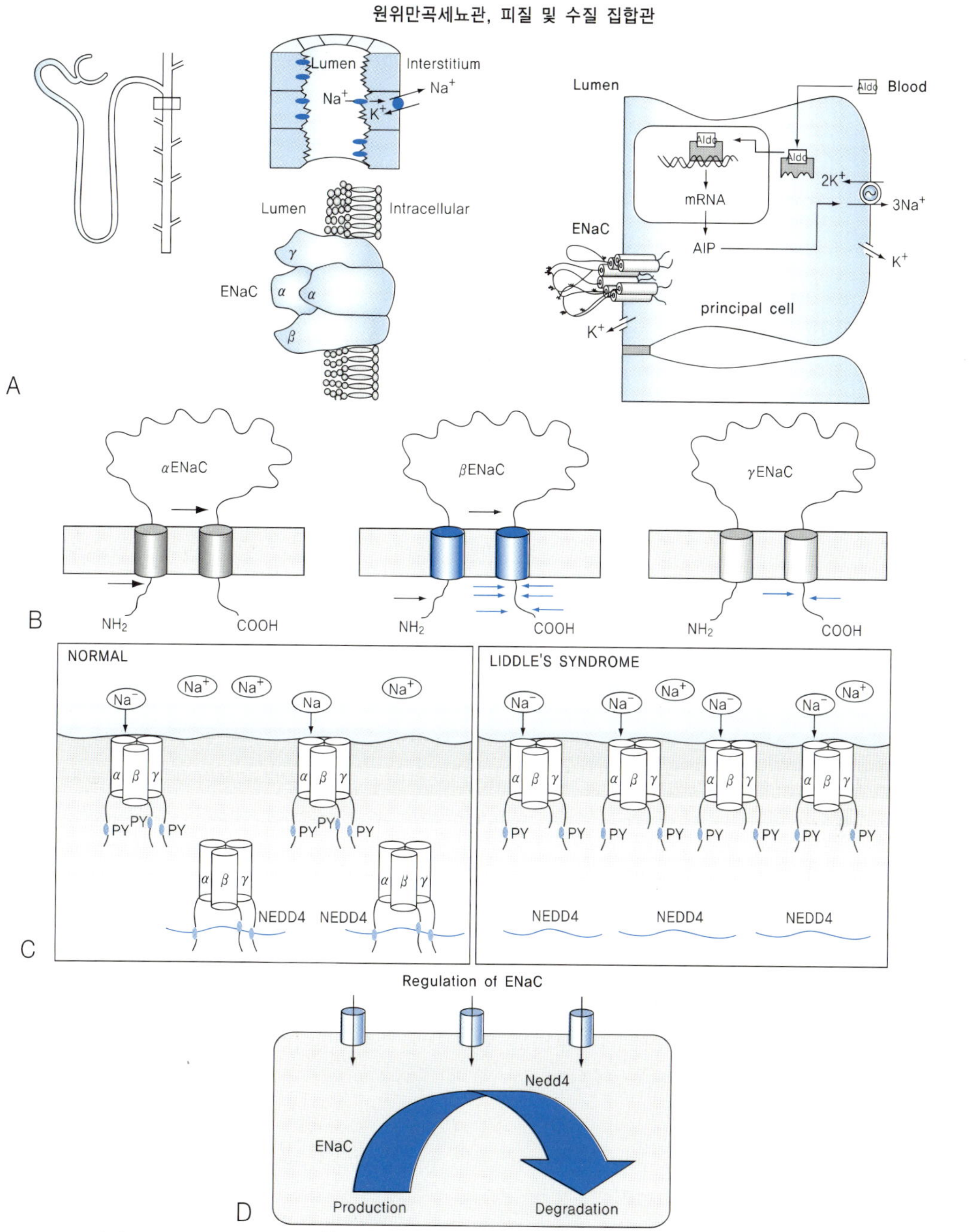

그림 8-2.A,B,C 피질 및 수질집합관의 Na^{++}운반과 Liddles증후군 모델. A, B : 신피질 집합관 ENaC에 2개 α, 하나 β, 하나의 γ subunit로 구성되어 있고, 각 subunit는 2개 transmembrane domain에 말단부에 NH_2-와 COOH-로 되어 있다. ENaC의 돌연변이는 Liddles증후군(β 혹은 γ) 또는 상염색체 열성의 가짜저알도스테론증 제I형(α, β 혹은 γ)를 초래한다. ENaC와 mineralocorticoid 수용체 돌연변이는 Na^+재흡수와 K^+분비통로를 재활성화 한다. C : 정상에서는 α, β, γ의 말단부 COOH에 특수한 PY에 Nedd4에 결합하여 Na^+ 통로를 제거 및 퇴화시킨다. Subunit 중 하나라도 PY motif에 돌연변이가 오면 Nedd4 결합이 안된다.

ENaC의 활성화에 하향조절이 없는 유사한 형태는 저레닌형 고혈압에 흔히 있는 형태의 기초가 된다.

Na-통로 subunit를 위한 유전자의 돌연변이를 활성화시키는 것은 고혈압 환자에서 흔하지는 않지만 Na통로 단백질에 다양성을 지닐 가능성은 있다.

(그림 8-1)에서 근위 세뇨관의 기능은 X-연관성 저인산혈증성 리켓에 PHEX(X-상염색체상 *endopeptidase*의 동족관계로서 인산조절 유전자)단백에 영향을 주는 돌연변이에 의해서 변화한다. 따라서 인산 재흡수와 vit D의 *hydroxylation*에 이상이 오고, 또 Dent질병에서는 신장의 CIC-5Cl통로에 영향을 주는 돌연변이에 의해 신기능이 변한다.

CIC-5는 헨레루프의 두꺼운 상행각에도 발현된다.

Bartter 증후군은 막전달 단백질의 유전자 encoding에 돌연변이가 온 것이다. 즉 Bartter 증후군은 Na-K-2Cl운송체(NKCC2), ATP-조절 K 통로, 및 신장의 특이한 Cl통로 CIC-Kb가 있는데, 이런 유전자는 두꺼운 상행각 세포에서 발현된다.

원위세뇨관의 NaCl운송체 유전자 encoding에 돌연변이가 온 것은 Gitelman 증후군의 원인이 된다. Ca-감지 수용체 유전자 encoding의 돌연변이는 헨레루프 상행각 및 집합관의 기능에 변화를 초래하고, 이는 가족성 *hypocalciuric hypercalcemia*의 원인이 된다.

Liddle 증후군에서는 ENaC 유전자 encoding의 돌연변이가 활성화되면 집합관에서 NaCl의 재흡수가 자극이 되고, ENaC 또는 *mineralocortical* 수용체의 유전자가 돌연변이로 불활성화 되면 "가짜 저알도스테론증의 제1형"이 발생한다.

(그림 8-3)에서 미네랄코티코이드는 피질 집합 세뇨관의 주세포(*principal cell*)에 작용하여 전해질 균형을 조절한다. 제1형 미네랄코티코이드 수용체에 알도스테론과 코르티솔(*cortisol*)은 결합하나 코티손은 결합 하지 않는다. 알도스테론을 위한 수용체의 특성은 코르티솔이 코티손으로 전환하는데 11 *β-hydroxysteroid dehydrogenase(11βHSD)*가 신장에 있기 때문에 제 2 형에 의해서 중재된다.

정상조건에서 ENaC통로를 통해 세뇨강에서 세포내로 Na^+이 들어가기 위해서는 *rate-limiting* 장벽이 있다(그림 8-3,A). 결국 세뇨강내 음이온은 상피세포를 통과하는 전위가 *principal cell*로부터는 K^+분비와 *intercalated cell*로부터는 H^+분비를 일으키게 하는 것이다.

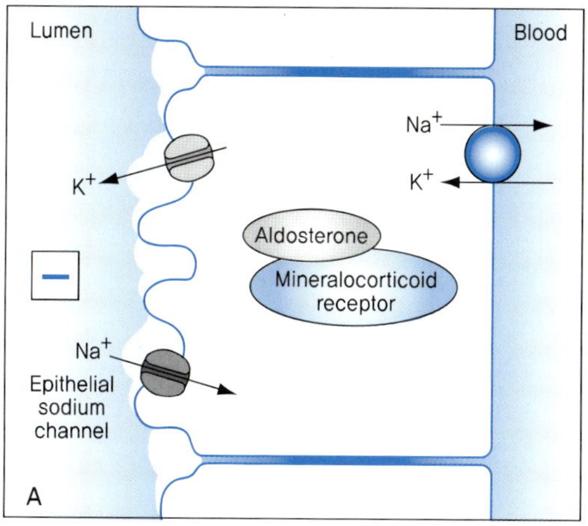

정상세뇨관

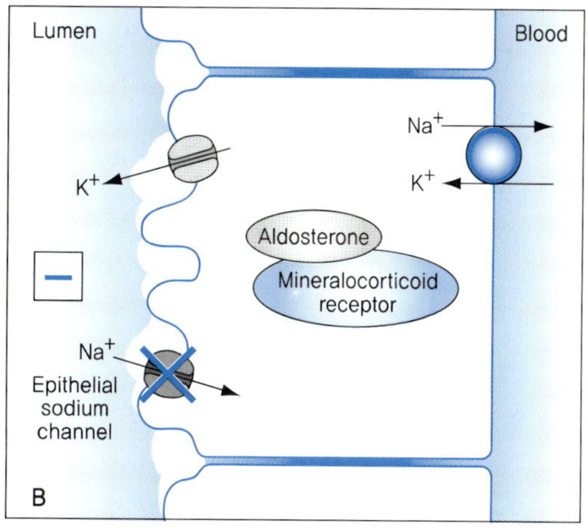

상염색체 열성의 가짜저알도스테론증 제 1형

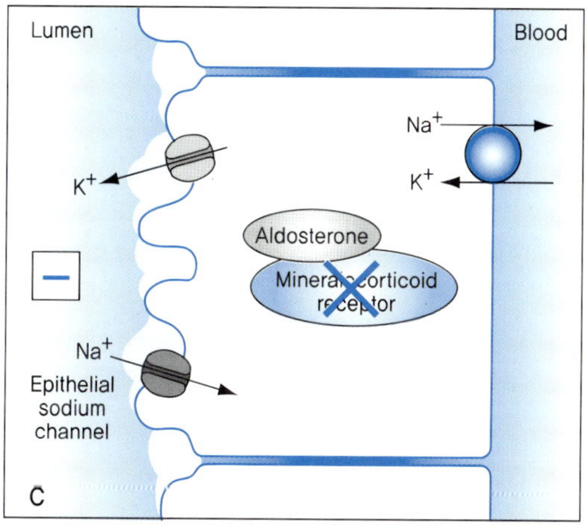

상염색체 우성의 가짜저알도스테론증 제 1형

그림 8-3. 피질 집합세뇨관에 알노스테론이 조절하는 수송체계

Liddle 증후군에서 일어난 ENaC 유전자 encoding의 돌연변이는 Na^+ 재흡수와 K^+분비가 증가하는 현상을 영구적으로 조절하지 못하는 결과를 초래한다.

상염색체 열성유전인 가짜저알도스테론(*pseudohypoaldosterone*) 중 제 1 형(그림 8-3 B)은 ENaC 유전자의 돌연변이로 ENaC의 기능상실이 오면 Na통로가 불활성화 된다.

상염색체 우성 *pseudohypoaldosterone*중 제1형(그림 8-3 C)은 미네랄코티코이드 수용체 유전자 encoding의 돌연변이로 인한 ENaC의 활성화로 미네랄코티코이드 조절에 장애를 초래한다. 상기 2기전(그림 8-3 B, C)은 ENaC의 활성화를 감소시킴으로서 염분상실과 K^+과 H^+의 분비를 감소시키는 원인이 된다.

2) 가짜 저알도스테론증 제1형(Type I e)

Na-통로 활성화가 상실되는 것을 반영하는 임상 증후군이 있다. 즉 가짜 저알도스테론증 제1형(pseudohypoaldosteronism type 1)으로서 가족적으로 발생하는 형태가 있다. 이는 미네랄코티코이드에 반응하지 않는데 신장에서 염분소실이 동반되고 땀, 대변, 타액의 Na농도가 높고, 고K혈증과 PRA가 증가되고, 혈중 알도스테론 농도도 증가되어 있다.

본증은 상염색체 열성으로 유전하며, 특히 신생아기에서 구토, 저Na혈증, 성장장애 그리고 가끔 호흡곤란증후군이 나타난다. 호흡기감염은 아동기에 잘 오는 증상이지만 염분보충과 고K혈증 치료로 생존이 가능하며 나이가 들어감에 따라 증상이 경감된다.

신세뇨관 ENaC에는 3개의 *subunit* 유전자 암호가 있으며 이들은 ENaC의 기능상실의 원인이 되는 돌연변이를 일으킨다. 신생아의 호흡부전으로 인한 사망 원인은 아마도 *α-subunit*가 없어져서 출생시에 폐포의 수분을 제거하지 못한 때문으로 생각된다.

3) Gordon 증후군(가짜 저알도스테론증 제2형(Type II)

본 증은 상염색체 우성으로 유전하며 thiazide 감수성 Na-Cl 상호운반체의 활성이 증가되어 Na 및 Cl 재흡수를 촉진시키는 serine-threonine kinase인 WNK_1과 WNK_4를 위한 유전자 encoding에 돌연변이가 원인이 되어 일어나는 증후군이다. K^+ 분비는 ROMK 통로의 활성도가 감소하면 따라서 감소한다. 이 증후군의 특징은 고혈압, RASS 억제, 고K혈증이고 thiazide 투여로 교정된다.

이뇨제에 감수성이 있는 Na^+운반 단백질에 영향을 주는 돌연변이

1) Bartter 증후군

1962년 *Bartter*와 그 동료들은 어린아이와 성인의 저K혈증, 저Cl혈증성 대사성 알칼로시스에 따르는 질환에 대하여 처음으로 발표하였다. 그 내용을 요약하면 이 질환의 특징으로 PRA가 증가하고, 혈청 알도스테론 농도가 증가함에도 불구하고 혈압이 정상이거나 낮아있으며 소변 내 K과 프로스타글란딘(PG) 배설이 증가하였다. 그리고 외부에서 *angiotensin II*를 투여하여도 혈압반응의 영향이 없으며 *juxtaglomerular*기구의 과잉증식이 있다. 환자는 대부분 유아기, 소년(여)기, 또는 청년기에 진단이 되고 종족, 인종 또는 성별에 관계없이 발생한다(표 8-2).

Bartter 증후군은 가족적으로 발생하고, 상염색체 열성으로 유전하며, 단독질환이 아니고 신세뇨관

질환과 밀접하게 관계한다.

소변의 농축과 희석에 필요한 에너지의 대부분은 헨레루프스의 두꺼운 상행각의 능동적인 NaCl운반에서 이끌어낸다. 두꺼운 상행각에서는 세뇨관막의 NKCC2 협동운반체를 통해서 사구체에서 여과된 NaCl의 30%을 재흡수 한다. K^+는 K통로 ROMK을 통해 재순환해야하고, Na는 측저막 Na^+-K^+ $-$ATPase을 통해 능동적으로 혈액 내에 들어간다. 반면에 Cl^- 은 측저막 통로의 두 곳 즉 ClC-Ka와 ClC-Kb을 통해 수동적으로 확산된다. 이 두 통로는 세포표면으로 Cl을 운반하기위해 Barttin의 β subunit와 결합하여야한다(그림 8-4). 정상적으로는 NaCl은 NKCC2 협동운반체를 통해 유입되고 Cl통로를 통해 유출된다. 두꺼운 상행각의 이런 운반체의 어느 곳에 이상이 발생하면 염분상실성 신염(salt-losing tubulopathy)를 초래한다. 이 증후군은 두꺼운 상행각의 막단백에 encode되는 4개의 유전자 중 하나라도 운반단백질에 혹은 Barttin에 돌연변이를 일으키는 경우, 기능상실이 발생하고 따라서 수분, Na, Cl, Ca^{++}, Mg^{++}, K의 소실이 일어나 다뇨-다음 증후군(polyuria-polydipsic syndrome)을 일으킨다.

Bartter 증후군에는 4개의 돌연변이를 통한 기능상실 형태가 있으며 제I형은 NKCC2운반체, 제II형은 ROMK통로, 제III형은 ClC-Ka와 ClC-Kb의 이상 그리고 제IV형은 Barttin에 이상이 있는 경우이다. 그 외에도 ClC-Ka와 ClC-Kb의 두 Cl통로의 돌연변이로 인하여 염분상실과 귀먹음(deafness)가 발생할 수도 있다.

(그림 8-4)에서 보는 바와 같이 헨레루프 두꺼운 상행각에서의 NaCl운반 시 운반체와 통로에 복합적인 상호작용의 관계가 있는 것 같다. 이런 단백의 어느 부위의 결함은 두꺼운 상행각에서 NaCl의 재흡수에 장애를 일으킨 결과 원위 네프론에 NaCl의 운반이 증가되고 따라서 염분낭비가 일어나 체액량이 위축되면 레닌-안지오텐신 알도스테론축이 자극되므로써 저K혈증성의 대사성 알칼로시스를 유발시킨다. 그 밖에도 저K혈증과 지속적인 체액량 감소 그리고 안지오텐신, *kallikrein*과 *kinin* 및 *vasopressin*의 혈장농도증가는 프로스타글란딘 E2의 생성을 촉진한다.

신장에서 프로스타글란딘 E2생성의 자극은 특히 출생 전 Bartter 증후군 시 현저하다. 두꺼운 상행각에서 NaCl의 운반장애는 Ca과 Mg을 정상적으로 재흡수하는 세뇨강내 ⊕ 전기적인 운반 잠재력을 감소시킨다(그림 8-4). 그러므로 이런 이온들의 소변내로 상실이 증가된다.

높은 농도의 Ca소변은 Bartter 증후군 시 흔히 보는 소견으로 출산 전 가끔 신석회화증을 초래한다. 반면에 저Mg혈증은 잘 오지 않는다.

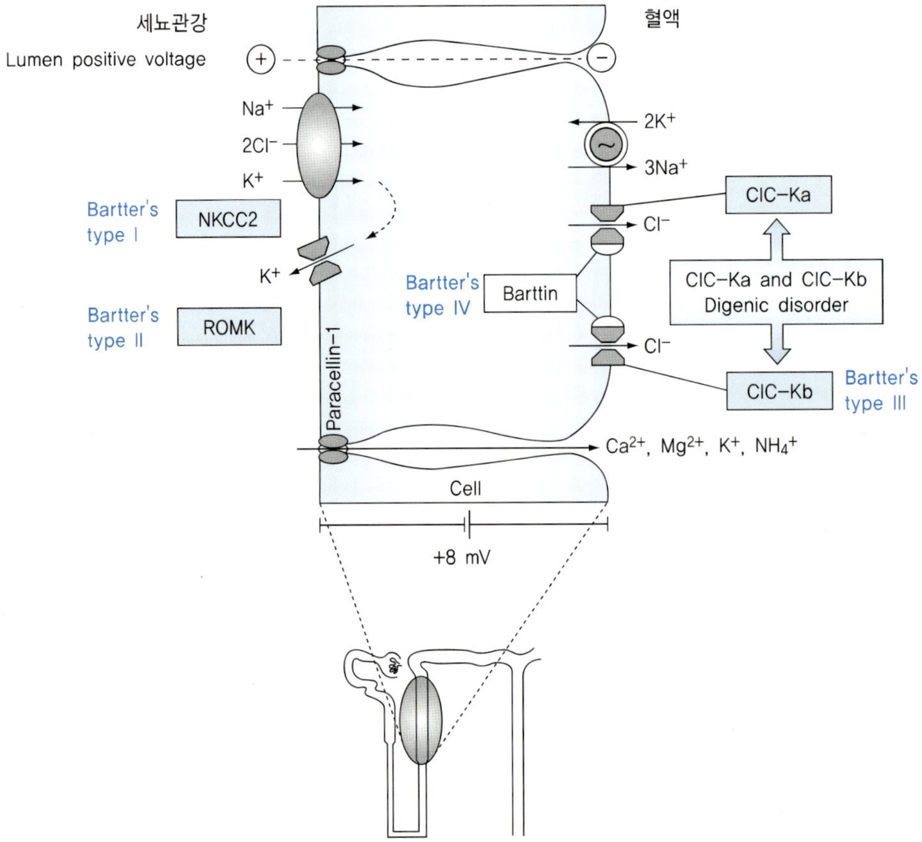

그림 8-4. 헨레루프의 두꺼운 상행각에서 염분재흡수의 과정. Batter 증후군의 4형태(제I, II, III 및 IV형)는 NKCC2협동운반체, ROMK통로, ClC-Kb통로, 및 Barttin 각각의 encode시 유전자에 돌연변이를 일으킨 것이다. Bartter 증후군 제V형은 Cl통로 ClC-Ka및ClC-Kb에 encode시 2곳 유전자의 돌연변이로 기능상실을 초래한다(2개 Cl통로 돌연변이 결과 염분상실과 귀머거리 증상이 온다). 이렇게 각기 다른 분자수준의 변화는 소변내염분소실로 세뇨관강내 ⊕전기력이 없어진다. 그리고 paracellular space에서 Ca^{++}, Mg^{++}, K^{+}, NH_4를 재흡수 할 수 없다. 돌연변이가 없다면 K의 재순환은 세뇨관강내 positive gradient(+8mV)을 유지한다. Paracellin-I은 Ca^{++}과 Mg^{++}의 paracellular운반에 필요하다.

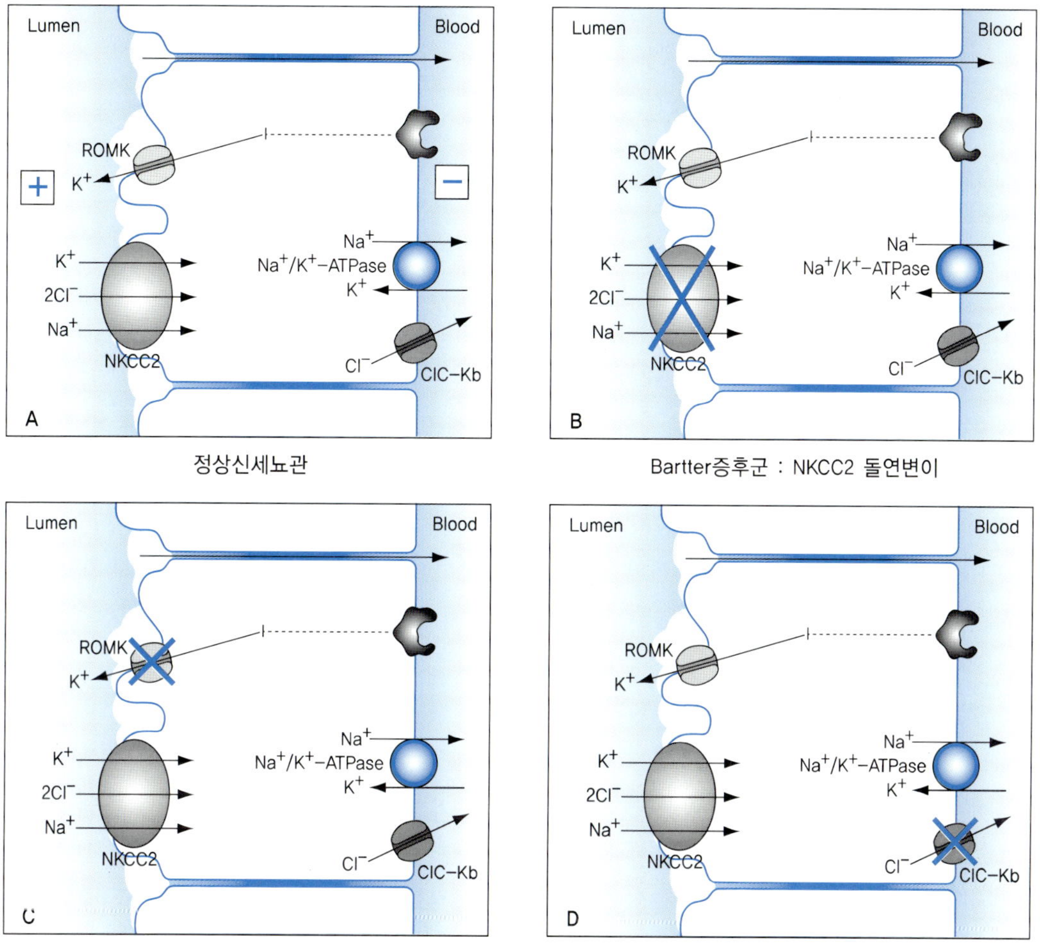

정상신세뇨관

Bartter증후군 : NKCC2 돌연변이

Bartter증후군 : ROMK 돌연변이

Bartter증후군 : ClC–Kb 돌연변이

그림 8-5. 헨레루프의 두꺼운 상행각에서 전해질 운반기전

(그림 8-5)에서와 같이 정상인(그림 A)과 대조적인 것으로 NKCC2(그림 B)의 기능 상실은 Na과 K 재흡수의 장애를 초래한다. 즉 하루 24시간 루우프 이뇨제가 작용하는 것과 같다. 따라서 피질 접합관으로 Na^+와 Cl^-의 운반을 초래하는데 이 현상이 장시간 진행되기 때문에 K^+, Na^+, Cl^-의 배설을 조장하여 세포외액량이 감소된 결과 레닌치가 증가한다. 세뇨관강 ROMK(그림 C)의 불활성화는 NKCC2을 위한 K^+이용량을 제한한다(K^+이온통로의 돌연변이). 측저막에서 ClC-Kb(그림 D)의 불활성은 Cl^-의 재흡수를 감소시킨다(Cl^-이온통로의 결함).

이런 운반체의 기능 상실은 상피횡단전위를 감소시킬 것이고, 양이온의 *paracellular reabsorption*을 위한 원동력이 감소된다.

Bartter 증후군의 대부분 환자들은 소변 내 Ca배설이 증가하는데, 측저막에 Ca-감지수용체(CaR)의 활성화는 ROMK의 K통로의 활성화를 억제하여 결국 이 네프론 부위에 용질의 재흡수를 감소시킨다. 즉 Ca^{++}재흡수 감소(고Ca뇨), Mg^{++}재흡수 감소(저Mg혈증), Na^{+}재흡수 감소(세포외액량 감소), ADH는 작용하나 소변최대농축장애를 초래한다.

2) Gitelman 증후군

Gitelman 증후군이란 Bartter 증후군의 변형으로 저Mg^{++}혈증과 저Ca^{++}뇨를 초래하여 하루 24시간 thiazide이뇨제가 작용하는 것과 같은 현상을 말한다. *Thiazide* 이뇨제는 원위세뇨관에 있는 Na-Cl운반체인 NCCT(*thiazide-sensitive cotransporter*라 함)을 억제한다(그림 8-6).

그리고 Gitelman 증후군 시 정맥으로 *chlorothiazide*를 투여하면 Na^{+}이뇨반응이 비정상적이나 *furosemide* 투여 시는 Na이뇨가 촉진된다. 따라서 Na-Cl운반체 NCCT 기능이상을 동반하는 돌연변이가 Gitelman 증후군 환자에서 확인되었다.

Na-Cl운반체의 기능이상은 사구체에서 여과되어 부하된 NaCl의 7%가 정상적으로 재흡수 되는 원위세뇨관의 NaCl의 재흡수장애의 원인이 된다. 그리하여 집합관에 염분운반이 증가되면 결과적으로 가벼운 정도의 체액량 위축이 오고, 알도스테론은 K^{+}과 H^{+}분비를 자극시켜 저K혈증의 대사성 알칼로시스를 초래한 것이다.

체액량 감소, vasopressin과 PRA축의 자극 그리고 K부족은 Bartter 증후군보다는 현저하지 않고, 신장에서는 물론 전신적인 프로스타글란딘 E2 생성의 증가가 충분하지 않다. 소변 내 프로스타글란딘 배설은 Gitelman 증후군 환자에서는 정상이다.

Na유입장애는 세포내 Na^{+}농도가 낮아지고, 측저막에서의 Ca통과를 위해 Na의 교환이 용이해진다. 그러므로 이뇨제의 사용으로 인한 *thiazide*의 투여는 Ca^{++}이 세뇨강에서 세포내로 유입되는 것과, 원위 만곡세뇨관에서 Ca^{++} 재흡수를 증가시켜 측저막에서 Ca^{++}이 혈액으로 유입되는 변화를 초래한다.

Thiazide 이뇨제의 사용으로 인한 NaCl운반체의 기능 억제는 원위세뇨관에서 Ca의 재흡수를 자극하는데, Gitelman 증후군에서는 이런 운반체를 불활성화하는 돌연변이가 저Ca뇨의 원인이 된다(그림 8-6). 또한 thiazide는 원위세뇨관 세포의 세뇨관막을 NaCl이 통과하는 것을 제한한다. 그 결과 세뇨관 세포내 Cl는 측저막 Cl통로를 통해서 계속 혈액으로 나가게 된다. 그리고 전위가 활성화된 Ca^{++}통로로 *apical*을 통해서 Ca^{++}의 유입이 자극된다.

(그림 8-6)에서 정상 상태에서는 NaCl은 원위세뇨관에 있는 *apical thiazide* 이뇨제에 민감한 Na-Cl 운반체(NCCT)에 의해서 재흡수 된다(그림 A). 전기적으로 중성운반체 작용은 Na/K ATPase와 아직 확정되어 있지는 않지만 측저막의 Cl통로에 의해서 만들어지는 세포내 Na과 Cl농도가 낮아지므로써 활성화 된다.

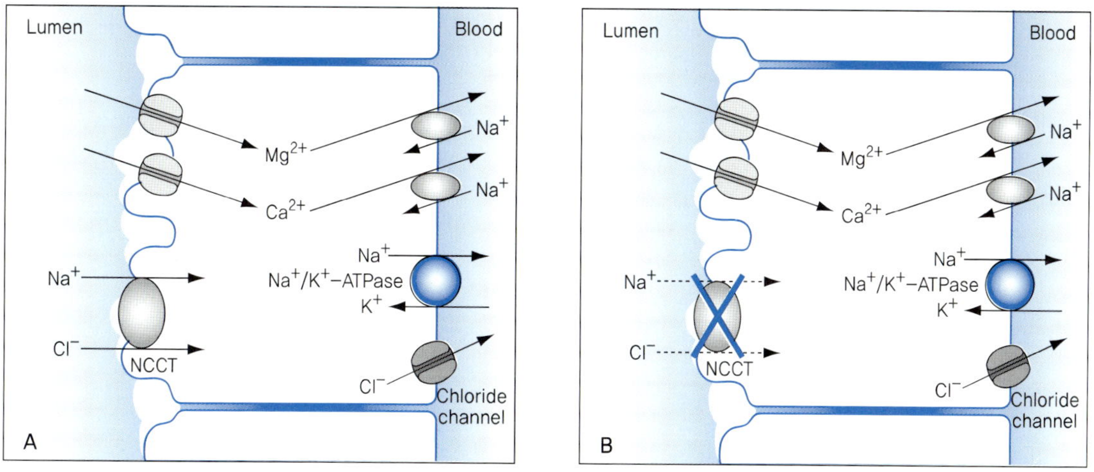

정상신세뇨관 Gitelman 증후군

그림 8-6. 원위 세뇨관에서 전해질 운반기전

이 네프론 부위에 *apical* Ca^{++}-통로와 측저막 Na^{+}-couple교환체가 있고, Mg^{++}의 운반 기전은 Ca^{++} 운반 기전과 비슷하다.

표 8-2. 유전적인 신세뇨관 질환의 감별점

	GITELMAN 증후군	BARTTER 증후군	LIDDLE 증후군	Glucocorticoid-remedible aldosteronism	Apparent mineralocorticoid excess
분자수준의 이상	원위 신세뇨관의 NaCl 운반체 억제	NKCC 또는 ROM-K 통로 억제	피질 집합관 내 ENaC 활성화	Chimeric 유전자; ACTH에 의한 *mineralocorticoid* 합성	주세포 내 11*β*-HSDH 부족
임상증상	테타니	성장 지연	고혈압; 저칼륨혈증; 가족력	중증 고혈압	고혈압
시작연령	10대	소아기	청년기	젊은 성인	소아기
약물에 의해 유발	*Thiazide*	루우프 이뇨제	*Amphotericin B*	*Minieralocorticoids*	*Licorice; Carbenoxolone*
혈장 Mg치	낮음	낮음	정상	정상	정상
세포외액량	감소	감소	증가	증가	증가
고혈압	없음	없음	있음	있음	있음
진단적인 주요 열쇠	저칼슘뇨증	낮은 뇨삼투압 고칼슘뇨증	고혈압	dexamethasone에 의한 aldosterone억제; Cortisol 증가	소변 내 *cortisone/cortisol* 비

Gitelman 증후군(그림 B)에서 Na-Cl운반체의 돌연변이로 인한 기능 상실은 NaCl 재흡수를 감소시키는 대신, Ca^{++} 재흡수를 증가시키는 것으로 추정된다.

이상 Bartter와 Gitelman 및 Liddles 증후군을 종합하면 (그림 8-7)에서와 같이 nephron 부위에 따라 Na^{+} 재흡수에서 운반체의 유전자 돌연변이가 다르다는 것을 알 수 있다.

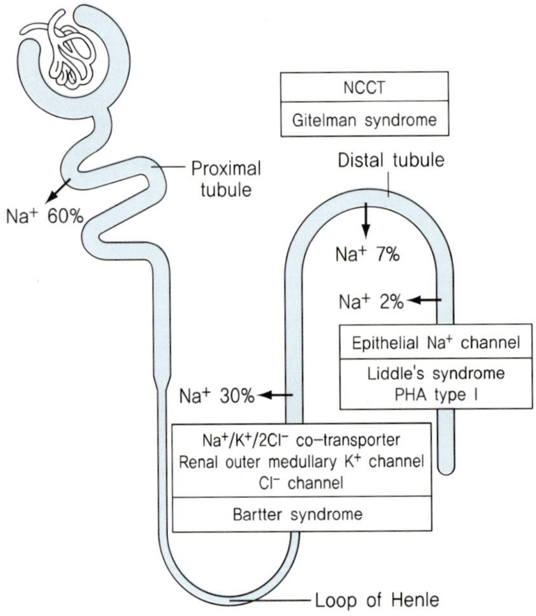

그림 8-7. Na 재흡수를 장애하는 주 운반체 돌연변이 부위. PHA : Pseudohypoaldosteronism

3) Bartter 및 Gitelman 증후군의 Mg배설

이뇨제와 운반체 단백의 불활성화에 원인이 되는 돌연변이는 NaCl과 Ca^{++}의 배설에 유사한 효과를 나타내지만 Mg 배설은 그렇지 않다.

루우프 이뇨제는 소변 내 Mg^{++}배설을 증가시키는데 *thiazide*는 Mg^{++} 배설을 증가시키지 않는다. 대부분 Gitelman 증후군 환자는 소변 내 Mg^{++} 배설이 증가하고 현저한 저Mg^{++}혈증을 초래하나, Bartter 증후군 환자에게는 저Mg^{++}혈증이 흔하지 않고 있더라도 경하다. 이런 Mg^{++} 배설에 대한 차이의 생리학적 기전은 아직 모른다. 포유동물의 사구체에서 여과된 Mg의 60%는 두꺼운 상행각에서 재흡수 되고 5~10%는 원위 만곡세뇨관에서 재흡수 된다. 집합관에서 Mg^{++}의 재흡수량은 아주 적다. 원위 세뇨관에서 Mg^{++}의 재흡수 기전은 Ca^{++}재흡수기전과 유사하다. 그리고 특수한 Mg운반체는 아직 밝혀내지 못하고 있다.

체액량 감소, 대사성 알칼리증, *vasopressin*은 원위 세뇨관의 Mg운반을 자극하고, 알도스테론은

*vasopressin*의 효과를 강화시킨다. 이런 호르몬 작용은 원위 세뇨관에서 Mg^{++} 재흡수를 억제하는 K 결핍으로 인해 상쇄되어 나타난다.

현재까지의 관찰을 토대로 하면 Mg^{++}배설은 호르몬의 영향과 원위세뇨관 세포내 K상태의 균형에 의해서 결정된 것 같다. 이처럼 고전적인 Bartter 증후군 환자에서 보이는 현저한 염분소실과 이로 인한 알도스테론 자극은 원위 세뇨관에서 Mg^{++} 재흡수를 자극한다. 그리고 두꺼운 상행각에서는 운반결함에 의한 Mg^{++}낭비가 상당히 완화되는 원인이 된다. 루프 이뇨제는 작용시간이 상당히 짧기 때문에 루프 이뇨제로 치료한 환자에서는 운반체단백의 유전자내 돌연변이로 인하여 원위 세뇨관에서 Mg^{++} 재흡수는 덜 촉진된다.

Gitelman 증후군에서는 체액량 감소, 대사성 알칼리증, 알도스테론 분비의 자극이 고전적인 Bartter 증후군보다 더 심하지는 않다. 저K혈증의 영향은 Gitelman질환에서 현저하고, 심한 Mg상실은 Gitelman 증후군의 가장 중요한 특징이다.

세포외액내 칼슘 감지, 수용체에 영향을 주는 돌연변이

1972년에 발표된 '가족성 양성 고Ca혈증(*familial benign hypercalcemia*)'은 소변의 Ca치가 낮아서 '가족성 저Ca뇨성 고Ca혈증(familial hypocalciuric hypercalcemia)'라고 하였다.

환자들은 경미한 고Mg^{++}혈증이 있고, 혈청 부갑상선 호르몬(PTH)는 정상이거나 약간 증가하였다. 부갑상선 항진증은 고Ca혈증의 지속과 부갑상선 절제 후에 오는 저Ca혈증의 일차적인 생리적 장애는 아니지만 이런 환자들에게 Ca를 주입한 실험에 의하면 PTH유리가 보통 치보다 한 단계 더 높게 나타났다.

이는 신장의 Ca감지장치에 변화가 있는 것을 암시한 것이다. 신장에서 Ca-감지 수용체(CaR)는 두꺼운 상행각의 세포 측저막과 우두부, 집합관 세포의 세뇨관강에서 발현된다.

고Ca^{++}혈증을 일으키게 하는 장소는 두꺼운 상행각의 NaCl, Ca 및 Mg의 재흡수, 집합관 또는 집합관의 vasopressin의 수분과 삼투압 효과를 억제하는 곳으로 알려졌다(그림 8-4).

소변내 낮은Ca^{++}성 고Ca^{++}혈증을 가진 가족(일가)을 조사한 바 2/3가 Ca감지 수용체에 독특한 이종접합 돌연변이가 나타났다. 이런 돌연변이는 정상 Ca 농도보다 더 높게 Ca-감지 수용체에 반응하는 원인이 된다. 보통 저Ca뇨성 고Ca혈증을 가진 가족의 어린이에서 동종접합 돌연변이는 신생아의 심한 부갑상선 기능항진증의 원인이 된다. 그러나 소수 환자는 새로운 이종접합 돌연변이를 갖게 된다.

Voltage-gate된 Cl^-통로에 영향을 미치는 돌연변이

지난 수십 년간 근위세뇨관 기능부전, 단백뇨, 고Ca뇨, 신석회화, 신결석, 신부전 및 리켓 등 여러 가지로 복합된 특징을 가진 증후군이 발표되었다.

이런 질환들은 현재까지 Dent질병, 신부전을 초래하는 X-연관성 열성 신결석증, X-연관성 열성 저인산혈증, 리켓 그리고 신석회화를 초래하는 저 분자량의 단백뇨가 원인이 된 것으로 알려졌다. 최근 이런 질환들이 서로 관련되어 있는 것이 밝혀졌는데, 그것은 Cl통로에 영향을 주는 돌연변이가 원인이라는 것이다. 이런 병들은 뼈의 불구나 신기능장애라는 중증의 차이를 제외하고는 여러 증후군이 임상적으로 아주 유사하다.

1964년 혈연관계가 없는 두 어린이에서 Dent병이 처음으로 보고되었다. Dent병의 특징은 고Ca뇨, 리켓과 근위 세뇨관 기능이상이 있는 저분자단백의 소변내로의 상실이 가장 확실한 이상이며, 모두 남자에게 나타났고, 거의 모든 여성은 질환이 잠복되어 있다. 또 근위세뇨관의 용질 재흡수 장애, 즉 신성당뇨, 아미노산뇨, 인산염 낭비 등은 변화가 일정하지 않고 일시적으로 나타날 수 있다.

고Ca뇨는 조기에 그리고 흔히 오는 특징이고, 어떤 환자에서는 저K혈증이 발생할 수 있다. 소변 산성화는 80% 이상에서 정상이고, 그 이상이 있을 때는 고Ca뇨나 신석회화가 관여한다. 이런 질환은 신 이식 후에는 재발하지 않는다.

임상적 특성은 근위 세뇨관에 이상이 있음을 나타내나 병태생리적 기초를 시사하지는 않는다. 그러나 염색체 지도 검사에서 X-염색체의 짧은 팔(Xp11, 22)에 연관되어 있음이 확인되었다. 따라서 한 가족에서 염색체의 손상을 알아내고, 신장에서 확실하게 발현되는 전위의존성 Cl 통로(*voltage-dependent chloride channel*, CIC-5)는 유전자 encoding으로 동일하다는 것이 밝혀졌다. 현재까지 46가족에서 총 35개 돌연변이가 알려졌다. 그리고 이런 돌연변이가 Cl 통로를 불활성시킨다는 것도 확인되었다.

이중 가장 중요한 근육 Cl 통로를 위한 유전자는 CIC-I인데, Thomsen 및 Becker의 *myotonias*도 이런 유전자의 돌연변이에 의한 것이다. 그러나 Bartter 증후군 시는 유전의 하나인 CIC-kb이다(그림 8-5D). CIC-5는 근위세뇨관에서 *subapical endosome*이 발현한 것인데, 여기에서는 Cl가 endosome으로 들어가게 하고, *proton ATPase*에 의하여 소변이 산성화하는 동안에 만들어지는 ⊕전위를 분산시키는 역할을 한다. 이런 통로의 장애는 endosomal산성화를 제한시켜 단백질의 재흡수를 못하게 하는 원인이 된다. 그러나 이런 과정이 장내 Ca 흡수를 어떻게 증가시키는가에 대하여는 설명하지 못하고 있으며, 이 질환 시 1,25$(OH)_2$Vit D의 혈장 농도가 증가하는 것은 근위세뇨관 세포의 미토콘드리아에 있는 25(OH)Vit D에서 1.25$(OH)_2$Vit D가 형성되는데 이는 1α-*hydroxylase*의 촉매 때문이다. CIC-5는 신장에서 Ca재흡수를 주로 하는 장소인 헨레루프의 두꺼운 상행각에 발현되는데 CIC-5의 발현은 집합관의 H^+을 분비시키는 α- *intercalate* 세포로 알려졌는데 임상적 중요성은 아직 모른다. 왜냐하면 Dent 질환 환자의 대부분이 정상적으로 소변산성화를 하기 때문이다.

리켓을 동반하는 돌연변이

1937년 올브라이트 등은 비타민 D 저항리켓을 보고하였다. 이 질환은 비타민 D의 부족으로 오는 병으로 치료시 비타민 D의 보통용량으로는 반응하지 않고, 대량투여에 의해서만 반응하는 것이 특징이다. 이 질환의 대부분은 신장세뇨관의 인산재흡수 문턱이 낮아져 있고, 소변 내 인산배설이 증가되어 있는 저인산혈증을 동반하고 있으며 x-연관성유전을 한다.

X-연관성 저인산혈증성 리켓 시 인산의 근위세뇨관 재흡수장애는 1,25$(OH)_2$Vit D의 생산을 자극하나 혈중 1,25$(OH)_2$Vit D농도는 아직 정상이다.

결과적으로 소변에서 Ca배설이 증가하지 않고 오히려 감소한다. 이처럼 이 질환이 발생한 신장에 1α-*hydroxylase*의 조절에 장애가 발생하므로 근위세뇨관에서의 Na-의존성 인산 운반에 지장이 있다.

X-연관성 저인산 혈증성 리켓은 X-염색체(Xp 22,1)의 짧은 팔에 지도를 만들고, 이 환자의 이와같은 유전자는 PHEX(X-염색체상에 *endopeptidase*에 동족관계로서 인산 조절 유전자)로 알려 졌다. 유전자 생성은 *endopeptidase*활성을 갖은 제2형 integral막에 있는 *glycoprotein*이다. 이 단백은 인간에서 신장, 뼈, 그리고 기타조직에서 발현되는데 PHEX단백의 생리적 기능은 인산을 저류하게 하거나, 또는 인산을 소변으로 배설시키는 호르몬을 불활성화시키는 호르몬을 활성화하는 것이다. 이 인산조절호르몬을 *phosphatonin*이라고 하는데 저인산 혈증성 골연화증(종양성 골연화증)이 있는 준간엽종양(mesenchymal tumor)환자에서 광범위하게 검토되고 있다.

임상적으로 고Ca^{++}뇨가 있는 유전성 저인산혈증성 리켓에 이환된 환자가 X-연관 저인산혈증 리켓 환자와 다른 점은 혈중 1,25$(OH)_2$Vit D농도가 높고 Ca^{++}의 장내흡수가 증가하고 고Ca뇨가 있다.

연습문제

1 **현성염류 코르티코 스테로이드(apparent mineralocorticoid excess) 증후군에서 관계가 없는 것은?**

① 저K혈증 ② 대사성 알칼리증 ③ 고혈압
④ 높은 혈장 레닌활성도 ⑤ carbenoxolone

설 명 *PRA가 낮다.

2 **Bartter 증후군과 Gitelman 증후군의 감별 진단에서 소변 내 칼슘배설의 차이점은 무엇인가?**

* Bartter 증후군에서 소변내 칼슘 배설은 증가(hypercalciuria)하나 Gitelman 증후군에서는 칼슘 배설이 감소(hypocalciuria)한다.

3 **21세 남성, 전신피로감 때문에 진찰받게 되었다. 그의 어머니는 고혈압환자이다. 초진 시 혈압 160/100 *mmHg*, 맥박 85/분, 이고 혈청 K/HCO_3는 각각 3.0/30 *mEq/L*, 그리고 PRA 1.0 *ng/nl/hr*이다. 소변내 aldosterone치는 0μg/day,이고 집합관 ENaC 밀도가 증가되었다.**

1) 가장 가능성 있는 질환은?
   * Liddles 증후군.

2) 이환자의 가장 좋은 고혈압 치료제는?
   * Triamterene * Amiloride

4 **다음은 저레닌성 및 염분감수성 고혈압 발생의 경우이다. 해당되지 않는 것은?**

1) Liddles 증후군 2) AME(apparent mineralocorticoid excess)
3) GRA(glucocorticoid remediable hyperaldosteronism) 4) Batter 증후군

설 명 ㉮ 1.2.3.에 해당 ㉯ 1.3.에해당 ㉰ 2.4.에해당 ㉱ 4.에해당 ㉲ 1.2.3.4.모두 정답이다.

5 **신장집합관에 ENaC (epithelial sodium channel)을 차단하는 항생제를 쓰라.**

1) Trimethoprim 2) Pentamide

6 **알도스테론 길항제(aldosterone antagonist)를 쓰라.**

1) spironolactone 2) eplerenone

7 **Sex-linked renal diseases를 쓰라.**

* Alports syndrome * Fabrys disease

참고문헌

1. BRW, Kennedy TJ, Jr., Orloff J. : Relationship between acidification of the urine and potassium metabolism. Am J Med, 11:274, 1951.
2. Relman AS : What are acids and bases? Am J Med, 17:435, 1954.
3. Burnell JM, et al. : The effects in humans of extracellular pH change on the relationship between serum potassium concentration and intracellular potassium. J Clin Invest, 35:935, 1956.
4. Scribner BH, Burnell JM : Interpretation of the serum potassium concentration. Metabolism, 5:468, 1956.
5. Fraser D : Hypophosphatasia. Am J Med, 22:730, 1957.
6. Reynolds TB : Observation on the pathogenesis of renal tubular acidosis. Am J Med, 25:503, 1958.
7. Edelman ISI, Leibman J, O'Meara MP : Interrelation between serum sodium concentration, serum osmolality and total exchangeable sodium, total exchangeable potassium and total body water. J Clin Invest, 37:1236, 1958.
8. Fourman P, Leeson PM : Thirst and polyuria : With a note on the effects of potassium deficiency and calcium excess. Lancet, 1:268, 1959.
9. Lemann J, Jr, Relman AS : The relation of sulfur metabolism to acid-base balance and electrolyte excretion. J Clin Invest, 38:12, 1959.
10. Squires RD, Huth EJ : Experimental potassium depletion in normal human subject. I. Relation of ionic intakes to the renal conservation of potassium. J Clin Invest, 38:1134, 1959.
11. Berliner RW : Renal mechanisms for potassium excretion. Harvey Lect. Series, 55:141, 1961.
12. Kunin AS, Surawicz B, Sims EA : Decrease in serum potassium concentration and appearance of cardiac arrhythmias during infusion of potassium with glucose in potassium-depleted patients. N Engl J Med, 266:228, 1962.
13. Keith NM, Osterberg AE, Burchell HB : Some effects of potassium salts in man. Ann Intern Med, 16:879, 1964.
14. Carroll HJ, Farber SJ : Hyperkalemia and hyperchloremic acidosis in chronic pyelonephritiss. Metabolism, 13:808, 1964.
15. Walser M : Ion assaciation. VI. Interactions between calcium, magnesium, inorganic phosphate and citrated protein in normal human plasma. J Clin Invest, 40:723, 1964.
16. Goodman AD, et al. : Production, excretion and net balance of fixed acid in patients with chronic renal acidosis. J Clin Invest, 44:495, 1965.
17. Bronson WR, et al. : Pseudohyperkalemia due to release of potassium from white blood cells

during. N Engl J Med, 274:369, 1966.

18. Abramson E, Arky R : Diabetic acidosis with initial hypokalemia. JAMA, 196: 401, 1966.
19. Batter FC, Schwartz WB : The syndrome of inappropriate secretion of antidiuretic hormone. Am J Med, 42:790, 1967.
20. Eldridge F, Salzer J : Effect of respiratory alkalosis on blood lactate and pyruvate in humans. J Appl Physio, 22:461, 1967.
21. Wacker WEC, Parisi AF : Magnesium metabolism. N Engl J Med, 278:658, 278:772, 1968.
22. Schwartz WB, van Ypersele de Strihou CE, Kassirer JP : Role of anion in metabolic alkalosis and potassium deficiency. N Engl J Med, 279:630, 1968.
23. Douglas JB, Healy JK : Nephrotoxic effects of amphotericin B, including renal tubular acidosis. Am J Med, 46:154, 1969.
24. Brackett NC, et al. : Acid-base response to chronic hypercapnia in man. N Engl J Med, 280:124, 1969.
25. Morris RC, Jr. : Renal tubular acidosis; mechanism, classification and implications. N Engl J Med, 281:1405, 1969.
26. Gerstein AR, et al. : Potassium losing pyelonephritis. Arch Intern Med, 123:55, 1969.
27. Gitelman HJ, Welt LG : Magnesium deficiency. Annu Rev Med, 20:233, 1969.
28. Tannen RL, et al. : Vasopressin-resistant hyposthenuria in advanced chronic renal disease. N Engl J Med, 280:1135, 1969.
29. Cooperman LH : Succinylcholine-induced hyperkalemia in neuromuscular disease. JAMA, 213:1867, 1970.
30. Steinmetz PR, Lawson LR : Defect in urinary acidification induced in vitro by Amphotericin B. J Clin Invest, 49:596, 1970.
31. Hoffbrand BI, Stewart JD : Carbenecillin and hypokalemia. Brit Med J, 4:746, 1970.
32. Leaf A : Regulation of intracelluiar fluid volume and disease. Am J Med, 49:291, 1970.
33. Miller MT, et al. : Recognition of partial defects in antidiuretic hormone secretion. Ann Intern Med, 73:721, 1970.
34. Kassirer JP, London AM, Goldman DM, Schwartz WB : On the pathogenesis of metabolic alkalosis in hyperaldosteronism. Am J Med 49:306, 1970.
35. Oliva PB : Lactic acidosis. Am J Med, 48:209, 1970.
36. Flenley DC : Acid-base diagrams. Lancet, 1:961, 1971.
37. Sebastian A, McSherry E, Morris RC, Jr. : Renal potassium wasting in renal tubular acidosis(RTA). J Clin Invest, 50:667, 1971.
38. Malnic G, De Mello-Aires M, Giebisch G. : Potassium transport across renal distal tubules during acid-base disturbances. Am J Physiol, 221:1192, 1971.
39. Malnic G, Giebisch G : Mechanism of renal hydrogen ion secretion. Kidney Int. 1:280, 1972.
40. Knochel JP, Schlein EM : On the mechanism of rhabdomyolysis in potassium depletion. J Clin Invest, 51:1750, 1972.

41. Hertz P, Richardson JA : Arginine-induced hyperkalemia in renal failure patients. Arch Int Med, 778, 1972.
42. Morris RC, Jr., Sebastian A, Mcsherry E : Renal acidosis Kidney Int, 1:322, 1972.
43. Seldin DW, Rector FC, Jr. : The generation and maintenance of metabolic alkalosis. Kidney Int, 1:306, 1972.
44. McCurdy DK : Mixed metabolic and respiratory acid-base disturbances : Diagnosis and treatment. Chest, 62:355, 1972.
45. Brown JJ, Davies DL, Ferriss JB, et al. : Comparison of surgery and prolonged spironolactone therapy in patients with hypertension, aldosterone excess, and low plasma renin. Br Med J, 2:729, 1972.
46. Knochel JP, Dotin LN, Hamburger RJ. : Pathophysiology of intense physical conditioning in hot climate : I. Mechanism of potassium depletion. J Clin Invest, 51:242, 1972.
47. Hill AG : PH and the Henderson-Hasselbalch equation. Am J Med, 55:131, 1973.
48. Harrington JT, Cohen JJ : Clinical disorders of urine concentration and dilution. Arch Int Med, 131:810, 1973.
49. Murase T, Yoshida A : Mechanisms of chloropropamide action in patients with diabetes insipidus. J Clin Endocrinol Metab, 36:174, 1973.
50. Moses AM, et al. : Clofibrate-induced antidiuresis. J Clin Invest, 52:535, 1973.
51. Fulop M, Tannenbaum H, Dreyer N : Ketotic hyperasmolar coma. Lancet, 2:635, 1973.
52. Rocha AS, Kokko JP : Sodium chloride and water transport in the medullary thick ascending limb of Henle : Evidence for active chloride transport. J Clin Invest, 52:612, 1973.
53. Burg MB, Green N, : Function of the thick ascending limb of Henle's loop. Am J Physiol, 224:659, 1973.
54. Klastersky J, et al. : Carbenecillin and hypokalemia. Ann Int Med, 78:774, 1973.
55. Fulop M, Tannenbaum H, Dryer N : Ketotic hyperosmolar coma. Lancet, 2:635, 1973.
56. Fulop M, et al. : Lactic acidosis in pulmonary edema due to left ventricular failure. Ann Intern Med, 79:180, 1973.
57. Goldberg M, et al. : Computer-based instruction and diagnosis of acid-base disorders. JAMA, 223:269, 1973.
58. Coburr JW, et al. : Study of intestinal absorption of calcium in patients with renal failure. Kidney Int, 3:264, 1973.
59. Kurtzman NA, White MG, Rogers PW : Pathophysiology of metabolic alkalosis. Arch Intern Med, 131:702, 1973.
60. Pitts RF : Physiology of the kidney and body fluids. Chicago, Year Book Medical pubishers, Int, 1974.
61. Moses AM, Mjller M : Drug induced dilutional hyponatremia. N Engl J Med, 291:1234, 1974.
62. Michelis MF, et al. : Reset of osmoreceptors in association with normovolemic hyponatremia. Am J Med Sci, 267:267, 1974.

63. Pierson RN : Total body potassium in health : the effects of age, sex, height, and fat on the normal range in 3,083 subjects. Am J Physiol, 226:206, 1974.
64. Sebastian A, et al. : Treatment of acidosis in hyporeninemic hypoaldosteronism in chronic renal disease. Metabolism, 23:1157, 1974.
65. Pavin EG, Hornbein TF : Distribution of H^+ and HCO_3^- between CSF and blood during metabolic acidosis. Am J physiol, 228:1134, 1974.
66. Schrier RW, Berl T : Nonosmolar factors affecting renal water excretion. N Engl J Med, 292:81, 141, 1975.
67. Khuri RN, et al. : Effects of flow rate and potassium intake on distal tubular potassium transfer. Am J Physiol, 228:1249, 1975.
68. Shapiro W, Taubert K : Hypokalaemia and digoxin-induced arrhythmias. Lancet, 2:604, 1975.
69. Gross JB, Imai M, Kokko JP : A functional comparison of the cortical collecting tubule and the distal convoluted tubule. J Clin Invest, 55:1284, 1975.
70. Finkelstein FO, Hayslett JP : Role of medullary Na-KATPase in renal potassium adaptatiol. Am J Physiol, 229:524, 1975.
71. Villamil MF, DeLand EC, Henney RP, Maloney JV : Anion effects on cation movements during correction of potassium depletion. Am J Physiol. 229:161, 1975.
72. Mir MA, Brabin B, Tang OT, et al. : Hypokalaemia in acute myeloid leukaeniia. Ann Intern Med, 82:54, 1975.
73. Gennari GJ, Cohen JJ : Role of the Kidney in potassium homeostasis : Lessons from acid-base disturbances. Kidney Int, 8:1, 1975.
74. Garella S, Chang B, Kahn SI : Dilution acidosis and contraction alkalosis. Kidney Int, 8:279, 1975.
75. Assan R, et al. : Phenformin-induced lactic acidosis in diabetic patients. Diabetes, 24:791, 1975.
76. Murray T, Long W, Narins RG : Multiple myeloma and the anion gap. N Engl J Med, 292:574, 1975.
77. Bar RS, Wilson HE, Mazzaferri EL : Hypomagnesemic hypocalcemia secondary to renal magnesium wsating. Ann Intern Med, 82:646, 1975.
78. Garella S, Chang BS, Kahn SI : Dilution acidosis and contraction alkalosis review of a concept, Kidney Int, 8:279, 1975.
79. Brenner BM, Rector FC(eds) : The Kidney, philadelphia, Saunders. 1976.
80. Schrier R(Editor) : Water metabolism. Kidney Int, 10:1-132, 1976.
81. Fitzsimons JT : The physiological basis of thirst. Kidney Int, 10:3, 1976
82. Robertson GL, Athar S : The interaction of blood osomolality and blood volume in regulating plasma vasopressin in man. J Clin Endocrinol Metabol, 42:63, 1976.
83. Hays RM : Antidiuretic hormone. N Engl J Med, 295:659, 1976.
84. Berl T, et al. : Clinical disorders of water metabolism. Kidney Int, 10:117, 1976.
85. Singer T, Forrest JV : Drug-induced states of nephrogenic diabetes insipidus. Kidney Int. 10:82, 1976.
86. Galvez OG, et al. : Studies of the mechanism of polyuria with hypokalemia. Kidney Int, 10:583,

1976.

87. Robinson AG : DDAVP in the treatment of central diabetes insipidus. N Engl J Med, 294:507, 1976.
88. Fichman MP, et al. : Antidiuretic response to prostaglandin inhibition by indomethacin in nephrogenic diabetes insipidus. Clin Res, 26:161A, 1976.
89. Goldfarb S, Cox M, et al. : Acute hyperkalemia induced by hyperglycemia : hormonal mechanisms. Ann Int Med, 84:426, 1976.
90. Gill JR, et al. : Batter's syndrome : A disorder characterized by high urinary prostaglandins and dependence of hyperreninemia on prostaglandin synthesis. Am J Med, 61:43, 1976.
91. Trohler U, Bonjour JP, Fleisch H : Inorganic phosphate homeostasis. J Clin Invest, 57:264, 1976.
92. Robertson GL, Shelton RL, Athar S : The osmoregulation of vasopressin release. 10:25, 1976.
93. Kosunen KJ, Pakarinen AJ : Plasma renin, angiotensin II, and plasma and urinary aldosterone in running exercise. J Appl Physiol, 41:26, 1976.
94. Oh MS, Carroll HJ : The anion gap. N Engl J Med, 297:814, 1977.
95. Emmett M, Narins GR : Clinical use of the anion gap. Medicine, 56:38, 1977.
96. DeTroyer A, Stolarczyk A, Zegers de Beyl D, Stryckmans P : Value of anion-gap determination in multiple myeloma. N Engl J Med, 296:858, 1977.
97. Sebastian A, et al. : Treatment of acidosis in hypoaldosteronism with 9 alpha- fludrocortisone. N Engl J Med, 297:576, 1977.
98. Knochel JP : The pathophysiology and clinical characteristics of severe hypophosphatemia. Arch Int Med, 137:203, 1977.
99. Wright FS : Sites and mechanisms of potassium transport along the renal tubule. Kidney Int, 11:415, 1977.
100. Aldinger KA, Samaan NA. Hypokalemia with hypercalcemia : Prevalence and significance in treatment. Ann Intern Med, 87:571, 1977.
101. Fraley DS, Adler S : Correction of hyperkalemia by bicarbonate despite constant blood pH. Kidney Int, 12:354, 1977.
102. Sopko JA, Freeman RM. : Salt substitutes as a source of potassium. JAMA 238:608, 1977
103. Loghman-Adham M : adaptation to changes in dietary phosphorus intake in health and in renal failure. J Lab Clin Med, 129:176-188, 1977.
103. Gill JR, Jr., Bartter FC : Evidence for a prostaglandin-independent defect in chloride reabsorption in the loop of Henle as a proximal cause of Bartter's syndrome. Am J Med, 65:766, 1978
104. Braut bar N, et al. : Familial hyperkalemia, Hypertension, and hyporeninemia with normal aldosterone lerels : A tubular defect in potassiam handling. Arch Intern Med, 138:607, 1978.
105. Silverberg AB, et al. : Resistance to endogenous norepinephrine in Bartter's syndrome. Am J Med, 64:231, 1978.
106. Carlsson E, et al. : Beta-adrenoreceptor blockers, plasma potassium, and exercise. Lancet, 2:424, 1978.
107. Stems RH, Feig PU, Pring M, et al. : Disposition of intravenous potassium in anuric man : A kinetic

analysis. Kidney Int, 15:651, 1979.

108. Mohr JA, Clark RM, Waack TC, Whang R : Nafcillin-associated hypokalemia. JAMA, 242:544, 1979.

109. Gabow PA, Kaehny WD, Fennessey PV, Goodman SI, Gross PA, Schrier RW : Diagnostic importance of an increased serum anion gap. N Engl J Med, 303:854, 1980.

110. Hays RM : Dynamics of body water and electrolytes, in Clinical Disorders of Fluid and Electrolyte Metabolism. 3d ed., Maxwell MH and Kleeman CR(eds), McGraw-Hill, New York, 1980.

111. Kinsella JL, Aronson PS : Properties of the Na^+-H^+ exchanger in renal microvillus membrane vesicles. Am J Physiol, 238:F461, 1980.

112. Sweadner KJ, Goldin SM : Active transport of sodium and potassium ions: mechanism, functiom, and regulation. N Engl J Med, 302:777, 1980.

113. Doucet A, Katz AI : Renal potassium adaptation : Na-K-ATPase activity along the nephron after chronic potassium loading. Am J Physiol, 238:F380, 1980.

114. Hariprasad MK, Eisinger RP, Nadler IM, et al. : Hyponatremia in psychogenic polydipsia. Arch Intern Med, 140:1639, 1980.

115. Orlin JB, Berkman EM : Partial plasma exchange using albumin replacement : Removal and recovery of normal plasma constituents. Blood, 56:1055, 1980.

116. Burg MB : The renal handling of sodium chloride. In the Kidney, ed. by Brenner BM, Rector FC. Philadelphia, Saunders, PP. 328:370, 1981.

117. Coe FL, Favus MJ : Disorders of stone formation. In the Kidney. ed by Brenner BM, and Rector FC, Philadelphia, Saunder, P. 1950:2007, 1981.

118. Taylor AE : Capillary fluid filtration: Starling forces and lymph flow. Circ Res, 49:557, 1981.

119. Sterns RH, Cox M, Feig PU, Singer I : Internal potassium balance and the control of the plasma potassium concentration. Medicine, 60:339, 1981.

120. Adams PC, Woodhouse KW, Adela M, Pamharn A : Exaggerated hypokalemia in acute myeloid leukaemia. Br Med J, 282:1034, 1981.

121. Ashraf N, Locksley R, Arieff AI : Thiazide-induced hyponatremia associated with death or neurologic damage in outpatients. Am J Med, 70:1163, 1981.

122. Adrogue HJ, Madias NE : Changes in plasma potassium concentration during acute acid-base disturbances. Am J Med, 71:456, 1981.

123. Wiegand CF, Davin TD, Raij L, Kjelistrand CM : Severe hypokalemia induced by hemodialysis. Arch Intern Med, 141:167, 1981.

124. Stems RH, Cox M, Feig PU, Singer I : Internal potassium balance and the control of the plasma potassium concentration. Medicine (Baltimore) 60:339, 1981.

125. Katz AI : Renal Na-K-ATPase : its role in tubular sodium and potassium transport. Am J Physiol, 242:F207, 1982.

126. Ishikawa S, Schrier RW : Effect of arginine vasopressin antagonist on renal water excretion in glucocorticoid and mineralocorticoid deficient rats. Kidney Int, 22:587, 1982.

127. Jamison RL, Ross JC, Kempson RL, et al. : Surreptitious diuretic ingestion and pseudo-Bartter's

syndrome. Am J Med, 73:142, 1982.

128. Fujita T, Ando K, Sato Y, et al. : Independent roles of Prostaglandins and the renin-angiotensin system in abnormal vascular reactivity in Bartter's syndrome. Am J Med, 73:71 1982.

129. Griffing GT, Cole AG, Aurecchia SA, et al. : Amiloride in primary hyperaldosteronism. Clin Pharmacol Ther, 31:56, 1982.

130. Brown MJ, Brown DC, Murphy MB : Hypokalemia from beta2-receptor stimulation by circulating epinephrine. N Engl J Med. 309:1414, 1983.

131. Rostand SG : Profound hypokalemia in continuous ambulatory peritoneal dialysis. Arch Intern Med, 143:377, 1983.

132. Knutsen OH : New method for administration of hydrochloric acid in metabolic alkalosis. Lancet, 1:953, 1983.

133. Stein JH : The pathogenetic spectrum of Bartter's syndrome. Kidney Int, 28:85, 1985.

134. Kopyt N, Dalal F, Narins RG : Renal retention of potassium in fruit(letter). N Engl J Med. 313:582, 1985.

135. Williamc Miz, et al. : Catecholamines modulate rapid potassium shifts daring exerscise. N Engl J Med, 312:823, 1985.

136. Uribarri J, Alveranga D, Oh MS, et al. : Bartter's syndrome due to a defect in salt reabsorption in the distal convoluted tubule. Nephron, 40:52, 1985.

137. Adrogue HU, Lederer ED, Suki WN, Eknoyan G : Determinants of plasma potassium levels in diabetic ketoacidosis. Medicine (Baltimore) 65:163, 1986.

138. Williams ME, et al. : Hyperka'emia. Adv Intern Med, 31:265, 1986.

139. Paulson WD : Anion gap-bicarbonate relation in diabetic ketoacidosis. Am J Med, 81:995, 1986.

140. West MC, et al. : New clinical approach to evaluate disorders of potassium excretion. Miner Electrol Metab, 12:234, 1986.

141. Stanton B : Regulation by adrenal Corticosteroids of sodium & Potassium Transport in loop of Hende & distal tubule of rat kidney. J Clin Invest. 78:1612, 1986.

142. Clausen T, Flatman JA : Effect of insulin and epinephrine on Na^{+}-K^{+}-ATPase and glucose transport in soleus muscle. Am J Physiol, 202:E492, 1987.

143. Montoliu J, et al. : potassium-lowering effects of albuterol for hyperkalemia in renal failure. Arch Intern Med, 147:713, 1987.

144. Kozeny GO, et al. : Occurrence of renal tubular dysfunction in lupus nephritis. Arch Intern Med, 147:891, 1987.

145. Wright FS : Renal Potassium handling. Semin Nephrol, 7:174, 1987.

146. Maddox RW : Heparin induced hyperkalemia. North Carolina Med J, 48:75, 1987.

147. Young DB : Quantitative analysis of aldosterone's role in potassium regulation. Am J Physiol, 255:F811, 1988.

148. Dyckner T, Wester P-O, Wid man L : Amiloride prevents thiazide-induced intracellular potassium and magnessium losses. Acta Med Scand. 224:25, 1988.

149. Vokes TJ, et al. : Antibioties to vasopressin in patients with diabetes insipidus : Implication for diagnosis and therapy. Ann Intern Med, 108:190, 1988.

150. Oh MS, Uribarri J, Barrido D, et al. : Danger of central pontine myelinolysis in hypotonic dehydration and recommendation for treatment. Am J Med Sci, 298:41, 1989.

151. Oelkers W : Hyponatremia and inappropriate secretion of vasopressin(antidiuretic hormone) in patients with hypopituitarism. N Engl J Med, 321:492, 1989.

152. Seckl JR, Dunger D : Post-operative diabetes insipidus. Br Med J, 298:2, 1989.

153. Clausen T, Everts ME : Regulation of the Na, K-Pump in skeletal musele. Kidney Int, 35:1, 1989.

154. Kruse JA, Carlson RW : Rapid correction of hypokalemia using concentrated intravenous potassium chloride infusions. Arch Intern Med, 150:613, 1990.

155. Cluitmans FH, Meinders AE : Management of severe hyponatremia : Rapid or slow correction? Am J Med, 88:161, 1990.

156. Schaller MD, Fischer AP, Peffet CH : Hyperkalemia : A prognostic factor during acute severe hypothermia. JAMA, 264:1842, 1990.

157. Berl T : Treating hyponatremia : Damned if we do and damned if we don't. Kidney Int, 37:1006, 1990.

158. Carlisle EJ, Donnelly SM, Vasuvattakul S, et al. : Glue-sniffing and distal renal tubular acidosis : Sticking to the facts. J Am Soc Nephrol, 1:1019, 1991.

159. Carlisle EJ, Donnelly SM, Ethier JH, et al. : Modulation of the secretion of potassium by accompanying anions in humans. Kidney Int, 39:1206, 1991.

160. Ayus JC, Wheeler JM, Arieff AI : Postoperative hyponatremic encephalopathy in menstruant women. Ann Intern Med, 117:891, 1992.

161. Bettinelli A, Bianchetti MG, Girardin E, et al. : Use of calcium excretion values to distinguish two forms of primary renal tubular hypokalemic alkalosis : Bartter and Gitelman syndrome. J Pediatr, 120:38, 1992.

162. Soupart A, Penninckx R, Stenuit A, et al. : Treatment of chronic hyponatremia in rats by intravenous saline : Comparison of rate versus magnitude of correction. Kidney Int, 41:1662, 1992.

163. Whang R, Whang DD, Ryan MP : Refractory potassium depletion. A consequence of magnesium deficiency. Arch Intern Med, 152:40, 1992.

164. Perazelia MA, Eisen RN, Frederick WG, Brown E : Renal failure and severe hypokalemia deficiency. Arch Intern Med, 152:40, 1993.

165. Karp BI, Laureno R : Pontine and extrapontine myelinolysis : A neurologic disorder following rapid correction of hyponatrernia. Medicine (Baltimore) 72:359, 1993.

166. Kamel KS, Bear RA : Treatment of hyponatremia : A quantitative analysis. Am J Kidney Dis, 21:439, 1993.

167. Al-Ghamdi SMG, Cameron EC, Sutton RAL : Magnesium deficiency : pathophysiologic and clinical overview. Am J Kidney Dis, 24:737-752, 1994.

168. Agarwal R, Afzalpurkar R, Fordtran JS : Pathophysiology of potassium absorption and secretion by

the human intestine. Gastroenterology, 107:548, 1994.

169. Rose BD : Clinical Physiology of Acid-Base and Electrolyte Disorders, 4th ed, McGraw-Hill, New York, pp. 333-344, 1994.

170. Sterns RH, Cappuccio JD, Silver SM, Cohen EP : Neurologic sequelae after treatment of severe hyponatremia : A multicenter perspecfive. J Am Soc Nephrol, 4:1522, 1994.

171. De Rouffignac C, Quamme GA : Renal magnesium handling and its hormonal control. Physiol Rev, 74:305-322, 1994.

172. Verbalis JG : Pathogenesis of hyponatremia in an experimental model of the syndrome of inappropriate antidiuresis. Am J Physiol, 267:R1617, 1994.

173. Rose BD : Clinical Physiology of Acid-Base and Electrolyte Disorders, 4th ed, McGraw-Hill, New York, pp. 651-669, 1994.

174. Ptacek LJ, Tawil R, Griggs RC, et al. : Dihydropyridine receptor mutations cause hypokalemic periodic paralysis. Cell, 77:863, 1994.

175. Halperin ML, Goldstein MB : Fluid electrolyte and acid-base emergency. 2nd Ed WB Saunders Co, 1994.

176. Levine BS, Kluman CR : Hypophosphatemia and hyperphosphatemia : clinical and pathophysiologic aspects. In : Narins RG, ed. Clinical disorders of fluid and electrolyte metabolism. 5th ed. New York, McGraw-Hill Inc, P1045, 1994.

177. Shimkets RA, Warnock DG, Bositis CM. William CN, Hansson JH, Schambelan M, Gill JR, Ulick S, Milora RV, Finding JW, Canessa VCM, Rossier BC, Lifton RP. Liddle's Syndrome : Heritable Human Hypertension Caused by Mutation in the beta Subunit of the Epithelial Sodium Channel. Cell 79:407-414, 1994.

178. Botero-Velez M, Curtis JJ, Warnock DG : Liddle's syndrome revisited a disorder of sodium reabsorption in the distal tubule. N Engl J Med 330:178-81, 1994

179. Snyder PM, Price MP, McDonald FJ, Adams CM, Volk KA, Zeiher BG, Stokes JB, Welsh MJ. Mechanism by Which Liddle's Syndrome Mutations Increase Activity of a Human Epithelial Na^+ Channel. Cell 83:969-978, 1995.

180. Clemessy JL, Favier C, Borron SW, et al. : Hypokalaemia related to acute chloroquine ingestion. Lancet, 346:877, 1995.

181. Ellis SJ : Severe hyponatraemia : Complications and treatment. Q J Med, 88:905, 1995.

182. Hruska KA, Kouach KL : Phosphate balance and metabolism. In : Jacobson HR, Striker GA, Klahr S, eds. The principles and practice of nephrology. 2nd ed. St Louis Mosby P986, 1995.

183. Kovach K, Hruka KA : Hypophosphatemia. In : Jacobson HR, Striker GE, Klahr S, eds. The principles and practice of nephrology. 2nd ed. St Louis Moby, p993, 1995.

184. Kempson SA : Peptide hormone action on renal phosphate handling. Kidney Int, 49:1005-1009, 1996.

185. Biber J, Custer M, Magagnin S, Hayes G, Werner A, Lotscher M, Kaissling B, Murer H : Renal Na/Pi-cotransporter. Kidney Int, 49:981-985, 1996.

186. Friedlander G : Regulation of renal phosphate handling : recent findings. Curr Opin Nephrol Hypertens, 5:316-320, 1996.

187. Murer H, Lotschef M, Kaissling B, Levi M, Kenpson SA, Biber J : Renal brush border membrane Na/Pi-cotransporter : molecular aspects in PTH-dependent and dietary regulation. Kidney Int, 49:1769-1773, 1996.

188. Simon DB, Lifton RP : The molecular basis of inherited hypokalemic alkalosis : Bartter's and Gitelman's syndrome. Am J Physiol, 271:F961-F966, 1996.

189. Wang WH, Lu M, Hebert SC : Cytochrome p-450 metabolites mediate extracellular Ca^{2+} -induced inhibition of apical K^{+} channels in the TAL. Am J Physiol, 271: C103-C111, 1996.

190. 강성귀, 김호중 : 수분과 전해질 산-염기 대사. 고려의학, 1996.

191. Stewart PM Korzowsk ZS, Gupta A, Milford DV, Howie AJ, Sheppard MC. Hypertension in the syndrome of apparent mineralocorticoid excess due to mutation of 11B-hydroxysteroid dehydrogenase type 2 gene. Lancet 347:88-91, 1996.

192. Hebert SC : Extracellular calcium-sensing receptor : implications for calcium and magnesium handling in the kidney. Kidney Int, 50:2129-2139, 1996.

193. Knochel JP, Agarwal R : Hypophosphatemia and hyperphosphatemia. In : Brenner BM, ed. The Kidney. 5th ed. Philadelphia, WB Saunders Co, P1086, 1996.

194. Fontaine B, Lapie P, Plassart E, et al. : Periodic paralysis and voltage-gated ion channels. Kidney Int, 49:9, 1996.

195. Suki WN, Rouse D : Renal transport of calcium, magnesium, and Phosphate. In : Brnner BM, ed. The Kidney. 5th ed. philadelphia, WB Saunders Co, P472, 1996.

196. Dennis V : Phosphate disorders. In : Kokko JP, Tannen RL eds. Fluids and electrolyte 3rd ed. Philadelphis, WB Saunders Co, P359, 1996.

197. Chang SS, Grunder S, Hanukoglu A, et al. : Mutations in subunits of the epithelial sodium channel cause salt wasting with hyperkalaemic acidosis, pseudohypoaldosteronism type l. Nat Genet 12:248-53, 1996

198. Simon DB, Karet FE, Hamdan JM, DiPietro A, Sanjad SA, Lifton RP : Bartter's syndrome, hypokalaemic alkalosis with hypercalciuria, is caused by mutations in the Na-K-2Cl cotransporter NKCC2. Nat Genet 13:183-8, 1996

199. Mehrotra R, Nolph KD, Kathuria P, Dotson L : Hypokalemic metabolic alkalosis with hypomagnesuric hypermagnesemia and severe hypocalciuria : a new syndrome? Am J Kidney Dis, 29:106-114, 1997.

200. Kurtz CL, Karolyi L, Seyberth HW, Koch MC, Vargas R, Feldmann D, Vollmer M, Knoers NVAM, Madrigal G, Guay-Woodford LM : A common NKCC2 mutation in Costa Rican Batter's syndrome patients : evidence for a founder effect. J Am Soc Nephrol, 8:1706-1711, 1997.

201. Sands JM, Naruse M, Baum M, Jo I, Heart SC, Brown EM, Harris HW : Apical extracellular calcium/polyvalent cation-sensing receptor regulates vasopressin-elicited water permeability in rat kidney inner medullary collecting duct. J Clin Invest, 99:1399-1405, 1997.

202. Busch AE : A view of type I and II Na/Pi transporters through microelectrodes. Nephrol Dial Transplant, 12:638-640, 1997.

203. Wesson LG : Homeostasis of phosphate revisited. Nephron, 77:249-266, 1997.

204. Quamme GA : Renal magnesium handling : new insights in understanding old problems. Kidney Int, 52:1180-1195, 1997.

205. Braden, GL, von Oeyen, PT, Germain, MJ, et al. : Ritodrine-and terbutaline-induced hypokalemia in preterm labor : Mechanisms and consequences. Kidney Int, 51:1867, 1997.

206. White PC, Mune T, Agarwal AK. 11B-hydroxysteroid dehydrogenase and the syndrome of apparent mineralocorticoid excess. Endocrinol Rev 18:135-140, 1997.

207. Kelepouris E, Agus ZS : Hypomagnemia : renal magnesium handling Semin Nephrol 18:58-73, 1998.

208. Scheiman SJ : X-linked hypercalciuric nephrolithiasis : clinical syndromes and chloride channel mutations. Kidney Int, 53:3-17, 1998.

209. Gennari, FJ, Hypokalemia. N Engl J Med, 339:451, 1998.

210. Warnock DG. Liddle syndrome : an autosomal dominant form of human hypertension. Kidney Int 53:18-24, 1998.

211. Geller DS, Rodriguez-Soriano J, Vallo Boado A, et al. : Mutations in the mineralocorticoid receptor gene cause autosomal dominant pseudohypoaldosteronism type I. Nat Genet 19:279-81, 1998

212. Lemmink HH, Knoers NV, Karolyi L, et al. : Novel mutations in the thiazide-sensitive NaCl cotransporter gene in patients with Gitelman syndrome with predominant localization to the C-terminal domain. Kidney Int 54:720-30, 1998.

213. Dinudom A, Harvey KF, Komwatana P.1 Young JA, Kumar S,Cook DI. Nedd4 mediates control of an epithelial Na^+ channel in salivary duct cells by cytosolic Na^+. Proc Natl Acad Sci USA 95:7196-7173, 1998.

214. Scheinman SJ : X-linked hypercalciuric nephrolithiasis : clinical syndromes and chloride channel mutations. Kidney Int 53:3-17, 1998.

215. Dixon PH, Christic PT, Wooding C, et al. : Mutational analysis of the PHEX gene in X-linked hypophosphatemia. J Clin Endocrinol Metab 83:3615-23, 1998.

216. Lipman ML, Panda D, Bennett HP, et al. : Cloning of human PEX cDNA: expression, subcellular localization, and endopeptidase activity. J Biol Chem 273:13729-37, 1998.

217. Steven JS, Lisa MG, Rajesh VT, David GW : Genetic disorders of renal electrolyte transport. N Engl J Med 340:1177-1187, 1999.

218. Horacio J Adrogue, Nicolaos EM : Hypernatremia. N Engl J Med 342:1493-1499, 2000.

219. 강성귀, 김원. Licorice-induced hypertension. Medical Postgraduates 28:81-88, 2000.

200. Horacio J. Adrogue, Nicolaos E. Madias : Hyponatremia. N Engl J Med 342:1581-1588, 2000.

201. 강성귀, 신장학(수분과 전해질 및 산-염기대사). 고려의학, 2000.

찾아보기(한글)

= 나 =

= 다 =

= 라 =

= 마 =

= 바 =

= 사 =

= 아 =

= 자 =

= 차 =

= 카 =

찾아보기(영문)

= A =

= B =

= C =

= D =

= E =

= F =

= G =

= H =

= I, J =

= K =

= L =

= M =

= N =

= O =

= P =

= R =

= S =

= T =

= U =

= V, W, X =

저자 약력

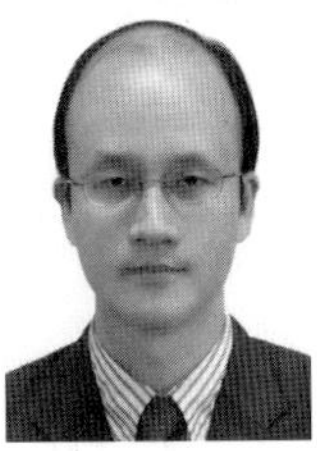

강 경 표(姜 炅 杓)

- 전북대학교 의과대학 졸업
- 전북대학교 대학원 졸업(석사, 박사)
- 서울 아산병원(수련의)
- 전북대학교병원(내과전공의, 신장전임의)
- 전북대학교 의과대학 내과학교실 조교수

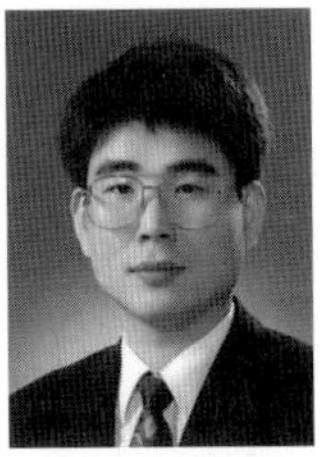

김 수 완(金 洙 完)

- 전남대학교 의과대학 졸업
- 전남대학교 대학원 졸업(석사, 박사)
- 전남대학교 병원(수련의, 내과전공의, 신장전임의)
- 덴마크 오르후스 대학 조교수
- 전남대학교 의과대학 내과학교실 부교수

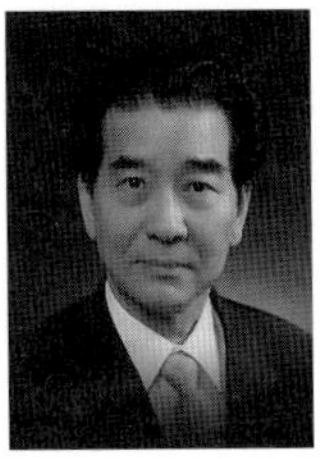

강 성 귀(姜 聲 貴)

- 전남대학교 의과대학 졸업
- 전남대학교 대학원 졸업(석사, 박사)
- 전남대학교 의과대학 부속병원(인턴, 내과 레지던트)
- 미국 뉴욕 주립대학교 Health Science Center (Brooklyn) 연구원
- 대한 신장학회 회장
- 전북대학교 의과대학 학장
- 전북대학교 산업보건 대학원 원장
- 대한 전해질 연구회 회장(초대)
- 대한 신장학회 정회원, 평의원
- 대한 신장학회 정회원, 평의원
- 국제 신장학회 정회원
- 미국 신장학회 정회원
- 아시아·태평양 신장학회 정회원 및 이사
- 대한민국 의학 한림원 창립회원 및 평의원
- 전북대학교 명예교수
- 전주병원 신장센터 소장

신장학

정가 50,000원

신장학

ISBN 978-89-7043-628-9

1985년 12월 15일 제 1 판 발 행
2000년 10월 15일 제 2 판 발 행
2008년 3월 5일 제 3 판 인 쇄
2008년 3월 10일 제 3 판 발 행

저 자 : 강 경 표 · 김 수 완 · 강 성 귀
발 행 자 : 최 병 진

발 행 처 : 도서출판 **고 려 의 학**
(110-524) 서울시 종로구 명륜 4가 91
Tel. 765-0333 / 0337
Fax. 743-2288
E-mail : koreambp@kornet.net
등록번호 : 제 1-519호 1978. 6. 29.